U0339320

Matthew M. Hanasono
Geoffrey L. Robb
Roman J. Skoracki
Peirong Yu

Reconstructive Plastic Surgery of the Head and Neck
Current Techniques and Flap Atlas

头颈部整形外科重建

先进技术及皮瓣手术实例

马修·M.哈那索诺

杰弗里·L.罗伯

主　　编　〔美〕

罗曼·J.斯科拉茨基

俞培荣

名誉主译　柴家科　李世荣

主　　译　宋慧锋　许明火　高全文

天津出版传媒集团

天津科技翻译出版有限公司

著作权合同登记号：图字：02－2016－198

图书在版编目（CIP）数据

头颈部整形外科重建：先进技术及皮瓣手术实例／
（美）马修·M.哈那索诺（Matthew M. Hanasono）等主编；
宋慧锋，许明火，高全文主译. — 天津：天津科技翻译出
版有限公司，2020.12
书名原文：Reconstructive Plastic Surgery of
the Head and Neck：Current Techniques and Flap
Atlas
ISBN 978 - 7 - 5433 - 3984 - 2

Ⅰ.①头… Ⅱ.①马… ②宋… ③许… ④高… Ⅲ.
①头部 – 整形外科学 ②颈 – 整形外科学 Ⅳ.①R651
②R653

中国版本图书馆 CIP 数据核字（2019）第 246617 号

授权单位：Thieme Medical Publishers,Inc.
出　　版：天津科技翻译出版有限公司
出 版 人：刘子媛
地　　址：天津市南开区白堤路 244 号
邮政编码：300192
电　　话：(022)87894896
传　　真：(022)87895650
网　　址：www.tsttpc.com
印　　刷：北京博海升彩色印刷有限公司
发　　行：全国新华书店
版本记录：889mm×1194mm　16 开本　20.5 印张　400 千字
　　　　　2020 年 12 月第 1 版　2020 年 12 月第 1 次印刷
　　　　　定价：220.00 元

（如发现印装问题，可与出版社调换）

名誉主译简介

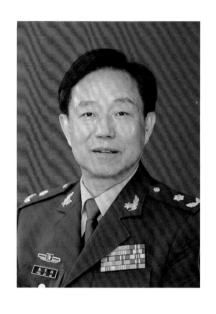

柴家科　主任医师，一级教授，博士(后)导师，中国人民解放军总医院第四医学中心全军烧伤研究所所长，烧伤整形科名誉主任，纽约州立大学研究学者。国家重点学科、国家临床重点专科、北京市重点学科、军队"2110工程"重点建设领域(野战外科学)学科带头人。

2008年，被评选为国际烧伤学会执行委员会委员兼东南亚区代表并连任两届，历任中华医学会烧伤外科学分会主任委员、北京医学会烧伤外科学分会主任委员。目前担任中央和中央军委保健委员会会诊专家、国家反恐怖应急能力建设专家咨询组副组长、中国研究型医院学会烧创伤修复重建与康复专业委员会主任委员、解放军医学科学技术委员会常委。被聘为清华大学、南开大学、解放军医学院等6所大学教授或博士研究生导师。

从事烧创伤医学工作40余年，带领团队在危重烧伤、烧伤复合伤救治及并发症防治、组织毁损和难愈性创面修复重建与功能康复、组织工程皮肤的研发、战创伤新型大出血止血材料的研发等领域取得重大突破。主持救治烧伤、整形患者30 000余例，救治成功率高于英、美等发达国家。80余次主持或参与国家、军队和地方重大突发事件救治任务，涉及25个省、市和自治区，18次担任国家重大活动烧(创)伤领域保障和随行应急专家，均圆满完成任务。主持国际科研合作(NIH)项目、国家自然科学基金重大国际(地区)科研合作项目、国家卫生公益性行业科研专项基金、军队后勤科研重大项目等课题27项。主编或副主编专著15部，以第一作者或通讯作者在国内外发表论文300余篇，SCI收录55篇。荣获国家科技进步一等奖、国家技术发明二等奖、国家科技进步二等奖等省部级二等奖以上成果25项，授权国家专利26项。培养博士后、博士研究生、硕士研究生62名，培养留学生和进修医师300余名，主办13届国家级和全军继续医学教育学习班，为我国战(创、烧)伤医学的发展培养了大批优秀专业人才。

被评为"全国优秀科技工作者"、原总后勤部"科技金星"、"军队科技工作先进个人"、首届"白求恩式好医生"，荣获"何梁何利基金科学与技术进步奖"、首届"中国医师奖"、原解放军四总部专业技术重大贡献奖、原总后勤部"优秀科技人才建设伯乐奖"、中华医学会烧伤外科学分会终身成就奖，享受政府特殊津贴和军队优秀人才一类岗位津贴，中央军委荣记一等功。2012年被中共中央宣传部列为时代先锋全国重大典型，是第十届全国人大代表。

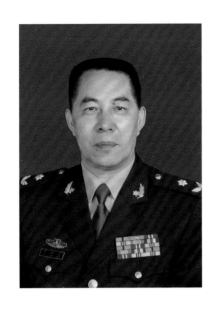

李世荣 主任医师，教授（三级），博士研究生导师，陆军军医大学西南医院整形外科医院创始人。国家重点学科、重庆市重点学科带头人。泛亚洲太平洋地区面部整形与重建外科学会常务理事兼中国区主席、中华医学会医学美学与美容分会主任委员、中国面部整形与重建外科学会主席、中国整形美容协会第一副会长、中国医师协会常务理事、中国医师协会美容与整形医师分会前任会长、国家卫生健康委员会美容与整形医师定期考核专家委员会主任委员、西南五省一市烧伤整形学会名誉主任委员、重庆市医学会医学美容专业委员会主任委员、重庆市医师协会美容与整形医师分会会长。《中国美容整形外科杂志》《中华外科杂志》等 21 家期刊副主编、常务编委和编委。

从事整形重建与美容外科工作 40 余年，在面部、外生殖器重建与美容整形、巨型体表肿瘤治疗和皮瓣外科等领域取得重要原始创新。以第一负责人承担国家"863 课题"子课题、国家自然科学基金等科研项目 15 项，发表学术论文 400 余篇，SCI 收录 50 余篇，主编《现代美容整形外科学》《中国整形美容史》等专著 5 部，获省、市、军队科技成果奖 20 余项，获国家专利 56 项，培养硕士研究生、博士研究生和博士后近百名。

李世荣教授对于美容医学事业的卓越贡献在国内外产生了广泛的学术影响，应邀担任日本、韩国、瑞士等国家和中国澳门地区美容整形学会名誉会长，先后应邀赴美国、德国、法国、荷兰、芬兰、日本、韩国等国家和中国香港等地讲学及学术交流，与韩国仁济大学联合成立了国内第一家"中韩整形外科研究所"，多次主持召开国际、全国、全军和地区整形美容学术交流会并举办整形美容提高班，为军内外培养了大批整形美容专业人才。荣获国际美容外科学会杰出贡献奖、第七届"中国医师奖"、韩国美容外科学会"杰出贡献奖"、"国之名医·卓越建树奖"、医美行业科技人物"终身成就奖"、中国医师协会美容与整形医师分会"终身荣誉奖"、中国医学美容外科学科建设与发展贡献一等奖、中国十佳美容整形医师奖、中华医学会医学美学与美容学分会"学科贡献奖"。

主译简介

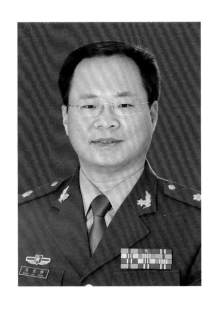

宋慧锋 主任医师，医学博士后，硕士研究生导师，中国人民解放军总医院第四医学中心烧伤整形科副主任，五病区主任。美国哈佛大学麻省总医院整形重建与美容外科研究学者，美国哈佛大学布列根和妇女医院、波士顿儿童医院、埃默里大学医院、得克萨斯大学西南医学中心、杜克大学、韩国天主教大学医院、延世大学医院整形外科访问学者。

从事整形重建与美容外科工作20余年，带领团队在战(创、烧)伤、巨型体表肿瘤的修复重建、瘢痕整形和美容外科领域取得多项创新，多次负责或参与国家、军队重大突发事件伤病员的修复重建和后期整形工作。负责国家自然科学基金项目、军队后勤重大科研项目分课题、首都临床特色重点项目等11项。以第一作者、通讯作者在 *Sci Rep*、*Clin Plast Surg*、*Aesthetic Plast Surg*、*J Cranio Maxill Surg*、*Int Wound J*、*J Pediatr Surg* 等期刊发表论文65篇，SCI收录15篇，主编、副主编(译)专著4部。以主要完成人获得国家科技进步二等奖等省部级二等以上成果6项，授权国家发明专利、实用新型专利19项。

担任国际整形与再生外科协会(ISPRES)会员，美国整形外科医师协会(ASPS)国际会员，中国研究型医院学会烧创伤修复重建与康复专业委员会副主任委员，中国整形美容协会美容与再生医学分会副会长、瘢痕医学分会青年委员会副会长，中国医师协会美容与整形医师分会微创抗衰老亚专业委员会副主任委员，第一和第二届瘢痕亚专业委员会副主任委员，中国医疗保健国际交流促进会整形美容分会常委兼微整形学组组长，中国面部整形与重建外科学会常务理事，中国康复医学会修复重建学会青年委员会副主任委员兼瘢痕学组副组长，北京市医学会整形外科学会常委，全军整形外科专业委员会委员，《中华整形外科杂志》《中国美容整形外科杂志》等6本核心医学期刊常务编委或编委等学术职务。应邀担任2018杜克国际皮瓣研修班解剖演示讲师。

荣获第87届美国整形外科年会"杰出表现奖"、美国整形外科东南学会(SESPRS)国际乳房整形美容大会"优秀外籍青年学者"奖、中国医师协会美容与整形医师分会"优秀医师奖"、"首都十大杰出青年医生"提名奖，被评为中国人民解放军总医院首届"百位名医"培育对象、中国人民解放军总医院十佳教师、中国人民解放军总医院十杰青年，荣记三等功1次，享受军队优秀人才二类岗位津贴。

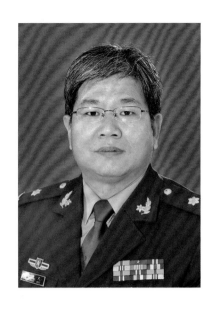

许明火 医学博士,硕士研究生导师,中国人民解放军总医院第四医学中心烧伤整形科五病区主任医师。从事整形、修复、重建及美容外科20余年,在烧(创)伤后期畸形的整复、难治性创面的修复、体表肿瘤的治疗、体表器官再造、外伤后皮肤色素脱失的治疗以及美容外科方面积累了丰富的临床经验。

完成或正在承担包括国家自然科学基金面上项目等多项课题。以第一作者或通讯作者发表学术论文20余篇,SCI收录3篇,参编著作2部。作为主要完成人之一获国家科技进步二等奖1项、中华医学科技一等奖1项、军队医疗成果二等奖2项、北京市科学技术二等奖1项。担任中国研究型医院学会烧创伤修复重建与康复专业委员会委员、中国康复医学会修复重建外科学会北京分会委员、中华医学会北京分会整形外科学分会青年委员、国家自然科学基金函审专家等。荣立三等功1次,享受军队优秀专业技术人才岗位津贴。

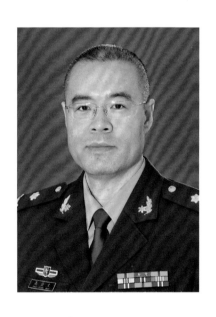

高全文 医学博士,中国人民解放军总医院第四医学中心烧伤整形科五病区副主任医师。擅长颌面部创伤骨折、肿瘤及先天畸形的救治,颅颌面部缺损和畸形的数字化精准修复,以及眼、鼻整形、脂肪充填等美容整形。

先后主持和承担含省部级课题10项,发表含SCI论文30余篇。获国家发明专利2项,实用新型专利5项,军队医疗成果三等奖1项。担任中国整形美容协会颅颌面外科分会常务理事、中国整形美容协会精准与数字医学分会常务理事、中国研究型医院学会整形外科学专业委员会委员、中国医疗保健国际交流促进会颅底外科分会委员、中国整形美容协会美容与再生医学分会理事、中国整形美容协会脂肪医学分会委员、中华医学会整形外科学分会颅颌面学组委员、中华医学会整形外科学分会数字化学组委员。

译者名单

名誉主译

柴家科　中国人民解放军总医院第四医学中心
李世荣　陆军军医大学附属西南医院

主　译

宋慧锋　中国人民解放军总医院第四医学中心
许明火　中国人民解放军总医院第四医学中心
高全文　中国人民解放军总医院第四医学中心

副主译

陶　然　中国人民解放军总医院第一医学中心
朱美抒　深圳大学第一附属医院/深圳市第二人民医院
陈保国　中国人民解放军总医院第四医学中心

译　者（按姓氏汉语拼音排序）

安　阳　北京大学第三医院
蔡　震　四川省人民医院
陈　帅　中国人民解放军总医院第四医学中心
迟云飞　中国人民解放军总医院第四医学中心
郭　科　华中科技大学协和医院
郭伶俐　中国人民解放军总医院第一医学中心
侯　健　中国人民解放军总医院第四医学中心
吉　恺　中日友好医院
李　杨　空军军医大学附属西京医院
李广帅　郑州大学第一附属医院
李岩峰　中国人民解放军总医院第四医学中心
刘安堂　海军军医大学附属长征医院
卢建建　中国医学科学院整形外科医院
潘柏林　北京大学第三医院
邵　英　吉林大学第一医院
宋保强　空军军医大学附属西京医院

王　芳　中国人民解放军总医院第四医学中心
王　杭　四川大学华西口腔医院
王　珏　中国人民解放军总医院第四医学中心
王　彦　山东大学附属千佛山医院
王先成　中南大学湘雅二院
王祎蓉　北京儿童医院
魏在荣　遵义医科大学附属医院
武　江　中国人民解放军总医院第四医学中心
谢　峰　上海交通大学第九人民医院
杨莉亚　中国医学科学院整形外科医院
易成刚　空军军医大学附属西京医院
曾　昂　北京协和医院
张文俊　海军军医大学附属长征医院
朱　琳　北京协和医院

主编名单

Matthew M. Hanasono, MD

Professor and Fellowship Program Director

Department of Plastic Surgery

The University of Texas MD Anderson Cancer Center

Houston, Texas

Geoffrey L. Robb, MD

Professor

Department of Plastic Surgery

The University of Texas MD Anderson Cancer Center

Houston, Texas

Roman J. Skoracki, MD, FRCSC, FACS

Professor and Division Chief of Reconstructive Oncologic Plastic Surgery

Department of Plastic Surgery

The Ohio State University Wexner Medical Center

Columbus, Ohio

Peirong Yu, MD, FACS

Professor

Department of Plastic Surgery

The University of Texas MD Anderson Cancer Center

Houston, Texas

编者名单

James S. Brown, MD, FRCS, FDSRCS
Professor
Department of Head and Neck Surgery
Aintree University Hospital
Liverpool University
Liverpool , England

Ericka M. Bueno, PhD
Scientic Director
Department of Plastic Surgery
Brigham and Women's Surgery
Boston, Massachusetts

Richard C. Cardoso, DDS, MS, FACP
Assistant Professor
Department of Head and Neck Surgery
Section of Oral Oncology and Maxillofacial
  Prosthetics
The University of Texas MD Anderson Cancer Center
Houston, Texas

Edward I. Chang, MD, FACS
Assistant Professor
Depar tment of Plastic Surgery
The University of Texas MD Anderson Cancer Center
Houston, Texas

Steven S. Chang, MD, FACS
Director, Head and Neck Cancer Program
Josephine Ford Cancer Institute
Department of Otolarygnology-Head and Neck
Surgery
Henry Ford Health System
Detroit , Michigan

Albert Chao, MD
Assistant Professor
Department of Plastic Surgery
The Ohio State University
Columbus, Ohio

Ming-Huei Cheng, MD, MBA, FACS
Professor
Department of Plastic and
  Reconstructive Surgery
Chief, Centerfor Tissue Engineering
Chang Gung Memorial Hospital
Linkou, Taiwan

Ernest S. Chiu, MD, FACS
Associate Professor of Plast ic Surgery
Director, Helen L. and Mart in S. Kimmel Hyperbaric
  and Advanced Wound Healing Center
Hansjörg Wyss Department of Plastic Surgery
New York University Langone Medical Center
New York , New York

Sydney Ch'ng, MBBS, PhD, FRACS
Institute of Academic Surgery at RPA Hospital
University of Sydney
Sydney , Australia

Michael W. Chu, MD
Assistant Professor
Depar tment of Plastic and Reconstruction Surgery
Indiana University School of Medicine
Indianapolis , Indiana

Joseph J. Disa, MD, FACS
Attending Surgeon
Memorial Sloan Kettering Cancer Center
Plastic and Reconst ructive Surgery Service
Professor of Surgery
Weill Cornell Medical College
New York , New York

Ryan Michael Gobble, MD
Assistant Professor of Plastic Surgery
Department of Surgery
University of Cincinnati College of Medicine
Cincinnati, Ohio

Lawrence J. Gottlieb, MD, FACS
Professor
Director, Burn and Complex Wound Center
Department of Surgery
University of Chicago Medicine and
    Biological Sciences
Chicago, Illinois

Matthew M. Hanasono, MD
Professor and Fellowship Program Director
Department of Plastic Surgery
The University of Texas MD Anderson Cancer Center
Houston, Texas

Theresa M. Hofstede, BSc, DDS, FACP
Associate Professor
Department of Head and Neck Surgery
The University of Texas MD Anderson Cancer Center
Houston, Texas

F. Christopher Holsinger, MD, FACS
Professor and Chief
Division of Head and Neck Surgery
Stanford University
Palo Alto, California

Katherine A. Hutcheson, PhD
Associate Professor
Department of Head and Neck Surgery
The University of Texas MD Anderson Cancer Center
Houston, Texas

Amir Ibrahim, MD
Assistant Professor in Plastic Surgery
Department of Surgery
Division of Plastic Surgery
American University of Beirut Medical Center
Beirut, Lebanon

Michael Klebuc, MD
Associate Professor of Clinical Plastic
and Reconstructive Surgery
Weill Medical College, Cornell University
Institute for Reconstructive Surgery
Houston Methodist Hospital
Houston, Texas

Evan Matros, MD, MMSc, MPH
Assistant Professor
Plastic and Reconstructive Surgery Service
Memorial Sloan Kettering Cancer Center
New York, New York

Patricia C. Montgomery
Senior Anaplastologist
Department of Head and Neck Surgery
Section of Oral Oncology and Maxillofacial
Prosthodontics
The University of Texas MD Anderson Cancer Center
Houston, Texas

Goo-Hyun Mun, MD, PhD
Associate Professor
Department of Plastic Surgery
Samsung Medical Center
Sungkyunkwan University School of Medicine
Seoul, Republic of Korea

Peter C. Neligan, MB, FRCS(I), FRCSC, FACS
Professor
Department of Surgery
University of Washington Medical Center
Seattle, Washington

Bohdan Pomahac, MD
Director, Burn Center
Director, Plastic Surgery Transplantation
Division of Plastic Surgery
Brigham and Women's Hospital
Boston, Massachusetts

Geoffrey L. Robb, MD
Professor

Department of Plastic Surgery
The University of Texas MD Anderson Cancer Center
Houston, Texas

Karim A. Sarhane, MD, MSc
Department of Surgery
University of Toledo
Toledo, Ohio

Jesse C. Selber, MD, MPH
Associate Professor
Department of Plastic Surgery
The University of Texas MD Anderson Cancer Center
Houston, Texas

Roman J. Skoracki, MD, FRCSC, FACS
Professor and Division Chief of Reconst ructive
Oncologic Plastic Surgery
Department of Plastic Surgery
The Ohio State University Wexner Medical Center
Columbus, Ohio

Jan Jeroen Vranckx, MD, PhD, FCCP, FAAPS
Chief, Depar tment of Plast ic and
    Reconst ruct ive Surgery
Professor of Surgery

KU-Leuven University
PI Lab of Plast ic Surgery and Tissue Engineer ing
    Research
UZ-Gasthuisberg, KU-Leuven University Hospitals
Leuven, Belgium

Randal S. Weber, MD, FACS
Professor and Chair
John Brooks Williams and Elizabeth Williams
    Distinguished University Chair in Cancer Medicine
Department of Head and Neck Surgery
The University of Texas MD Anderson Cancer Center
Houston, Texas

Peirong Yu, MD, FACS
Professor
Department of Plastic Surgery
The University of Texas MD Anderson Cancer Center
Houston, Texas

Michael R. Zenn, MD, MBA, FACS
Professor
Department of Plastic and Reconstructive Surgery
Duke University
Durham, North Carolina

中文版前言

整形外科学是一门医学和艺术兼容的古老学科，其起源和发展与头面部畸形密不可分。早在公元前 1550 年，古埃及 Papyrus Ebers 的文献就记载了带蒂和游离皮瓣组织移植的手术方法；公元前 1500 年，古印度圣经(Pig Veda)中也记载了采用上述方法进行鼻修复术；公元前 1000 年，古印度作家 Susruta 在"认识生命之书"中描述了额部皮瓣行鼻成形术的应用。而在近代，国内外历次战争和社会发展的大事也遍布整形外科的身影，而头颈部修复重建始终是整形外科的最重要内容之一。

近年来，随着社会和医学及相关学科的发展，头颈部整形重建无论在病种，还是技术手段方面都发生了深刻的变化，表现为：①在创伤和先天畸形仍然占据重要比例的同时，头颈恶性肿瘤切除后修复重建的地位越来越受到重视，其中原因之一在于肿瘤学的进展使得患者生存率越来越高，第二甚至第三原发癌发生，以及癌症生存者治疗的远期并发症越来越多地呈现，修复重建的挑战越来越大；②新型皮瓣和皮瓣的联合应用集成创新取得了长足的进步，皮瓣的精准化应用、穿支皮瓣和超显微外科技术的应用在头颈部重建中精彩纷呈；③很多突破传统外科的新方法，如异体复合组织移植，以及学科融汇的尖端技术，如计算机模拟、高级成像、机器人等，已经进入了头颈部重建手术领域。这些学科的最新理念和技术的最新进展亟须在临床工作中予以更新和普及。

由马修·M. 哈那索诺、杰弗里·L. 罗伯、罗曼·J. 斯科拉茨基和俞培荣教授领衔，整合 32 位活跃在头颈部整形重建领域的国际知名专家编写的《头颈部整形外科重建：先进技术及皮瓣手术实例》，系统总结展示了头颈部重建各个领域的最新进展，是近年来该领域鲜有的一本著作。全书内容聚焦于现代头颈部重建外科相关的各个领域，涵盖了基本理论和最新技术，不仅系统展示了 MD 安德森癌症中心 30 余年来数千例头颈部重建手术的宝贵经验，而且还邀请世界顶尖的重建外科专家来编写、评论和拓展相关内容，代表了头颈部重建外科探索创新的发展方向。

初览此书，爱不释手，便萌发了将其翻译的冲动，我将这一想法与我的团队和国内的中青年同道沟通后，大家一致赞成，于是很快便组成了本书的中译小组。非常感谢中译小组的辛勤和高效工作，他们当中 80%的译者具有长期在国外的研修经历，所有中译小组成员都活跃在头颈部整形重建外科领域，对本专业的国际最新进展有着深刻的认识，这是本书翻译质量的一大保证。当然，差错在所难免，也敬请广大读者包涵和雅正，我们将虚心接受，再接再厉。

衷心感谢柴家科教授和李世荣教授就本书给予的关心和支持，并担任名誉主译，他们在这一高度专业性的外科领域的见解和造诣，为中译工作提供了重要的指导。

衷心希望此书对国内头颈部整形重建工作者有所裨益，我们将不断前行，造福病患。

最后要特别感谢天津科技翻译出版有限公司的编辑老师们为本书的出版做出的辛勤工作！

前 言

近年来,随着头颈部恶性肿瘤治疗的进展,头颈部的修复重建也取得了长足的进步。对于头颈部癌症患者而言,不仅仅在外观和功能恢复方面向前跨越了一大步,而且高效的重建技术也使得更为积极、系统的肿瘤消融和及时实施辅助治疗成为现实,从而推进了肿瘤的治疗水平。随着重建外科医生的皮瓣成功率越来越高,重建后的功能和外观越来越佳,应对的术后缺损也越来越复杂。而且,由于头颈部恶性肿瘤的生存率日益增高,我们也观察到越来越多的第二甚至第三原发癌发生,以及癌症生存者治疗的远期并发症(如放射性骨坏死),这些情况下的修复重建挑战要比原发癌灶复杂得多。为了应对这些挑战,重建外科医生在发掘新型皮瓣和皮瓣的联合应用方面做了有益的探索,同时进行了皮瓣精准化技术和保留肌肉的穿支皮瓣技术方面的研究,从而降低供区的损伤。不仅如此,很多突破传统外科的新方法,如异体复合组织移植,以及学科融汇的尖端技术,如计算机模拟、高级成像、机器人等,已经进入了我们的手术领域。

本书的目的旨在总结展示头颈部重建各个领域的最新进展,而近年来鲜有针对这个广泛而又复杂的外科领域的书籍,我们希望能够填补这方面的空白。全书内容涵盖了基本理论和最新技术,力求系统而实用,相信无论是初学者,还是有一定经验的医生,都能从中获益良多。今后头颈部重建外科领域必将会产生更多的进展,我们也希望读者能够受本书的启发,在这方面做出有益的贡献。

全书分为两大篇,第1篇主要聚焦于现代头颈部重建外科相关的各个领域,包括每个头颈部位的解剖、功能和肿瘤学知识,以及基于30余年来 MD 安德森癌症中心数千例头颈部重建手术而形成的临床路径。其出发点并非展示一家之言,相反,我们还邀请了世界顶尖的重建外科专家来评论和拓展本书的内容。从这些评论中,我们可以感受到治疗上的殊途同归,以及仍然有很多未知领域需要去发现和学习。此外,第一部分还涉及头颈部重建患者综合治疗的特殊领域,包括头颈恶性肿瘤的治疗、并发症的防控和赝复体修复技术,后者对于某些病例不失为最佳的重建选择。机器人外科、异体复合组织移植,以及成像和计算机模拟等相关章节内容,代表了头颈部重建外科探索创新的发展方向。

本书的第2篇重点展示了头颈部重建外科医生必备的带蒂和游离皮瓣技术,其目的是力求实用和可靠。全书展示了大量的临床病例、高清图像和图表,以求阐明重建的原则问题。书中的"要点"部分对手术技术和患者救治的关键理论和技术细节进行了专门总结强调,也是本书的一大特点。

衷心感谢本书的所有贡献者! 本书不仅纳入了众多的专家评论,而且很多的行业翘楚也贡献了极具权威的内容,如面部和气管的移植、锁骨上动脉岛状皮瓣和胸背动脉穿支皮瓣。同时也非常感谢我们的患者允许他人分享其人生困境中的珍贵手术历程和照片。本书难免有不足之处,敬请指正,以利于我们将来在创新和循证研究的基础上再版。

马修·M. 哈那索诺

目 录

第 **1** 篇　头颈部重建

第 **1** 章　唇部修复重建

Matthew M. Hanasono

■ 引言

　　唇部修复重建的难点在于如何维持唇部的功能,包括能够正常地进行开合运动,并且保持较好的美观状态。口唇部良好功能包括清晰的发音,防止口内食物和液体流出,容纳唾液,还有吮吸、吹口哨、接吻等动作。开口过小会影响饮食以及口腔卫生,甚至无法佩戴假牙。如果唇部不能正常闭合,患者可能会流涎,语言和吞咽功能也会受到损害。从美学角度看,唇缘线、丘比特弓、人中嵴、口角等这些结构,即使是很微小的异常或畸形,都能在一定的距离内被轻易发现。

　　过去数十年,报道过很多唇部修复重建方面的技术,每种技术都存在特定的适应证,同时也有各自的优缺点。针对修复大范围组织缺损的游离皮瓣移植不断发展的同时,局部皮瓣技术也在不断地尝试及改良。因此,有必要基于缺损部位以及大小,选择恰当的皮瓣方式,制订术式选择的规范,但精确的手术方式选择不仅取决于患者缺损范围的大小和深度,还取决于组织的活力、患者的期望和要求以及医生的经验。以下为大家介绍包括局部皮瓣和游离皮瓣等多种方法在内的实用术式选择指南。

■ 解剖

　　嘴唇长度一般上下唇各 5~6cm。血供来自双侧面动脉的分支——上唇动脉和下唇动脉,该动脉走行于红唇口腔侧黏膜下层。运动神经支配来自面神经颊支和下颌缘支,感觉神经支配来自三叉神经(V_2 上唇分支支配上唇,V_3 颏神经支配下唇)。

　　嘴唇的括约功能来自口轮匝肌,该肌肉环绕口周而无骨骼附着。口轮匝肌浅层纤维负责噘嘴,使红唇远离面部,而深层纤维负责紧闭嘴唇贴近牙槽弓。理想的唇部修复重建应该恢复口轮匝肌环,但对于太大的组织缺损可能会有难度。另外,负责扩张嘴部,为中心环提供支撑的肌群,包括提上唇肌群(颧大肌、颧小肌、提上唇肌、提上唇鼻翼肌)、提口角肌群(提口角肌、颊肌、笑肌)、降下唇肌群(降下唇肌、降口角肌、颏肌和颈阔肌)。

　　红唇是介于皮肤和含有唇腺结构的湿唇之间,暴露在外的干性黏膜移行区。此区域呈现红色是因为其丰富的血供。红唇的边缘称"白线",是一条细的、苍白色的隆起,是红唇黏膜与外侧皮肤的交界线。在唇部重建手术中,对齐白线恢复其连续性,在术后美观改善中有重要意义。

■ 轻微唇部缺损

　　下唇的全层缺损范围接近全长 1/3 时可以直接应用楔形切除缝合(图 1.1)。小的缺损可以利用 V 字形楔形切除缝合,而当缺损更大一些时,可以改成 W 字形楔形切除缝合,以避免颏部出现纵向的"猫耳朵"贯穿打断颏唇沟。对于更大的缺损,接近唇部全长 1/3(在唇部组织足够松弛者甚至略超过 1/3)时,可在缺损两侧沿颏唇沟做缓冲切口,形成两侧唇部组织瓣向中央推进关闭缺损,可以达到较好效果(图 1.2)。所有唇部缝合需要分 3 层进行,包括黏膜、口轮匝肌和皮肤,并且精细缝合恢复白线连续性。有时由于切口瘢痕挛缩可能会引起红唇的局部槽形凹陷,尤其在光线强的地方看起来更明显。一期或者二期 Z 成形术可以

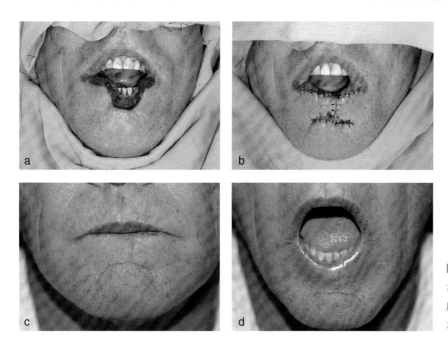

图 1.1　(a)缺损范围接近下唇全长的 1/3,术中行红唇切除术。(b)设计下唇双侧推进皮瓣,红唇黏膜向前推进覆盖唇缘创面。(c)术后效果。(d)术后张口幅度良好。

有助于延长瘢痕,缓解挛缩。对于小的缺损,应用五角瓣法修复会比直接 V 字形楔形切除缝合获益更大。

　　上唇组织相对紧致一些,直接楔形缝合只适用于缺损长度少于全长 1/4 者。再大的缺损应用楔形缝合会导致上唇组织过紧,进而导致上唇后缩而使红唇位于下唇的后方,这时需要在上唇白唇与鼻基底连接处做缓冲切口, 甚至还要延伸到鼻翼旁新月形切口,形成推进皮瓣而获得更大的活动度,从而减少缝合以后的组织张力[1]。人中部位的缺损可以直接缝合或者应用双侧推进皮瓣缝合,但很难恢复人中嵴以及丘比特弓的形态。想获得更好的人中形态恢复往往需要 Abbe 交叉唇瓣的修复方法,后文会做进一步的介绍。

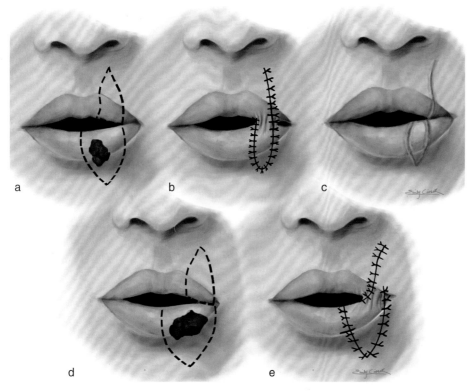

图 1.2　(a~c)Abbe 交叉唇瓣。(d,e)Estlander 交叉唇瓣。示意图显示修复中等大小红唇缺损的两种唇瓣。Abbe 瓣在术后 14~21 天断蒂。

■ 中等唇部缺损

大多数超过全长 2/3 的上唇或下唇缺损（更多见于下唇），可以采用交叉瓣（Abbe 瓣或者 Estlander 瓣）或者口周推进旋转皮瓣（Karapandzic 瓣）来修复。Abbe 瓣[2]通常用于修复红唇中央缺损，而 Estlander 瓣[3]通常用于口角处重建，这两者均利用的是对侧红唇唇动脉为血管蒂的全层红唇组织瓣（图 1.3）。供区红唇瓣的宽度一般是受区切除后红唇缺损宽度的一半，这样术后上下唇宽度减少的幅度相对一致。安全起见，交叉瓣最大宽度不要超过 2cm，高度与缺损处高度一致为宜。

设计 Abbe 瓣时要注意蒂部应该位于缺损处中央，如果利用上唇瓣修复下唇，应尽量避开人中嵴设计交叉瓣[4]。Estlander 瓣设计时可利用鼻唇沟作为组织瓣的一个边缘。

传统意义上来讲，尽管 Abbe 瓣为三角形皮瓣，但亦可以用来修复 W 字形或矩形的缺损，特别适用于重建上唇人中亚单位。Abbe 瓣需要将移植的组织瓣血管蒂保留 14~21 天，在此期间患者过度张口会影响皮瓣成活，所以通常需要利用吸管进食流食或留置鼻饲营养管。

Estlander 瓣无须断蒂，但常需要修整内移、变钝的口角。为改善美观及张口程度，可于首次 Estlander 瓣唇重建术后 4~6 个月行口角成形术。一种方法是楔形切除口角一侧的皮肤，然后外翻颊黏膜来形成红唇部分（图 1.4）。此法每次只能移除适当的口角组织量以避免术后流涎，需要的话可通过多次口角成形术来延长口角。或者可切开口角一侧颊部，旋转推进蒂在上部的唇缘黏膜瓣以完成口角成形术（图 1.5）[5]，通过向白线推进唇黏膜来修复由此造成的唇缘缺损。

不同于 Abbe 瓣法和 Estlander 瓣法，另一种利用口周旋转推进皮瓣的方法[6]称为 Karapandzic 法。Karapandzic 法于 1857 年由 von Bruns[7] 首次提出，在旋转推进口周皮瓣的基础上，保留了皮瓣的神经、血管，从而保留了皮瓣功能与感觉，使之更加可靠。此法在设计切口时需考虑到皮瓣的厚度应与唇缺损的深度相当，不需局限于鼻唇沟的内侧（图 1.6）。皮肤深部在保留残唇神经和血管的前提下，选择性去除部分口周肌肉，使皮瓣能够充分延展。黏膜切开可以按需进行，由于黏膜组织良好的扩张性，黏膜切开的长度可短于所需皮肤的长度。沿齿龈保留足够的黏膜是十分重要的，这不仅是为缝合提供一定的组织量，更是为

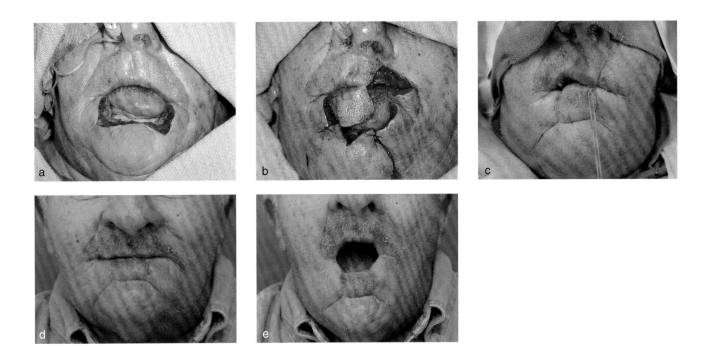

图 1.3　(a) 一位皮肤松弛的老年患者，下唇缺损宽度 >1/2。(b) 提升并旋转以右侧上唇动脉为蒂的矩形 Abbe 瓣以修复缺损。(c) 术后 3 周断蒂。图中演示用橡皮筋对蒂部结扎进行缺血锻炼，提示周围已经建立侧支循环。(d) 术后效果。(e) 术后张口幅度良好。

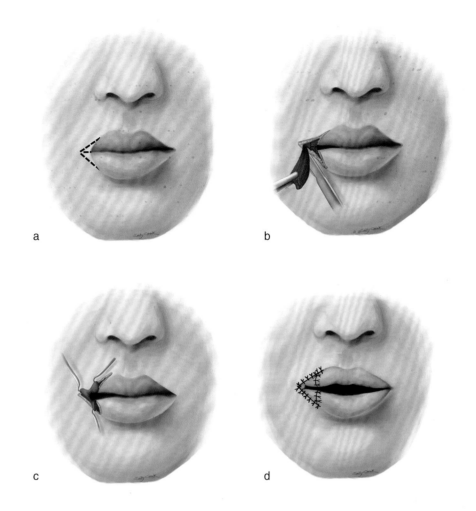

图 1.4　在首次唇重建术后行口角成形术，侧延口角并改善张口幅度。(a)设计切口。(b)切除三角形皮肤，标记肌肉及黏膜切口。(c)外翻黏膜。(d)口角成形术完成。

佩戴义齿保留了必要的齿龈沟结构。

　　单侧 Karapandzic 瓣可修复不足全长 50% 的小型缺损，而利用双侧 Karapandzic 瓣可修复全长 2/3 甚至更大一点的缺损。和其他局部唇瓣一样，由于没有增加唇部组织量，越大的缺损术后发生小口畸形的风险也将越高，术后也会出现圆钝的口角，但随着时间的推移会逐渐改善。根据唇缺损的程度以及供瓣区的位置，可以联合运用包括局部推进皮瓣、Abbe 瓣、Estlander 瓣和 Karapandzic 瓣在内的各种皮瓣(图 1.7)。

■ 近全唇和全唇缺损

　　近全唇和全唇缺损的修复重建是极具挑战性的。利用局部皮瓣重建下唇的方法包括鼻唇沟皮瓣（如 Fujimori 报道的"门板瓣"[8]）和颊推进皮瓣（如 Webster 改良的 Bernard-Burrow 修复[9,10]）(图 1.8)，蒂在下方的鼻唇沟皮瓣或鼻翼旁切除新月形组织的颊推进皮

瓣也可用来重建上唇。由于移转来的肌纤维与口轮匝肌相垂直和(或)神经支配不同，以上方法都不能提供具有功能的唇组织。下唇 Abbe 瓣移转至上唇中央，提供额外的组织量以重建上唇人中外形，可以完善上唇的修复。当利用 Abbe 瓣来重建人中时，瓣的宽度应当与原来的人中宽度一致。对于颊部组织丰厚的患者，亦可用局部组织瓣重建，但往往会出现术后小口畸形及唇的感觉、运动功能不良。

　　相对局部组织重建近全唇和全唇缺损，另一种方法是游离组织移植。由于前臂尺侧皮肤筋膜瓣较薄、较软，因此其是常用的游离移植供区[4,11]。当重建下唇时，用掌长肌肌腱悬吊游离皮瓣以避免口唇功能障碍，将肌腱通过悬吊线和螺栓锚定在颧骨，或者在口角轴缝入剩余的口周肌肉中，游离皮瓣的宽度不能超过缺损长度的 1/2，以维持一定的张力来尽量减少皮瓣的下垂和外翻。另一方面，游离皮瓣的厚度不能低于原唇厚度，因为术后组织挛缩将使重建唇变薄。将

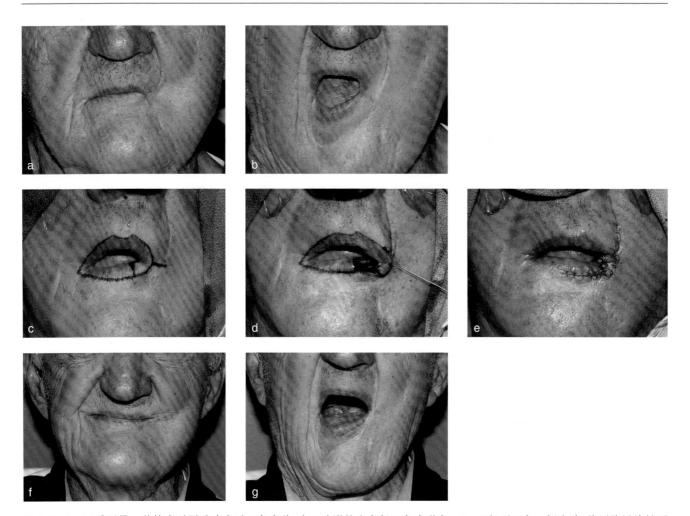

图 1.5　(a,b)采用另一种技术对唇重建术后口角内移、小口畸形的患者行口角成形术。(c,d)切开口角一侧皮肤,将唇缘瓣旋转到新的口角位置,口轮匝肌亦牵至同一侧并行深部埋线缝合。(e)外翻唇黏膜以覆盖唇缘缺损。(f,g)术后左侧口角修复效果尚可,虽然对称性和位置并非完美,但张口幅度得到了改善。

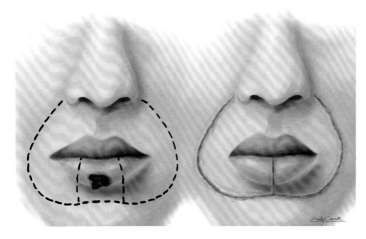

图 1.6　Karapandzic 法用带神经血管的口周瓣重建较大的唇中部缺损。此法既可用于修复上唇缺损,也可修复下唇缺损,但不能恢复人中嵴或上唇唇红缘丘比特弓的形态。

唇部作为一个面部美学亚单位来修复,往往需要将近全唇缺损转变为全唇缺损,这时游离皮瓣移植通常能够达到最佳的美学效果。将一侧的前臂皮神经与切断的颏神经断端吻合,可以提供感觉。随后可将腹侧舌瓣或面动脉供应的颊肌黏膜瓣(FAMM)移植于游离皮瓣的去表皮部分[12],或者通过医疗文身来恢复唇红颜色。

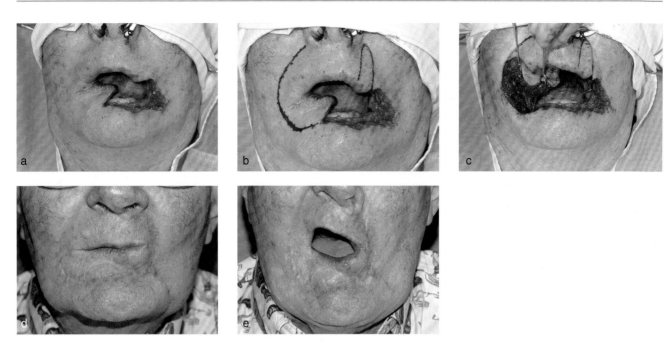

图 1.7　(a)包括左侧口角在内的长度接近下唇宽度 2/3 的缺损。(b)联合右侧 Karapandzic 瓣和左侧 Estlander 瓣修复口角。(c)注意保护 Karapandzic 瓣的神经和血管。(d,e)术后效果。

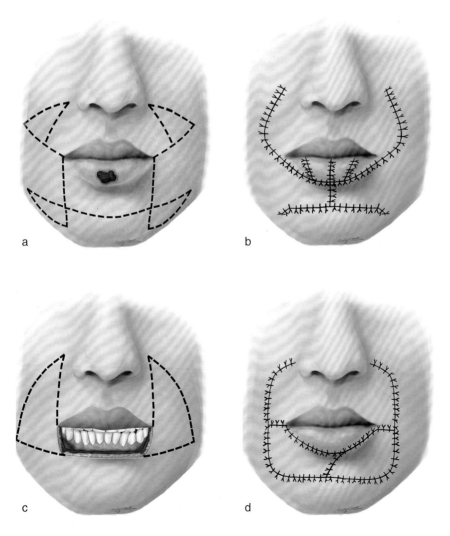

图 1.8　下唇全唇修复方法。(a)利用颊推进皮瓣(Webster 改良的 Bernard-Burrow 修复)修复全下唇的切口设计。切除虚线所示的 4 个三角形区域并将两颊向中央推进靠拢。(b)外翻颊黏膜以代替缺损的唇红效果。(c)利用鼻唇沟皮瓣修复全下唇的切口设计。向中央旋转两侧"门板瓣"并外翻颊黏膜以代替缺损的唇红。(d)直接缝合鼻唇沟皮瓣供瓣区效果。

相较颊推进皮瓣与鼻唇沟皮瓣,游离皮瓣移植重建的优势在于其可提供丰厚的组织量,从而大大降低伤口的张力,而良好的血运恰恰对于放射治疗后的患者十分重要。同局部皮瓣重建下唇近全唇或全唇缺损一样,游离皮瓣缺乏运动功能。在下唇重建时,折叠的游离皮瓣可以像堤坝一样防止流涎,但会对进食造成一定的影响。在上唇重建时,折叠的游离皮瓣往往效果更好,因为上唇只起到覆盖上齿的作用,而语言能力相关的功能主要由健全的下唇负责。在所有的病例中,皮瓣与周围皮肤色泽的相近度都不尽如人意,游离皮瓣往往还会导致木偶唇样的面部外观。

最近,我们报道了一种改良的 Karapandzic 瓣修复近全唇和全唇缺损的方法[13,14]。此法在传统的包含神经血管的 Karapandzic 旋转推进皮瓣上延伸设计两侧下颊部皮瓣(图 1.9)。外翻颊黏膜至下颊部皮瓣上,以恢复唇红外观。对比传统 Karapandzic 法,此法利用了颊部的额外组织,动员了两侧的唇部组织来修复唇部缺损,降低了术后发生小口畸形的风险。事实上,利用扩大的 Karapandzic 瓣修复的唇部,通常都能够耐受术后频繁的张口动作。

尽管有小部分重建唇的灵活性欠佳,但并不会明显影响口唇的正常功能,与使用 Abbe 瓣和 Estlander 瓣出现口唇不灵活的概率大致相似。对比颊部推进皮瓣、鼻唇沟皮瓣以及游离皮瓣,利用扩大的 Karapandzic 瓣重建的唇部有更好的括约肌功能,同时保留了皮肤感觉,并且更加美观。对于不对称累及两侧的近全唇缺损,可以于一侧应用传统 Karapandzic 瓣的方法利用残唇相邻的唇部组织,而缺损更大的一侧则采用扩大的 Karapandzic 瓣(图 1.10)。鉴于以上优点,我们推荐采用扩大的 Karapandzic 瓣来对近全唇和全唇缺损进行修复,而游离皮瓣则可作为缺乏邻近组织或先前手术导致皮瓣不可靠时的次要选择。

选择唇部重建方法的原则如图 1.11 所示。

■ 复杂及扩大的唇部缺损

对一些头颈部肿瘤,例如口底肿瘤或齿龈部肿瘤,唇部由于肿瘤直接转移而受累。另一方面,某些唇部肿瘤可直接侵袭周围结构。对于这些病例,尽管有时能够用单一皮瓣修复,但通常最好还是单独重建每一个结构[15]。

以下唇肿瘤为例,其可能直接转移至下颌骨或经颏神经侵袭(图 1.12),针对这样的病例,采用骨瓣或游离骨皮瓣重建下颌骨,而唇部缺损则尽可能利用局部皮瓣进行修复。如果肿瘤切除后面动脉得以完整保留,也最好不要利用它作为游离皮瓣的供血动脉。唇部血运丰富,包括源自颈内动脉的终末分支,即内眦动脉的侧支循环,即便失去一侧甚至双侧面动脉依然能够进行局部皮瓣重建。当下唇缺损较大,残存组织不足以完成下唇重建时,可利用游离骨皮瓣来重建口底及唇部,但术后功能及外观通常不令人满意。

上唇部肿瘤可直接侵袭上颌骨及鼻部。在这些病例中,分期鼻再造术与唇再造术应分别进行。倘若术后欲行放射治疗,通常应适当推迟鼻再造术,因为精

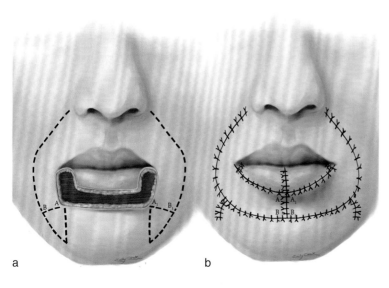

图 1.9 采用扩大的 Karapandzic 瓣重建全下唇。在传统 Karapandzic 瓣的基础上,通过将下颊部组织向内旋转 90°来重建下唇中央部分。(a)切口设计。切除虚线标记的三角形区域皮肤。(b)旋转下颊部组织和口周推进 Karapandzic 瓣,将 A 与 A₁ 点、B 与 B₁ 点分别缝合,完成重建。

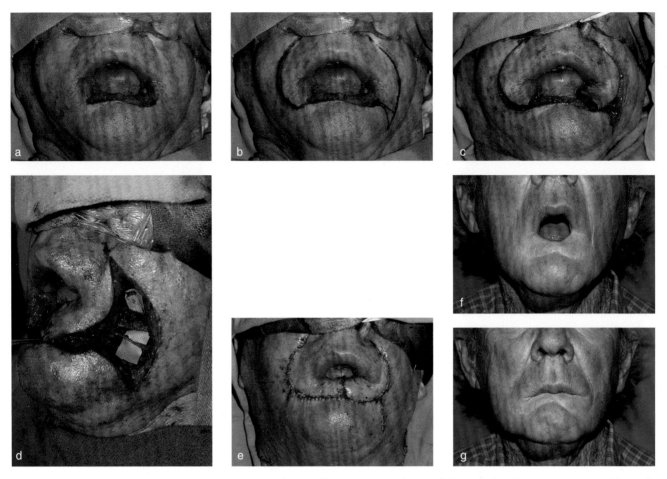

图 1.10 （a）下唇的近全唇缺损，右侧口角完整。（b）右侧应用传统 Karapandzic 瓣进行修复，左侧应用扩大的 Karapandzic 瓣进行修复。（c,d）行口周切口，仔细保护皮瓣的神经和血管。外翻左侧颊黏膜代替唇红。（e）术后即刻效果。（f,g）术后 1 年效果。

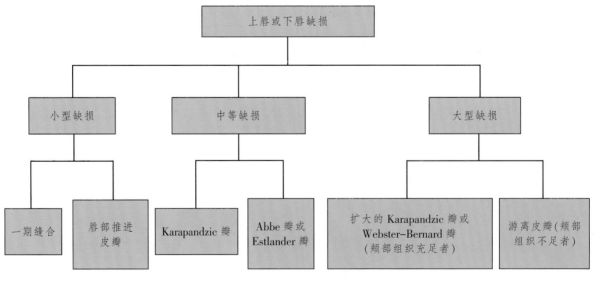

图 1.11 上唇或下唇重建方案。

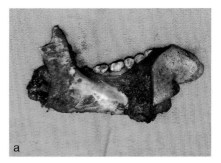

图 1.12　(a)右下唇肿瘤侵袭颏神经,需要切除 1/2 下颌骨及 2/3 下唇组织。(b)游离腓骨骨瓣重建下颌骨缺损。(c,d)采用双侧 Karapandzic 瓣重建唇部缺损。(e,f)术后效果。

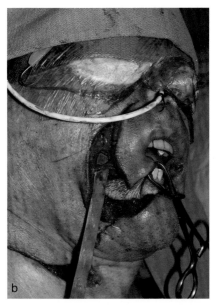

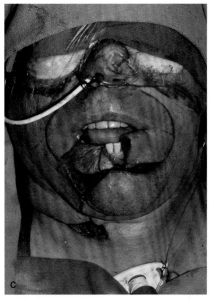

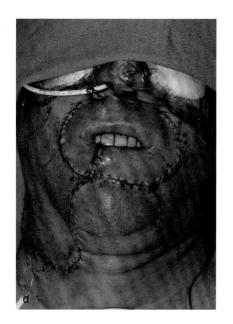

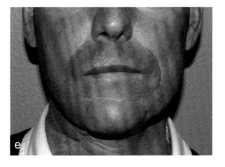

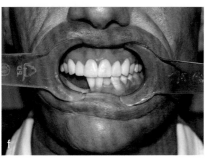

细的鼻再造术常涉及骨或软骨移植作为支撑,但这些结构通常不能耐受放射线。小型的牙槽骨缺损可用游离骨皮瓣覆盖,并且在切除术后即可完成。否则,无论是利用局部皮瓣还是折叠的游离筋膜皮瓣完成的上唇重建,都会出现术后挛缩,加大了后期重塑中面部轮廓的难度。位于上颌骨前部的大型缺损,需要利用游离骨皮瓣进行重建。

■ 术后护理

　　唇部重建术后的患者应禁食或只能进流食,可应用几天的鼻饲管以补充营养。术后第 1 天应用肥皂水或稀释的过氧化氢轻柔擦拭伤口,术后 1 周内每日均需涂抹抗生素药膏两次。术前经过放射治疗的患者,伤口可能需要几周的时间才能完全愈合,在此期间都应避免过度张口。伤口痊愈后,鼓励患者进行张口训练及瘢痕按摩。对于伴有口角缺损的患者,应指导其用手指向一侧牵引以扩大开口程度。对于明显存在小口畸形而影响功能的患者,可请牙科医生协助制作口腔模具,被动撑开重建的唇部。

■ 并发症

设计局部瓣时应注意保护蒂部血供不受损害。对于双侧颈部均有切口的患者，面动脉很可能已经被结扎，需要通过观察皮瓣远端切缘是否有新鲜出血及扪及结扎的唇动脉搏动，来检查皮瓣是否有足够的血供。应避免过分修剪 Abbe 瓣和 Estlander 瓣的蒂部，改善外观应二期完成。术前进行过放射治疗的患者更容易出现瘘形成，较小的瘘可通过禁食或放置鼻饲管来促进自愈。

在某种程度上，任何应用局部皮瓣行唇再造术的患者，都有出现小口畸形的风险。在某些病例中，口角成形术有助于增宽一侧缺损重建后的开口度。中央型唇缺损可通过 Abbe 瓣二期重建手术得到改善。游离皮瓣或较大的去神经局部皮瓣往往会导致口唇功能的丧失，引起流涎、进食及言语困难。手术切缘瘢痕凹陷也常出现，可通过切除瘢痕并在黏膜面行 Z 成形术来改善。

要点

- 累及下唇 1/3 或上唇 1/4 的 V 字形或 W 字形缺损通常能直接一期缝合，而稍大一点的缺损可利用单侧或双侧的唇部推进皮瓣来关闭创面。
- 累及唇 2/3 宽度的缺损可以通过 Abbe 瓣修复；包括一侧口角在内的累及唇 2/3 宽度的缺损可以通过 Estlander 交叉唇瓣修复。
- Estlander 交叉唇瓣常引起口角内移、圆钝，可通过二期口角成形术来改善。
- 对于多达唇 2/3 宽度，甚或稍大一些的缺损，Karapandzic 瓣即口周的带神经血管皮瓣，通常是保留口唇括约肌功能最好的一种方法。
- 扩大的 Karapandzic 瓣可用于重建近全唇或全唇缺损，利用有感觉的、血供良好的组织重建口腔括约肌。
- 对于近全唇或全唇重建，游离皮瓣可能是最好，也是唯一的一种选择，但由于会影响口唇功能，以及色泽及质地与周围组织不匹配，往往不是首选。
- 在修复复杂或扩大的唇部缺损时，应当尽可能考虑到面部各亚单位。
- 为满足不同的需求，上颌与下颌重建的游离皮瓣可以与唇部重建的局部皮瓣联合应用，以达到最佳的效果。

专家点评——Lawrence J. Gottlieb

唇是下 1/3 面部最显著的特征，对功能、美观以及社交十分重要，其有助于正常发音，维持口唇在进食、饮水、吮吸、说话以及通过微笑和接吻表达情感时的功能。唇部配合颌骨的运动开合，能够满足进食、清洁口腔、佩戴义齿等活动。口腔的黏膜衬里保持其内面光滑，并且能够区分共生微生物与病原微生物，从而作为一道"屏障"起到了非常重要的免疫功能。

当提到功能健全的唇部，我们不仅要想到表层的皮肤，更需要关注到皮下所有的结构，正是它们使得口唇具备交流、表达情感以及上述所有功能的三维立体特性。因此，唇部的功能单位也就是它的三维美学单位。原则上，重建唇部的功能单位需要恢复所有缺损的结构，并将切缘隐藏在正常的皮肤皱褶、阴影或毛发内，从而使得皮肤表面尽可能接近术前的外貌，同时还要维持足够的开口程度以保证嘴唇的功能健全。

唇部的动态结构在运动和静止时发挥着不同的作用（美观与机械运动），由于功能和外观与唇部的功能单位紧密联系在一起，使得唇部重建变得十分复杂。另外，作为一种动态结构，唇部还受到重力、瘢痕、辐射以及去神经化的影响。当邻近的面部单位被瘢痕、创伤、辐射以及肌肉功能障碍所累及时，重建兼具功能与外观的动态唇部就变得更加复杂。

唇部重建适用于黏膜、唇红、皮肤、皮下组织、肌肉（去神经）或其中某些甚至所有上述结构的缺损或异常。对修复每一种结构的阐述远远超出了此篇论述的范畴。大体上，最常见的需要进行唇部重建的情形是部分缺损(皮肤及皮下组织缺失)或者是创伤，或肿瘤根治后的全层缺损。

部分缺损大多数可以直接缝合(足够小的缺损)，或者通过植皮或皮瓣(缺损较大难以直接缝合)来进行修复。大多数情况下，植皮在颜色、质地、结构、弹性方面与周围皮肤存在差异，从美学角度看并不是最佳选择。当遇到部分或全唇缺损时，考虑到皮肤外貌，周围近似的组织通常是最适宜用来替代的。尽管小型的唇部肿瘤可以应用简单的楔形切除、V 字形楔

形切除或 W 字形楔形切除，如本章所述，但我很少这样做。相反，对于下唇的切除，我会在白线下顺皮纹方向以 V 字形角切除皮肤。缝合要求每一层都严密对合，要特别注意将红唇缘与白唇对齐。通过行小的 Z 成形术或其他的交错对插打断切口，可重建唇部舒缓的曲线，避免切口瘢痕凹陷(图 1.13 和图 1.14)。

对于所有上唇外侧缺损(极小的除外)，直接缝合通常会引起人中变形。因此，对于大一点的外侧缺损，我通常采用新月形的 V-Y 推进皮瓣来闭合伤口，重建美学单位并注意紧邻鼻翼的小三角形部分的唇形态(图 1.15)。当缺损较大，难以利用邻近的组

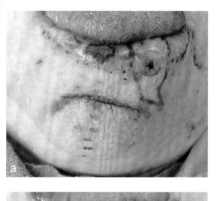
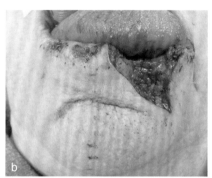
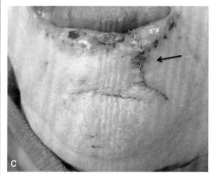
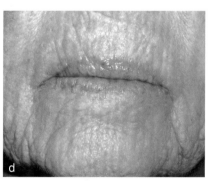

图 1.13　(a)女性患者,85 岁,患有基底细胞癌,设计 V 字形角进行切除。(b)切除后的唇部缺损。预先标记唇红缘以精确对接。(c)逐层缝合。箭头所示为通过小的 Z 成形术打断瘢痕。(d)术后效果。

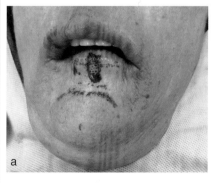
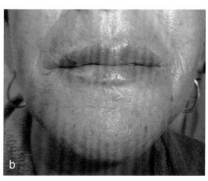
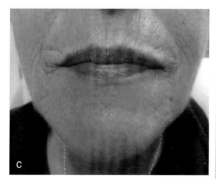

图 1.14　(a)女性患者,61 岁,活检术后行二次扩大切除。(b)术后 2 周效果。注意切缘的成角、交错要位于白唇下方。(c)术后几乎无明显瘢痕。

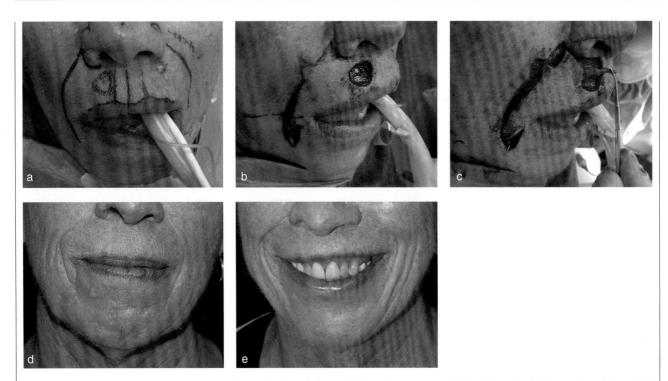

图 1.15　(a)女性患者,64 岁,患有上唇基底细胞癌,标记病损和关键标志位置。(b)切除病损并标记新月形 V–Y 瓣。重建一侧鼻翼旁的三角形区域。(c)病损上方皮肤去表皮后固定在鼻棘上以限制任何一侧的牵拉或瘢痕继发变形。(d)术后效果。术后几乎无明显瘢痕,人中未变形。(e)微笑时两侧轻微不对称。

织拉拢缝合时,应该想到唇交叉皮瓣(Abbe 瓣或 Est-lander 瓣)及口周的旋转推进皮瓣(Karapandzic 瓣)。作为恢复功能单位的标准操作, 它们可重建唇部缺损部位的所有结构(皮肤、肌肉及黏膜)。尽管在转移时去除了神经,但这些唇部结构内的肌肉转移后往往能够通过神经再生重获某些功能。这些方法的优点、缺点、局限性以及围绕着颊部各式各样的皮瓣,本章节已经描述得非常清楚,在此不再赘述。需要强调的是,当我们在遇到越来越大的缺损时,应当在优点和缺点之间取得平衡(优点:外观近似、保留功能;缺点:额外增加面部瘢痕、姿态变形、术后小口畸形)。

　　当缺损较大难以拉拢缝合时,需要利用邻近或更远处的组织。如果用远处的皮肤来进行重建,由于身体不同部位,甚至是头、颈、面部不同区域的皮肤,在色泽、质地、结构、柔软性、弹性等方面存在差异,以及深层组织(无论是皮下脂肪还是肌肉纤维)连接方式的不同,都会导致术后在动态与静态下的差异,使其最终效果不尽如人意。

　　远处组织通常以游离移植的方式被应用,常被用来修复唇部80%以上的缺损。为了成功地恢复下唇功能,需要重建口轮匝肌。通常利用前臂桡侧游离皮瓣的掌长肌腱(或其他皮瓣的筋膜)做两侧口角轴之间的全长重建,或者移动外侧肌群(如内侧 Kara-pandzic 瓣)[16]。将掌长肌腱悬吊于特定点仅仅是让皮瓣覆盖住肌腱,仿佛一条晾衣绳,这样的再造唇并无动感。若利用游离皮瓣欲得到最佳的功能恢复,需将口轮匝肌重建与唇部皮肤重建分开进行。还有一些利用包括表面植皮的股薄肌游离肌瓣[17]或颏下颈阔肌肌皮瓣[18]在内的受神经支配的肌肉瓣进行桥接缺损的口轮匝肌。尽管很多人提倡应用游离皮瓣时将神经对接缝合,但这并非必需,因为随着时间的推移,皮瓣会自发再生神经,从而重获感觉。

　　特别对于女性和儿童患者,将较大的上唇缺损重建出曲线优美、轮廓精巧的唇部是十分困难的。Burget 和 Menick 曾经成功地用一个包含较大美学亚单位的 Abbe 交叉唇瓣,重建了较大的单侧外侧缺损[19]。总之,重建上唇中部近全唇或全唇缺损最好的方法,就是利用双侧的唇部或颊部推进皮瓣,并与 Abbe 瓣加以交叉来打造出人中的形态。

　　通过游离皮瓣重建上唇部分缺损的优势在于避

免了在任何面部美学单位或亚单位中增加额外的瘢痕，而劣势在于其色泽、质地、结构与周围组织存在差异(图 1.16)。由于有蓄须的需求，上唇全层缺损的重建对于男性而言更加重要。已有报道利用基于颞浅血管的被覆毛发的筋膜皮瓣来覆盖缺损的皮肤，并联合骨皮瓣进行更加复杂的缺损修复(图 1.17)[16]。尽管利用被覆毛发的皮瓣重建全上唇美学单位能够很好地掩盖重建后的异样，然而一旦剃掉毛发，重建的唇部看上去就是一团较厚的组织，需要多期手术才能使其尽可能显得自然。

无论采取哪一种组织修复唇部，都应该尽量将瘢痕隐藏在唇部美学单位或亚单位的边缘，或位于皮纹之内(或平行于皮纹)。另外，尽管重建唇部两侧可能无法绝对对称，但尽量保持相对对称、避免静态变形、尽量减少动态变形对重建的成功是十分必要

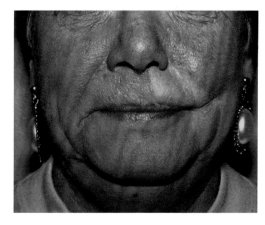

图 1.16 前臂桡侧游离皮瓣修复左侧上唇,其色泽、质地、厚度均异于周围美学亚单位。

的。唇部重建的目标是在日常社交活动中,使陌生人无法注意到瘢痕(或发现唇部经过重建)。

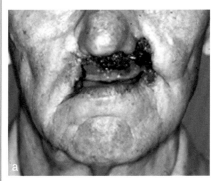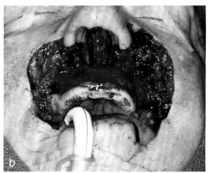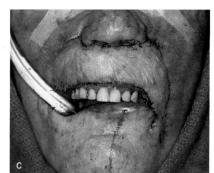

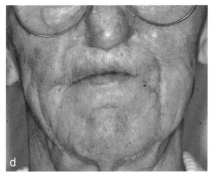

图 1.17 (a)男性患者,72 岁,患有缓慢增长的上唇基底细胞癌。(b)扩大切除包括全部上唇、颊部内侧、一部分左侧下唇、左侧口角、上颌骨前部薄层、鼻小柱、鼻基底以及两侧少许鼻翼在内的组织。(c)病理结果报告切缘阴性后,将两侧颊部向内侧推进至鼻唇沟,并利用颞顶部被覆毛发的游离骨筋膜皮瓣重建上唇。(d)术后效果显示,利用被覆毛发的皮瓣很好地模拟了胡须。

(潘柏林 朱美抒 高全文 译)

参考文献

1. Webster JP. Crescentic peri-alar cheek excision for upper lip flap advancement with a short history of upper lip repair. Plast Reconstr Surg (1946) 1955;16(6):434–464

2. Abbe R. A new plastic operation for the relief of deformity due to double harelip. Plast Reconstr Surg 1968;42(5):481–483

3. Estlander JA. A method of reconstruction loss of substance in one lip from the other lip. Arch Klin Chir 1872;14:622, reprinted in Plast Reconstr Surg 1968;42:361–366

4. Neligan PC. Strategies in lip reconstruction. Clin Plast Surg 2009;36(3):477–485

5. Kroll SS. Staged sequential flap reconstruction for large lower lip defects. Plast Reconstr Surg 1991;88(4):620–625, discussion 626–627

6. Hauben DJ. Victor von Bruns (1812–1883) and his contributions to plastic and reconstructive surgery. Plast Reconstr Surg 1985;75(1):120–127

7. Karapandzic M. Reconstruction of lip defects by local arterial flaps. Br J Plast Surg 1974;27(1):93–97

8. Bernard C. Cancer de la levre inferieure; restauration a l'aide de lambeaux quadratiares-latereaux. Scalpel (Brux) 1852;5:162–165

9. Webster RC, Coffey RJ, Kelleher RE. Total and partial reconstruction of the lower lip with innervated muscle-bearing flaps. Plast Reconstr Surg Transplant Bull 1960;25:360–371

10. Fujimori R. "Gate flap" for the total reconstruction of the lower lip. Br J Plast Surg 1980;33(3):340–345

11. Serletti JM, Tavin E, Moran SL, Coniglio JU. Total lower lip reconstruction with a sensate composite radial forearm-palmaris longus free flap and a tongue flap. Plast Reconstr Surg 1997;99(2):559–561

12. Pribaz JJ, Meara JG, Wright S, Smith JD, Stephens W, Breuing KH. Lip and vermilion reconstruction with the facial artery musculomucosal flap. Plast Reconstr Surg 2000;105(3):864–872

13. Langstein HN, Robb GL. Lip and perioral reconstruction. Clin Plast Surg 2005;32(3):431–445, viii

14. Hanasono MM, Langstein HR. The extended Karapandzic flap for total and near-total lip reconstruction. Plast Reconstr Surg 2011;127:1199–1205

15. Cordeiro PG, Santamaria E. Primary reconstruction of complex midfacial defects with combined lip-switch procedures and free flaps. Plast Reconstr Surg 1999;103(7):1850–1856

16. Gottlieb L, Agarwal S. Autologous alternatives to facial transplantation. J Reconstr Microsurg 2012;28(1):49–61

17. Ninkovic M, Spanio di Spilimbergo S, Ninkovic M. Lower lip reconstruction: introduction of a new procedure using a functioning gracilis muscle free flap. Plast Reconstr Surg 2007;119(5):1472–1480

18. Bauer T, Schoeller T, Rhomberg M, Piza-Katzer H, Wechselberger G. Myocutaneous platysma flap for full-thickness reconstruction of the upper and lower lip and commissura. Plast Reconstr Surg 2001;108(6):1700–1703

19. Burget GC, Menick FJ. Aesthetic restoration of one-half the upper lip. Plast Reconstr Surg 1986;78(5):583–593

第2章　口腔重建

Pei rong Yu

■ 引言

　　口腔是头颈部鳞状细胞癌的好发部位。在美国，口腔鳞状细胞癌好发于舌和口底，而在亚洲的一些国家或地区，颊部成为好发部位。舌为口腔内重要器官，在参与言语、吞咽活动以及气道保护等功能活动中起重要的作用。舌分为舌根和舌体，舌根在完成吞咽功能时发挥着重要功能，舌体的功能则主要体现在控制发音和进食。口腔内重要器官的修复重建，可以有效防范出现危及生命的并发症，恢复良好的功能，改善患者生活质量及容貌。随着医学的进步，修复重建已从满足组织覆盖这一基本使命向功能与外观兼顾的方向发展。

　　本章重点介绍口底、面颊部以及舌缺损的修复重建。口底要用柔软较薄的皮瓣修复，这样不影响舌的运动。面颊部重建也需要用较薄的皮瓣，以避免组织冗余。舌次全切除术或舌全切除术后造成的组织缺损较大，为了更好地恢复言语、吞咽及气道保护功能，舌的修复重建需要选择体积较大的皮瓣。然而，部分舌切除术后则要用薄而柔软的皮瓣来完成修复，这样可以保留残余舌体运动的灵活性。感觉神经重建也是口腔重建的重要组成部分。患者及家属应充分认识到舌次全切除术或舌全切除术后可能出现的后遗症，包括患者需长期鼻饲或带气管套管。

■ 局部解剖

　　口腔由唇、颊黏膜、上下颌牙槽嵴、磨牙后区、硬腭、口底和舌体组成（图2.1）。三叉神经（CN）的上颌神

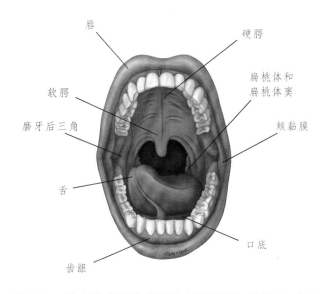

图 2.1　口腔由唇、颊黏膜、下颌和上颌牙槽嵴、磨牙后三角区（RMT）、硬腭、口底和舌组成。口腔咽部的主要结构是舌根、扁桃体、咽侧壁和咽后壁以及软腭。

经（V_2）和下颌神经（V_3）传导口腔的感觉功能，舌前 2/3 的总的感觉是通过舌神经（CN V_3）传导，而味觉是由与舌神经相伴的鼓索神经（CN Ⅶ）传导。口腔内的感觉对吞咽功能有重要作用。口咽部肌肉运动由舌下神经（CN Ⅻ）支配。舌的血液供应来自颈外动脉分出的舌动脉。

■ 口底缺损的重建

　　口底（FOM）缺损常见于舌切除术或下颌骨切除术。不累及舌骨上肌的单纯 FOM 缺损，可以通过皮片移植或局部皮瓣修复重建，如颏下皮瓣或面动脉肌黏膜（FAMM）瓣[1,2]，而舌切除术、下颌骨切除术或颈清扫术后形成缺损的修复重建则需要应用较大的皮瓣。

单纯口底缺损

如果无骨外露,同时舌骨上肌保留完整,可以行皮片移植修复FOM缺损,并可实现黏膜化,移植皮片通常用支撑敷料固定,可于手术后5~6天移除。有时会出现部分皮片坏死,这种情况无须干预,是可以再黏膜化的。

FOM缺损也可以用局部皮瓣修复重建,特别是对于骨外露面积较小,或者术后拟安排放射治疗的患者。可以选择应用颏下皮瓣或FAMM皮瓣进行修复,在完成口底修复的同时几乎不会造成供区损伤。当FAMM皮瓣<2cm时,供区可以直接一期缝合[1]。因此,其具有一定局限性。FAMM皮瓣的血供由面动脉提供。当FAMM皮瓣被分离时,皮瓣内包含部分颊肌、颊黏膜及面动脉。静脉回流至颊静脉丛,而不是面静脉。面静脉不在该皮瓣中[2]。FAMM皮瓣以内眦动脉为基础向上旋转可以修复腭部缺损,但以面主动脉为基础向下旋转,经过磨牙后三角区,可以修复口底缺损。

颏下皮瓣切取的宽度为4~6cm,主要取决于颏下皮肤的松弛程度,以及能否一期缝合关闭供区。该皮瓣由面动脉分支供血。皮瓣通常包含二腹肌前腹,以保证充分的灌注。

当行颈淋巴结清扫术时,面动脉通常需要分离和结扎,因此术前就要考虑好能否使用面动脉组织瓣(FAMM皮瓣和颏下皮瓣均需面动脉供血)进行修复。患者口底缺损行一期重建时,如果可以,颏下皮瓣可在颈淋巴清扫术前切取,以保证血液供应。因此,肿瘤外科医生和重建外科医生之间需要良好的沟通。

大范围口底缺损

当行颈淋巴清扫术及舌骨上肌部分切除术时常会出现延伸至上颈部的FOM缺损,导致口腔与颈部相通,出现下颌骨的外露以及颌下区的无效腔。重建需要用可靠的衬里封闭口腔缺损并消灭颌下无效腔,因此,需要用大面积皮瓣完成重建。从实现恢复功能和美学重建的角度来说,邻位或局部皮瓣通常不是最好的选择。下面我们将对皮瓣的选择进行讨论。

前臂桡侧游离筋膜皮瓣

前臂桡侧筋膜皮瓣可以提供薄且柔软的皮肤,可以使舌愈合后再现舌沟(图2.2),这种皮瓣安全可靠,并且血供充足。皮瓣切取较为简单,通常在1小时内完成。为了消除颌下无效腔,取材时组织瓣应包含一部分上臂的脂肪筋膜组织(图2.2c)。筋膜组织应取自皮瓣近端,并在设计时尽量将其置于颌下。

前臂桡侧皮瓣(RFF)也有一些缺点,对于体型偏瘦的患者,皮瓣太薄常无法封闭上颈部无效腔,从而增加感染风险。由于供区较大需要植皮,该方法存在肌腱暴露、肌腱粘连以及植皮术后美学效果欠佳的问题。前臂外侧皮神经阻滞麻醉也是皮瓣切取时常用的麻醉方式之一。该皮瓣偶尔会出现桡侧感觉神经障碍,导致桡侧多根手指麻木。

尺动脉穿支皮瓣或前臂尺侧游离皮瓣

前臂尺侧皮瓣类似于RFF,而尺动脉穿支(UAP)皮瓣可避免腕部肌腱外露。供区位置隐蔽,如切取皮瓣较小可以直接一期缝合。UAP皮瓣表面通常无毛发,厚度与RFF相当。二者相比,笔者更推荐UAP。在不影响手功能的情况下,可以切取一小部分尺侧腕屈肌用于填塞颌下无效腔(图2.3)。

UAP皮瓣的缺点是可提供的血管蒂较短,通常长度为4~5cm。术中尺神经的分离较为复杂。UAP皮瓣是真正意义上的穿支皮瓣,穿支血管细小,术中操作需比RFF更加精细,因此对手术技术的要求更高。在头颈部修复重建中,受区血管常可以就近找到。一般来说,不需要长的血管蒂。因此,血管蒂越长,吻合术后出现血管危象的并发症概率越高。

股前外侧游离皮瓣

对于大腿皮下脂肪少的FOM缺损患者来说,用股前外侧(ALT)游离皮瓣修复是一个不错的选择。然而,对于大多数西方人来说,ALT皮瓣还是较厚的,FOM修复效果欠佳(图2.4)。当皮瓣需要在口腔内覆盖外露的下颌骨以弥补缺失的牙龈时尤其如此,我们可以选择剪除部分脂肪的方法来消除皮瓣臃肿。也可以在几个月后的二期手术时再修薄,或在放射治疗后完成(图2.5)。股前外侧皮瓣的优点是供区发病率非常小,一期手术时肿瘤切除可以与皮瓣获取同时进行,而前臂皮瓣通常要在肿瘤切除术后才开始切取。同时,股前外侧游离皮瓣还有一个优点,可以同时切取部分股外侧肌瓣覆盖下颌骨或填塞颌下及上颈部无效腔。但用该皮瓣修复FOM可能会出现舌运动受限、流口水等问题。因此,

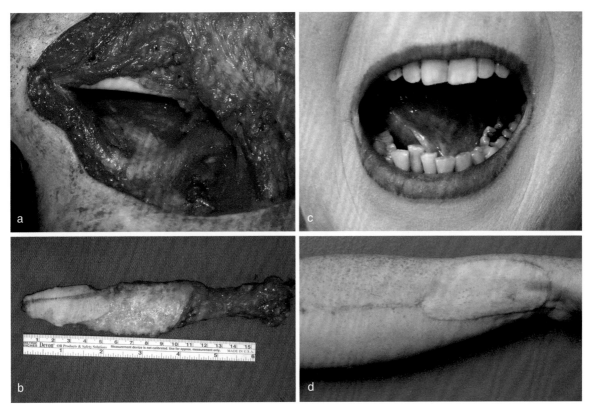

图 2.2　(a)女性患者，35 岁，左侧口底肿瘤切除术后在左侧舌沟处形成 2.5cm×4.5cm 的黏膜缺损。(b)切取带有部分脂肪筋膜组织的前臂桡侧皮瓣填补上颈部无效腔。(c)6 个月后的随访显示舌运动良好，可见舌沟形态。(d)供区愈合情况良好。

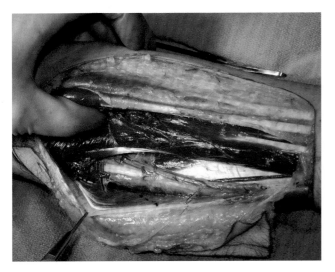

图2.3　应用含小部分尺侧腕屈肌的尺动脉穿支皮瓣填补无效腔。

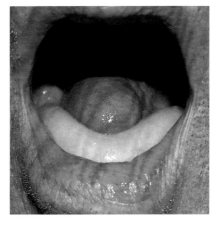

图 2.4　切除舌腹后，仅缝合残余的舌体，可出现"蛇状舌"，可活动的舌体积将会减少。而用厚组织瓣修复口底可能会导致下唇前庭沟变浅、流口水、舌活动障碍。

修复 FOM 缺损尽量不要选择该皮瓣。对于肥胖患者，RFF 皮瓣可能偏厚，后期皮瓣削薄是很有必要的。

胸大肌带蒂皮瓣

　　胸大肌皮瓣较易被获取，可在锁骨处向上翻转，达到上颈部和 FOM 区域。还可以选择切取成皮岛。移植到 FOM 的肌皮瓣可以在 5~7 天内成活。虽然在胸大肌瓣表面植皮有时会出现皮片坏死，但是必要时仍可以选择。移植的皮片可以作为生物敷料保持数日。女性患者通常不选择皮岛，因为其较厚，而且获取皮瓣可能会导致乳房变形。该皮瓣主要是用来消灭 FOM和上颈部的无效腔，防止感染。因此，单独应用胸大肌

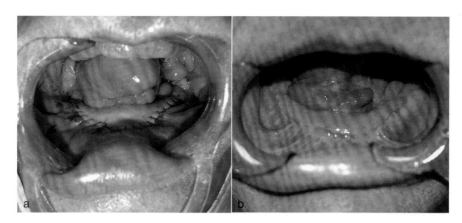

图 2.5　(a) 对于图 2.4 中的厚瓣重建口底的二期修复。(b) 6 周时随访的照片显示削薄的皮瓣已完全愈合。

是可行的。为了确保皮瓣到达 FOM 时无张力，同时又能取得更好的美学效果，明智的做法是切取岛状皮瓣。为减少体积并增加旋转角度，可以分离锁骨附近血管蒂周围的肌肉。为增加血管蒂部长度，可以剥离附着于锁骨的胸大肌。如果必要，可以切除部分锁骨使血管蒂通过，缺损部位可以用微型钛板替代。

用胸大肌皮瓣修复的缺点包括颈部美学效果欠佳及放射治疗后可能因肌肉断裂导致颈部挛缩，皮瓣还会在胸部增加额外的切口。对于年轻患者，尤其是女性，该术式不是最佳选择。如果患者颈部较长或胸大肌欠发达，肌皮瓣很难达到 FOM，其向下牵拉的力量可能会损害修复效果。在我们的病例中，胸大肌皮瓣通常应用于患有其他严重疾病的老年患者。年轻并需更多考虑功能的患者，游离皮瓣是首选，可以尽可

能减少颈部畸形，同时可最好地恢复功能和外观。在经验丰富的显微外科医生的帮助下，在行游离皮瓣修复时，手术时间不会延长太多，因为在肿瘤切除时，可以同时切取游离皮瓣，但胸大肌皮瓣则不然，只能在切除肿瘤完成后才能切取。

累及舌腹侧口底缺损的重建

当切除包含舌腹在内的 FOM 时，常规做法是舌组织面拉拢缝合，而 FOM 用皮瓣修复。这种术式会导致舌的体积明显缩小，出现"蛇状舌"畸形(图 2.4)，直接结果是出现语音功能和吞咽功能障碍。笔者推荐另一种重建方案，即通过一块薄的前臂桡侧游离筋膜皮瓣或 UAP 皮瓣同时修复舌腹和 FOM 缺损(图 2.6)。这项技术可以更大限度地保留舌的体积和运动功能。但

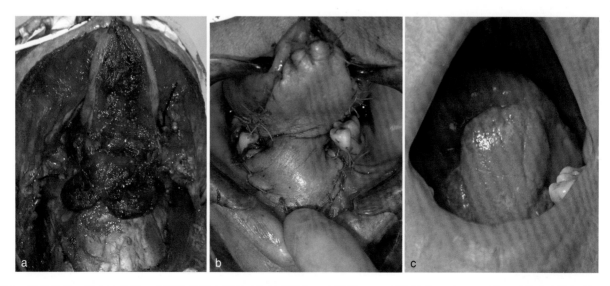

图 2.6　重建的另一种方法是用一个薄的前臂皮瓣同时修复舌腹和口底缺损。(a)舌腹缺损。(b)RFF 用于覆盖舌腹缺损并重建口底。(c)皮瓣在术后 3 个月的愈合情况，显示剩余舌体良好的活动性和对舌体的保留。

应注意术后仔细护理,以确保剩余舌体组织的血供。

当手术切除范围包括下颌牙龈和红唇时,修复时尽量避免皮瓣与红唇之间连续缝合,会出现口腔前庭沟消失,造成术后流涎和畸形。正确的做法是,将皮瓣边缘缝合至前庭沟底部的黏膜组织,剩下的唇黏膜缺损通过自发黏膜化或植皮。植皮大约 1 周即可愈合。同样的原则也适用于腓骨瓣行下颌骨整复,而唇黏膜缺损延伸到红唇的患者(图 2.7)。

■ 舌切除术后缺损的重建

口腔中最常见的缺损是舌切除术后形成的缺损。舌切除术形成的缺损可分为部分切除缺损、次全切除缺损和全部切除缺损。范围达 1/4 甚至 1/3 的舌与 FOM 的小缺损,可以拉拢缝合或植皮,以最大限度地保证舌的活动性和功能性。FOM 切除联合颈淋巴结清

扫术会沿下颌骨的舌皮层形成口腔和颈部的贯通,即使舌缺损的体积远小于舌的 1/3,也最好用皮瓣进行修复,以最大限度减少感染或瘘形成,这些可能会延误后续重要的治疗。临床上最常见的是半舌切除术后缺损,占所有需要重建的舌切除术缺损的 65%。舌部是负责语音和吞咽的重要器官,所以要在做好组织覆盖的基础上,尽可能地保留其功能。

部分(半)舌切除术后缺损的重建

重建目标

舌是重要的功能器官,具有复杂的活动功能。手术切除后,即使是残舌,仍能协助完成发音,同时能完成吞咽。因此,重建的目标是除了提供足够的软组织覆盖以外,还要保持残舌运动。修复时移植大而厚的组织瓣会影响舌的活动,术后效果不佳。因此,半舌切

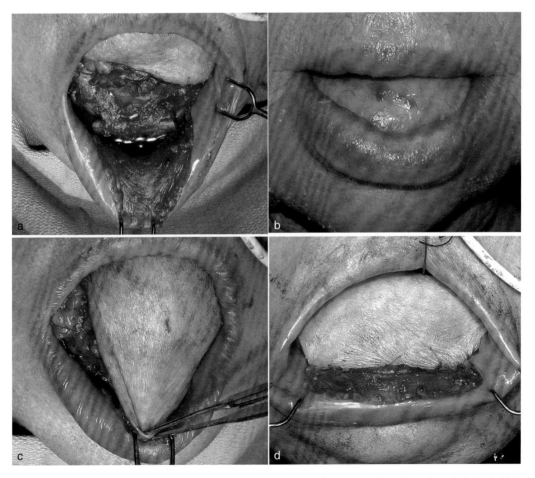

图 2.7 (a)手术切除唇黏膜至唇红缘。(b,c)将皮瓣缝合至唇黏膜边缘可能使唇沟消失并下推下唇,可能会导致流涎。(d)更优方案是将皮瓣覆盖至唇沟底部并保留下唇部分创面,以达到保留唇沟并预防流涎的目的。

除术重建时应避免应用大而厚的组织瓣,治疗也要尽可能恢复舌的感觉功能。

皮瓣选择

综上所述,首选薄皮瓣,如前臂桡侧游离筋膜皮瓣、UAP 皮瓣或薄的 ALT 游离皮瓣。笔者首选前臂桡侧和前臂尺侧游离皮瓣修复半舌切除后的缺损,因为该皮瓣薄而柔软,甚至能恢复舌的感觉功能。ALT 皮瓣也具有支持感觉神经再生的潜力,同样是一个很好的选择,同时它可能是体重较轻患者的最佳选择,因为该术式的供区发病率最小。臂外侧皮瓣因其具有进行感觉神经再生的潜力和一期闭合供区的可行性,所以该皮瓣对于较瘦的患者而言也是一个很好的选择。然而,因其具有剥离困难和较小的血管蒂直径(通常为 1.5mm),这种皮瓣较少使用。

胸大肌皮瓣或肌皮瓣可提供基本覆盖,但用它修复半舌切除术后的缺损存在体积过大、舌活动受限及颈部挛缩等风险。胸大肌带蒂皮瓣修复效果欠佳,故该皮瓣常用于游离皮瓣修复失败后的补救,或者是不适合应用游离皮瓣修复的高危患者。

手术技术

舌缺损的评估

舌缺损可达到舌根,甚至是会厌前方,通常在咽侧壁也会形成一个缺损(图 2.8)。因为缺损是立体的,

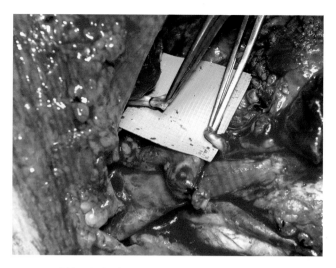

图 2.9 舌神经的断端可以沿下颌的舌侧皮质区找到,位于下颌角前部。

三维结构并不固定,所以缺损宽度难以精确测量。为能够重建出舌外侧沟并提供足够覆盖,皮瓣宽度以 6~8cm 为宜。颈淋巴结清扫术通常与舌切除术同时进行;因此,设计皮瓣时要适当包含一些额外的软组织,以消除可能出现的颌下或上颈部无效腔。应探查舌神经断端是否具有感觉神经重建的可能。舌神经重建有利于舌感觉功能恢复,与下牙槽神经和耳大神经相比,舌部感觉功能在重建后恢复较好(图 2.9)。舌神经直径约 2mm。在评估缺损后,如果肿瘤切除组医生未放置鼻饲管,那么修复重建组医生可以放置一根 Dobhoff 鼻饲管

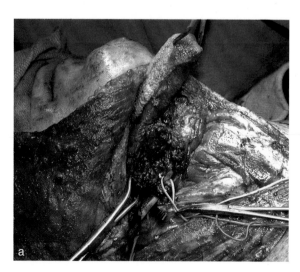

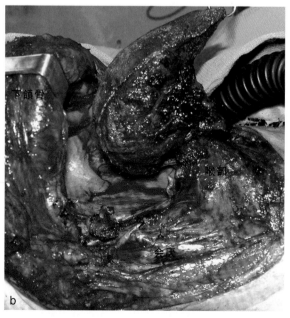

图 2.8 (a)半舌切除术后的缺损。可能仅扩展到舌根。(b)半舌切除术后缺损波及口咽壁、舌根和咽侧壁,向下至会厌。

通达胃部。

血管探查

缺损评估后要探查受区血管。舌动脉在舌切除术中通常已被分离和显露，舌动脉管径为 2~2.5mm，它是理想的受区血管。必要时可将舌动脉从颈外动脉起始处至二腹肌后腹下方这一段全部分离显露（图 2.10）。为了最大限度地增加皮瓣血供，切除动脉弯曲的部分，仅在颈外动脉留下 1cm 的残端。

受区静脉首选面总静脉，其流入颈内静脉，管径为 3~5mm。颈内静脉端–侧吻合为备选方案。如果颈内静脉条件不佳，可以选择条件较好的颈外静脉，但是

术后要避免固定气管套管的系带对它的压迫。

切取皮瓣：前臂桡侧皮瓣

皮瓣的设计应基于缺损的大小。皮瓣切取在本文中已有详细描述，以下为补充。笔者更倾向于用桡动脉伴行静脉替代头静脉，许多患者的头静脉与桡动脉距离都比较远，使用头静脉引流可能会增加不必要的皮瓣宽度。在大多数情况下，RFF 的伴行静脉非常适合静脉回流。然而，对于某些患者，该伴行静脉可能非常细小，难堪选用。因此，笔者先试着画出皮瓣轮廓，以桡侧血管为中心，首先在腕横纹上做一个横向小切口以寻找伴行静脉（图 2.11）。如果能找到管径较粗（至少 1mm）的伴行静脉，则无须用头静脉，否则，将该皮瓣横向延伸找到头静脉。驱血后扎止血带再开始取皮瓣，首选在深筋膜深面分离[3]。在筋膜上剥离时应保留手部桡神经浅支。在前臂中段水平，前臂外侧皮神经位于中线附近，该神经位于皮瓣中，可用于重建感觉神经。大多数半舌切除术的患者会在下颌部遗留小的无效腔，因此，可切取部分前臂近端脂肪筋膜组织进行填塞，可以有效降低感染风险并避免瘘形成。前臂近端皮瓣要携带真皮下血管网，皮下组织要附着在皮瓣和血管蒂上（图 2.12）。伴行静脉与其他分支汇合前，管径通常都不超过 1.5mm，因此，大多数情况下使

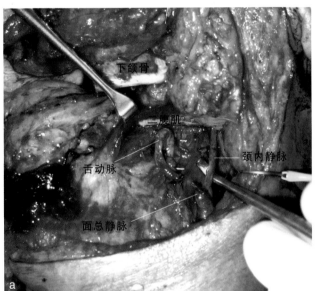

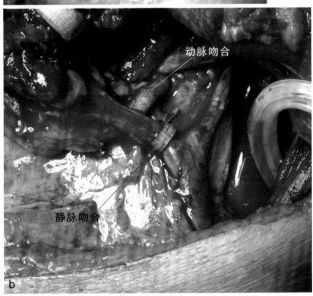

图 2.10　舌动脉可见于二腹肌后腹下方。它需要切除弯曲部分。颈内静脉上的面总静脉残端可用于端–端吻合术。

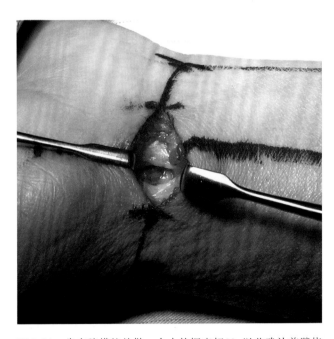

图 2.11　先在腕横纹处做一个小的探查切口，以此确认前臂桡侧皮瓣血管蒂的伴行静脉大小。如果伴行静脉直径较细（<1mm），皮瓣的设计应横向延伸至头静脉。

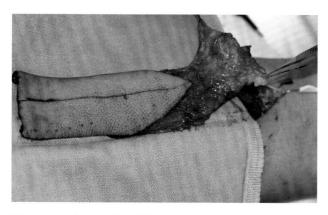

图2.12 当皮瓣需要同时填塞上颈部无效腔时,RFF可以包括上臂的部分脂肪筋膜组织。

用管径>2.5mm的汇合后伴行静脉。一旦皮瓣及血管蒂解剖分离基本完成,在断蒂前,就要松开止血带,让血液灌注至皮瓣和手部数分钟。

切取皮瓣:尺动脉穿支皮瓣

目前笔者首选尺动脉穿支皮瓣修复半舌切除术后缺损(皮瓣设计和切取的关键在手术技术中已充分讨论)。皮瓣远端要距离腕横纹5cm远,避免肌腱外露(图2.13)。切取要用止血带,从桡侧向尺侧在深筋膜层分离,遇到穿支血管后切开深筋膜。穿支血管很细小,需要仔细分离(图2.14)。将尺神经从尺动脉和尺静脉中仔细分离,避免神经回缩。皮瓣前臂内侧皮神经可重建感觉功能(图2.14)。可以切取尺侧腕屈肌小部分肌肉填塞无效腔(图2.3)。

切取皮瓣:股前外侧皮瓣

对于体型较瘦的患者,可用ALT皮瓣修复半舌切除术后的缺损(皮瓣设计和切取的关键在手术技术中已充分讨论)。切取皮瓣时可带小部分的股外侧肌,以填塞颌下区无效腔。如有必要,可将皮瓣边缘修薄以减小体积。可用ALT皮瓣中的股外侧皮神经重建感觉功能。

皮瓣植入

股前外侧皮瓣远端朝向舌尖,皮瓣植入从缺损后部开始,舌根处或会厌上方。这部分皮瓣的植入是通过颈部外露完成的,然后进行血管吻合。当皮瓣植入至下颌骨时,可根据医生的偏好和缺血时间来选择进行血管吻合或继续口内植入。进行口内植入时,皮瓣一侧与牙龈缝合,另一侧与残余舌断端缝合。皮瓣移植的关键一步就是要重建舌腹沟,避免舌活动受限,皮瓣远端内侧与残舌的舌尖缝合。然后,将皮瓣远端

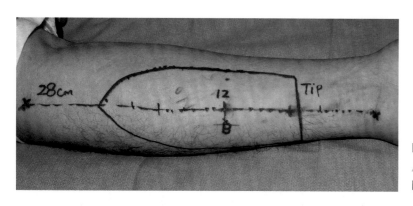

图2.13 尺动脉穿支皮瓣的设计跨越了尺动脉,皮瓣的远端边界应距离腕横纹5cm以上,以最大限度减少肌腱外露。

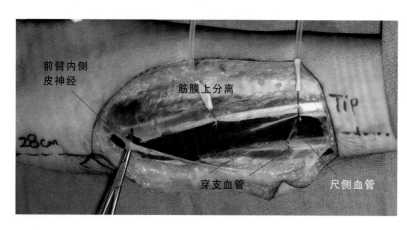

图2.14 尺动脉穿支皮瓣中包括前臂内侧皮神经,以重建感觉功能。穿支血管通常很细小,要仔细分离。

边缘与残舌的腹侧表面进行缝合(图 2.15),从而恢复舌腹沟和侧沟 (图 2.16)。有的医生喜欢水平褥式缝合,但我们喜欢用 3-0 可吸收线间断缝合,可避免皮瓣边缘打结过紧,发生坏死、瘘形成。当没有残余牙龈能缝合皮瓣时,可直接缝合在牙齿上,绕牙齿打结。

血管和神经的重建

当皮瓣部分或完全植入后,将皮瓣蒂部从下颌骨移至颈部,要特别注意避免蒂部扭转。以舌动脉和面总静脉为受区血管时,血管蒂通常比所需的长度要长,蒂部会有轻度扭转,要避免严重的扭折。应用 8-0 尼龙线吻合舌神经和皮瓣感觉神经,这通常需要应用放大镜来完成吻合,因为手术显微镜看不到舌神经。术后皮瓣感觉功能恢复较好,该方法值得推广。血管和神经吻

合完成后,皮瓣中多余的脂肪筋膜组织或肌肉可填塞到颌下间隙,同时要避免压迫蒂部。

用生理盐水冲洗口腔,直至清洁。颈部创口用大量温热生理盐水冲洗(2~3L),冲洗时盐水不要对准血管蒂,避免血管痉挛。术中止血要非常充分,以避免血肿压迫血管蒂。即使肿瘤切除组医生已检查过,还应对所有区域再进行仔细检查。15 Fr Blake 引流管应置于双侧颈部,位于颈内静脉外侧。颈部轻度伸展(摆正弯曲的肩膀,使颈部向正中位伸展),再一次检查血管蒂。颈部在术中过度伸展,当回归正常位置时会明显改变血管蒂的位置,导致扭曲或压迫。如果不适,蒂部需重新调整位置。关闭颈部切口。最后,如果肿瘤切除组医生未操作,则在手术时应用 6 号 Shiley 气管切开

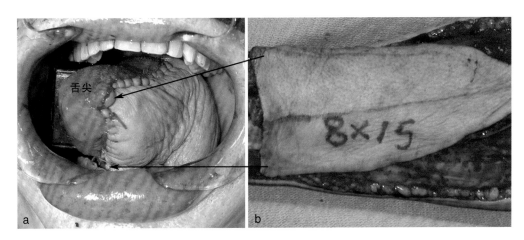

图 2.15　半舌切除术修复的一个重要方面是要保留舌的活动性以及避免过度牵拉剩余舌体。(a) 从舌尖至下颌龈的舌腹沟长 6~8cm,因此,需要宽 6~8cm 的皮瓣来修复舌腹沟。(b)从皮瓣远端的一角缝到舌尖,其他的与下颌前正中处的牙龈缝合。

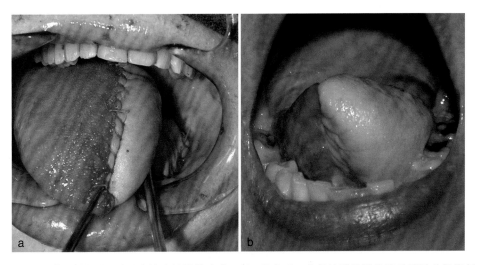

图 2.16　(a)重建舌外侧沟,需要皮瓣有足够的宽度。(b)手术后 9 个月拍摄的照片显示舌活动性恢复良好。

套管代替强化气管内插管。

全舌切除术或次全舌切除术后缺损的重建

重建目标

皮瓣可以修复舌部分切除术后的缺损,且可较好地恢复舌功能,但修复次全舌切除术和全舌切除术后缺损的难度大,舌功能的恢复非常不理想。舌切除的范围成为决定舌功能恢复的决定性因素。舌肌肉组织留存越多,修复后舌的功能恢复越好。与半舌切除术不同,一旦大部分舌或全舌被切除,残舌的运动功能就无须再考虑。因此,舌修复的主要目标是提供足够的组织量。足够的组织量对于恢复舌的较大缺损有两个重要意义。首先,重建舌体能够接触上腭,取得较好的言语功能恢复,也能将食物推向咽部。其次,充足的组织量可以将唾液和食物排入咽侧沟,减少吞咽时的误吸[4]。

皮瓣的选择

股前外侧皮瓣

为了获得足够的组织量,大范围的舌体缺损常用肌皮瓣修复。对西方患者而言,ALT 皮瓣的皮下脂肪组织量最适用于全舌或次全舌的重建[5,6],其能重建舌的运动功能和感觉功能,供区并发症很少。这对高危患者有重要价值,皮瓣切取与病灶切除可由两组医生同步实施,可节省手术时间,以上诸多优势让 ALT 皮瓣成为全舌或次全舌重建的首选。

垂直腹直肌肌皮(VRAM)瓣

VRAM 瓣发现很早,该皮瓣的切取简单可靠[7]。VRAM 瓣的皮下脂肪比 ALT 皮瓣的皮下脂肪柔软,更容易植入受区。皮瓣中携带腹直肌可很好地填塞到上颈部的缺损区。但 VRAM 瓣也有一些缺点。对于老年患者来说,特别是患有严重慢性阻塞性肺疾病的患者,其肺功能较差,切取 VRAM 瓣可能会因切口疼痛和腹部受损而不敢咳嗽和深呼吸,影响肺功能恢复。不推荐仅单纯肌皮瓣移植而不重建运动神经,因为很快就会出现肌肉萎缩,尤其是放射治疗后,咽喉部会形成漏斗状,进食时易发生误吸。此外,VRAM 瓣对于感觉和运动神经的重建效果并不理想。

其他游离皮瓣

对于肥胖患者而言,ALT 皮瓣或 VRAM 瓣太厚,

RFF、UAP 皮瓣或上臂外侧皮瓣的厚度较为合适,可以提供适宜的组织量。股薄肌肌皮瓣、背阔肌肌皮瓣也因其可以重建运动神经而得到应用。

带蒂胸大肌皮瓣

对于修复次全舌切除术或全舌切除术后的缺损而言,游离皮瓣修复效果比带蒂皮瓣好。带蒂胸大肌皮瓣可用于全身情况较差难以耐受游离皮瓣移植的患者,或者是游离皮瓣移植失败的患者。

手术技术

皮瓣的设计和切取:ALT 皮瓣

大部分次全舌切除术的缺损范围是整个舌体和超过 50% 的舌根,舌骨上的 FOM 肌肉组织通常也会一并切除(图 2.17),皮瓣长 10~15cm,宽 7~8cm。ALT 皮瓣切取将在单独章节详细介绍[6-8]。要注意应先做大腿前侧切口,直到所有的穿支血管均找到,再根据其位置重新设计后侧切口。如有必要,后侧切口可以根据穿支血管的确切位置重新设计。ALT 皮瓣的股外侧皮神经可见于邻近皮瓣切口的部位,沿 AP 线,位于深筋膜浅层(图 2.18a)。在大腿上部分离皮下神经可以使神经蒂延长 5cm。切取皮瓣时可携带股外侧肌,用于填塞上颈部无效腔或用于运动神经重建(图 2.18b)。

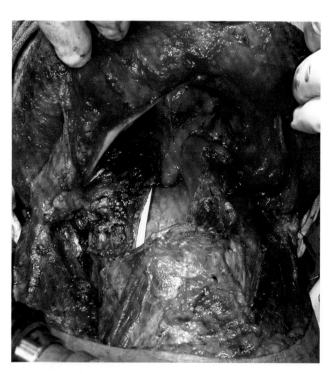

图 2.17　舌骨上肌全部切除的全舌切除术后的缺损。

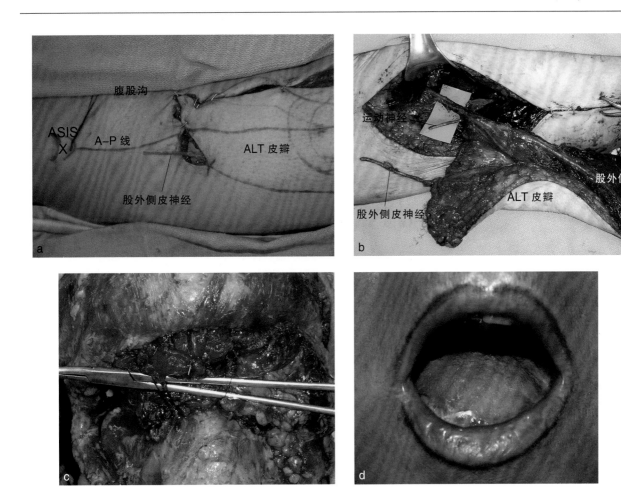

图 2.18 (a)应用股前外侧(ALT)皮瓣重建。股外侧皮神经即 ALT 皮瓣的感觉神经,可见于皮瓣切口附近,深筋膜以上,走行于连接髂前上棘(ASIS)和髌骨的上外侧角的连线(AP 线)。(b)股外侧肌的肌肉浅层 1/2 包含了股神经的一个运动神经分支,用于运动神经重建。(c)肌肉部分可以用来修复上颈部,悬吊于舌骨进行永久缝合。(d)术后 2 周的重建舌体。

皮瓣植入

在半舌切除术后重建手术中,皮瓣植入缝合固定从舌根或咽侧壁开始。皮瓣的远心端和边缘与下颌牙龈缝合或绕齿缝合,因为其不能重建舌腹沟。血运重建术前,未灌注的皮瓣更薄、更柔软,便于缝合,有助于皮瓣植入。对于次全舌切除术或全舌切除术的缺损重建,患者往往伴有肿瘤的扩散,需行双侧颈淋巴清扫术,颈部软组织被大量切除,ALT 皮瓣需携带部分股外侧肌来填塞上颈部缺损(图 2.18c)。这样可以减少口腔皮肤瘘管形成,以及防止切口感染。VRAM 瓣(图 2.19)中的腹直肌也发挥着同样作用。皮瓣植入后的早期,皮瓣的体积要大一些,闭口时舌能触及上腭,随着时间推移,植入组织瓣会发生明显的萎缩(图 2.20)。

受区血管的选择

受区血管的选择与半舌切除术后的修复一样,舌动脉和面总静脉是笔者的首选。颈部两侧在术中需外露,从而很容易接近。但曾有颈部手术史和(或)放射治疗史的患者会出现明显瘢痕,导致颈部强直,就不宜选用舌动脉和面总静脉作为受区血管。约 92% 的这类患者可选择颈横血管作为受区血管[9]。ALT 皮瓣、VRAM 瓣和 RFF 的血管蒂都比较长,可以和颈横血管吻合。此外,采用颈横血管有助于保持血管蒂的伸展。

血管吻合完成后,皮瓣感觉神经和舌神经吻合,从而重建皮瓣感觉神经,操作与半舌切除术缺损修复相同。

喉部悬吊

因为舌骨上肌在次全舌切除术和全舌切除术中被切除,舌骨需要悬吊在下颌骨上以减小误吸的风险。通过在颈部两侧钻孔与舌骨缝合(O-Prolene)间接使得喉部悬吊于下颌骨[10]。舌骨和颏部之间的距离为 4.5~5cm(图 2.18c)。应避免由于悬吊过紧导致皮瓣的血管蒂受压。皮瓣内包含的肌肉可以很好地保护血管蒂。

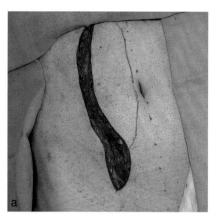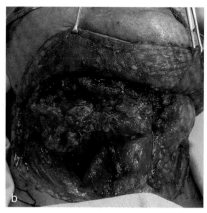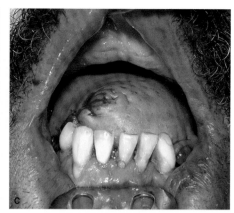

图 2.19 (a)在腹部切取垂直腹直肌肌皮(VRAM)瓣。(b)肌肉填充上颈部大面积软组织缺损,可以很好地消灭无效腔。(c)重建后的舌体较大,可以触及上腭。

运动神经支配:功能性肌肉移植

功能性肌肉移植已被成功地用于恢复上肢功能和面部重建。然而,它很少用于舌部重建,术后效果仍不确定。从技术角度来说,重建舌的运动并恢复其所有功能是不可能的,因此,增强对气道的保护并改善语音和吞咽功能成为修复的主要目标。

如上文所述,将舌骨与下颌骨颏部行悬吊缝合,可前拉喉部,在静息状态下通气功能得到部分改善。手术和放射治疗后喉部活动性严重受限,即使调整肌瓣增加舌骨到下颌骨的垂直距离,效果也往往欠佳。

在讲话中要发音清晰关键靠舌尖。由于舌尖不能完全恢复,发音将要依靠重建的组织实现舌腭接触。另外,改善吞咽功能成为全舌再造功能性肌肉重建的目标。有人提出以肌肉作为水平吊索,固定在咽缩肌和翼内肌上,协助拉起再造舌,但收效甚微,舌的活动度难以达到预期[11]。

诸如背阔肌[11]、股薄肌[12]和 VRAM 瓣[13]等多种皮瓣已被广泛应用于舌功能重建。笔者采用横行股薄肌(TUG)肌皮瓣和带股外侧肌的 ALT 皮瓣行运动神经重建。伴有股外侧肌的 ALT 皮瓣有粗大的血管蒂可以同时重建感觉和运动功能,成为笔者的首选。通常只切取股外侧肌的浅层,神经血管蒂走行于深浅两层肌肉之间,肌肉的分离应在神经血管束平面下进行(图2.18b)。该处肌肉含有的运动神经是股神经的一个分支,该分支可从运动神经的近端分离显露。

TUG 皮瓣的设计不同于传统的股薄肌皮瓣,在该皮瓣中,皮岛是横行的,位于大腿上端(图 2.21)。本设计具有以下优点:首先,因横向皮岛的穿支血管多,血供可靠,与远端 1/3 处的传统纵向皮岛不同,此皮岛极少出现坏死;其次,肌肉水平走向和皮肤垂直走向的交叉有利于皮瓣植入。皮岛起自股血管蒂前部,向大腿后正中线延伸。皮瓣在皮岛前缘开始切取,在皮下内侧平面操作,直至股薄肌被显露。血管和神经蒂的分离与传统的股薄肌皮瓣切取方法类似。然后分离剩余的皮岛,横断肌肉。皮瓣宽度达 8cm 通常可以一期闭合。

皮瓣植入

肌肉水平固定于咽缩肌和翼内肌,如前所述[11],肌肉收缩会抬高重建舌体,从而有助于吞咽。肌肉在植入过程中会被轻微拉伸。皮岛垂直向缝合至咽部、颊部和牙龈黏膜。

疗效

基于文献综述并结合作者的个人经验,重建舌体的运动功能恢复有限,只有一些轻微的肌肉抽搐。根据笔者的经验,1/3 的患者术后完全依赖胃管进食,1/3 的患者部分依赖胃管进食,另 1/3 的患者可以不需要应用胃管。肌肉移植修复舌缺损患者术后功能较差,作者应用皮瓣修复其他放射治疗后区域的经验表明,放射治疗后 3 个月肌皮瓣将完全纤维化。放射治疗后肌肉发生纤维化早于神经重建,所以运动功能恢复不佳。运动神经重建能够保留一定的肌肉活动度及防止肌皮瓣萎缩,对预后良好且无须放射治疗的患者有一定的意义。至少,作为一个非神经支配的皮瓣,其可以在不增加手术时间的基础上提供更多的覆盖面积和组织量。然而,除含有股外侧肌的 ALT 皮瓣外,皮瓣修复时主要是重建其肌肉运动功能。因此,作者常用的

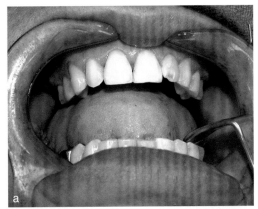
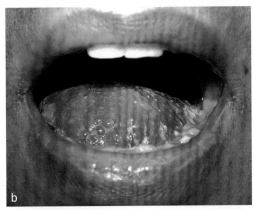
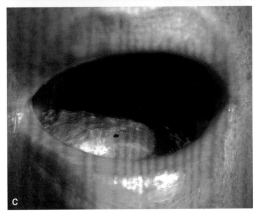

图 2.20　随着时间的推移,特别是放射治疗后,皮瓣将显著缩小。(a)手术结束时。(b)术后 3 个月。(c)手术及放射治疗后 1 年。

方法是用 ALT 皮瓣和部分浅层的股外侧肌修复舌全切除术后缺损, 这样就能同时重建感觉和运动神经。因为残舌功能恢复最为重要,在部分舌切除术后缺损的重建并不需要行功能性肌肉移植。

■ 术后护理

　　术后当晚,患者要在外科重症监护病房(ICU)监护,给予镇静、辅助呼吸,第 2 天早上在允许的情况下可脱离呼吸机。护士要重点查看皮瓣血供。患者通常第 2 天从 ICU 被转移到监护病房。然而,笔者认为术后当晚回普通病房更好,而不需要在 ICU 监护,近年来这种情况越来越多。该方法明显加快了患者的康复,而且缩短了住院时间。心肺功能障碍的患者可从该方案中获益。ICU 一般会进行辅助呼吸、深度镇静。有些患者在镇静后出现低血压,医生会增加补液量,甚至使用升压药物,但是应用游离皮瓣重建后应禁止使用血管加压药。很多患者可能会因为补液过多导致心肺功能障碍。手术后立刻让患者清醒可以在一定程度上避免这类并发症。

　　在头颈部肿瘤患者中,有不少的酗酒者,对于这类患者,应预防出现震颤性谵妄。如果患者大量酗酒,术后常有混乱和亢奋,同时易发高血压、血肿、吻合口破裂和血管蒂撕脱,因此神经精神科的工作人员及时处理这些问题是很重要的。

　　术后第 1 天即开始鼻饲,术后 2 天即可离床活动,应用广谱抗生素,如氨苄西林,通常根据患者情况连续给药 3 天或更长的时间。48 小时内,护理人员每小时检查 1 次皮瓣血供。48 小时后每 2 小时检查 1 次,72 小时后只需每 4 小时检查 1 次。语言病理学家通常在术后 7 天对患者行改良钡餐试验(MBS),评估其吞咽功能、是否存在渗漏及是否存在误吸。对没有渗漏或误吸的患者,可进流食,然后可以转换为软食或正常饮食。术后数周内用生理盐水或氯己定漱口液漱口。对吞咽时有渗漏或误吸的患者,应停止经口进食,2 周或更长的时间后重复 MBS 检查, 观察临床指征,直到彻底消除,然后再经口进食。

■ 手术结果及并发症

功能结果

　　应用以上的手术方法对半舌切除术后的缺损进行重建后,如果牙齿情况允许,超过 90%的患者都能经口进食,并不需要鼻饲,但肿瘤复发、皮瓣过于厚大和误吸会妨碍经口进食的恢复。误吸经常发生在舌切除范围延伸至会厌的患者。语言病理学家指导患者适当训练后,大多数患者都可以重新恢复吞咽。所有半舌切除术和重建的患者都应能摆脱鼻饲,并基本恢复语言功能。但是必须承认,次全舌切除术或全舌切除术后的功能重建效果仍然欠佳。总体而言,仍有约一

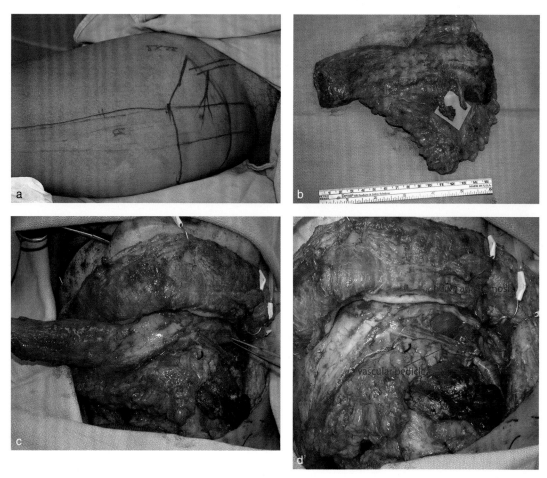

图 2.21   (a)股薄肌肌皮瓣通过横向皮岛设计在大腿内侧,垂直于肌肉方向,增加皮岛血供的可靠性。(b)皮瓣切取时包括血管蒂及运动神经。(c)肌肉水平向和皮岛垂直向以重建舌体。(d)运动神经与舌下神经吻合以重建运动神经。

半的患者依赖鼻饲。

手术并发症

常见的受区并发症包括颈部感染、渗漏、口底窦、伤口裂开、延迟愈合和血肿。最常见的内科并发症是肺炎和呼吸衰竭。

如果伤口长时间暴露或术中口腔污染,易导致颈部切口感染。许多舌癌患者因为疼痛,口腔卫生极差,术前放射治疗和化学治疗也可增加感染风险。在手术后 5~7 天,充足的血液灌注和颌下无效腔的关闭是预防创口感染的关键。一旦发生感染,早期引流、彻底清创和冲洗可以促进伤口愈合。然而,部分伤口应在敷料更换时观察,如果伤口较好,则可直接敞开无须包扎。如果清创后上颈部仍有足够的血管蒂组织,则不需要额外的干预。颈上部的每个无效腔都应用肌皮瓣覆盖。常用胸大肌皮瓣覆盖来保护颈动脉,这对曾经接受过放射治疗和化学治疗的患者尤为重要。伤口感

染要早发现,早干预,不要影响术后放射治疗和化学治疗,放射治疗通常术后 4~6 周后开始。

口内渗漏、伤口裂开或瘘形成的原因包括:①缝合不当;②组织的质量欠佳,例如在术前曾行颈部或口腔放射治疗;③伤口感染。牙龈黏膜很薄且易撕裂,因此,处理该处组织时必须小心细致。与皮肤缝合不同,皮瓣植入时缝合不宜太密,太多细小的针孔和过紧的线结可能引起皮肤或黏膜边缘缺血,导致创口开裂和渗漏。在下颌骨后区往往难以缝合,需要特别注意。带血管蒂的组织瓣要严密填充颌下区域上颈部无效腔,经适当护理后,瘘管一般可以在 2 周内愈合。无效腔可导致口底瘘,可应用胸大肌皮瓣修复。通常不需要应用皮岛,因为外露的肌肉几天内会黏膜化。

移植术后感觉恢复

一些研究显示,感觉功能的恢复可不需要感觉神经重建[14-16]。但感觉功能恢复通常不完全,这取决于残

余神经数量[17]。所以，与薄而小的皮瓣相比，较大的无神经支皮瓣感觉功能的恢复可能较差。

有人报道，神经重建后感觉功能恢复良好。Boyd 等[14]选择 8 例舌部肿瘤的患者行部分舌切除术，用前臂桡侧游离皮瓣修复舌缺损，同时吻合前臂外侧皮神经和舌神经重建神经传导，术后随访发现舌感觉功能恢复良好，接近于术前。部分患者感觉移植皮瓣的感觉功能甚至超过了其位于前臂时，这归因于受区神经对应着更多的中枢区域。另一项研究中也得出了类似的结论[15]，研究者发现，通过舌神经和牙槽神经与皮瓣感觉神经吻合，感觉功能恢复良好，而且好于与耳后神经或颈丛吻合的效果。

但是，医生很少实施次全舌切除术或全舌切除术后的感觉神经重建[7,18]。与作为单纯感觉神经的 RFF 中的前臂外侧皮神经不同，常用的腹直肌肌皮瓣的肋间神经是由 70% 的运动纤维和 30% 的感觉纤维组成的[19]，因此导致感觉恢复效果不佳[20]。如果应用 ALT 皮瓣中的股外侧皮神经重建感觉功能，则效果好一些。我们的研究[7]表明，吻合 ALT 皮瓣神经支，可以取得接近正常的两点辨别觉、温度觉、痛觉，形成良好的自我保护（阈值测试），而无皮神经支皮瓣的感觉重建效果较差。神经重建后行放射治疗会导致感觉恢复迟缓，但 12 个月后的随访结果显示二者并无区别。有神经支的皮瓣吞咽功能的恢复也要优于无神经支的皮瓣。行感觉功能重建的患者术后满意度更高。在皮瓣麻木一段时间后，所有患者都能觉察到感觉功能正在康复。

■ 总结

口腔缺损的重建侧重于功能恢复和可靠的创面覆盖，还应考虑尽量减少供区并发症和最大限度改善美学效果。邻近皮瓣无法实现这些要求。如前臂桡侧皮瓣或 UAP 皮瓣这种薄皮瓣，最适于半舌切除术后缺损的重建，而 ALT 皮瓣是全舌切除术或次全舌切除术后缺损重建的首选。图 2.22 显示了相应的治疗方案。术前要详细规划，术中要仔细操作，以防止术后发生并发症。并发症的早期识别和干预可以避免影响辅助治疗的计划，防止术后危险情况的发生。

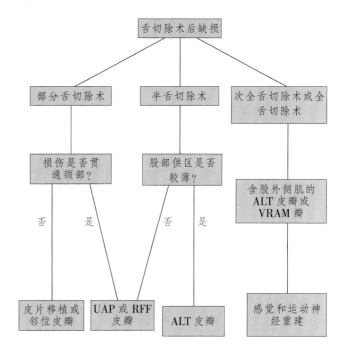

图 2.22 口腔缺损修复重建方法选择的示意图。

要点

- 伴有骨外露的小范围 FOM 缺损可用局部皮瓣缝合，如颏下皮瓣或面动脉肌黏膜皮瓣，而较大的缺损通常需要用游离皮瓣移植修复。
- 部分舌切除术后的小范围缺损可用皮片移植来修复，只要缺损没有贯穿颈部，移植皮片孪缩就不会妨碍舌运动，也不会影响语音、吞咽或口腔卫生。
- 半舌切除术后缺损最好用薄的游离筋膜皮瓣重建，如前臂桡侧游离筋膜皮瓣或尺动脉穿支皮瓣。
- 应用现代重建技术，次全舌切除术和全舌切除术后缺损修复可恢复一定语音功能和吞咽功能，可以不必终身带气管套管。
- 次全舌切除术和全舌切除术后缺损需要体积较大的软组织游离皮瓣进行重建，以充分填塞口内的无效腔，同时通过肌肉收缩，软腭和咽壁也可与皮瓣紧密贴合，从而产生较清晰的语音和良好的吞咽。如果身体状态允许，股前外侧肌皮瓣和垂直腹直肌肌皮瓣是首选。
- 喉悬吊缝合可以预防次全舌切除术和全舌切除术后缺损重建的患者产生误吸。

专家评论——Ming-Huei Cheng

本章所述内容非常实用,适合外科医生学习并应用于他们自己的临床工作中。它全面涵盖了口腔缺损评估、手术规划、针对不同缺损的适当皮瓣的选择、外科技术、功能性结果评估和可能出现的并发症。同时章节的图片也很好地显示了口腔重建的效果。

我们展示了口腔和舌重建手术,包括受区评估和皮瓣选择,均取得了预期结果。然而,在实践中也发现了一些差异,如转移皮瓣的神经再生。我们没有在舌重建初期阶段尝试功能性肌肉移植,因为患者常需术后行放射治疗,这将导致移植肌肉的纤维化,损害神经的再生能力[21]。而且,肌瓣只能在一个方向上运动,残舌组织由于固有肌群的多向性可多方向运动,二者的运动性难以协调。

舌神经吻合有助于移植皮瓣的感觉功能快速恢复。15年前,我们曾经在重建半舌切除术后缺损时行感觉神经的吻合[15],但现在,我们不再对口腔和舌重建行常规的感觉神经吻合。我们治疗的大多数患者在术后6~8个月恢复了保护性感觉功能,这取决于缺损的深度。我们观察到,很少有因感觉引起的不适或并发症,例如因进食而造成舌头烫伤。另一方面,通过浅筋膜内保留前臂桡侧皮瓣的前臂外侧皮神经,可以使供区并发症最小化。

术中的另一个区别是,在切取前臂桡侧游离皮瓣时,不需要应用其余软组织填塞颌下区无效腔。在严密缝合移植皮瓣后,用生理盐水灌洗无效腔,查看颈部是否有渗漏,借此判断口腔封闭的效果。术后患者从未发生过口底瘘,可能是因为移植的游离皮瓣均完全成活。

根据穿支皮瓣的定义判断,前臂尺侧皮瓣并不是真正的穿支皮瓣。相比于 Yu 教授的设计,我们更喜欢远端皮瓣的设计。前臂尺侧皮瓣远端边缘位于近腕横纹约 1cm 处。在指屈浅肌和肌腱上方分离皮瓣桡侧浅层筋膜,通常可以避免肌腱外露(图 2.23)。前臂尺侧皮瓣皮肤穿支的平均数量是 4.3 支,证明该皮瓣在应用中的可靠性 [22]。前臂尺侧皮瓣的缺点是并行尺静脉管径较小,可能会导致由于大小不匹配而与受区静脉吻合困难。

一般情况下,我们最常选择的受区血管是甲状腺上动脉或面动脉。甲状腺上动脉是首选的受区动脉,因为它的管径与桡动脉和尺动脉相匹配,同时它的位置易于进行吻合。甲状腺上静脉或面静脉通常作为受体流出道血管。

对于半舌切除术后缺损重建中的皮瓣移植,可将前臂桡侧皮瓣的最末梢(拥有最可靠的循环)移植到舌根部,因为皮肤穿支位于末梢更远端。在这种背景下,如果前臂桡侧皮瓣近端部分坏死,则早期清除坏死组织会非常容易。

最后,股前外侧(ALT)游离皮瓣是口腔缺损修复中最常用的选择[23]。对于体型较瘦的患者,ALT 穿支皮瓣的厚度非常适合大的口腔缺损或半舌切除术后缺损的修复。ALT 游离肌皮瓣因其提供了足够的软组织量,可用于修复次全舌切除术或全舌切除术后的吞咽障碍。使用五角形皮瓣的设计,即使是全舌切除术后,也可以实现较好的吞咽功能[21]。

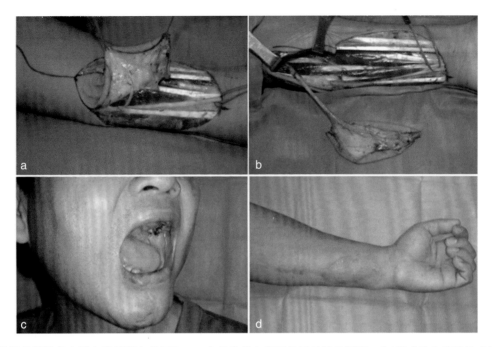

图 2.23　(a)前臂尺侧游离皮瓣在浅筋膜上的切取。一个蓝色的血管环位于尺神经周围。(b)完成从左前臂的皮瓣切取。(c)用前臂尺侧游离皮瓣修复颊侧的效果。(d)供区外观。

言语治疗的多学科评论——Katherine A. Hutcheson

一般来说，功能外科重建极大地促进了舌功能的恢复。本篇评论的目的是说明其他的术后康复手段对疗效的进一步提高也有重要作用。

小切除术

口腔器官的切除手术会造成一系列的功能障碍，其重建和康复目标各不相同。对局限于口腔结构并采用单一手术治疗的小范围切除，主要是尽可能地恢复口腔功能。常见的功能障碍包括口腔咀嚼功能、吞咽功能和言语功能下降。成功的手术和康复，即使有暂时性发音欠佳，但也能发出基本能让周围人可以听清的言语，但口腔对食物的预处理(食团形成、咀嚼)和转运功能仍然欠佳。首要的重建目标是避免相邻结构粘连，最大限度恢复舌的运动功能和口咽部的动态结构。

其次，康复训练的目的在于最大限度地提高舌活动的敏捷性和耐力，患者常会出现疲劳感，他们会厌倦长期使用舌来拖动粘连的皮瓣。对较小的口腔器官切除术后吞咽困难的患者而言，治疗目的主要

是缓解疼痛并提高口腔食物处理效率，无须使用设备辅助，即使在术后早期恢复中也是如此。吞咽障碍的治疗通常要联合口服食物操控练习与大量的功能性吞咽练习。在短时间内给予定量的液体和混合食物后，患者迅速恢复咀嚼食物的能力。语音清晰度治疗重在规范语音发声，在大多数情况下，即使是早期术后，患者的发音仍然十分容易理解。良好的清晰度则是通过调整舌头的位置获得的。

大切除术

大范围口腔器官切除，如次全舌切除术或全舌切除术，切除范围延伸到包括超过 1/4 的舌根，此时必须考虑恢复口腔和咽的功能。估计至少有 1/3 患者有习惯性误吸，但是可通过喉悬吊和恢复舌根体积改善，这样能引导、推动食团进入咽食管而不是进入气道。比误吸更常见的是口腔和咽部的食团转运效率极低。术后的语音恢复同样具有挑战性。随着大量的舌体切除，即使舌体重建完成得十分理想，也很难重建出对清晰发音至关重要的舌腭接触。而近似

的清晰发音只能通过下颌运动将重建的舌体推抵上腭而获得。对于全舌切除术患者的功能重建疗效仍令人失望。但在理想的重建和康复治疗后，少数主动康复积极性高的全舌切除术患者可以恢复固体食物的完全经口进食，并可以发出别人完全可理解的语音，但还是有明显的全舌切除后的发音。在笔者的经验中，仅有10%甚至更少的患者能成功达到此种高水平的功能恢复。更常见的是，即使是成功重建组织量的患者，也只能进食流食或软食，偶尔能发出意义不清的字词。

大范围口腔切除术后，吞咽障碍治疗的重点首先是建立一个安全的吞咽通道，防止患者误吸。促进气道保护的训练和大量的安全吞咽练习是吞咽困难治疗的出发点。专门设备，有时也被称为自制设备，如舌勺、筷子、压舌板和拉链/压条袋，往往用来提高口腔康复效率。自制设备可以用来将食团直接放置到上咽或协助向后方推动较大的食团使之通过口腔。发音清晰度治疗是通过语音训练来掌握近似的目标音节。可理解性和清晰度是语音的重点。语音可以通过合适的降腭部假体(增大腭部)得到进一步改善，特别是对大范围舌体切除术后的患者，但装配的假体会干扰舌的感觉而产生不适，所以许多患者在用餐时会摘下它。

放射治疗和化学治疗

对于大多数需要口腔重建的晚期疾病患者，辅助放射治疗或放、化疗是常规治疗方法。对吞咽功能起重要作用的结构暴露在照射野，会导致其发生不可逆的水肿、纤维化和萎缩，还可能会导致缩肌、舌根和喉部器官发生进行性功能障碍。即使没有行大范围切除手术，头颈部放射治疗仍可引起严重的吞咽困难。据报道，高达31%的晚期口咽癌患者放射治疗和化学治疗后会出现习惯性误吸。即使高度正投射的调强放射治疗(IMRT)能减少对正常的吞咽关键结构(如咽部括约肌或喉部)的放射剂量，但仍不能改善吞咽功能障碍[24]。

研究已证明，患者在放射治疗期间保持吞咽训练，能减轻吞咽功能障碍的程度[25]。在放射治疗期间坚持口腔摄入饮食，可以取得非常明显的功能恢复，甚至在癌症期以后的时间里也是如此。对于接受手术治疗的口腔癌患者，手术和开始辅助放射之间的间隔较短，患者没有足够时间恢复吞咽功能。依照作者的经验，当辅助放射治疗开始时，如果患者仍处于术后禁食的状态，那么其吞咽功能恢复的机会则非常小。

康复

术后早期是康复的最佳时间。骨骼肌的萎缩和逆向重塑在移植固定后的几个小时就已经开始。因此，患者在手术后应尽早恢复口腔功能。为使愈合充分，必须进行术后临时固定。口腔结构的功能性早期活动应该是外科医生和康复医生的共同目标，同时这一目标也应清楚地告知患者及其家属。在恢复过程中如果患者和家属对计划完全知情，同时积极主动配合，那么康复将事半功倍。这需要在康复开始就明确地阐明目标并有确切时间表。口腔癌患者的术后吞咽功能训练流程见表2.1。

淋巴水肿处理是一个经常被忽视的康复组成部分。淋巴水肿很常见，特别常见于进行双侧颈淋巴清扫术和术后辅助放射治疗的危重患者。内部和外部的淋巴水肿都与吞咽功能损害情况显著相关。除传统的语音和吞咽治疗外，头颈部淋巴水肿治疗可提供全面的康复治疗。降低充血治疗(CDT)是非手术治疗淋巴水肿的金标准[26]。CDT的标志是手动淋巴引流按摩以及加压包扎。CDT可以软化和萎缩填充的间隙，获得更好的外观和功能的疗效。

总结

口腔解剖学和生理学非常复杂，而口腔功能的重建则需要多学科共同协作，以实现功能恢复为共同目标。关于功能性重建的思考在本章中已经明确阐述。通过优化吞咽障碍的放疗计划、牙齿修复、淋巴水肿处理和积极的语音和吞咽功能提高治疗，进一步优化功能结果。

表 2.1 口腔手术及重建后吞咽困难的功能训练流程

步骤 1:唾液管理	唾液吞咽属于功能性吞咽。手术后应即刻鼓励患者开始吞咽唾液的运动,以尽快减少对口腔吸唾器的依赖
步骤 2:开始经口进食	只要患者愈合情况允许,经口进食非常安全。我们建议应用电视透视检查,即改良钡餐试验(MBS),以确认修复重建术后是否可以经口进食。电视透视检查是对愈合和吞咽情况最为理想的检查方式。MBS 检查有两个目标:①排除缝线不紧密造成渗漏的可能性;②避免误吸。如果检测到误吸,MBS 可以让临床医生最快发现。口咽生理学评估可以帮助我们找到术后吞咽困难的病理生理学原因,并确定治疗目标
步骤 3:大量成功吞咽无须咀嚼的稠食的练习	患者首先要掌握少量材质食物的吞咽。给患者设定一个系统、快速地增加口腔摄入量的目标,可以通过任何方式来使经口摄入食材时不发生误吸。通常包括吞咽液体和(或)混合的食物。大量练习吞咽这些特定的食物,直到患者可以连续成功地吞食这些无须咀嚼的食物
步骤 4:复杂吞咽功能的训练	一旦患者掌握了无须咀嚼食品的进食,即可增加食物的种类。语言病理医生会系统地帮助患者学会把固体食物从口腔运送到咽喉部。患者最初可能需要特殊的辅助器具或预制食物。治疗计划按照越来越有挑战性的食物层次结构,逐渐增加难度。尽量不借助辅助设备和吞咽姿势,为患者练习创造最接近自然的进食状态

(王杭 朱美抒 高全文 译)

参考文献

1. Pribaz J, Stephens W, Crespo L, Gifford G. A new intra-oral flap: facial artery musculomucosal (FAMM) flap. Plast Reconstr Surg 1992;90(3):421–429

2. Dupoirieux L, Plane L, Gard C, Penneau M. Anatomical basis and results of the facial artery musculomucosal flap for oral reconstruction. Br J Oral Maxillofac Surg 1999;37(1):25–28

3. Chang SC, Miller G, Halbert CF, Yang KH, Chao WC, Wei FC. Limiting donor site morbidity by suprafascial dissection of the radial forearm flap. Microsurgery 1996;17(3):136–140

4. Urken ML, Moscoso JF, Lawson W, Biller HF. A systematic approach to functional reconstruction of the oral cavity following partial and total glossectomy. Arch Otolaryngol Head Neck Surg 1994;120(6):589–601

5. Yu P. Characteristics of the anterolateral thigh flap in a Western population and its application in head and neck reconstruction. Head Neck 2004;26(9):759–769

6. Yu P. Reinnervated anterolateral thigh flap for tongue reconstruction. Head Neck 2004;26(12):1038–1044

7. Lyos AT, Evans GRD, Perez D, Schusterman MA. Tongue reconstruction: outcomes with the rectus abdominis flap. Plast Reconstr Surg 1999;103(2):442–447, discussion 448–449

8. Yu P, Youssef A. Efficacy of the handheld Doppler in preoperative identification of the cutaneous perforators in the anterolateral thigh flap. Plast Reconstr Surg 2006;118(4):928–933, discussion 934–935

9. Yu P. The transverse cervical vessels as recipient vessels for previously treated head and neck cancer patients. Plast Reconstr Surg 2005;115(5):1253–1258

10. Weber RS, Ohlms L, Bowman J, Jacob R, Goepfert H. Functional results after total or near total glossectomy with laryngeal preservation. Arch Otolaryngol Head Neck Surg 1991;117(5):512–515

11. Haughey BH. Tongue reconstruction: concepts and practice. Laryngoscope 1993;103(10):1132–1141

12. Yousif NJ, Dzwierzynski WW, Sanger JR, Matloub HS, Campbell BH. The innervated gracilis musculocutaneous flap for total tongue reconstruction. Plast Reconstr Surg 1999;104(4):916–921

13. Yamamoto Y, Sugihara T, Furuta Y, Fukuda S. Functional reconstruction of the tongue and deglutition muscles following extensive resection of tongue cancer. Plast Reconstr Surg 1998;102(4):993–998, discussion 999–1000

14. Boyd B, Mulholland S, Gullane P, et al. Reinnervated lateral antebrachial cutaneous neurosome flaps in oral reconstruction: are we making sense? Plast Reconstr Surg 1994;93(7):1350–1359, discussion 1360–1362

15. Santamaria E, Wei FC, Chen IH, Chuang DCC. Sensation recovery on innervated radial forearm flap for hemiglossectomy reconstruction by using different recipient nerves. Plast Reconstr Surg 1999;103(2):450–457

16. Vriens JPM, Acosta R, Soutar DS, Webster MHC. Recovery of sensation in the radial forearm free flap in oral reconstruction. Plast Reconstr Surg 1996;98(4):649–656

17. Shindo ML, Sinha UK, Rice DH. Sensory recovery in noninnervated free flaps for head and neck reconstruction. Laryngoscope 1995;105(12 Pt 1):1290–1293

18. Matloub HS, Larson DL, Kuhn JC, Yousif NJ, Sanger JR. Lateral arm free flap in oral cavity reconstruction: a functional evaluation. Head Neck 1989;11(3):205–211

19. Courtiss EH, Goldwyn RM. Breast sensation before and after plastic surgery. Plast Reconstr Surg 1976;58(1):1–13

20. Kimata Y, Uchiyama K, Ebihara S, et al. Comparison of innervated and noninnervated free flaps in oral reconstruction. Plast Reconstr Surg 1999;104(5):1307–1313

21. Engel H, Huang JJ, Lin CY, et al. A strategic approach for tongue reconstruction to achieve predictable and improved functional and aesthetic outcomes. Plast Recon-

str Surg 2010;126(6):1967–1977

22. Huang JJ, Wu CW, Lam WL, et al. Anatomical basis and clinical application of the ulnar forearm free flap for head and neck reconstruction. Laryngoscope 2012;122(12):2670–2676

23. Ali RS, Bluebond-Langner R, Rodriguez ED, Cheng MH. The versatility of the anterolateral thigh flap. Plast Reconstr Surg 2009; 124(6, Suppl):e395–e407

24. Hutcheson KA, Lewin JS. Functional assessment and rehabilitation: how to maximize outcomes. Otolaryngol Clin North Am 2013;46(4):657–670

25. Hutcheson KA, Bhayani MK, Beadle BM, et al. Eat and exercise during radiotherapy or chemoradiotherapy for pharyngeal cancers: use it or lose it. JAMA Otolaryngol Head Neck Surg 2013;139(11):1127–1134

26. Smith BG, Hutcheson KA, Little LG, et al. Lymphedema outcomes in patients with head and neck cancer. Otolaryngol Head Neck Surg 2015;152(2):284–291

第**3**章 下颌骨重建

Matthew M. Hanasono

■ 引言

下颌骨修复重建是头颈部重建中最有挑战性的手术。下颌骨缺损常伴有口腔黏膜及软组织结构缺损、下颌骨缺损和外部皮肤缺损，属于复合组织缺损。在过去二三十年中，涌现出不少下颌骨缺损修复重建的新进展。例如，带血管蒂骨瓣移植、小型钛板、高强度重建钛板、骨结合种植体修复牙列的能力，以及将计算机辅助设计（CAD）和计算机辅助制造（CAM）融入手术计划中。

下颌骨重建目标包括恢复下面部 1/3 外形，保持牙列完整，恢复咬合功能，防止下颌偏斜及咬合错乱，维持颞下颌关节自由活动，同时保证伤口状态稳定，从而不会引起口腔皮肤瘘。此外，下颌骨的重建应该有利于恢复舌的正常活动，恢复语言和吞咽功能，而且不应植入阻塞气道或损害口腔卫生的冗余组织。同时，需要保持下颌骨重建的可靠性和长期稳定性。下颌骨重建导致的早期骨折，或者骨瓣、骨移植物及重建钛板的外露，其所导致的情况往往比最初的缺损治疗更加棘手。

■ 局部解剖

下颌骨是面下部 1/3 的骨性支撑，包括容纳下牙的牙槽。下颌骨分为水平部和垂直部，水平部称下颌体，垂直部称下颌支。牙槽突位于下颌骨上缘，包绕牙根；髁突与颞骨共同构成颞下颌关节；喙突是一个三角形的骨性突起，位于髁突之前（图 3.1）。成对的下颌骨在联合处的中线前汇合，体部正好位于联合区外

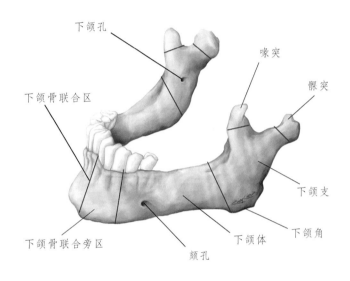

图 3.1 下颌骨解剖。

侧，通常称为下颌骨联合旁区，在该处，下颌骨有一明显的弯曲，邻近尖牙位置。下颌体与下颌支交汇形成下颌角。每侧下颌骨均有两个孔：①下颌孔，下牙槽神经从其中穿出，它是三叉神经的下颌分支（CN Ⅴ）；②颏孔，颏神经从其中穿出，为下牙槽神经的延伸，从下颌第二前磨牙根尖下方穿出，为下唇提供感觉。

下颌骨表面有许多肌肉附着。前部，成对的颏舌肌附着于下颌骨颏棘处的内表面，正好位于下颌骨联合区下部的外侧。紧挨着颏舌肌附着处的下方是成对的颏舌骨肌的附着点。下颌舌骨肌、二腹肌、咽上缩肌也都沿着下颌骨的内部下缘附着于下颌骨的内表面。因此，由于舌后坠和喉部有一定程度的提升，下颌骨前部缺失会对吞咽功能和防止误吸造成多种影响，还可能会导致气道阻塞。考虑到气道阻塞的问题，对于下颌骨前部缺失的患者，尤其是行下颌骨前部切除术

图中标注：下颌孔、喙突、髁突、下颌骨联合区、下颌支、下颌角、下颌骨联合旁区、下颌体、颏孔

37

的患者,需要行密切的气道监测,并强烈建议行临时性预防性气管切开术。行下颌骨前部切除术的患者,术前需要评估手术后发生吞咽困难和误吸的风险,同时,语言功能也会受到影响,舌头会有一定程度的突出。将喉部和舌头悬吊缝合至重建的下颌骨前部是可行的,但是这种方法的有效性尚未得到证实。

咀嚼肌沿下颌骨后部附着,颞肌主要插入喙突,而咬肌则沿下颌支和下颌体的后部外表面广泛插入。翼外肌附着于两侧的髁突颈,而翼内肌插入下颌角的内侧面,具有压迫下颌骨和张口的作用。下颌骨后部缺失,将导致患侧单侧下颌骨运动功能损伤。下颌骨后部单侧切除后,甚至是下颌骨进行重建后,开口运动和闭口运动将依赖于对侧的咀嚼肌的活动。保留的对侧翼内肌和翼外肌的收缩将使下颌骨偏向患侧。

■ 重建方法

下颌骨缺损的治疗方案包括:不进行重建术而直接对口腔内软组织行一期缝合、应用钛板进行重建、非血管化骨移植、带蒂骨肌皮瓣、带蒂软组织瓣或游离皮瓣、骨瓣或游离骨皮瓣。

重建钛板重建下颌骨

在游离骨瓣出现之前,应用重建钛板横跨下颌骨骨性缺损段进行重建是一种普遍使用的重建下颌骨缺损的方法。当患者被认为不适合进行游离皮瓣移植等较长的手术过程时,或者医生缺乏微血管方面的专业知识时,一些中心仍然至少部分地依赖于应用重建钛板重建下颌骨缺损。然而,经验表明,这种重建方式具有较高的并发症发生风险,包括钛板折断和(或)外露(无论是口内应用重建钛板还是经颈部或颊部皮肤应用重建钛板都有发生这种并发症的较高风险)。

为了降低钛板外露概率,许多外科医生将重建钛板与胸大肌皮瓣、带蒂肌皮瓣软组织游离皮瓣联合应用。然而,Wei等[1]对80例患者进行的系列研究发现,即使是将重建钛板与软组织游离皮瓣(尤其是 ALT 游离筋膜皮瓣)联合应用,并发症的发生率仍达69%。钛板外露是最常见的并发症,此外,还可能会发生软组织不足、面部外侧畸形、口内挛缩、牙关紧闭、放射性骨坏死。出现并发症的患者中,有31%的患者需要应用腓骨骨皮瓣行二次补救手术。

总的来说,应用重建钛板和软组织瓣联合修复的并发症发生概率为21%~87%[2]。与下颌骨侧部缺损相比,下颌骨前部缺损重建时发生挤压钛板的概率更高,以及接受放射治疗或者有放射治疗史的下颌骨缺损患者发生钛板外露的概率也更高。另外,较大的下颌骨缺损的重建失败率明显高于小的下颌骨缺损。

即使当患者适合应用游离皮瓣修复时,对于肿瘤晚期和生存期有限的患者来说,医生还是建议他们应用钛板修复或钛板修复与软组织瓣联合应用,因为手术时间通常较短,同时恢复也较快。然而,这种方法必须仔细考虑患者的具体情况,制订合理的修复方案,因为其具有很高的与钛板相关的并发症发生率。此外,由于会存在持续的外形畸形和咬合错乱,钛板修复的结果常不理想。可以应用带血管蒂的骨瓣对这些并发症进行二次修复,但是二次修复比第一次重建更加困难。二次修复中其他的困难还包括受区血管的解剖、重建精确咬合关系,以及术后放射治疗所致的瘢痕挛缩。

非血管化骨移植

自体骨移植可用于下颌骨的重建。移植骨通过爬行替代而再血管化。皮质骨移植物包括髂嵴、颅骨外瓣和肋骨。非血管化骨移植可用于修复长度<5cm的下颌骨缺损。更长的缺损和前部缺损修复的失败率通常较高。术前和术后放射治疗是骨移植手术的禁忌证,由于吸收率、感染率、外露率较高,非血管化骨移植通常用于修复下颌骨良性病变或者正颌手术植骨,而不用于肿瘤患者下颌骨缺损的修复。填充了颗粒松质骨的金属网或者涤纶网可用于局限性缺损的修复,但这个方法发生骨质外露和骨质吸收的概率很大,通常不再应用。

血管化骨移植

通过显微外科吻合术应用血管化骨瓣移植修复下颌骨缺损被认为是肿瘤重建的金标准。血管化骨瓣可以实现早期骨成活,一般在6周之内。血管化骨瓣的骨吸收不明显,长期观察发现骨的高度可以保留约90%。与非血管化骨移植不同,血管化骨瓣可以重建大范围骨缺损,并可耐受放射治疗,而不出现吸收、骨折或外露。获取血管化骨瓣时通常会同时切取皮肤或肌肉组织用于软组织修复。为了节省手术时间,在肿瘤切除或颈血管分离的同时，另一组医生可以同时制备血管化骨瓣。一些血管化骨瓣可以同期植入骨内种植体，但放置骨内种植体需要血管化骨瓣的高度达到6~7mm。

带蒂皮瓣已有报道，如带肋骨或胸骨的胸大肌皮瓣以及带肩胛骨的斜方肌皮瓣[3]。胸大肌骨肌皮瓣可用于修复下颌骨前部缺损，斜方肌骨肌皮瓣可用于修复外侧缺损。但是，这两个组织瓣不稳定（尤其是供应骨的皮瓣远端血供受限），软组织瓣和骨瓣的容量有限，骨瓣的塑形不佳，由于这些不足，这两种组织瓣成为游离骨瓣后的次要选择，但它们仍具有非常重要的历史意义。

游离腓骨瓣

游离腓骨骨皮瓣是下颌骨重建时最常用的方法[4,5]。腓骨参与踝关节的组成，具有加强踝关节稳定的作用。腓骨同时也是下肢几块肌肉的附着点。远端的几厘米是非常重要的，应当保留。一般来说，成人可切取长22~25cm的腓骨瓣，可以应用单一骨瓣实现下颌骨近全缺损的修复。

游离腓骨瓣的血液供应是腓动脉和腓静脉。术前需仔细检查下肢情况，以及触诊足背动脉搏动和胫后动脉搏动是非常重要的。术前检查中如果发现患者有下肢动脉供应不佳，或者静脉回流不畅，则不宜应用游离腓骨瓣修复。除外病理情况，术前要排除腓动脉是供应下肢远端的主要动脉，这是一种解剖学变异。当足背动脉搏动不明显或者下肢循环有问题时，应该在切取游离腓骨瓣前进行进一步的检查，包括下肢的常规检查、磁共振成像或CT血管造影。

选择哪一侧小腿，主要考虑受区血管和口内或口外衬里修复两个因素。一般来说，当需要口内衬里时，尽量选择受区血管一侧的对侧小腿，这主要基于肌间隔穿支血管的位置，其通常走行于腓骨的后外侧缘。皮瓣应定向放置，使蒂部位于重建下颌骨的舌侧面，从而使外部压迫降到最低并将钛板固定在腓骨外侧，同时对于下颌骨后部缺损，通常将其放置在后部。该皮瓣的切取细节将会在本书的其他章节讨论。

在制备腓骨瓣时，要尽可能减少离体后缺血时间。在手术操作时，应该避免损伤血管蒂，血管吻合前要完成腓骨瓣及皮岛的固定，防止牵拉血管蒂。但有些术者习惯先吻合血管后固定，以便于骨瓣移动。

我们更喜欢应用重建锁定钛板，可以将截骨的腓骨固定至残余的自体下颌骨段。近年来的研究发现，小型钛板可以降低钛板外露率。一些外科医生已成功应用微型或小型钛板进行修复，这种钛板有利于重塑下颌骨的最终形态。实际上，重建锁定钛板稳定性更好，可以承载较大的应力。

在某些病例中，双叠技术重建下颌骨可以增加下颌骨的高度。在这种技术中，重建以常规方式进行，但需将腓骨远端翻转180°折叠至腓骨近端以增加重建下颌骨的高度，从而使其更接近正常有牙齿时下颌骨的高度[6]。我们使用双叠技术来修复下颌骨前部缺失，因为正常下颌骨的高度在这一区域更高。从侧面看，单一腓骨段的宽度接近于正常下颌骨的高度。当使用单一腓骨瓣重建时，我们更喜欢将腓骨瓣与下颌骨下缘对齐，而不是与牙槽骨对齐，以获得最好的外形轮廓。

下颌骨重建时容易导致咬合错乱。只要有可能，在下颌骨切除之前，要用腓骨瓣预制出下颌骨形态，这样重建的目的是保持残留下颌骨的空间位置与切除前完全一致。当因肿瘤扩大、病理性骨折或之前的手术切除不能预制腓骨瓣时，可以考虑应用外固定器。近年来，计算机设计和快速成型技术得到广泛应用，有助于改善重建结果，尤其是预制腓骨瓣不可行时，相关内容将在单独章节中进行讨论[7]。

游离髂骨瓣

游离髂骨瓣可提供丰富的密质骨和松质骨，以用来重建下颌骨。旋髂深动脉可以作为游离髂骨瓣的血管蒂，长度较为合适（平均8~10cm），管径较为合适（平均2~3mm），适合显微外科应用。髂骨瓣的血液供应充足，包括滋养穿支血管和骨膜血管，骨瓣切取的方式较为灵活。

髂骨瓣可以全层双皮质切取，也可以部分单皮质切取（仅切取内层皮质），单皮质骨瓣有利于保留髂骨的轮廓，减少供区的并发症，但骨量较少。髂骨瓣的生理弧度与下颌骨弧度相似，是修复下颌骨缺损的不错选择。重建下颌骨前部缺损通常需要行截骨术。可以切取全层髂骨瓣修复下颌骨前部缺损，由于骨量充足，一期能够植入骨结合牙种植体。

髂骨瓣可以是单纯的骨瓣，也可以是包含皮肤和（或）肌肉的复合组织瓣以修复复合组织缺损。皮岛的血供来源于旋髂深动脉的穿支血管，有些患者的皮岛

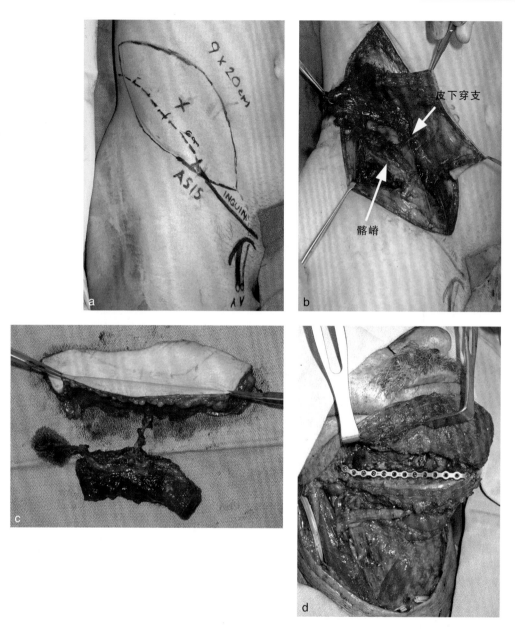

图 3.2   (a)右髋部皮肤标记游离髂骨骨皮瓣。血供来自旋髂深动脉。皮下穿支距离髂前上棘(ASIS)6cm,标记为"X"。(b)掀开皮岛可见髂骨。(c)获取游离皮瓣。(d)髂骨的弧度适合用来重建一侧的下颌骨。

宽度可达 9~12cm, 可以拉拢缝合。在该皮瓣问世之初,术者们喜欢在切取游离髂骨骨皮瓣时携带部分外斜肌肌袖、内斜肌肌袖以及横筋膜,近年来,穿支血管使用越来越普及,现在切取时几乎不携带软组织(图 3.2)[8]。即使是将皮岛作为无肌肉成分的穿支皮瓣,进行分离时,对于一些患者来说,游离髂骨骨皮瓣的体积仍可能过大,需要一期手术修薄或后期反复修薄,或者是再次换用较薄的皮瓣修复软组织。另外,内斜肌瓣的血供来源于旋髂深动脉的上旋支,分叉点位于髂前上棘上方 1cm。该皮瓣能够用于修复复合组织缺

损,而且较薄。

供区虽然可以隐藏在衣物中,但可能会导致外形畸形和(或)疝形成,而仔细缝合和应用分裂皮瓣可以改善这些并发症。步态异常也经常被报道。切取骨瓣作为分裂皮质骨瓣可以减少皮瓣的并发症,保留良好的髋部外形,减少步态障碍,为腹部器官提供良好的支持,减少腹壁疝的发生率。由于供区有极大的发生血肿和血清肿的可能,要仔细止血,放置闭式引流。肥胖患者骨瓣切取较为困难,而且术后供区容易并发腹壁疝,因此,肥胖患者慎用该技术修复。

游离肩胛骨瓣

游离肩胛骨瓣也是下颌骨重建的一个方法。肩胛骨瓣的血供来源于旋肩胛动脉。通过利用肩胛下尖端血管可以使血管蒂的长度增加 4~5cm，但这必须要结扎和离断胸背血管，而胸背血管是背阔肌和前锯肌的血供来源。肩胛下血管的管径要比旋肩胛血管粗，在行显微血管吻合时更方便。

肩胛骨瓣可以从肩胛骨的外侧或内侧切取。外侧肩胛骨瓣的血供来源于旋肩胛动脉的肩胛旁动脉降支，有一支短粗的血管蒂，有利于在移植骨瓣上植入骨结合种植体。内侧肩胛骨瓣的血供来源于旋肩胛动脉的位于皮下的水平支，这个血管蒂较为细长，在切取时一般不会损伤大圆肌和小圆肌以及盂肱关节，也可降低术后肩关节僵直的发生率。不论是外侧还是内侧的肩胛骨瓣，都可以切取到 10~14cm 的长度。

如果同时需行软组织缺损修复，在切取肩胛骨瓣时也可以同时取一块血供来源于旋肩胛动脉的皮岛，对于大范围的下颌骨缺损伴软组织缺损时，可以切取肩胛下区血供的嵌合皮瓣，包括肩胛或者肩胛旁皮岛、背阔肌(带或者不带表面的皮岛)和前锯肌。前锯肌带肋骨瓣还可以修复另一处下颌骨缺损。此外，还可切取胸背动脉穿支皮瓣，而非背阔肌瓣或肌皮瓣，也可以应用来自肩胛下的其他皮瓣。总之，诸多来自肩胛下角的组织瓣可以与肩胛骨瓣一起来修复下颌骨与软组织缺损。

肩胛骨瓣的另一种血供来源是胸背动脉肩胛下角支[9]，这一分支主要来源于胸背动脉供应背阔肌的分支，位于背阔肌和大圆肌上缘深面的肌下脂肪垫内，该血管进入肩胛骨下角或者肩胛骨尖端。我们更倾向于用这一分支作为血管蒂来切取肩胛骨瓣，因为如果在腋动脉近端分离，可以制备长约 17cm 的血管蒂，可以保证肩胛骨内侧、外侧、肩胛角的血供。我们常用该骨瓣修复不适合应用游离腓骨瓣患者的下颌骨前部缺损(图 3.3)。在这些病例中，肩胛骨尖端的弧度与下颌骨前部弧度接近，不需要做截骨塑形。然而，肩胛骨瓣的一个主要缺点是，无论其蒂部血供如何，其通常都很薄，而不能提供足够的骨量植入骨内种植体。

虽然肩胛骨是较为可靠的供区，但在切取皮瓣、准备受区血管、行微血管吻合及皮瓣插入时应对肩胛骨瓣进行精心设计，并对患者进行仔细定位。由于术野接近，骨瓣切取组和受区血管准备组不能同时操作。肩胛骨瓣切取后患者可能存在一定程度的肩关节僵硬和外展受限。因此，肩关节的物理治疗应成为术后常规治疗的一部分。

前臂桡侧游离皮瓣

前臂桡侧游离筋膜皮瓣是头颈部软组织修复重建的一个不错选择，可以提供长约 20cm 的血管蒂。该皮瓣较薄，而且柔软，可以携带前臂桡侧皮神经，与下牙槽神经吻合后可获得一定程度感觉功能的恢复。该皮瓣也可以设计为骨皮瓣，携带部分前臂桡侧皮质骨。长约 14cm 的前臂桡侧单皮质骨瓣，血供来源于桡动脉骨膜分支，可以修复骨缺损。然而，前臂桡侧游离骨皮瓣通常不是首选，因为骨的厚度非常有限，切取后通常会影响手的功能，甚至会发生桡骨骨折。

应该仔细选择患者，做好上肢检查，包括远端动脉触诊检查和 Allen 检查。如果桡动脉是手部的优势供应血管或者均衡供应血管，重建外科医生要更加仔细检查前臂桡侧。血管造影可以评估掌深弓和掌浅弓血供。只有在尺动脉灌注很充分的前提下，才能考虑使用非优势前臂作为供区。

术中可以切取 1/3~1/2 长的桡骨以避免骨缺损。术中仔细操作，虽然部分肌肉包括在皮瓣中，在肌袖中包含滋养骨骼的桡动脉穿支血管，但不要分离附着在桡骨上的拇屈肌长肌。骨瓣远端有肱桡肌腱插入，近端有旋前肌圆肌插入。可以在桡骨瓣上进行截骨术。种植体可以植入到桡骨瓣中，但普遍认为种植体不如植入到本章描述的其他骨瓣上可靠。

前臂桡骨游离皮瓣切取导致供区的畸形发生率比较高。据报道，可能会发生肌腱断裂、腕管综合征、上肢无力等情况[10]。据统计，桡骨骨折发生率约为 15%，所以一些外科医生建议在切取桡骨瓣的同时，应该行钛板固定加强，防止出现桡骨骨折。尽管如此，还可能出现慢性手部无力或疼痛，再加上桡骨前臂皮瓣的骨质较为薄弱，所以不建议将此骨瓣作为修复负重节段性下颌骨缺损的常规选择，尤其是下颌骨前部。

重建原则

在选择重建下颌骨的方案时，需要考虑多种因素，包括切除的下颌骨范围和位置、需要切除的口腔衬里量及软组织结构种类、有无外部皮肤缺损、受区

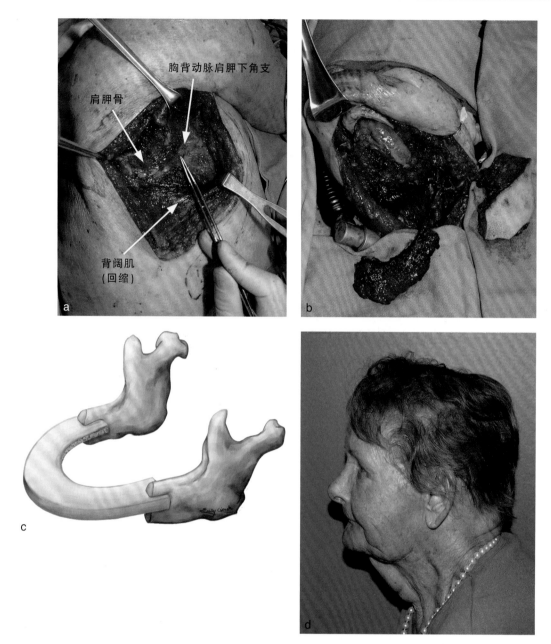

图 3.3 (a)以胸背动脉肩胛角支为主要血供获取肩胛骨尖端游离骨瓣。角支穿过脂肪层深达背阔肌层,并进入肩胛骨邻近其下角(镊子指示处)。(b)肩胛尖端和肩胛旁游离皮瓣都是以肩胛下动脉为主要供血血管。(c)示意图说明横向内置肩胛尖端修复下颌骨前部形状不需要进行截骨。(d)术后外观显示良好的下面部投影。

血管的情况也需要考虑在内。全身性疾病、吸烟史、术前放射治疗史等可能会影响重建方式。上述列举的各种带蒂皮瓣和游离皮瓣的可用性及适合性也必须加以考虑。为避免出现供区并发症,术前需要了解有无手术史、外伤史,同时要在术前检查供区血管的情况,这些对于成功重建都是至关重要的。

　　为了重建下颌骨,要考虑选择合适的组织瓣,每种组织瓣具体情况各不相同,包括血管蒂的长度、皮岛的大小、组织瓣的长度、骨瓣的骨量是否可以植入

种植体以及患者的身体状况等方面。游离髂骨瓣和游离腓骨瓣由于骨块体积较大,可以植入种植体[11]。游离肩胛骨瓣则可以同时携带软组织,设计为嵌合体游离皮瓣,皮肤和肌肉由肩胛下动脉提供血供,有些患者可以获得足够的骨量,从而可以植入种植体。前臂桡侧游离皮瓣稳定性高且较薄,易于插入。前臂桡侧游离骨皮瓣具有最长的血管蒂。对于缺乏情况较好的局部受区血管的患者来说,这种重建方式十分具有吸引力。然而,该皮瓣提供的骨量非常有限,而且供区有发

生桡骨骨折的风险。游离腓骨瓣提供的骨量最大,血管蒂的长度和管径均合适,同时经适当切取后,可以获得一个皮岛。由于优点众多且供区并发症发生率可以接受,使得血管化游离腓骨瓣成为修复下颌骨缺损的首选,其余游离骨瓣成为备选,同时要综合考虑软组织的需求、供区条件、并发症发生风险及患者定位等。

下颌骨缺损的部位对重建方案的抉择有很大的影响。尽管下颌骨缺损的分类方法很多,我们更喜欢做简单的分类,分为下颌骨前部缺损、侧方缺损、后部缺损。前部的缺损包含的范围是下颌左右第一双尖牙前面的下颌骨联合区和下颌骨联合旁区。侧方缺损的范围从尖牙开始向后,包括部分或者全部下颌体部,甚至延伸到下颌角和下颌支中部,留出下颌支上端和髁突来保留关节的运动功能,可行钛板固定。后部缺损的范围包括髁突和小部分的下颌支,或者向前延伸到下颌体至下颌骨联合旁区。因此,侧方缺损和后部缺损的主要区别是髁突和上颌支上端是否得到保留。

■ 下颌骨前部缺损的重建

口底和舌前部的肿瘤以及浸润较深的下唇肿瘤常可侵袭下颌骨前部。累及下颌骨的所有肿瘤患者术前均要行常规 CT 检查,根据皮质骨是否受侵袭决定是否施行下颌骨切除术。如果肿瘤紧贴下颌骨但没有浸润骨皮质,可以做下颌骨矩形切除术(去除上部分下颌骨或下颌骨舌侧骨皮质),并且可以选择带蒂软组织瓣或游离皮瓣进行覆盖。

任何下颌骨缺损,尤其前部缺损,最好用血管化骨瓣进行重建(图 3.4)。下颌骨前部重建失败将会导致明显的畸形,称为 Andy Gump 畸形,术后患者外形不佳,可能出现咀嚼功能差、唾液积聚、口腔功能丧失。下颌骨前部对下面部的弧度形成和立体投影起着重要作用,因此需要进行骨性重建以维持面部的对称性。

由于腓骨是直线状的,为了重建弧形的下颌骨,需要一处或多处的楔形截骨塑形。截骨前将 2mm 弯曲的重建钛板固定在下颌骨拟切除范围外的正常骨质,作为游离腓骨瓣(或其他骨瓣)塑形的模板。最简单的办法是在设计截骨线的位置时制作一个纸质或者塑料的模板,如无菌的纸尺,以与重建钛板的形状相匹配。近年来,计算机虚拟截骨通过应用计算机辅助设计软件在术前确定好角度,从而完成更精确的截骨设计和操作(参见第 16 章,机器人重建外科)。

牙列完整的患者下颌骨前部较侧方更为丰满,男性平均高度为 33.5mm,女性平均高度为 31.1mm[12],测量可知,男性腓骨的侧面宽度平均值为 17.9mm,女性为 13.1mm,所以,下颌骨前部缺损的修复重建可用双叠技术。双叠的下层腓骨瓣为了模拟颏部前突外形并保持咬合关系,要比上层骨瓣前置几毫米。如果是单层骨瓣,腓骨主要是维持下颌骨良好的咬合功能。在无牙颌的患者中,下颌骨会出现过度旋转并且前部突出更明显。有些病例,如果不计划恢复咬合重建,腓骨瓣需要后缩(1~2cm,甚至更多),以防下颌骨过度前突出现严重的反颌外形。

■ 下颌骨后部缺损重建

在手术中,许多类型的癌症都有可能需要切除下颌骨后段,例如磨牙后三角癌、扁桃体癌和咽侧壁癌、舌根癌,以及一些来自下颌第三磨牙区的原发性骨肿瘤。在某些情况下,大型上颌癌和软腭癌可向下扩展并累及下颌骨后部,需要切除下颌后段。对于深侵袭性皮肤癌、腮腺癌和颞骨癌,即使手术没有造成黏膜缺损,也可能需要切除下颌骨后部。

血管化骨瓣重建下颌骨前部缺损,可以降低并发症,并且尽可能地恢复口腔功能。下颌骨后部的重建,特别是下颌骨缺乏足够的髁突和髁下支以固定重建钛板时,重建方式的选择还存在争议。下颌骨后部缺损也可以不做骨骼重建,而单纯用软组织瓣填塞创腔[13,14],比如 ALT 游离皮瓣、RAM 游离瓣等,这些皮瓣提供的组织量较大,可以修复下颌骨和软组织缺损,还可以提供皮岛修复口腔黏膜缺损(图 3.5)。软组织重建美容效果好,语言功能和吞咽功能恢复均较好。其他的优势包括手术时间比切取骨瓣的重建术要短、术后恢复快、并发症发生率低。此外,在切除下颌骨后部的情况下,骨重建可能没有明显优势,因为同侧咀嚼肌通常不能重建,也没有髁突关节的完美替代物(详见下文内容)。

仅用软组织修复时,要适度增加皮瓣的组织量,可以防止下颌骨明显偏向患侧。如果术后需要放射治疗,可能会出现肌肉的萎缩比脂肪的萎缩更加明显的现象。用胸大肌带蒂肌皮瓣修复下颌骨后部缺损的效果较好,然而,胸大肌带蒂肌皮瓣对于修复较高和后

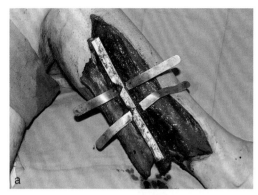
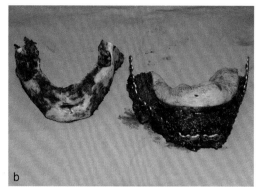

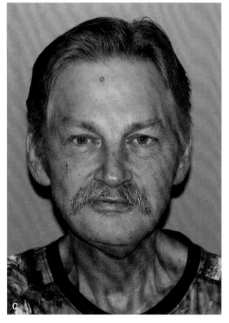
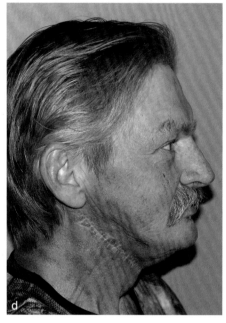

图 3.4   (a)游离腓骨瓣重建下颌骨前部缺损时，需要多个楔形的截骨以重建这个区域的弧度。用无菌尺纸模板是一种简单的规划截骨术方法。(b)切除的下颌骨(左侧)与用钛板固定塑形后的游离腓骨骨皮瓣(右侧)之间的对比。(c,d)术后外观。

部的缺损在伸展和旋转弧度方面受到一定的限制。由于血管蒂部收缩，导致皮瓣体积萎缩，限制了颈部的活动。我们认为胸大肌肌皮瓣可以作为大体积游离组织瓣的次要选择，ALT 游离皮瓣或 RAM 游离皮瓣可作为首选。无论采用骨重建还是软组织重建，由于髁突的缺失和颞下颌关节的破坏，都存在一定的错𬌗畸形风险。有牙颌的患者重建时出现错𬌗畸形的情况较少，因为存留的牙齿可以引导下颌进入合适的位置。

就功能和外观恢复效果而言，虽然仅用软组织就可以修复下颌骨后部缺损，但对于功能要求高的患者仍然可以选择骨重建，这类患者身体条件较好，能承受较为复杂的手术和游离骨瓣的切取(图 3.6)。在实际工作中，虽然并不总是这样，但我们发现咬合功能重建往往优先于骨重建。当缺损延伸到前部时，改善的咬合关系和外形（由于保持了良好的下颌轮廓）都有利于骨重建。

■ 髁突重建

颞下颌关节是一个联动关节，下颌骨的髁突和颞骨的关节窝之间隔着关节盘。关节紊乱、切除关节盘或者髁突时，可导致关节区疼痛、不稳定或牙关紧闭。颞下颌关节的运动是一个很复杂的过程，包括了转动和滑动。髁突和颞下颌关节重建的方法有很多，但由于关节运动的复杂性，目前还没有统一的、效果理想的重建技术，因此这一区域的重建方法仍存在争议。

如前所述，下颌骨其余部分的重建可在适当的时候应用骨瓣或游离骨皮瓣进行重建。下颌支靠上部分的肿瘤很少侵袭颞下颌关节，如果术中能保留较多的下颌支上部，这样可以将游离骨瓣固定在残留的下颌骨上。然而，下颌骨后段行切除术后髁突下的骨块变小，要完成内固定操作会变得很困难，甚至失败。

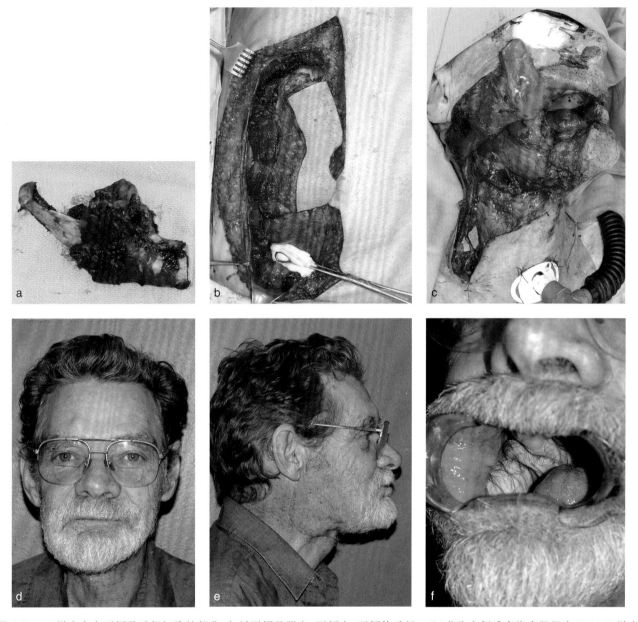

图 3.5　(a)样本来自下颌骨后部切除的部分,包括下颌骨髁突、下颌支、下颌体后部。(b)获取右侧垂直腹直肌肌皮(VRAM)游离瓣。(c)植入 VRAM 游离瓣重建右侧下颌骨后部复合组织的缺损。对颈横动脉和静脉进行吻合。(d,e)术后效果。患者下颌角有一些钝化,但很好地实现了面部对称。(f)口内观可见皮岛和良好的张口度。

目前已有一些用钛合金假体重建髁突的报道。虽然有一些成功的病例,但是并发症的发生并不少见,包括感染、钛板折断、钛板外露、穿进颅中窝等。因此,这种假体,即使是在假体上增加了硅胶帽,大多数的治疗中心基本已放弃了这种治疗方法。对于肿瘤患者,不建议用钛合金假体重建髁突,因为会增加并发症发生率,尤其是术后需要放射治疗的患者。

肋骨软骨移植重建也曾有报道。肋骨软骨移植可重建单纯性髁突缺损,软骨端与颞下颌关节窝面相对。

对于肿瘤切除后形成的大范围下颌骨缺损, 非血管化肋骨软骨移植存在长度受限、稳定性差、容易吸收等缺陷,不建议选择,尤其是术后需要放射治疗的患者。

Hidalgo[15]报道了一种方法,将自体髁突剥离下来,体外与血管化骨瓣对位形成移植物,然后再植入颞下颌关节,完成颞下颌关节重建。在 14 例接受半下颌切除术的患者中,切除的髁突安装到血管化的游离骨瓣后可作为非血管化的移植物应用。少数病例可能会发生部分髁突的吸收,但不影响功能。结果表明,髁

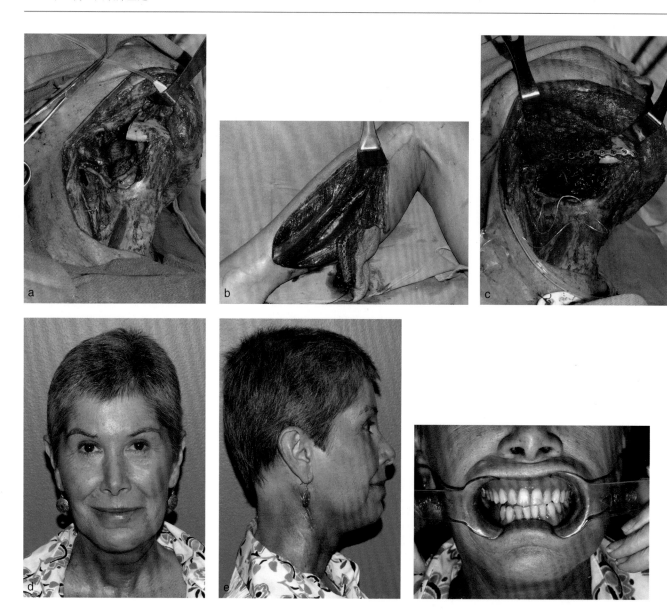

图 3.6　(a)与图 3.5 相似的下颌骨后部缺损的病例。髁突已被切除,剩余的下颌骨样本的咀嚼肌也已被切除或分离。(b)获取对侧小腿的游离腓骨骨皮瓣重建下颌骨缺损。(c)皮瓣植入。腓骨瓣的圆形端和翼外肌肌腱残余部分应用不可吸收缝线悬吊。(d,e)术后观。(f)闭口时显示良好的咬合关系。

突的应用有助于游离骨瓣的准确放置。在移植的髁突上,未发现肿瘤复发。Wax[16]也使用这项技术治疗了 2 例患者,1 例患者的髁突发生了移位,移出了关节窝;另 1 例患者的美容和功能效果不佳。这个方法的治疗经验在文献中未曾报道。

　　包括我们在内的几个中心最早用腓骨头重建髁突,但存在假关节的可能性。骨瓣末端骨上钻孔,与翼外肌缝合,或者颞下颌关节前结节上同时钻孔,将骨瓣与颞下颌关节前结节缝合固定,以尽量减少骨瓣末端从颞下颌关节内滑出的发生。腓骨瓣末端是一个圆

形切口,适合与关节窝匹配,或者可以应用腓骨头,但在切取腓骨头时要避免损伤腓总神经。这种使用圆形的腓骨断端替代髁突的方法成为我们首选方法,经多年随访证实,该方法的颞下颌关节重建功能恢复良好,同时可以避免骨瓣穿入颅中窝。

　　从修复效果来说,髁突一期即刻重建比二期重建更好。该区域的面神经有损伤的风险,尤其是在瘢痕组织形成和髁突间隙挛缩之后。即使神经可以被识别和保护,它也有可能被压迫,并可能因骨移植物或骨瓣的二次植入而受到损伤。

■ 下颌骨侧方缺损的重建

下颌骨侧方缺损常是因治疗舌侧癌、口底癌、颊癌、颌下腺癌而导致,但是因口咽部肿瘤行放射治疗导致下颌骨侧方出现放射性骨坏死时,也需要手术切除,临床数据显示,下颌骨侧方发生放射性骨坏死的概率较髁突、下颌支下颌骨联合旁区等部位要明显增高。

下颌骨侧方缺损可以用骨瓣移植来实现修复(图3.7),血管化游离骨瓣移植是首选,精确手术可以很好地恢复咬合功能。修复小的缺损可以用非血管化游离骨瓣,但需要受区条件良好,同时术前、术后都不接受放射治疗。部分外科医生认为重建钛板可以修复下颌骨侧方缺损,但随着时间推移有很大的钛板折断风险,我们应尽可能避免这种方法。一般来说,可直接应用游离骨瓣修复这种缺损,一般很少需要行截骨术。下颌骨体部中点的高度,男性平均为 25.7mm,女性平均为 24.5mm,如果用双叠腓骨瓣重建时,手术时间会延长且手术会更复杂,由于单层腓骨瓣已经可以满足要求,一般不需要双叠。

对于下颌骨侧方和后部联合缺损的(因髁突和髁突下切除造成的缺损,以及向前延伸至下颌体部的缺损)患者,同时不适合用游离骨瓣重建的患者,可以选择单纯软组织瓣移植。如果侧方缺损不应用骨瓣重建,则应该切除下颌骨后部以及髁突,防止下颌骨残端向内侧插入口腔。许多患者用带蒂皮瓣或游离软组织瓣修复侧方或者侧后方的下颌骨缺损,术后功能恢复良好,外形较理想。缺损越靠近前部,缺损导致的畸形就越明显,在下颌骨下缘切除后,在截断处会形成明显的"台阶"。此外,缺损越靠近前部,错𬌗的可能性就越大,这是由于健侧翼外肌的收缩会导致下颌骨向患侧偏移。我们的重建流程总结见图 3.8。

多个游离瓣修复下颌骨缺损

如果是累及口内、骨、外部组织等的巨大缺损,单一游离皮瓣难以实现良好的修复重建。在某些情况下,为了能关闭伤口,就会舍弃外形和功能[17,18]。有些病例在修复头颈部的缺损时,还需要用到游离皮瓣或局部带蒂皮瓣。这种重建可能因受区血管的可用性而受到局限,需要应用的治疗策略包括应用嵌合皮瓣(如肩胛骨瓣、背阔肌瓣、前锯肌瓣)、静脉移植至受区

血管远端(如颈横血管或对侧颈部血管)以及桥接皮瓣技术(一个皮瓣吻合到另一个带蒂皮瓣)。

当舌切除术造成的缺损较大时,通常联合应用软组织皮瓣或肌皮瓣进行口内重建,还会应用骨瓣(如腓骨瓣)修复下颌骨缺损。半舌切除术后的缺损可用薄而软的前臂桡侧皮瓣进行修复,而全舌切除或者次全舌切除后的缺损则用较大的 ALT 游离皮瓣或 RAM 游离皮瓣进行修复。虽然应用来自单一游离腓骨骨皮瓣的较大皮岛可以闭合口腔缺损,并可优化功能结果,但对于那些能够承受长时间手术及肿瘤预后良好的患者,建议应用双皮瓣技术进行修复以保持舌头的灵活性。

如果是口内外贯通性缺损,通常应用骨皮瓣进行修复。其皮岛作为衬里修复口内缺损,其游离软组织瓣修复口外皮肤缺损。另一种修复方案是应用肩胛骨–背阔肌游离嵌合骨皮瓣(或胸背动脉穿支皮瓣)或者应用带有两个皮岛的游离腓骨骨皮瓣(当存在多条穿支血管时)。胸大肌带蒂游离肌皮瓣也可用于重建颊部外部缺损,但我们通常会保留该皮瓣以备在出现并发症时再应用,如皮瓣坏死或瘘形成时。

有时,上颌骨和下颌骨同时缺损可应用双游离皮瓣进行修复(图 3.9)。单侧上颌骨和颊部缺损用 ALT 肌皮瓣或腹直肌皮瓣进行修复,下颌骨缺损应用游离腓骨骨皮瓣进行修复。然而,当下颌骨缺损未累及下颌骨前部时,如因切除向上延伸的磨牙三角区肿瘤造成的缺损或因切除向下延伸的腭后部肿瘤造成的缺损,该种下颌骨缺损联合腭上颌缺损,可应用单一的较大的 ALT 游离皮瓣或 RAM 游离皮瓣进行修复。

■ 骨结合种植体

牙齿修复重建可以通过应用固定义齿或可摘义齿来实现,该义齿可通过骨结合种植体保留或支撑。该技术的安全性和有效性已在非肿瘤无牙颌群体中得到证实。骨结合种植体的应用取决于是否有足够的骨量,以及是否有稳定的软组织覆盖的良好血管化的受区组织床。通过仔细筛选患者,可成功地将骨结合种植体植入残余的无牙颌下颌骨或血管化的游离骨瓣中[19,20]。种植体周围健康骨厚度不能少于 1mm。腓骨瓣和髂骨瓣可提供充足的骨量,以成功进行骨结合种植体的植入,但肩胛骨瓣和前臂桡侧骨瓣骨量不足,

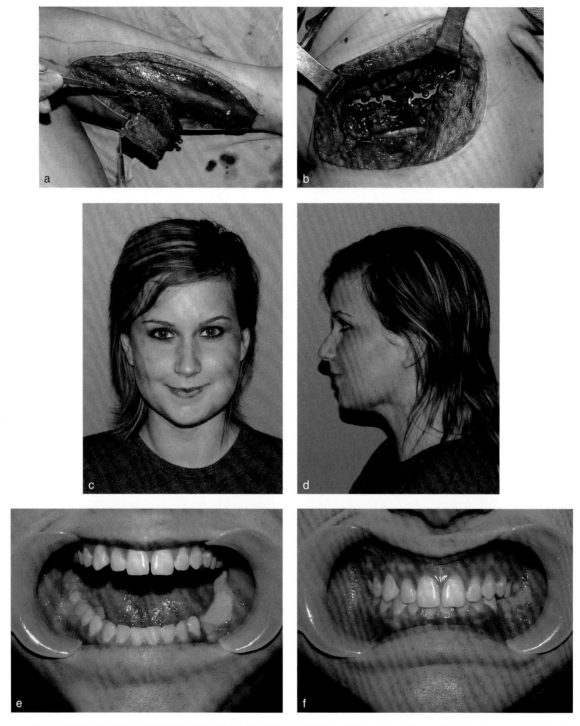

图 3.7　(a)获取右侧游离腓骨骨皮瓣修复左侧下颌骨侧方缺损,该缺损从下颌支中部延伸至下颌体中部。(b)骨缺损处以腓骨桥接。(c,d)术后观。(e,f)张口、闭口显示良好的咬合关系。

不能植入种植体。种植体植入失败通常与吸烟、接受过放射治疗或因口腔卫生差引起的口腔感染有关。

　　有两次植入骨结合种植体的时机,一次是在行游离骨瓣重建时,另一次是移植骨瓣成活后早期。植入时机的因素主要取决于肿瘤的良恶性、周围皮肤及软组织的条件、术后是否放射治疗、患者的想法等因素。有报道称,术后放射治疗是种植体植入的禁忌证。Urken 等[20]报道,在血管化下颌骨重建中种植体植入成功率是 92%。术后放射治疗种植体植入的成功率为86%;而有过放射治疗史的患者种植体植入的成功率

下颌骨前面观：
- 游离骨瓣

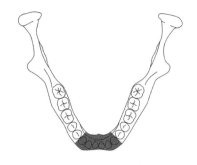

下颌骨侧面观：
- 游离骨瓣
- 游离软组织瓣
（后部缺损）

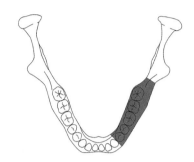

后部缺损：
- 游离骨瓣
- 游离软组织瓣
- 胸大肌带蒂肌皮瓣

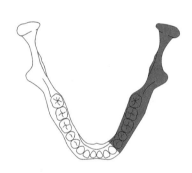

图 3.8 应用带蒂皮瓣或游离皮瓣重建下颌骨示意图。从典型的功能和美观的结果来看，这是皮瓣选择的最大和最小条件，但是皮瓣的选择还应考虑到患者的医疗条件、肿瘤预后、功能预后及供区并发症等因素。

为 64%。还有人报道，患者在接受高压氧治疗后将种植体植入受照射组织中。还有一些患者在没有接受高压氧治疗的情况下也取得了良好的修复效果，但是在放射治疗区域植入种植体是有争议的，这是因为伴随潜在风险，如种植体松动脱落、病理性骨折、放射性骨坏死等。其他存在争议的问题还包括：种植体植入是在放射治疗前进行还是在放射治疗后进行；与植入种植体可接受的危险性相关的最大放射剂量是多少；在延迟手术的病例中，放射治疗后要经过多长时间才能进行种植体植入。

应当注意的是，牙齿修复时如果舌和口咽部没有足够的灵活性以及吞咽所需的肌肉功能缺乏，可能会

导致手术费用高、治疗周期长和预后效果差。另外，患者如果存在牙关紧闭，可能会限制种植体的植入，或者会导致患者无法安装基台螺钉和义齿，因此无法恢复咀嚼功能，从而导致种植体失去功能。如前所述，用于固定重建钛板的钛钉可能会对种植体植入产生影响，这主要取决于它们的位置，有可能需要移除某些钛钉以完成骨结合种植体的植入。显然，牙齿修复只有在骨瓣与自体下颌骨融合良好后以及进行其他相关的截骨术后才能进行。避免这一问题的一种方法是，在下颌骨重建的同时植入种植体，这样钛板和钛钉的位置不会对种植体的植入产生影响。然而，立即植入种植体确实增加了手术时间和手术的复杂性。

■ 并发症

游离骨瓣重建下颌骨的过程中较少出现骨畸形愈合和骨折不愈合。假如出现这些问题，通常需要对骨边缘清创治疗，以及骨断端行坚固内固定，再用可行的游离组织瓣覆盖。如果在蒂部、吻合口或颈部受区血管附近有脓性液体，可能会有瘘形成，应及时进行冲洗和清创，以防止血栓形成或血管破裂。

■ 术后护理

该手术需要常规行气管切开和鼻饲管置入。然后患者会进行 2 周的鼻饲饮食，直到口内切口完全愈合。对于一些不复杂的口内缺损，如果所有切口均愈合且没有出现口内瘘管，则可以在 2 周后进行泥状饮食。对于复杂的缺损，包括舌切除术联合下颌骨切除术的缺损，可进行改良钡餐试验以评估吞咽功能，检查是否有渗漏，这是常规的体格检查难以发现的。气管造口脱管通常在术后 5 天进行，此时术后的即刻肿胀已经消退。

我们建议游离腓骨瓣重建下颌骨的患者术后 2 天就下地活动，患肢可以佩戴支具，只要受累的肢体可以承受一定的重量即可。在未下床活动之前，不论是卧床或者坐在椅子上，供瓣肢体要抬高，这样有利于皮瓣的愈合。涉及腓骨瓣供区护理的细节问题将在其他章节进一步讨论。

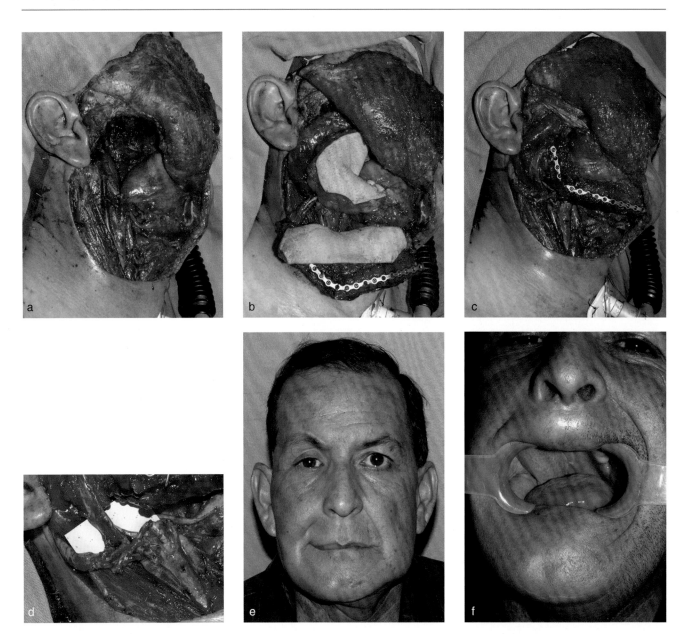

图 3.9 (a)术中照片显示了较大术后缺损的修复,包括右侧下颌骨、颊黏膜和包括一半硬腭的右侧上颌骨。(b,c)左侧游离腓骨骨皮瓣用来修复右侧半侧下颌骨缺损,从下颌骨正中联合到右侧髁突。股前外侧游离肌皮瓣被用来重建颊黏膜及右腭。股外侧肌为重建提供了额外的组织量。注意,右侧面神经被破坏,并可见阔筋膜张肌被悬吊。(d)多个显微血管吻合涉及面动脉、颈外动脉、面静脉及右侧颈部的颈内静脉。(e)应用游离皮瓣重建、静态面部支撑的筋膜悬吊带、上睑位置重置、直接提上眉术及外眦成形术后的外观。(f)口内观可见皮瓣及良好的开口度。

■ 典型病例

女性患者,71 岁,左侧下颌骨外侧牙龈患鳞状细胞癌(图 3.10)。患者的下颌骨外侧行部分下颌骨切除术。应用右腿游离腓骨骨皮瓣修复下颌骨的复合缺损。面动脉与面静脉实施了微血管吻合术。皮岛宽度为 5cm,需要应用中厚皮片闭合供区。术后未进行放射治疗。手术 6 个月后,患者进行了钛板和钛钉的移除,并削薄腓骨皮岛,以植入骨结合种植体。种植体植入 3 个月后,去除种植体封闭钛钉,暴露种植体并拧入基台螺钉。1 周内,完成义齿制作及安装,患者牙齿恢复情况稳定。重建后,患者言语功能和咀嚼功能恢复良好。

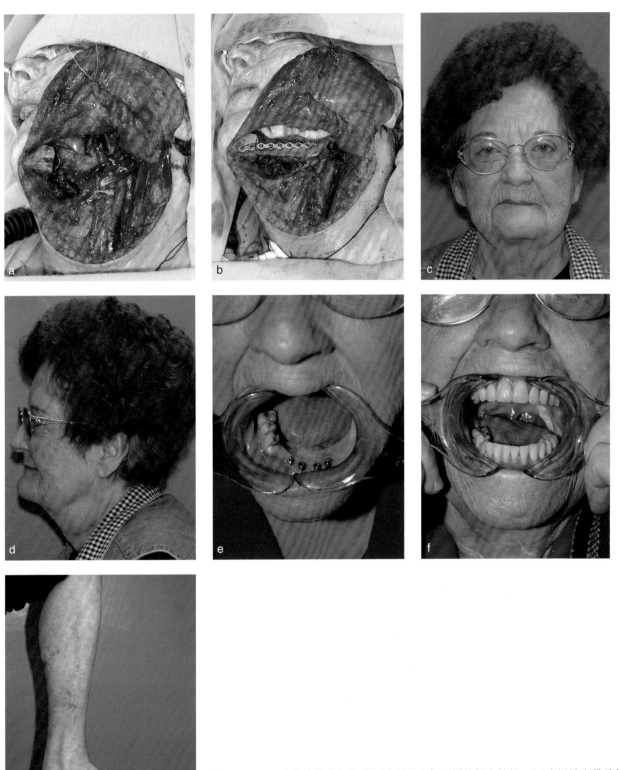

图 3.10　(a)牙龈处鳞状细胞癌切除后的左侧下颌骨侧方缺损。(b)应用游离腓骨骨皮瓣重建下颌骨缺损。截骨不需要塑形。(c,d)术后观显示良好的面部对称性。(e)6 个月后植入骨结合种植体。植入种植体时移除重建钛板并削薄腓骨皮岛。(f)通过种植体固定义齿。(g)右侧小腿皮片移植的供区外观。

要点

- 只要可能,我们对下颌骨前部的节段性缺损采用一期微血管游离骨瓣来修复。

- 对于前部缺损的修复,我们通常应用的方式是游离腓骨瓣或游离腓骨骨皮瓣。游离髂骨瓣和游离肩胛骨瓣也是不错的备选方案。

- 下颌骨后部或者髁突缺损重建方法的选择存在一定争议。许多患者可直接应用软组织修复即可完成重建,但对功能性要求较高的患者,可保留骨重建,因为可改善咬合功能。

- 下颌骨侧方缺损应当用血管化骨瓣修复,重建的下颌骨能承受较大的咬合力,恢复较好的咬合功能。

- 可单独应用重建钛板或重建钛板联合软组织瓣(如胸大肌肌皮瓣)修复下颌骨缺损,但并发症发生率较高,尤其是用于下颌骨前部缺损或放射治疗的组织时。然而,对于不适合应用游离骨瓣重建的患者,还是应当保留此类重建方案。

- 应考虑应用义齿或骨结合种植体修复牙齿,牙齿修复科医生应尽早参与。

- 多个游离皮瓣修复适用于以下几种情况:下颌骨切除及舌切除术后的缺损、下颌骨切除后合并颊部的贯通性缺损、下颌骨切除及上颌骨切除术后的缺损。

专家点评——Evan Matros 和 Joseph J. Disa

这一章描述了下颌骨重建术前需要考虑的诸多重要因素,为便于读者深入理解,我们将从另一个视角进行点评。

下颌骨缺损分类最常用的就是 Boyd 在 1992 年提出的 HCL 体系[21]。下颌骨缺损被分为半侧下颌骨缺损(L)、中部下颌骨缺损(C)、侧方下颌骨缺损(L)。半侧下颌骨缺损指缺损没有明显越过牙列中线,通过是否包括髁突与下颌骨侧方缺损相鉴别。中部缺损范围包括中切牙和尖牙。可用专业术语来表示缺损。举例来说,一侧下颌角到另一侧下颌角的缺损可以被简写为 LCL。缺损的上皮情况也可用小写字母分类,例如皮肤(s)、黏膜(m)、复合组织(sm)、其他(o)。然而,还没有一种分类系统是完美的,需要在分类的简单性和充分详细描述问题之间取得平衡。Boyd 提出的分类系统得到广泛认可,已应用 30 多年。

本章所述的骨与软组织之间的平衡应得到重视。年轻的外科医生可能常会以为,所有的下颌骨缺损都需要用骨瓣进行修复,其实并非如此。下颌骨缺损修复重建的方法有很多种,应根据每位患者的情况具体分析,主要是依据下颌骨以及软组织切除的部位及范围。如果软组织缺损较大,腓骨瓣的皮岛也要相应增大,但不可能覆盖太大的范围。软组织覆盖也为了消灭无效腔和防止窦道形成。对于下颌骨前部或中部缺损,则需要骨瓣移植重建。对于下颌骨后部缺损需要更多考虑应用软组织瓣移植,如胸大肌皮瓣[13,14]。但软组织修复缺损有不少的缺点,如无法植入种植体、因错𬌗发展为反颌以及轻微的外形改变。对于疾病处于进展期的患者,或者生存期有限的患者,或合并多种疾病的患者,以及高龄患者,也应考虑应用组织瓣来修复缺损。

腓骨瓣是下颌骨重建的金标准,绝大多数病例都应用该种方法进行重建,但具体的损伤根据不同的情况有所变化。主要包括选择哪侧小腿作为腓骨瓣供区、骨瓣的固定方式、是否重建颞下颌关节等。

尽管下颌骨切除侧的同侧或对侧的小腿都可以作为供区,但我们更愿意选择同侧的腓骨[22]。它的主要优点是位于骨后缘的隔膜可以向上旋转并覆盖颊部表面的钛板以便于内固定。这使得所有的钛板都可以应用隔膜的血管化软组织进行覆盖,降低了钛板外露和感染的风险。如果使用对侧小腿的腓骨瓣,隔膜从结构的舌侧发出,钛板就会出现在颊部皮瓣与皮岛切口下方,容易造成钛板外露。当然,切取同侧小腿的腓骨瓣也有不利之处,主要包括腓骨隔膜的切取长度不好把握,同时软组织皮岛到达磨牙后区具有潜在风险。对于切除范围达到上颌结节的大范围缺损,常选择对侧小腿作为供区,这是由于舌的位置问题,对侧腿的隔膜可以有很好的旋转弧度。如果同侧颈部有放射治疗史,或者同侧颈部之前做过手术,则选择对侧颈部血管为供区血管。在这种情况下,对侧腿腓骨瓣可带有从皮瓣中部发出的血管蒂,而不是远端朝向下颌角。此时，隔膜仍然朝向骨后面，以覆盖钛板。

下颌骨移植骨瓣可用重建钛板固定，也可以用微型钛板固定，这两种钛板各有优势。在皮肤的包裹下，微型钛板是看不出来的，尤其是接受放射治疗的皮肤（图 3.11）。其他的优点还包括在发生感染、钛板松动或放置骨结合种植体时可以轻松移除单个钛板[23]。然而，重建钛板若要拆除，需要在颈部做较大的切口。微型钛板还有一个优势，就是钛板与移植骨瓣相容性更好，减少了无效腔的发生机会。微型钛板小而薄，方便精确塑造新下颌骨结构的抛物线形外形。微型钛板也可用锁定钛钉。重建钛板的主要优势是体积大，可承载较大咬合力。

这一章概述了髁突重建的各种方法。正如 Hidalgo 所描述的那样，我们中心首选应用自体组织重建髁突[24]。从下颌骨截骨的断端取出少许骨髓行冰冻病理检查，进行术中评估。在没有异常的情况下，可应用其重建新下颌骨结构。虽然有关自体髁突移植的经验描述有限，但这种方式已应用多年，而且

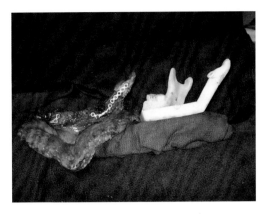

图 3.11　利用 CAD CAM 及 3D 打印演示半侧下颌骨重建。当置入微型钛板时，钛板被放在颊部表面及新的下颌骨的下缘。冰冻切片病理评估后完成自体髁突移植。

没有显著的并发症发生率。对于骨坏死患者，还必须考虑髁突替代物可能潜在的放射性影响。当髁突不能替代时，可应用软组织包绕腓骨，并缝合固定至髁突窝，以防止脱位。或者，腓骨可以截短，大约位于下颌切迹的水平，以便其移动不受阻。

（高全文　朱美抒　宋慧锋　译）

参考文献

1. Wei FC, Celik N, Yang WG, Chen IH, Chang YM, Chen HC. Complications after reconstruction by plate and soft-tissue free flap in composite mandibular defects and secondary salvage reconstruction with osteocutaneous flap. Plast Reconstr Surg 2003;112(1):37–42

2. Mariani PB, Kowalski LP, Magrin J. Reconstruction of large defects postmandibulectomy for oral cancer using plates and myocutaneous flaps: a long-term follow-up. Int J Oral Maxillofac Surg 2006;35(5):427–432

3. Robertson GA. A comparison between sternum and rib in osteomyocutaneous reconstruction of major mandibular defects. Ann Plast Surg 1986;17(5):421–433

4. Hidalgo DA. Fibula free flap: a new method of mandible reconstruction. Plast Reconstr Surg 1989;84(1):71–79

5. Cordeiro PG, Disa JJ, Hidalgo DA, Hu QY. Reconstruction of the mandible with osseous free flaps: a 10-year experience with 150 consecutive patients. Plast Reconstr Surg 1999;104(5):1314–1320

6. Chang YM, Wallace CG, Tsai CY, Shen YF, Hsu YM, Wei FC. Dental implant outcome after primary implantation into double-barreled fibula osteoseptocutaneous free flap-reconstructed mandible. Plast Reconstr Surg 2011;128(6):1220–1228

7. Hanasono MM, Skoracki RJ. Computer-assisted design and rapid prototype modeling in microvascular mandible reconstruction. Laryngoscope 2013;123(3):597–604

8. Safak T, Klebuc MJ, Mavili E, Shenaq SM. A new design of the iliac crest microsurgical free flap without including the "obligatory" muscle cuff. Plast Reconstr Surg 1997;100(7):1703–1709

9. Hanasono MM, Skoracki RJ. The scapular tip osseous free flap as an alternative for anterior mandibular reconstruction. Plast Reconstr Surg 2010;125(4):164e–166e

10. Thoma A, Khadaroo R, Grigenas O, et al. Oromandibular reconstruction with the radial-forearm osteocutaneous flap: experience with 60 consecutive cases. Plast Reconstr Surg 1999;104(2):368–378, discussion 379–380

11. Disa JJ, Hidalgo DA, Cordeiro PG, Winters RM, Thaler H. Evaluation of bone height in osseous free flap mandible reconstruction: an indirect measure of bone mass. Plast Reconstr Surg 1999;103(5):1371–1377

12. Chang EI, Clemens MW, Garvey PB, Skoracki RJ, Hanasono MM. Cephalometric analysis for microvascular head and neck reconstruction. Head Neck 2012;34(11):1607–1614

13. Mosahebi A, Chaudhry A, McCarthy CM, et al. Reconstruction of extensive composite posterolateral mandibular defects using nonosseous free tissue transfer. Plast Reconstr Surg 2009;124(5):1571–1577

14. Hanasono MM, Zevallos JP, Skoracki RJ, Yu P. A prospective analysis of bony versus soft-tissue reconstruction for posterior mandibular defects. Plast Reconstr Surg

2010;125(5):1413-1421

15. Hidalgo DA. Condyle transplantation in free flap mandible reconstruction. Plast Reconstr Surg 1994;93(4): 770-781, discussion 782-783

16. Wax MK, Winslow CP, Hansen J, et al. A retrospective analysis of temporomandibular joint reconstruction with free fibula microvascular flap. Laryngoscope 2000;110(6):977-981

17. Wei FC, Demirkan F, Chen HC, Chen IH. Double free flaps in reconstruction of extensive composite mandibular defects in head and neck cancer. Plast Reconstr Surg 1999; 107(1):39-47

18. Hanasono MM, Weinstock YE, Yu P. Reconstruction of extensive head and neck defects with multiple simultaneous free flaps. Plast Reconstr Surg 2008;122(6):1739-1746

19. Chang YM, Santamaria E, Wei FC, et al. Primary insertion of osseointegrated dental implants into fibula osteoseptocutaneous free flap for mandible reconstruc-
tion. Plast Reconstr Surg 1998;102(3):680-688

20. Urken ML, Buchbinder D, Weinberg H, Vickery C, Sheiner A, Biller HF. Primary placement of osseointegrated implants in microvascular mandibular reconstruction. Otolaryngol Head Neck Surg 1989;101(1):56-73

21. Boyd JB, Gullane PJ, Rotstein LE, Brown DH, Irish JC. Classification of mandibular defects. Plast Reconstr Surg 1993;92(7):1266-1275

22. Matros E, Schwarz GS, Mehrara BJ, Hu QY, Cordeiro PG, Disa JJ. Indications and outcomes for mandibular reconstruction using sequential bilateral fibula flaps. Plast Reconstr Surg 2010;126(5):1539-1547

23. Cordeiro PG, Hidalgo DA. Conceptual considerations in mandibular reconstruction. Clin Plast Surg 1995;22(1): 61-69

24. Hidalgo DA. Condyle transplantation in free flap mandible reconstruction. Plast Reconstr Surg 1994;93(4): 770-781, discussion 782-783

第4章　咽食管重建

Peirong Yu

■ 引言

咽食管缺损通常是由于咽部或者下咽部的鳞状细胞癌行全喉咽切除术所导致的。其他病因包括食管良性狭窄、咽皮瘘和累及食管的甲状腺肿瘤等。由于这一区域的鳞状细胞癌早期主要采用放射治疗，许多放射治疗失败后因补救性喉咽切除术造成的咽食管缺损处理上非常棘手，情况也非常复杂。因此手术方案的制订应当根据具体情况而定，切勿只有一种模式。很重要的一点就是，为了最大限度降低手术风险和保留功能，应当尽量将复杂的缺损转变为常规的、简单的缺损。咽食管重建手术的容错空间非常小，需要对手术细节予以足够的重视。重建的最终目的不是仅仅实现软组织缺损的覆盖，还需要维持消化道的通畅、保护重要的组织(如颈动脉)和功能(如语言功能和吞咽功能)。

历史上，最早学者们尝试应用局部皮瓣来进行咽食管重建，例如采用 Wookey 皮瓣及其变体[1-3]、胸三角皮瓣[4]等，但这些皮瓣局部坏死率和瘘发生率比较高，需多次手术，手术成功率不尽如人意。19 世纪中期，医生们开始应用胃上提手术来完成胸段食管缺损的重建，并在之后用于咽食管缺损的重建[5-13]。之后，带蒂的结肠和空肠瓣重建技术也相继被报道[14-16]。这些技术虽然可以一期完成胸段食管切除后的重建，但是在修复咽和颈段食管缺损时，它们效果较差，而且手术风险也很大。随着肌皮瓣和游离皮瓣技术的普及，前述技术逐渐被淘汰，咽和颈段食管重建开始广泛采用新的技术。

■ 局部解剖

咽可以分为口咽、鼻咽和下咽(图 4.1)。鼻咽主要指软腭以上鼻腔周围的结构。口咽的上界为鼻咽，前方为口腔，下方为下咽和咽喉。解剖学上，口咽的上界为软腭平面，下界为舌骨水平。口咽的主要结构包括舌底、扁桃体柱、口咽侧壁和后壁以及软腭。舌骨向下，直至环状软骨下界水平为下咽。下咽向下与颈段食管相连。下咽对呼吸道保护、吞咽功能和语言功能具有非常重要的作用。下咽和颈段食管的缺损通常是由于下咽和喉部的肿瘤切除手术、进展期甲状腺癌切除手术、放射治疗损伤或者化学损伤所致。孤立的颈段食管肿瘤虽然很少见，但如有发生，该部位也需要行食管切除及重建(表 4.1)。咽食管缺损分为环状缺损和部分缺损。

■ 重建方法

随着显微外科技术的发展，在头颈部肿瘤重建外科领域里，游离皮瓣技术很大程度上取代了传统的带蒂皮瓣技术。尤其对于放射治疗后的创面修复而言，游离皮瓣技术的优越性更加明显。常用的游离皮瓣包括 ALT 皮瓣、前臂桡侧皮瓣和空肠瓣。前臂桡侧皮瓣虽然血供可靠，易于获取，但是发生瘘管的概率较高(尤其是延迟出现的瘘管)。而且前臂供区一般需要大面积的皮片移植覆盖，最终的瘢痕会很明显，也可能出现皮片坏死、肌腱暴露、肌腱粘连和供区不耐寒等现象[17-20]。20 世纪 90 年代早期出现的空肠瓣血供可靠，成为咽食管环形缺损修复手术的较好选择[21-27]。空

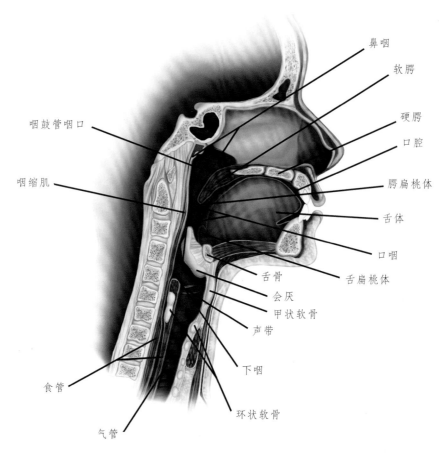

鼻咽

软腭

硬腭

口腔

腭扁桃体

舌体

口咽

舌扁桃体

咽鼓管咽口

咽缩肌

舌骨

会厌

甲状软骨

声带

下咽

食管

环状软骨

气管

图 4.1　下咽位于咽的后方,上方与口咽相接,下方与颈段食管相连。因其靠近喉部,该部位的肿瘤行全喉切除术后通常会导致部分或环形的咽食管缺损,需要手术重建。

表 4.1　咽食管缺损的常见病因

病因	缺损部位	缺损类型
原发性 SCC,进展期	下咽和颈段食管	多为部分缺损
放射治疗后的复发性 SCC	下咽和颈段食管	多为环形缺损
进展期或复发性甲状腺癌	下咽和颈段食管	多为环形缺损
孤立性食管肿瘤	咽部完好,仅颈段食管受累	多为部分缺损
咽食管瘘或气管食管瘘	颈段食管或下咽	多为部分缺损
吻合口缩窄	颈段食管	多为环形缺损
放射治疗后缩窄	下咽或颈段食管	根据狭窄程度,可为部分缺损或环形缺损

SCC,鳞状细胞癌。

肠瓣术后不容易形成瘘管,一般愈合比较顺利。它最大的问题在于供区需要开腹手术,而且语言功能恢复欠佳。近 10 年来,我们注意到 ALT 皮瓣具有很多优势(表 4.2),很多的咽食管重建应用了 ALT 皮瓣技术[28-33]。但是对于肥胖的患者来说,ALT 皮瓣会显得臃肿。此时也可以考虑将前臂桡侧皮瓣作为备选方案。对于没有严重伴随疾病的患者,也可以考虑应用空肠瓣来修复环形缺损。对于一些游离皮瓣重建失败或不适用于游离皮瓣重建的患者,他们也可以选择锁骨上皮瓣、胸大肌瓣或者背阔肌瓣等进行重建。图 4.2 中列出了

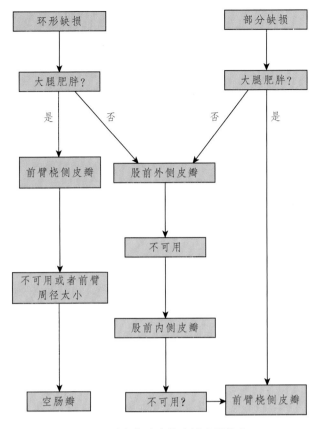

图 4.2 咽食管重建的皮瓣选择策略。

咽食管重建的外科策略。

股前外侧皮瓣或者股前内侧皮瓣

皮瓣设计和切取

ALT 区域一般有 1~3 个穿支血管支配区域都可形成皮瓣。皮瓣设计的目的就是根据多个穿支血管的位置设计两个独立的皮岛,一个皮岛用作咽食管缺损的修复,另外一个用作颈外皮肤缺损的修复或者作为皮瓣血运的观察窗。修复环形缺损时,如果缺损的直径为 3cm,那么皮瓣的宽度应该设计为 9.4cm(3×P)(图 4.3)[28]。修复部分缺损时,皮瓣的宽度设计应当为 9.4cm 减去残留黏膜的宽度。例如, 如果残留黏膜为 2cm,则皮瓣宽度应该设计为 7.4cm。

穿支血管的定位采用作者"ABC 系统"的方法[34,35]。设计时确保下肢位于中立位非常重要,髌骨一定要朝向正前方。然后在髂前上棘(ASIS)和髌骨(P)外上缘之间画出连线,也即 AP 线,标记出 AP 线的中点。穿支 B 点即位于该点外侧 1.5cm 处。B 点的近端约 5cm 处标记出 A 点。B 点的远端约 5cm 处标记出 C 点。如果患者比较瘦,也可以用多普勒来确定穿支血管的位点。然而,这种方法对于肥胖的患者并不准确[35]。也有文献报道可以用 CT 血管造影(CTA)技术来选择大腿

表 4.2 咽食管重建手术常用皮瓣的优点和缺点

	ALT 皮瓣	桡侧前臂皮瓣	空肠瓣
皮瓣分离	中等难度	简单	中等难度
皮瓣厚度	可能很厚	薄	薄
是否有筋膜覆盖	有	没有	没有
是否包含肌肉	是	否	否
供区能够一期关闭	能	能	效果最好
供区发病率	低	中等	高
恢复时间	快	快	可能很慢
瘘发生率	低	中等	低
狭窄发生率	低	中等	高
TEP 发音	好	好	差
吞咽功能	好	好	好
环形缺损修复	可以	备选方案	可以
部分缺损修复	可以	可以	不可以
禁忌证	肥胖,大腿脂肪非常厚	前臂周径很小,或者桡侧优势供血者	严重的伴随疾病,或者既往腹部手术史

ALT 皮瓣,股前外侧皮瓣;TEP,气管食管穿刺术。

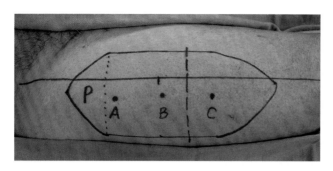

图 4.3 设计 ALT 皮瓣修复咽食管缺损。首先标记 AP 线,也就是髂前上棘到髌骨外上缘的连线。B 点位于 AP 线中点外侧 1.5cm。A 点和 C 点分别位于 B 点的近端和远端 5cm 处。皮瓣的设计应包括 2 个或者 3 个穿支点,形成两个独立的皮岛。通常在 C 点周围的皮瓣用作皮肤缺损的修复。A 点近端(P)设计一块唇形皮瓣,以形成管状皮瓣的细长斜口,从而与口底的较宽开口相适应。

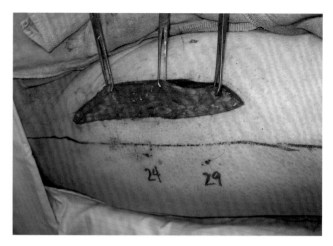

图 4.4 分离 ALT 皮瓣时,一般需要携带更多的筋膜组织,以增加切口处的软组织覆盖。

外侧合适的穿支[36]。

对大多数患者而言,在 AP 线的内侧 1.5~2cm 处,直线切开 15cm 长度切口,直至深筋膜。这条直线在多数情况下也对应着大腿正中线。分离皮瓣时,应该携带更多的筋膜组织。因此,一般需要携带切口内侧 1~2cm 宽度的深筋膜(图 4.4)。然后在深筋膜下向外侧分离,直至发现所需要的穿支血管。用缝合标记的方法在皮瓣表面标记探查发现的穿支血管位置。然后根据穿支血管的位置,重新修改皮瓣的设计,以保证穿支血管位于皮瓣的中央部位。为了保证皮瓣植入时可以同时修复口底的缺损,一般需要在皮瓣的近端设计一块唇形的组织瓣,这样当皮瓣植入时就可形成一个细长的斜口(图 4.3)。所有穿支血管和血管蒂的分离操作都可以通过大腿前方的切口完成。这些操作完成后,可以切开皮瓣的周缘。

如果在分离 ALT 皮瓣的过程中,没有发现合适的穿支血管的存在,则可以通过同一切口,尝试分离股前内侧(AMT)皮瓣(图 4.5)。总体来说,AMT 穿支血管大约仅存在于 50% 的患者。但是,我们在 AMT 和 ALT 的穿支血管之间发现了一个反向关系[37,38]。当 ALT 分离过程中未能发现合适穿支血管时,此时在 AMT 区域可能 100% 发现有合适的穿支血管存在。AMT 皮瓣的分离过程与 ALT 皮瓣类似,也是在筋膜下从内侧向外侧分离,至股直肌和缝匠肌交界处,一般都可以发现穿支血管的位置。AMT 皮瓣的穿支血管一般存在 1~2 支,也是来源于降支动脉的股直肌分支,经肌间隙进入皮肤,或穿出股直肌内侧缘(图 4.5b)。注意穿支血管可能会穿过股直肌,但肯定不会穿过缝匠肌。确定穿支血管位置后,可以切开 AMT 皮瓣的内侧缘,然后按照常规的技术分离整个皮瓣。血管蒂一般可以

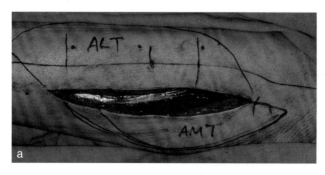

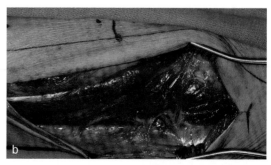

图 4.5 (a)如果 ALT 皮瓣分离过程中未能发现合适的穿支血管,则可以尝试通过同一切口分离 AMT 皮瓣。AMT 皮瓣也是通过筋膜下从内侧分离,至缝匠肌和股直肌内侧缘之间的肌间隙附近可以发现穿支血管。(b)AMT 皮瓣的血管蒂,即从降支血管分出的股直肌分支,沿股直肌内侧缘走行,并向皮肤发出穿支血管。

从股直肌的内侧缘向外侧分离，至降支血管的发出点。如果需要双皮瓣修复，且仅有一条 ALT 穿支血管时，可以考虑分离 AMT 皮瓣。在股直肌分支起点上方离断降支血管，可以确保同时携带 ALT 皮瓣和 AMT 皮瓣(图 4.6)。

皮瓣植入

在血管吻合完成前，需要缝合固定皮瓣的部分边缘。首先应该将皮瓣一端与舌底及咽后壁缝合(图 4.7)。如果皮瓣较缺损要长，可以将皮瓣的穿支血管置于缺损的中央部位，然后修剪皮瓣边缘。皮瓣植入时，应首先将皮瓣近端与口底创面缝合，而不是急于将其缝合成管状结构。

通常情况下，皮瓣的缝合固定可用 3-0 聚乳酸缝线简单间断缝合。纵向缝合一般应设计位于后外侧的 3~4 点钟或者 8~9 点钟位置(图 4.7)。皮瓣植入时，一种方法是先缝合皮瓣的近端，从后端开始，向前完成前壁的缝合。但是应用这种缝合方法时，应当注意可能会因为经验不足而出现咽口和皮瓣之间长度不够的情况。另外一种方法是先缝合固定皮瓣两角，然后完成后壁和前壁的缝合。缝合时应当采用大针缝合，并注意尽量将皮肤和黏膜边缘内翻入皮管内。在舌底部位时，注意缝合时不要卷入舌下神经。然后，在皮瓣远端完成纵向缝合，同样使用简单间断缝合的方法。修复部分缺损时，也是先将皮瓣的近端缝合固定在舌

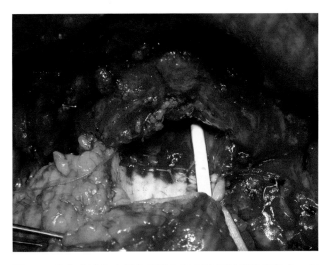

图 4.7　首先应当将皮瓣的近端与舌底及咽后壁黏膜缝合。皮瓣纵向缝合成管状结构的切口位于侧方。

底缺损部位，然后修复剩余咽后壁黏膜的外侧缘(图 4.8)。这些工作完成后，再进行血管吻合。最后完成皮瓣与颈段食管的吻合。

如果皮瓣的厚度>10mm，则需要进行修薄手术。ALT 皮瓣最安全的修薄方式是修剪掉皮瓣周缘的脂肪组织以便将其缝合至剩余的咽部和食管。如果还需要进一步修薄，则需要在手术放大镜或者显微镜下仔细观察皮下组织内的穿支血管分支，并将脂肪组织以放射状的方式去除，以避免损伤穿支血管。

环形缺损重建时，可考虑应用 Montgomery 唾液

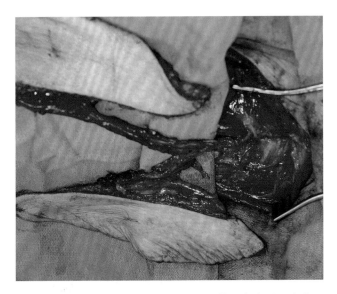

图 4.6　由于 AMT 皮瓣和 ALT 皮瓣的血供通常来源于降支血管，可以分离形成以降支为蒂的包括 ALT 和 AMT 在内的双皮瓣。

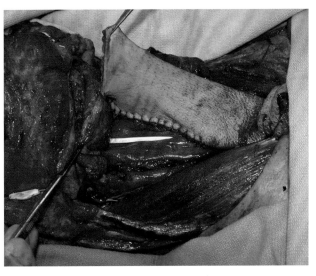

图 4.8　修复部分咽食管缺损时，皮瓣与咽后壁的黏膜外侧缘缝合固定。

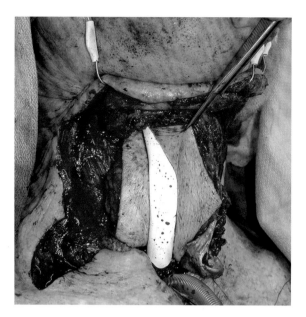

图 4.9 14mm 的 Montgomery 唾液引流管置入新的咽部,维持支撑 2~6 周。1-0 聚丙烯缝线穿过引流管凸缘后,经口腔引出体外,用胶布固定于面颊部。

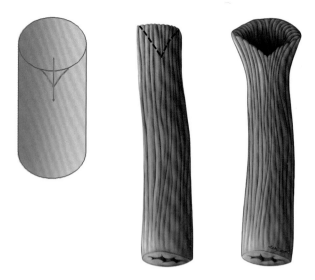

图 4.10 颈段食管残端纵行切开 1.5cm,以增加吻合口的面积。

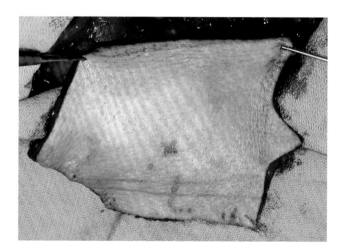

图 4.11 修剪皮瓣一端成三角形唇形,以便与扩张的颈段食管末端吻合。这种处理技术可以降低远端吻合口狭窄的发生率。

引流管(Boston Medical Products, Westborough, Massachusetts),它可以减少渗漏或者狭窄的发生率。但是唾液引流管的具体应用价值还没有完全明确。它的应用适应证包括:皮瓣太厚(管腔太薄)、颈段食管口径太小、颈段食管切除位置过低导致皮瓣植入困难和(或)放射治疗损伤导致周围组织质量欠佳。唾液引流管的管径为 14mm;一般在皮瓣纵向缝合完成前经口腔置入(图 4.9)。引流管近端的凸缘位于皮瓣近端吻合口水平以上;引流管远端凸缘位于皮瓣远端吻合口水平以下。1-0 聚丙烯缝线穿过引流管凸缘后,经口腔引出体外,固定于面颊部,以防止引流管移位并便于取出。用 10Fr 的红色橡胶管包裹在牵引线的外周,以保护口角。如果鼻饲管尚未插入,此时可将其经鼻孔、管状皮瓣置入,或者置于 Montgomery 唾液引流管内。

　　然后将肩垫撤掉,颈部从后伸体位恢复至中立位。不需要屈曲颈部。颈段食管前壁纵行切开约 1.5cm,扩大管腔(图 4.10)。这种处理对于降低吻合口狭窄的发生风险非常重要。皮瓣侧,针对食管的纵向裂隙修剪形成相应的三角唇形皮瓣,以完成管腔扩大(图 4.11)。皮瓣形成的管状结构略微旋转,使远端吻合口纵向的伤口正好在 6 点钟方向与后壁接触。这种摆放,可使穿支血管在前方 11 点钟方向和 1 点钟方向之间引出,避免椎前筋膜压迫穿支血管(图 4.12)。远端吻合

完成后,将筋膜舒展,覆盖缝线。将胸锁乳突肌的内侧缘从锁骨头分离,这样比较容易置入气管切开的套管,利于后期的语言恢复。

　　颈部创面用大量的温生理盐水冲洗(2~3L)。注意不要直接用盐水冲洗血管蒂,避免血管的痉挛。应当彻底止血,以避免术后血肿的形成,因为血肿会压迫血管蒂。双侧颈内静脉外侧放置 15Fr 的 Blake 引流管。在关闭切口之前,应当再次查看血管蒂,避免扭曲或压迫。颈部皮肤缺损或气管后部缺损可以用第 2 个皮岛来修复,一般选用基于穿支 C 点的 ALT 皮瓣(图 4.13)。当然,这个皮岛也可以用来监测皮瓣血运(图 4.14a)。如果 ALT 皮瓣只有一支穿支血管,则可以将由肌支供

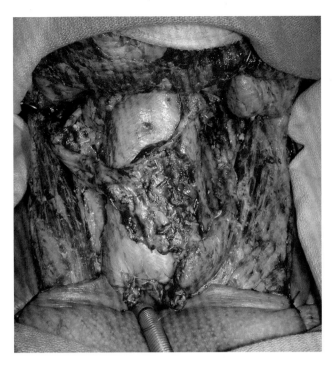

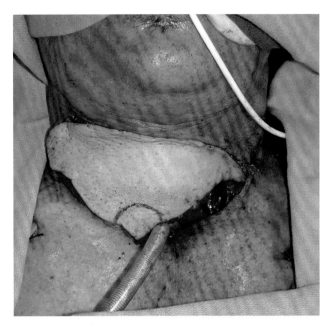

图 4.13　包含两条穿支血管意味着 ALT 皮瓣可同时分离成两块具有独立的穿支血管的皮岛。基于穿支 C 点的第 2 块皮岛通常用于颈前皮肤缺损的修复,而不需要再额外分离另外一个皮瓣。

图 4.12　穿支血管被摆放在前方,以避免压迫位于皮瓣和椎前筋膜之间的穿支血管。皮瓣携带更大面积的筋膜,增加了缝线处的软组织覆盖,作为皮瓣植入后的第 2 层。

应的一小部分股外侧肌纳入 ALT 皮瓣,用于监测皮瓣血运(图 4.14b)[39]。用 2-0 丝线在外侧皮瓣上标记穿支血管位置。这部分用作监测的组织可以在患者出院前、术后 5~7 天去除。只用手持多普勒测听皮瓣监测血运是不可靠的。而且这种方法一般只能听到动脉的搏动,可能会造成静脉血运障碍被掩盖的假象。还有

一种方法是将皮瓣的远端部分去表皮后置放在体外来监测皮瓣血运,但这种方法会增加瘘的发生率,因此我们并不建议[28]。

颈部切口关闭前,将气管造口器与颈部周围皮肤和胸前皮肤缝合固定,将 8 号气管内管置入造口器内,固定于胸壁皮肤上。如果患者的颈部短而粗,应将

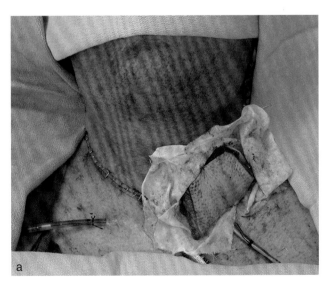

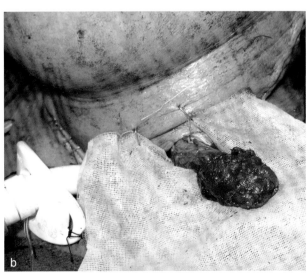

图 4.14　(a)第 2 个皮岛也可以单独用作皮瓣血运的检测。(b)仅存在单支穿支血管时,也可将一部分股外侧肌的肌肉组织纳入皮瓣,用作血运的监测。

气管内置管上部的凸缘适当修剪,以避免其对颈部皮肤及下面的皮瓣产生压迫(图 4.15)。这种压迫可能导致皮肤坏死甚至瘘管形成。

前臂桡侧皮瓣或尺动脉穿支皮瓣

前臂桡侧皮瓣或尺动脉穿支(UAP)皮瓣的设计与 ALT 皮瓣类似。在皮瓣的近端,会有一个延伸的唇形部分,这是修复舌底缺损用的。一般而言,在腕横纹处前臂的周径为 15~16cm。因此,如果修复环形缺损的话,需要切取宽度 9.4cm 的皮瓣,这是前臂周径的 2/3,会导致明显的前臂供区瘢痕。由于咽食管缺损的长度很少会>10cm,对于短的缺损而言,如果将皮瓣的设计旋转 90°,则可以明显改善供区的畸形。例如,如果环形缺损的长度为 6cm,则可以将皮瓣的宽度(外侧至内侧)设计为 6cm,而长度(近端至远端)则为 9.4cm。这样通过近端切缘和远端切缘的缝合,皮瓣闭合形成周径为 9.4cm、长度为 6cm 的管状结构(图 4.16)。

第 2 个皮岛可以设计为 UAP 皮瓣。根据我们的经验,所有的患者都有两支以上的尺动脉穿支(图 4.17)[40]。与 ALT 皮瓣技术一样,第 2 个皮岛可以用作修复颈部皮肤缺损或监测皮瓣的血运。有时我们也会在前臂桡侧皮瓣的近端分离一支穿支血管,以此形成第 2 个皮岛。甚至更简单地,有时会用前臂皮瓣的远端部分组织来代替第 2 个皮岛的功能。

前臂桡侧皮瓣的分离技术已有很多报道,我们做了一些改进。多数情况下,前臂桡侧皮瓣的伴行静脉已足够用作皮瓣的引流静脉,而无须包含头静脉。但对于某些患者来说,该伴行静脉口径纤细,用作皮瓣的静脉引流可能会增加风险。因此,我们的经验是首先将皮瓣设计以桡动静脉为中心,然后在腕横纹处做一个探查小口,先观察伴行静脉的情况。如果静脉直

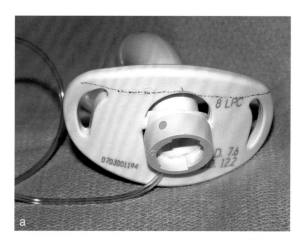
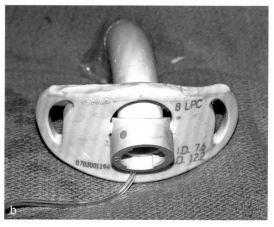

图 4.15 (a)气管内置管固定环上部的凸缘。(b)将气管内置管上部的凸缘适当修剪,以避免其对皮瓣的压迫。

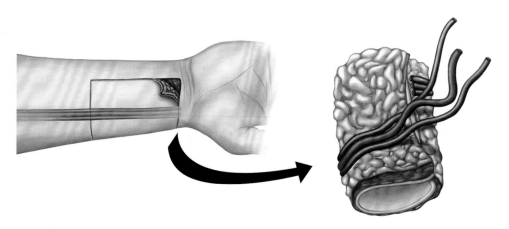

图 4.16 对于短的咽食管环形缺损,设计前臂桡侧皮瓣时,可以将常规设计方案旋转 90°,用皮瓣的长度卷成皮管,宽度修复缺损的长度,这样可以明显降低供区畸形。

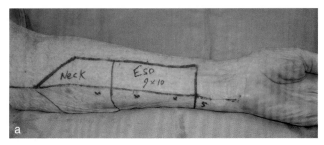

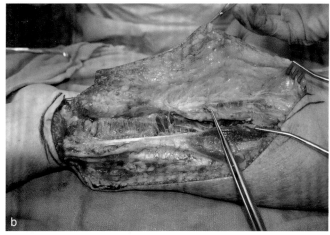

图 4.17　第 2 个皮岛既可以用前臂桡侧皮瓣制备,也可以用尺动脉穿支皮瓣制备。(a)尺动脉穿支皮瓣包含两支以上的穿支血管。(b)通常可以在前臂桡侧皮瓣的近端发现穿支血管,分离这支穿支血管形成第 2 个皮瓣来修复颈部的皮肤缺损或者用作皮瓣血运的监测。

径在 1mm 以上,则可以安全地用作皮瓣的静脉引流,不需要更改皮瓣的设计。否则,需要将皮瓣的设计移向外侧,以包括头静脉。皮瓣的分离需要在止血带下完成,一般采用筋膜上分离技术[41]。在远端,伴行静脉的直径一般<1.5mm。因此我一般会在伴行静脉汇合的近端离断静脉,此时静脉的直径一般可达到 2.5mm。皮瓣和血管蒂分离完成后,需要松开止血带,让血流灌注皮瓣和手数分钟以后,再离断血管蒂(UAP 皮瓣切取技术会在其他章节描述)。血管蒂的长度一般会比前臂桡侧皮瓣的长度短 5cm。这一点在选择受区血管的时候需要充分考虑。如果受区血管位置比较远,则需要考虑分离更长的血管蒂,以避免静脉移植。皮瓣的植入技术同 ALT 皮瓣。

空肠瓣

皮瓣切取

空肠瓣的血供一般来自肠系膜上动脉和静脉的第 2 个或第 3 个空肠分支。经上腹正中切口入腹,用纤维光源从背侧照射近段小肠系膜,显示血管弓结构(图 4.18)。首先沿肠系膜血管分支向近端分离,至肠系膜上动脉和静脉发出处。相邻血管弓结构间的系膜予以切断,至肠管浆膜缘。空肠瓣理想的长度为 15cm 左右,用直线切割闭合器离断两端。由于肠蠕动具有方向性,此时于近端肠管浆膜层缝合标记,指导空肠瓣植入后的摆放方向。受区准备完毕后,结扎并离断

系膜血管,游离空肠瓣。在另备的洁净小台上,从系膜血管灌注冷盐水,直至流出液清亮。

皮瓣植入

空肠的直径一般小于咽口。因此,在空肠瓣近端远离系膜侧纵行切开管壁 2~3cm,可使其管径增大,形成类似端–侧吻合的情况(图 4.19)。近端空肠的吻合应在血管重建之前完成,用 3–0 聚乳酸缝线间断缝合即可。部分医生倾向于使用 Lempert 两层法吻合肠管。应用这种方法时,应注意在舌基底部避免损伤舌

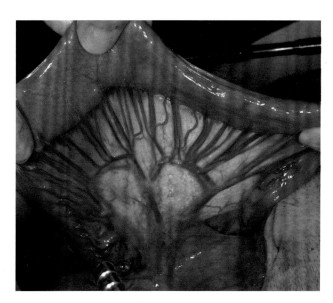

图 4.18　切取空肠瓣时,用纤维光源从背侧照射近段小肠系膜,可清晰显示血管弓结构。

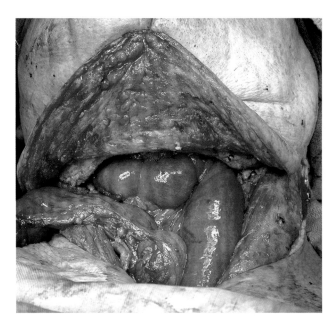

图 4.19 空肠瓣植入时,需要纵行切开空肠的近端部分,以与舌底宽大的创面对接缝合。皮瓣一般需要向足侧方向略微牵引,避免冗长。

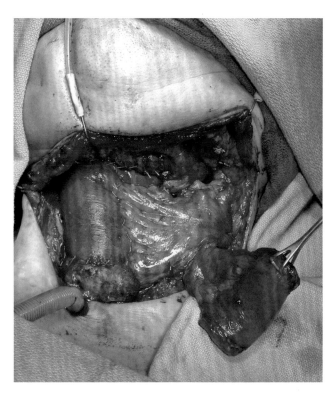

图 4.20 分离出一小段肠管用作血运监测。该部分肠段一般在出院前移除。

下神经。随着时间延迟,空肠瓣的长度可能会延长,导致冗长的情况发生,甚至吞咽困难。吻合远端肠管时,应在颈部恢复中立位时完成。该体位可避免空肠瓣过长或随时间延长而变得冗长。吻合空肠瓣远端时,应将其向足侧方向略微牵拉,形成一定张力[42,43]。与应用 ALT 皮瓣重建方法一样,将颈段食管纵向切开一小段,扩大管腔,便于远端的吻合。远端吻合用 3-0 可吸收缝线间断单层缝合即可。

根据空肠瓣系膜血管的分布特点,分离出 3~4cm 长的肠段,用作体外监测(图 4.20)。这一小段肠管应从颈外侧切口引出体外,如从颈前切口引出则可能阻塞气管造瘘口。肠管表面覆盖凡士林浸渗纱布,避免干燥。肠管两端予以开放,否则可能发生胀气。整个肠段也可纵行切开。该段肠管蒂部与皮肤水平平齐,可留置一根 2-0 丝线,这样在出院前,将丝线直接系紧即可方便移除肠段。颈部重建的同时,另一组外科医生完成腹部肠管的吻合,同时留置胃造瘘管和空肠造瘘饲养管,关闭腹壁。

■ 喉部完整的孤立性颈段食管缺损修复

多数发生在颈段食管的肿瘤都是恶性的。其手术

治疗通常需要行喉切除术,目的有二:保证切缘无瘤;避免环咽肌切除后发生的误吸[44]。对于该部位的良性肿瘤,如神经鞘瘤和颗粒细胞瘤等,保留咽的小范围的手术切除是可行的。然而,由于环咽肌的部分切除会增加反流和误吸的风险,因此,重建孤立性颈段食管的缺损具有较大的挑战性。由于咽和气管保持完整,颈段食管暴露的空间非常狭小,手术视野有限,操作难度很大。重建的目的是恢复颈段食管的一小段环形缺损,游离皮瓣无疑是最好的选择。其可塑性好,易于植入。通常选择薄的游离皮瓣,如前臂桡侧皮瓣,可用作部分缺损和环形缺损的修复。这些缺损通常仅数厘米长,因此皮瓣设计时,可以通过 90° 旋转常规设计形状,即食管缺损的长度为皮瓣的宽度。这样,与血管蒂平行的皮瓣长轴可以很容易卷成颈部缺损形态,完成修复(图 4.16)。空肠瓣也是一个比较好的选择,因为它的口径匹配,愈合良好。但是空肠瓣的切取需要开腹手术和肠道手术,增加了手术风险,因此并非我们的首选。

颈段食管缺损的位置通常位于颈下部,手术中不必显露颈外动脉。因此,受区动脉可选择颈横动脉或

甲状腺上动脉。常用的受区静脉为颈横静脉和颈内静脉。血管蒂的长度一般比所需的长度要长,应注意避免打结和扭曲。

咽切除术后咽皮瘘的修复

放射治疗已成为早期喉癌和喉下咽癌的主要治疗手段[45]。根据肿瘤位置和分期不同,喉癌或喉下咽癌在放射治疗后局部或区域复发率可超过 30%[46,47]。因此,放射治疗后肿瘤复发的患者将被施以补救性全喉切除术。在过去的 10 年里,虽然喉切除术后咽皮瘘的发生率已经明显下降,但既往接受过放射治疗的患者中,其发生率仍然很高[48-52]。McCombe 等[49]报道,若多模式治疗中包含放射治疗,则咽皮瘘的发生率可从 4% 增至 39%[49]。近期的研究表明,补救性全喉切除术后的平均生存率为 7.2 年[53]。具体来说,2 年、5 年和 10 年的总体生存率分别为 70%、55% 和 40%[45,54,55]。从这些数据来看,这一患者群仍然有不错的生存预期。因此,这种重建手术对于患者的功能恢复和生存质量的改善具有重要的意义。

咽皮瘘发生后,颈部唾液的污染会加重放射治疗效应,导致颈部皮肤和血管系统会发生慢性炎症和缺氧。颈部皮肤和残留咽腔组织受损范围会越来越大,气管造瘘口也可受累,甚至颈动脉都可能破裂。长期存在的瘘管必将促使瘢痕形成,造成咽部狭窄、冰冻颈的形成(译者注:即便是经验最丰富的重建外科医生,处理这些病例也将非常棘手)。与口内瘘不同,咽皮瘘的保守治疗一般无效。因此,在过去,由于重建的困难,医生对于这类患者没有可行的方法。为了避免形成冰冻颈,早期积极的手术干预非常必要[56]。重建手术应当在形成瘘管后 4 周内完成,甚至可以更早,在严重纤维化发生之前进行。此时的外科手术分离会更加简单和安全。彻底的清创和去除坏死感染的组织对于重建咽食管缺损非常关键。如同其他咽食管重建手术一样,双皮岛的 ALT 皮瓣是我们的首选。皮瓣同时需要携带部分股外侧肌,增加颈部软组织的覆盖,可以促进伤口的愈合。虽然早期创面周围有一些水肿,但是恰当的手术技术可以保证安全地完成血管吻合。

长期的咽皮瘘会导致严重的冰冻颈(图 4.21)。咽皮瘘的重建策略与冰冻颈的处理方法相同。手术过程中,将瘘管和瘢痕组织一并切除。如果没有肿瘤复发,一般不必分离以显露颈部大血管(图 4.22)。所有行全

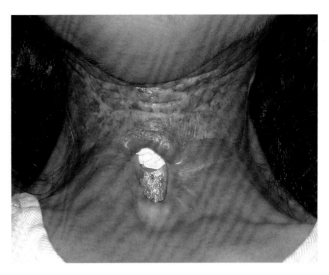

图 4.21　该患者行全喉切除术后及放射治疗后形成了长期咽皮瘘,导致了具有严重瘢痕的冰冻颈的形成。

喉切除术的患者都伴有不同程度的咽腔狭窄,有经久不愈瘘管者尤其明显。因此,向上打开下咽,直至舌底,然后纵行切开咽腔入口两侧,可达 2~3 指宽。如果患者的咽和颈段食管相对正常,术后也无明显并发症发生,咽入口的轻度狭窄并不会导致吞咽困难。但是,咽食管重建术后,不论应用何种组织瓣,食物通过组织瓣形成的通道时都会受到阻力。此时,任何咽入口的狭窄或舌底力量的不足都会加重这种现象,进而导致吞咽困难的发生。在气管造瘘水平,小心分离颈段

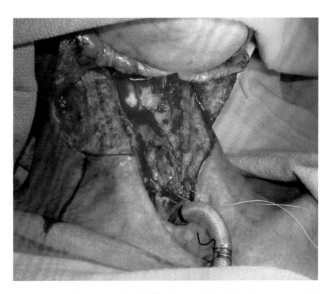

图 4.22　行全喉切除术后及放射治疗后形成了咽皮瘘,由于没有肿瘤复发,因此仅需要单纯的切除颈部的瘢痕组织即可,不需要暴露颈部的大血管,明显降低了手术风险。

食管和气管后壁间大约 1cm，作为皮瓣和食管吻合的空间。注意不宜分离太广，以免损伤颈段食管和气管造瘘口处脆弱的血供。由于该部位手术任何微小的失误都可导致严重后果，因此手术手法一定要细致。当咽食管部位的分离完成后，即可显露颈横血管，分离携带多个皮岛的 ALT 皮瓣，应用前述方法完成修复。

咽食管重建中冰冻颈的处理

冰冻颈是指颈部手术（例如颈部淋巴结清扫术）后，尤其是联合放射治疗的情况下，出现的颈部组织严重纤维化，组织层次感丧失。长期的咽皮瘘最终会导致严重的冰冻颈。重建过程中，处理冰冻颈需要注意 3 个主要问题：①颈外动脉破裂的风险；②颈部缺乏合适的受区血管；③伴发的颈部皮肤缺损或者气管缺损。冰冻颈的情况下，颈动脉和颈内静脉通常被纤维组织包裹。加之肿瘤术后放化疗的影响，血管壁非常脆弱。此时，在瘘管、瘢痕组织切除以及为受区血管做准备的过程中，在这些大血管周围进行外科分离很容易导致血管破裂，具有很高的发病率和死亡率。最安全的处理就是尽量远离这些血管。由于这些患者之前已经接受过了颈部淋巴结清扫术，因此他们也没有必要再在手术当中显露颈动脉和颈内静脉。我们一般会选择颈横血管为受区血管。

多数情况下，锁骨下动脉发出甲状颈干，后者发出颈横动脉（图 4.23）。颈横动脉有 21% 直接来自锁骨下动脉，另有 2% 来自乳内动脉[57]。颈横动脉经过臂丛和中斜角肌前方，至提肩胛肌的外侧缘。它经过肩胛舌骨肌和前斜角肌的后方。在锁骨上方，可以很容易发现肩胛舌骨肌，然后再在其后方显露颈横动脉。颈横动脉在甲状颈干发出点处外径一般在 2~3mm。颈横

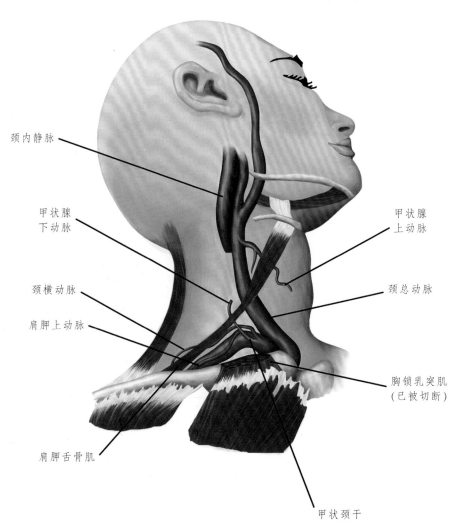

颈内静脉

甲状腺
下动脉

颈横动脉

肩胛上动脉

肩胛舌骨肌

甲状腺
上动脉

颈总动脉

胸锁乳突肌
（已被切断）

甲状颈干

图 4.23　颈横血管的解剖。颈横动脉一般从锁骨下动脉的分支——甲状颈干发出。

动脉的直径<1.5mm 时,它在锁骨后面不是横向走行,而是纵向走行,这表明它可能发自锁骨下动脉或乳内动脉,而不是甲状颈干。

颈横静脉 75%的情况下位于肩胛舌骨肌的深面,25%位于其浅面[58]。颈横静脉汇入颈外静脉或者锁骨下静脉。根据我们的经验,颈横静脉不论汇入何处,其在锁骨上部分都可用作受区的静脉回流(表 4.3)。总体来说,92%的患者可以选择颈横静脉为受区血管,它的口径也与皮瓣血管蒂匹配[57]。23%的患者会出现同侧颈横血管口径太小或者缺如的情况,此时术者需要分离对侧的颈横血管。由于肿瘤切除医生会通过观察孔行颈部切口,锁骨上区域并没有被肿瘤手术破坏,因此多数患者可以很容易地分离颈横血管。一般我们更倾向于分离右侧的颈横血管,这样可以避免胸导管损伤的风险。在锁骨上区,颈横血管位于胸锁乳突肌的外侧。如果需要分离左侧颈横血管,一定要注意避免损伤胸导管。分离的位置应该从锁骨上区的脂肪垫浅层开始,逐渐深入。如果颈横动脉口径较细,可以探查胸锁乳突肌深面的甲状颈干(图 4.24)。甲状颈干的直径明显要粗于颈横血管,一般直径为 2.5~3.5mm。颈横静脉在进入锁骨下静脉之前,会与颈外静脉汇合。这段颈外静脉位于深层组织内,血管质量都很好。少数情况下(例如患者接受过根治性颈淋巴结清扫术),颈外静脉和颈横静脉都不可用时,可以在锁骨上选择颈内静脉的残端为受区静脉。这部分颈内静脉的长度足够临床需要。一般我们会选择端–侧吻合。

选择颈横血管为受区血管,可以解决冰冻颈带来的前两个问题。而对于冰冻颈患者面临的第 3 个问题,即颈前皮肤缺损或者气管缺损,我们也有办法解决。如果试图从颈前区域分离皮瓣修复这些缺损,由于放射治疗或者瘢痕的因素,术后容易出现皮瓣坏死

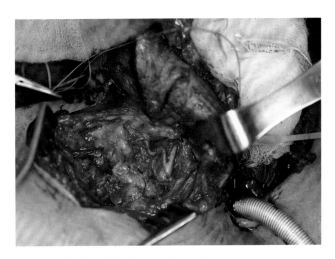

图 4.24　如果颈横动脉管径纤细,可以选择甲状颈干为受区动脉。该血管位于颈横动脉内侧,胸锁乳突肌后方。它直径粗大,可以作为良好的受区血管。

的情况。如果彻底切除瘢痕组织,松解挛缩,则会在颈前区人为地制造出一个更大的缺损。因此,在应用空肠瓣或者前臂桡侧皮瓣行咽食管重建时,往往需要分离第 2 个游离皮瓣修复颈前区大的皮肤缺损[42,43,59],这在很大程度上增加了手术难度。这种情况下,很多医生喜欢用带蒂胸大肌肌皮瓣来修复此类缺损[42,43]。它最大的缺点就是体积臃肿,即便是只用肌肉瓣时也是如此。臃肿的皮瓣往往会导致颈部明显的畸形,甚至有时会造成气管造瘘口的堵塞。对女性患者而言,胸大肌皮瓣还会带来明显的供区畸形。相比之下,胸三角肌皮瓣会薄很多,可能更适合颈部重建,但是该皮瓣远端血运并不可靠,有时需要延迟手术来增强血供。供区多数情况下需要植皮修复,会有明显的瘢痕。因此我们更倾向于选择双皮岛的 ALT 皮瓣,可以同时进行咽食管的重建和颈前区缺损或者气管缺损的重建[60]。如果手术仅能分离单支穿支血管,则可以携带一定量的股外侧肌,通过肌肉表面植皮的方式来修复颈前区的皮肤缺损(图 4.25)。ALT 皮瓣的肌肉部分可与筋膜部分分离,仅有穿支血管附着,这样可使皮瓣植入更具灵活性。另外一种替代方法就是分离携带 AMT 皮瓣,与 ALT 皮瓣一起形成两个基于单个血管蒂的筋膜皮瓣。

总体来说,冰冻颈的处理非常困难。通过应用颈横血管分离技术和多皮岛的 ALT 皮瓣技术,可以相对直接地处理这些复杂的冰冻颈难题。这些技术的应用,不仅可以降低手术风险和减少供区畸形,还可以

表 4.3　颈横血管的存在情况和直径

颈部	右侧 (22)		左侧 (11)	
	动脉	静脉	动脉	静脉
缺如	0	1	0	1
手术损伤	2	2	0	0
<2mm	4	1	4	1
2~3mm	16	12	7	6
>3mm	0	6	0	3

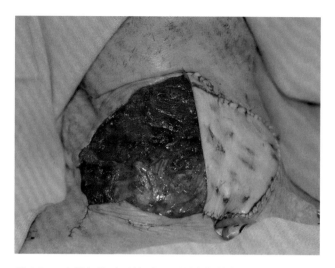

图 4.25 瘘管切除后，颈部出现了贯穿性缺损。多皮岛 ALT 皮瓣可以同时修复两处缺损。如果 ALT 皮瓣只有单支穿支血管，可以分离携带一定量的股外侧肌，通过肌肉表面植皮的方式来修复颈前皮肤缺损。

明显提高患者的生存质量。

■ 并发症

咽皮瘘

根据我们的经验[33]，ALT 皮瓣重建咽食管手术后咽皮瘘的发生率为 9%。部分缺损和环形缺损两种情况下，咽皮瘘发生率相似。应用 ALT 皮瓣重建手术中，近端的瘘很少发生。根据以往的经验，应用前臂桡侧皮瓣时，管状筋膜皮瓣纵向的缝合伤口很长或部分缺损中有两处纵向缝合伤口是导致咽皮瘘发生率高的主要原因。但是，根据我们的经验，应用 ALT 皮瓣术后瘘的发生率和应用空肠瓣的结果相似，并且没有观察到纵向缝合伤口处瘘的形成。瘘一般在术后 1~4 周出现，表现为唾液或液体的渗漏，一些患者也会表现为颈部感染。因此，咽食管重建术后发生任何颈部感染或脓肿，都应警惕为吻合口漏的表现。瘘形成的高危因素包括：缝合技术不当、吻合口部位组织质量差、既往放射治疗和术后恢复不顺等。因此，在手术过程中，任何咽或颈段食管近端可疑的组织都应去除，直至创缘血运丰富为止。笔者应用的缝合方法为：应用 3-0 聚乳酸缝线简单间断单层缝合，边距较宽，皮肤或黏膜缘内翻入腔内，针距 5~7mm，避免打结过紧等。

一旦瘘管形成，即应停止经口进食，并开始局部

伤口的护理。小的瘘管，如果没有肿瘤复发或远端梗阻，经保守治疗后一般在 2 周内自愈。因此，如果渗漏已经停止，一般在 2 周后再次行 MBS 检查。大的瘘管，或伴有感染的瘘管，应行 CT 扫描，除外是否存在脓肿，并评估瘘管或脓肿与颈动脉之间的关系。如果颈动脉周围发现有脓肿或无效腔，尤其对于那些既往接受过放射治疗或化学治疗的患者，应立即行彻底、细致的清创手术，手术中应避免颈动脉的任何损伤。在这种情况下，胸大肌皮瓣常被用来保护颈动脉。手术时机不应延误，以避免颈动脉的破裂。这时任何试图修补渗漏或伤口重新缝合都是徒劳的，反而会加重组织损伤。转移的肌肉瓣已能充分填充瘘管，肌肉表面很快就能黏膜化，关闭创面。一旦感染或脓肿明确后，立即手术清创非常重要。早期介入，可以促使伤口很快愈合，并避免发生威胁生命的并发症。

如上文所述，瘘发生后如处理得当，多可在短期内愈合。少数情况下，瘘管经久不愈，此时，应首先评估肿瘤复发和远端梗阻或狭窄的可能性。瘘管长期存在，会促使瘢痕增生进而形成局部狭窄，后者对于瘘管的愈合又是一个不利因素。此时，如果患者一般状况良好，肿瘤手术的预后也较好的话，选择前臂桡侧皮瓣修复是一个较好的选择。

吻合口狭窄

吻合口狭窄一般发生在远端吻合口，多见于术后数月或数年。将吻合端剪成斜面，以及应用 Montgomery 唾液引流管等方法都可以减少吻合口狭窄的发生。根据我们的经验，吻合口狭窄更常见于环形缺损的修复。在以往的手术方式里（尤其是应用空肠瓣时），常将咽后壁残留的黏膜去除，从而将非环形缺损转变为环形缺损。现在看来，这种做法是不妥的，应予以避免。保留咽后壁适量的黏膜（宽度≥10mm）不仅有助于吞咽功能的保留，而且可以有效避免吻合口狭窄。

如果患者在重建手术后数月出现了吞咽困难，应首先考虑吻合口狭窄，并行 MBS 明确诊断。传统的吻合口狭窄处理方法是采用外科手术的方法进行扩张，需在全麻下完成。手术可能导致严重的并发症，如食管穿孔等。过去的几年里，内镜下食管球囊扩张成了首选方法。操作可由胃肠科医生完成。某些患者需要行多次扩张。对于病情顽固的患者，可以应用前臂桡

侧游离皮瓣行外科修复。

颈部伤口感染

颈部伤口感染的原因包括:①术中伤口长时间的暴露和口腔污染;②吻合口渗漏。很多接受头颈部重建手术的患者,其口腔卫生都很糟糕。既往的放化疗史也会增加感染的风险。术后伤口感染一般发生于术后 5~7 天,充分冲洗和避免无效腔形成是预防感染的重要措施。一旦明确感染,应当早期放置引流,并进行彻底清创和充分冲洗,有时也可能获得伤口的一期愈合。但是更多的情况下,需要开放部分伤口,便于引流和换药。感染的处理一般不需要皮瓣手术的介入。一般术后 4~6 周患者开始接受放射治疗,早期发现和处理感染可以避免后续辅助治疗的延误。如果患者伴有糖尿病等情况,感染的处理更加困难。因为这些患者的颈部感染并不会出现发烧或者红肿等典型表现。但是白细胞计数的升高或者血糖的升高应当引起医生的足够警惕。此时,可以行 CT 扫描来帮助判断是否存在感染。

■ 术后护理

常规术后护理

一般而言,接受游离皮瓣行咽食管重建手术的患者术后需要在 ICU 病房留观 1 晚。患者需要呼吸机辅助呼吸,维持静脉镇静。第 2 天早上,撤除呼吸支持治疗。第 2 天中午,转回普通病房继续皮瓣监测。术后镇静药物的应用常常会导致血压偏低的情况,这会影响游离皮瓣的血液灌注,因此需要及时充分的液体支持,矫正血压不足的情况。液体支持治疗对于年轻的,或者健康的患者来说完全可以耐受。但是,老年患者及心肺储备功能有限的患者,需要警惕液体容量过大导致的心力衰竭或者呼吸衰竭的情况。我们最近的术后处理方式有所改变。我们会让患者在手术结束的时候恢复自主呼吸,或者拔除气管插管,这样可以避免使用过多的镇静剂,摆脱呼吸机的支持。术后患者可以直接转入头颈外科或整形外科普通病房,专科护士正常管理气道和监测皮瓣血运。必要的情况下,患者也可以转入 ICU 病房,接受必要的心电监测。我们发现这种新的护理方式可以显著减少并发症的发生和患者的

住院时间。

术后饮食

术后禁止经口饮食。在语言病理学家应用 MBS 充分评估吞咽功能和愈合情况后,方可逐渐开始进食。MBS 开始的时间会根据所选择的皮瓣和既往放射治疗史而有所不同,但一般都是术后 1~6 周内完成(表 4.4)。筋膜皮瓣术后可能发生延迟的咽皮瘘,因此一般会延迟进行 MBS[20,28]。MBS 开始前,一般需要将 Montgomery 唾液引流管拔除。如果试验证实没有渗漏或者瘘管形成,可以嘱托患者开始进食流质饮食,如无并发症发生,3 天后可过渡到松软食物,最后完全恢复正常饮食。对于有渗漏或瘘管的患者,根据临床指征,禁止经口进食,应在 2 周后或更长时间后再次进行 MBS。多数情况下,大多数渗漏会在 2 周内自愈。

语音恢复

为了更好地促进语音恢复,我们建议施行气管食管穿刺术(TEP)。TEP 曾在没有皮瓣重建的全咽切除术中得到广泛应用。然而,越来越多的接受皮瓣重建手术的患者也开始接受 TEP 手术。TEP 分为两种:即刻 TEP(即手术中完成)和延迟的 TEP(二期 TEP,术后数月用内镜完成)。由于 ALT 皮瓣和空肠瓣即刻行 TEP 失败的风险比较大[33],目前我更倾向于术后 4~5 个月行二期 TEP。二期 TEP 成功率高的原因包括:没有手术并发症的干扰、患者的求医动机强烈和术后依从性比较好。对于一些患者而言,即刻的 TEP 在技术上也比较困难。

■ 结果

我们早期对 114 例患者应用 ALT 皮瓣重建咽食管的经验表明[33],ICU 平均停留时间为(1.9±2.2)天,平均住院时间为(9.0±4.7)天。2 例发生皮瓣全部坏死,1

表 4.4　术后改良钡餐试验的时机

时机	ALT 皮瓣	前臂皮瓣	空肠瓣
术前放射治疗史	6 周	6 周	2 周
术前无放射治疗史	2 周	2 周	1 周

ALT,股前外侧。

例发生皮瓣部分坏死。咽皮瘘发生率为9%，狭窄发生率为6%。91%的患者术后可以耐受经口饮食，无须鼻饲。51例患者为了改善术后发音，接受了TEP。接受二期TEP的患者中，81%达到了最终语音流畅。而即刻TEP组中，仅有41%的患者可以实现流利的发音。

应用空肠瓣重建时，平均住院时间是13天，平均ICU停留时间为3天。肠梗阻发生率为9%，腹壁疝发生率为6%，吻合口狭窄发生率为19%。如果除外经验不足的医生后，我们的数据显示空肠瓣重建术后瘘的发生率比较低，仅有3%[30]。这也提示我们注重手术细节对于提高这种复杂手术的成功率非常重要。与ALT皮瓣不同，空肠瓣术后发生瘘的位置多半集中在近端吻合口处[24,26]，这可能与近端较薄的肠管壁受到牵拉有关。总体来说，65%的患者术后可以完全耐受经口饮食，无须管饲补充喂养；23%需要部分管饲支持；12%需要完全依赖于管饲支持。接受TEP的患者中，22%术后可以用流利的语音交流。语音质量上，空肠瓣重建术会使患者的语音显得更加湿润，而接受筋膜皮瓣重建术或者全喉切除术不做重建患者的语音则会显得发干。

前臂桡侧皮瓣的瘘发生率为17%~40%。吻合口狭窄的发生率为17%~50%[18-20]。文献报道的功能恢复情况也是差异较大。

要点

- 应用空肠瓣重建咽食管有很多优点，比如恢复快、瘘发生率低、天然的管状结构等。但其缺点也不容忽视，包括腹壁的创伤和应用TEP后语音质量恢复并不理想。目前我们更倾向于应用ALT皮瓣进行咽食管重建。ALT皮瓣的应用只有一种禁忌证，那就是肥胖。
- 非环形缺损不应当转变为环形缺损，因为前者很少会导致吻合口狭窄。
- 皮瓣的远端（食管吻合侧）应当修剪，以减少环形缺损中狭窄的形成。
- 应用ALT皮瓣重建时，可以分离携带一层带血运的筋膜组织，覆盖在皮瓣的缝合处，特别是远端吻合口处，增加此处的组织覆盖量，减少吻合口漏和咽皮瘘的形成。
- 与小肠瓣相比，筋膜皮瓣的语音功能恢复效果更佳。
- 伴随疾病多的高危患者尽量不选用空肠瓣重建手术。筋膜皮瓣重建手术的系统性风险更低。
- 咽食管重建时，小肠瓣的愈合速度非常迅速。筋膜皮瓣由于24小时里都浸泡在唾液环境中，因此愈合会更加缓慢。这也能解释一些延迟出现的瘘管形成的现象。因此，对于放射治疗后的患者，推迟经口进食的时间非常必要。
- 妥善处理好术后并发症，不仅能避免危及生命的恶性事件的发生，还能促使功能恢复最佳。

专家点评——Peter C. Neligan

本章详细讨论了咽食管重建的各种外科技术。如文中所述，传统的局部皮瓣技术现在已基本被游离皮瓣重建技术取代。虽然有些外科医生依然用胃上提术来修复咽食管的缺损，但这种方法问题很多，文献报道的死亡率甚至超过10%[61,62]。胃上提术的最大问题是吻合口附近的组织是胃组织瓣最远端的部分，也是血运最差的部分，因此术后吻合口愈合障碍的情况屡见不鲜[63]。通过额外吻合血管的办法增加胃组织瓣远端部分的血供，也可以降低前述风险[64]。传统的局部皮瓣技术其实也是因为血运不佳的因素而逐渐被外科医生们放弃。随着游离皮瓣技术的发展（包括前臂桡侧皮瓣、空肠瓣和ALT皮瓣等），咽食管重建手术变得越来越安全。但是，正如Yu教授在文中所说的，前臂桡侧皮瓣技术供区畸形明显，而且易于发生吻合口狭窄的情况。因此我的个人经验是尽量应用ALT皮瓣，仅在ALT皮瓣不能应用的时候才考虑使用前臂桡侧皮瓣。空肠瓣在20世纪90年代时非常盛行，但是缺点在于需要开腹手术。现在也可以通过腹腔镜技术来切取空肠瓣，这样对腹壁的损伤会更小[65]。咽食管重建时，不仅要考虑恢复咽食管结构的连续性，而且对语言功能的恢复也要有考量。多数接受咽食管重建的患者也接受了气管食管穿刺术（TEP）和发音假体的植入。目前的共识是，空肠瓣由于含有黏膜组织比较多，因此发音更加含混不清和具有"湿润"感，因此有时很难让人听懂。基于这个原因，许多外科医生，包括我本人在内，都转而使用"硬度"更大的皮瓣组织来重建，术后发音也会显得更"干"，语音效果也更加理想。此外，由于不需要开腹手术（即使是内镜下开腹术），相关潜在的并发症也因此避免了。应用 ALT 皮瓣的一个主要优点，正如 Yu 教授在文中所指出的，就是它可以提供切口线上两层组织的覆盖（皮肤和股筋膜）。纵行的切口线也正是皮瓣卷成管状结构后最容易发生渗漏的部位。在操作中，我会首先在椎前筋膜上缝合纵行的皮肤切口，然后在这条切口线的外侧将股筋膜和两侧的椎前筋膜分别缝合。我和 Yu 教授技术上另外一个细微差别之处在于，我常规会使用 Montgomery 唾液引流管，而 Yu 教授仅在特定适应证时使用。我们使用引流管时，皮瓣的直径应该设计为引流管直径的 3 倍左右。引流管随后放置在皮瓣内数周时间，这种处理方法有助于减少瘘管和狭窄的形成[31]。我们目前在临床实践中，会将引流管和管饲缝合在一起。这样一则可以便于引流管的拔除，二则可以避免唾液引流管的移位。因为在我们的早期经验中，我们会发现唾液引流管易于向远端移位。

我完全同意 Yu 教授的观点，即 ALT 皮瓣应当尽可能地形成两个独立的皮岛。这一点在咽食管重建且需要应用颈部外部皮肤修复缺损时尤为重要。

如果术中只能分离单支穿支血管，此时则可能需要分离第 2 个游离皮瓣。正如 Yu 教授在文中所说，术前 CTA 有助于判断穿支血管的位置和数量，从而精确地设计皮瓣。但如果因种种原因不能完成 CTA 的检查，也可以转而分离股内侧（AMT）皮瓣。首先切开 ALT 皮瓣的内侧切口，则可以让外科医生在探查外侧穿支血管失败后，很方便地转而探查内侧穿支血管。

在我们的临床实践中，我们会尽量避免切取第 2 个游离皮瓣。如果确实需要同期修复颈部皮肤缺损，而又无法顺利分离两个皮岛的 ALT 游离皮瓣时，我们会选择 IMAP 皮瓣。这个皮瓣的血供来自乳内穿支血管，用作颈部皮肤缺损修复时，可以用带蒂转移的形式，而且胸部的二次缺损可以直接关闭[66]。在咽食管部分重建时，也可以直接选用带蒂皮瓣修复缺损（图 4.26），此时供区也可以直接关闭。

在皮瓣监测方面，我们现在已经放弃了应用外置皮岛的传统技术。我们现在采用的是将 Synovis 血流监测吻合器（Synovis Micro Companies Alliance, Birmingham, AL）直接放置在静脉吻合口上来实时监测皮瓣。根据我们的经验，这种方法非常可靠。

总体来说，Yu 教授全面阐述了咽食管重建技术。Yu 教授提供了非常详细的技术细节和非常有用的信息，对于计划开展这项手术的外科医生来说，将会受益匪浅。

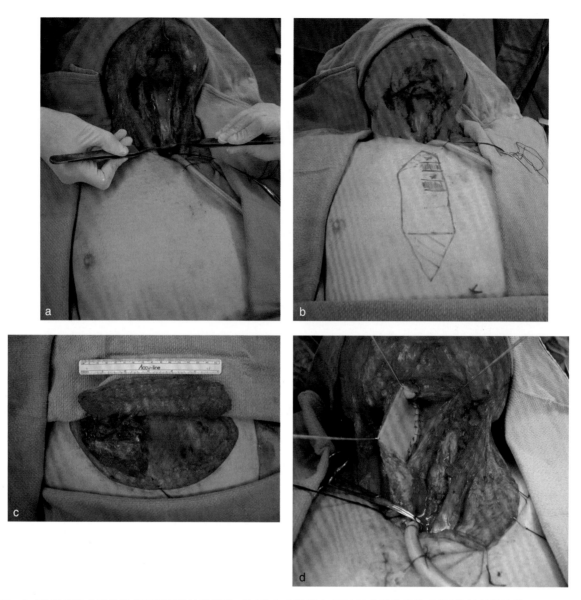

图 4.26　(a)喉咽切除术后的部分下咽环形缺损创面。(b)乳内动脉穿支(IMAP)皮瓣的设计,可以修复咽部缺损。(c)IMAP 皮瓣的分离。(d)管状带蒂 IMAP 皮瓣转移修复咽次全切除术后的创面。

（曾昂　朱美抒　高全文　译）

参考文献

1. Wookey H. The surgical treatment of carcinoma of the pharynx and upper esophagus. Surg Gynecol Obstet 1941;75:449

2. Moore FT, Faulkner T. Repair following pharyngo-oesophago-laryngectomy. Br J Plast Surg 1953;6(2): 102–113

3. Conley JJ. Management of pharyngostome, esophagostome and associated fistulae. Ann Otol Rhinol Laryngol 1956;65(1):76–91

4. Bakamjian VY. A two-stage method for pharyngoesophageal reconstruction with a primary pectoral skin flap. Plast Reconstr Surg 1965;36:173–184

5. Shefts LM, Fischer A. Carcinoma of the cervical esophagus with one-stage total esophageal resection and pharyngogastrostomy. Surgery 1949;25(6):849–861

6. Jack GD. Carcinoma of the hypopharynx and upper oesophagus. Br J Surg 1955;42(175):530–532

7. Ong GB, Lee TC. Pharyngogastric anastomosis after oesophago-pharyngectomy for carcinoma of the hypopharynx and cervical oesophagus. Br J Surg 1960;48:193–200

8. Le Quesne LP, Ranger D. Pharyngolaryngectomy, with immediate pharyngogastric anastomosis. Br J Surg 1966;53(2):105–109

9. Leonard JR, Maran AGD. Reconstruction of the cervi-

cal esophagus via gastric anastomosis. Laryngoscope 1970;80(6):849–862

10. Harrison DFN, Thompson AE, Buchanan G. Radical resection for cancer of the hypopharynx and cervical oesophagus with repair by stomach transposition. Br J Surg 1981;68(11):781–783

11. Lam KH, Wong J, Lim ST, Ong GB. Pharyngogastric anastomosis following pharyngolaryngoesophagectomy. Analysis of 157 cases. World J Surg 1981;5(4):509–516

12. Fredrickson JM, Wagenfeld DJ, Pearson G. Gastric pull-up vs deltopectoral flap for reconstruction of the cervical esophagus. Arch Otolaryngol 1981;107(10):613–616

13. Spiro RH, Shah JP, Strong EW, Gerold FP, Bains MS. Gastric transposition in head and neck surgery. Indications, complications, and expectations. Am J Surg 1983;146(4):483–487

14. Harrison AW. Transthoracic small bowel substitution in high stricture of the esophagus. J Thorac Surg 1949;18(3):316–326

15. Goligher JC, Robin IG. Use of left colon for reconstruction of pharynx and oesophagus after pharyngectomy. Br J Surg 1954;42(173):283–290

16. Slaney G, Dalton GA. Problems of viscus replacement following pharyngo-laryngectomy. J Laryngol Otol 1973;87(6):539–546

17. Anthony JP, Singer MI, Mathes SJ. Pharyngoesophageal reconstruction using the tubed free radial forearm flap. Clin Plast Surg 1994;21(1):137–147

18. Cho BC, Kim M, Lee JH, Byun JS, Park JS, Baik BS. Pharyngoesophageal reconstruction with a tubed free radial forearm flap. J Reconstr Microsurg 1998;14(8):535–540

19. Azizzadeh B, Yafai S, Rawnsley JD, et al. Radial forearm free flap pharyngoesophageal reconstruction. Laryngoscope 2001;111(5):807–810

20. Scharpf J, Esclamado RM. Reconstruction with radial forearm flaps after ablative surgery for hypopharyngeal cancer. Head Neck 2003;25(4):261–266

21. Coleman JJ III, Searles JM Jr, Hester TR, et al. Ten years experience with the free jejunal autograft. Am J Surg 1987;154(4):394–398

22. Coleman JJ III, Tan KC, Searles JM, Hester TR, Nahai F. Jejunal free autograft: analysis of complications and their resolution. Plast Reconstr Surg 1989;84(4):589–595, discussion 596–598

23. Schusterman MA, Shestak K, de Vries EJ, et al. Reconstruction of the cervical esophagus: free jejunal transfer versus gastric pull-up. Plast Reconstr Surg 1990;85(1):16–21

24. Reece GP, Schusterman MA, Miller MJ, et al. Morbidity and functional outcome of free jejunal transfer reconstruction for circumferential defects of the pharynx and cervical esophagus. Plast Reconstr Surg 1995;96(6):1307–1316

25. Cordeiro PG, Shah K, Santamaria E, Gollub MJ, Singh B, Shah JP. Barium swallows after free jejunal transfer: should they be performed routinely? Plast Reconstr Surg 1999;103(4):1167–1175

26. Chang DW, Hussussian C, Lewin JS, Youssef AA, Robb GL, Reece GP. Analysis of pharyngocutaneous fistula following free jejunal transfer for total laryngopharyngectomy. Plast Reconstr Surg 2002;109(5):1522–1527

27. Disa JJ, Pusic AL, Hidalgo DA, Cordeiro PG. Microvascular reconstruction of the hypopharynx: defect classification, treatment algorithm, and functional outcome based on 165 consecutive cases. Plast Reconstr Surg 2003;111(2):652–660, discussion 661–663

28. Yu P, Robb GL. Pharyngoesophageal reconstruction with the anterolateral thigh flap: a clinical and functional outcomes study. Plast Reconstr Surg 2005;116(7):1845–1855

29. Genden EM, Jacobson AS. The role of the anterolateral thigh flap for pharyngoesophageal reconstruction. Arch Otolaryngol Head Neck Surg 2005;131(9):796–799

30. Yu P, Lewin JS, Reece GP, Robb GL. Comparison of clinical and functional outcomes and hospital costs following pharyngoesophageal reconstruction with the anterolateral thigh free flap versus the jejunal flap. Plast Reconstr Surg 2006;117(3):968–974

31. Murray DJ, Gilbert RW, Vesely MJ, et al. Functional outcomes and donor site morbidity following circumferential pharyngoesophageal reconstruction using an anterolateral thigh flap and salivary bypass tube. Head Neck 2007;29(2):147–154

32. Spyropoulou GA, Kuo YR, Chien CY, Yang JC, Jeng SF. Buried anterolateral thigh flap for pharyngoesophageal reconstruction: our method for monitoring. Head Neck 2009;31(7):882–887

33. Yu P, Hanasono MM, Skoracki RJ, et al. Pharyngoesophageal reconstruction with the anterolateral thigh flap after total laryngopharyngectomy. Cancer 2010;116(7):1718–1724

34. Yu P. Characteristics of the anterolateral thigh flap in a Western population and its application in head and neck reconstruction. Head Neck 2004;26(9):759–769

35. Yu P, Youssef A. Efficacy of the handheld Doppler in preoperative identification of the cutaneous perforators in the anterolateral thigh flap. Plast Reconstr Surg 2006;118(4):928–933, discussion 934–935

36. Garvey PB, Selber JC, Madewell JE, Bidaut L, Feng L, Yu P. A prospective study of preoperative computed tomographic angiography for head and neck reconstruction with anterolateral thigh flaps. Plast Reconstr Surg 2011;127(4):1505–1514

37. Yu P, Selber J. Perforator patterns of the anteromedial thigh flap. Plast Reconstr Surg 2011;128(3):151e–157e

38. Yu P, Selber J, Liu J. Reciprocal dominance of the anterolateral and anteromedial thigh flap perforator anatomy. Ann Plast Surg 2013;70(6):714–716

39. Ferguson RE Jr, Yu P. Techniques of monitoring buried fasciocutaneous free flaps. Plast Reconstr Surg 2009;123(2):525–532

40. Yu P, Chang EI, Selber JC, Hanasono MM. Perforator patterns of the ulnar artery perforator flap. Plast Reconstr Surg 2012;129(1):213–220

41. Chang SC, Miller G, Halbert CF, Yang KH, Chao WC, Wei FC. Limiting donor site morbidity by suprafascial dissection of the radial forearm flap. Microsurgery 1996;17(3):136–140

42. Reece GP, Bengtson BP, Schusterman MA. Reconstruction of the pharynx and cervical esophagus using free jejunal transfer. Clin Plast Surg 1994;21(1):125–136

43. Disa JJ, Cordeiro PG. Reconstruction of the hypopharynx and cervical esophagus. Clin Plast Surg

2001;28(2):349–360

44. Marin VP, Yu P, Weber RS. Isolated cervical esophageal reconstruction for rare esophageal tumors. Head Neck 2006;28(9):856–860

45. Wolf GT, Hong WK, Fisher SG, et al; The Department of Veterans Affairs Laryngeal Cancer Study Group. Induction chemotherapy plus radiation compared with surgery plus radiation in patients with advanced laryngeal cancer. N Engl J Med 1991;324(24):1685–1690

46. León X, Quer M, Orús C, López M, Gras JR, Vega M. Results of salvage surgery for local or regional recurrence after larynx preservation with induction chemotherapy and radiotherapy. Head Neck 2001;23(9):733–738

47. Moore BA, Holsinger FC, Diaz EM Jr, Weber RS. Organ-preservation laryngeal surgery in the era of chemoradiation. Curr Probl Cancer 2005;29(4):169–179

48. Genden EM, Rinaldo A, Shaha AR, Bradley PJ, Rhys-Evans PH, Ferlito A. Pharyngocutaneous fistula following laryngectomy. Acta Otolaryngol 2004;124(2):117–120

49. McCombe AW, Jones AS. Radiotherapy and complications of laryngectomy. J Laryngol Otol 1993;107(2):130–132

50. Hier M, Black MJ, Lafond G. Pharyngo-cutaneous fistulas after total laryngectomy: incidence, etiology and outcome analysis. J Otolaryngol 1993;22(3):164–166

51. Natvig K, Boysen M, Tausjø J. Fistulae following laryngectomy in patients treated with irradiation. J Laryngol Otol 1993;107(12):1136–1139

52. Weber RS, Berkey BA, Forastiere A, et al. Outcome of salvage total laryngectomy following organ preservation therapy: the Radiation Therapy Oncology Group trial 91-11. Arch Otolaryngol Head Neck Surg 2003;129(1):44–49

53. Fowler BZ, Muller S, Chen AY, Johnstone PAS. Factors influencing long-term survival following salvage total laryngectomy after initial radiotherapy or conservative surgery. Head Neck 2006;28(2):99–106

54. Forastiere AA, Goepfert H, Maor M, et al. Concurrent chemotherapy and radiotherapy for organ preservation in advanced laryngeal cancer. N Engl J Med 2003;349(22):2091–2098

55. Goodwin WJ Jr. Salvage surgery for patients with recurrent squamous cell carcinoma of the upper aerodigestive tract: when do the ends justify the means? Laryngoscope 2000;110(3 Pt 2, Suppl 93):1–18

56. Iteld L, Yu P. Pharyngocutaneous fistula repair after radiotherapy and salvage total laryngectomy. J Reconstr Microsurg 2007;23(6):339–345

57. Yu P. The transverse cervical vessels as recipient vessels for previously treated head and neck cancer patients. Plast Reconstr Surg 2005;115(5):1253–1258

58. Goodwin WJ Jr, Rosenberg GJ. Venous drainage of the lateral trapezius musculocutaneous island flap. Arch Otolaryngol 1982;108(7):411–413

59. McCarthy CM, Kraus DH, Cordeiro PG. Tracheostomal and cervical esophageal reconstruction with combined deltopectoral flap and microvascular free jejunal transfer after central neck exenteration. Plast Reconstr Surg 2005;115(5):1304–1310, discussion 1311–1313

60. Yu P. One-stage reconstruction of complex pharyngoesophageal, tracheal, and anterior neck defects. Plast Reconstr Surg 2005;116(4):949–956

61. Collin CF, Spiro RH. Carcinoma of the cervical esophagus: changing therapeutic trends. Am J Surg 1984;148(4):460–466

62. Joshi P, Nair S, D'Cruz AK. Hypopharyngeal cancers requiring reconstruction. Otolaryngol Head Neck Surg 2012;147:161

63. Joshi P, Nair S, Chaturvedi P, et al. Hypopharyngeal cancers requiring reconstruction: a single institute experience. Indian J Otolaryngol Head Neck Surg 2013;65(Suppl 1):135–139

64. Kawai KI, Kakibuchi M, Sakagami M, Fujimoto J, Toyosaka A, Nakai K. Supercharged gastric tube pull-up procedure for total esophageal reconstruction. Ann Plast Surg 2001;47(4):390–393

65. Kim WW, Gagner M, Fukuyama S, et al. Laparoscopic harvesting of small bowel graft for small bowel transplantation. Surg Endosc 2002;16(12):1786–1789

66. Vesely MJ, Murray DJ, Novak CB, Gullane PJ, Neligan PC. The internal mammary artery perforator flap: an anatomical study and a case report. Ann Plast Surg 2007;58(2):156–161

第 **5** 章 气管缺损的重建

Peirong Yu

■ 引言

气管存在一些独特性,包括具有一定的强度保证管腔开放、完整的管腔衬里、清除分泌物的能力以及与周围大血管毗邻,正是由于这些特性,使外科切除术后气管的重建变得非常困难。目前还无法进行较长的气管缺损的重建[1]。因此,即使气管广泛受累的患者也通常不会考虑行手术切除,他们可能会选择行全喉切除术和纵隔气管造口术,但这具有很高的死亡率。成功的气管重建可以扩大外科手术的适应证、保留喉的功能、避免高风险的纵隔气管造口术、改善生活质量。气管重建的最终目标是提供一个不会塌陷的,有上皮衬里,有稳定可靠、充足血液供应组织覆盖的呼吸道。

气管重建需要制订详尽的术前计划,需要由经验丰富的团队完成,团队中应包括头颈外科、胸外科、重建外科、危重症护理、麻醉科等多学科专家,同时还需要额外的细心护理来避免危及生命的并发症的发生。麻醉医生必须有气道手术的经验,同时需要非常了解气管重建的顺序,而且他们还必须准备在术中经常改变气管内插管的位置。许多患者存在单侧声带麻痹,这增加了误吸和气道阻塞的风险,使手术更加复杂。具有放射治疗史的患者极大地增加了术中分离的难度及手术风险。气管的长段切除和重建应该由经验丰富的多学科专家团队在特定的医疗中心完成。

■ 局部解剖

成人从环状软骨下端至气管隆嵴的长度为 10~13cm,平均长度 11.8cm。通常由 18~22 个软骨环构

成,即每两个软骨环长约 1cm。未成年人中,气管的 3/5 在胸骨切迹上方;年轻成年人则为 1/2;老年人则为 1/3 或更少。然而,随着颈部的屈曲,气管基本完全在纵隔内,同时环状软骨会降至胸廓入口位置。在声带和环状软骨下缘之间有约 1.5cm 声门下喉部。气管壁厚约 3mm。成年男性中,气管内部横径平均在 2.3cm,前后径 1.8cm;成年女性则分别为 2.0cm、1.4cm。儿童的气管较成人的更加小巧、圆滑。软骨环覆盖在气管的前 2/3 保证了气管的强度。年轻人的气管壁富有弹性,随着年龄增长,软骨环出现钙化,弹性也会明显降低。气管的后 1/3 为膜性肌肉组织,在咳嗽和痉挛时气管肌肉牵拉侧方软骨向内侧聚拢收缩,软骨环间的肌肉和膜性壁中的肌肉组织也会同时发生收缩。

组织学上,气管表面覆盖呼吸道黏膜。上皮细胞为纤毛化的柱状上皮细胞。纤毛的作用是清除颗粒物质和分泌物。同时黏膜下还存在着大量的黏液腺,这些腺体通过导管与表面连通。长期吸烟者和慢性肺部疾病患者,会发生鳞状上皮化生,纤毛组织破坏,但气道的分泌物仍可通过咳嗽被清除。

气管的血液供应是节段性的,与食管共用。气管上 1/2 的血供来源于甲状腺下动脉的 3 个气管食管分支(锁骨下动脉→甲状颈干→甲状腺下动脉)。气管的膜性后壁同样受气管食管动脉分出的食管动脉的一些小分支供应。气管软骨环只受黏膜下丛的供应。黏膜下丛则是气管软骨的唯一营养供给。甲状腺上动脉并不直接供应气管,但其与甲状腺下动脉相吻合。动脉从侧面进入气管和食管。因此,广泛的剥离会破坏气管和(或)食管的血液供应。气管的环状剥离范围不应超过 1~2cm。气管下部分的血供来自支气管动脉。

气管疾病常见于肿瘤、创伤、先天畸形,如气管闭

锁。大多数外伤相关的气管疾病是长期插管引起的狭窄。气管的肿瘤可能是原发的,也可能是继发的。原发气管肿瘤比较少见,但大部分都是恶性的,且在症状出现很久后才能得以诊断[2]。两种最常见的气管肿瘤是腺样囊性癌和鳞状细胞癌。继发性的气管肿瘤比较常见,往往是由食管、喉、甲状腺、肺等部位肿瘤的直接浸润导致。大多数肺癌患者表现为局部进展(T3 或 T4 病变)或转移性疾病。肺癌 T4 期患者(浸润气管和隆凸)仍可以从扩大切除手术中获益[3-6]。在临床中我们发现,最常见的气管病变是因晚期甲状腺癌累及气管所致。

■ 气管重建的历史演变

较小的气管损伤可以被修补或者直接缝合。短的气管缺损(<2cm)可以直接闭合[1]。在颈部屈曲 15°~35° 时,1000~1200g 张力作用于分开的气管末端,可使 4.5cm 裂隙得到复位[5,6]。打开胸膜向右移动肺门还可再切除 1.4cm 气管,但会增加吻合口并发症发生率和死亡率[4,5]。更大的缺损范围则不能直接缝合,需要行气管重建术来予以修复。对于老年患者、气管有放射治疗史的患者或者颈部以前做过手术的患者,由于其存在气管的钙化、纤维化和血供及弹性的下降,即使 4~5cm 的缺损可能也无法直接进行闭合。

早期气管再造的实验研究局限于应用有一定强度的假体进行置换。这些假体包括金属管、聚丙烯网、聚四氟乙烯(PTFE)移植物等。没有活性组织做衬里,组织也无法与这些假体很好地结合,这种替代方法注定会失败[7-11]。简单的假体置换会导致气管末端不愈合、被腺体组织阻塞、感染、缩窄,或导致周围主要血管的损伤。

单纯皮瓣法重建的气管短时间内就会发生塌陷。在管腔内置入假体支架可引起炎症并刺激气管,导致不正常分泌,最终导致失败[12]。因此,支撑材料应该放在皮瓣衬里的外面来支撑它并防止皮瓣的挛缩。许多假体材料都被曾经试验过,但能用于临床的很少。自体软骨移植会被吸收,引起气道塌陷[13]。同种异体(处理后的尸体气管)的气管移植一旦外露后则表现出强烈的排斥反应和感染性。若用带有血运的组织(如网膜)包裹短段的异体气管,可在短期内达到一定的临床效果,但这种重建往往会发生软骨的吸收和失去强度,导致狭窄、气道塌陷,甚至患者死亡[14-17]。这些材料尤其不适用于需要进行放射治疗的癌症患者。组织工程方面的研究进展给了我们希望[18-20]。但在需要放射治疗、化学治疗的癌症患者中应用组织工程产品仍是非常受限的。除此之外,癌症患者的生存时间极为有限,等待不了组织工程气管构建所需的大量时间。肿瘤患者气管缺损的重建需要尽早地应用有良好血供的组织来重建,例如微血管游离组织移植。

■ 气管重建方式

气管重建的方式主要由缺损的大小来决定。为了更好地制订手术计划,我们提出了一种缺损分类系统(表 5.1),该分类系统以咽部完整性进行气管缺损分类:Ⅰ型和Ⅱ型缺损的患者有完整的喉部,Ⅲ型缺损患者没有[21-33]。

Ⅰ 型缺损

Ⅰ型缺损是可以直接闭合的缺损,闭合后存在或者不存在额外的畸形。缺损长度<2cm(Ⅰa 型)的缺损可以用 2-0 的 PDS 线直接拉拢缝合。<4~5cm(Ⅰb 型)的较大缺损在对舌骨上喉部进行游离后仍可行端-端吻合(图 5.1)。因为气管具有一定的弹性,所以舌骨上组织松解后可延伸 1.5~2cm,便于缝合修复,但气管的

表 5.1 气管缺损分类

类型	描述	缺损大小	喉	重建方法
Ⅰ	小缺损	Ⅰa:长度<2cm	完整	Ⅰa:直接缝合
		Ⅰb:长度 2~5cm		Ⅰb:喉部松解±肺门松解后直接缝合
Ⅱ	大缺损	长度>5cm	完整	有强度支撑的游离皮瓣、组织工程气管、气管移植
Ⅲ	气管造口缺损	Ⅲa:部分喉咽切除术	缺失或无功能	局部皮瓣或没有强度支撑的游离皮瓣
		Ⅲb:气管造口缺损		

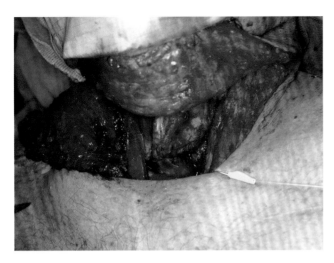

图 5.1　小缺损可直接闭合或松解喉部后直接闭合。可应用胸大肌瓣覆盖缝线并消除无效腔。

弹性也取决于患者的自身条件,如年龄及是否有放射治疗史等。右肺门松解后也可提供额外的 1.4cm 的长度供缝合用。因此,对于 5.5cm 长的气管缺损,我们通过对舌骨上及肺门组织的松解,将颈部与胸部组织进行缝合使颈部弯曲 15°~35°的方法可予以修复。但是对于老年人、有多次手术史或放射治疗史的患者,这些方法并不能获得满意的效果。长度超过 4cm 的气道缺损,术后发生严重的并发症的概率和死亡率都直线上升。对那些有术后放射治疗计划、放射治疗病史及术中过度分离造成颈部椎管旁无效腔的患者来说,带有血管蒂的肌皮瓣覆盖缺损区是至关重要的。对于有声带麻痹的患者,尤其是肺功能受限的患者,舌骨上组织松解要慎重,因为它会造成患者的吞咽困难及呼吸困难。

Ⅱ 型缺损

Ⅱ 型气管缺损重建的最根本目标是提供一个具有功能性上皮衬里和良好血供的软组织覆盖的不塌陷的气道。该类型的气管重建需要显微外科来实现。

支撑材料

气管重建最主要的目的是重建一个有强度的、不会塌陷的气道。能够提供足够支撑来满足气道坚固性的材料并不多。我们在动物实验中测试过多种材料,包括聚四氟乙烯(PTFE)环形血管化移植物、Medpor 多孔聚乙烯片(Stryker,Kalamazoo,MI)、Hemashield 血管化移植物(Boston Scientific,Natick,MA)、PolyMAX 聚

乳酸可吸收网(Synthes,West Chester,PA)。我们发现 PTFE 和 Medpor 组织相容性差,容易外露。Hemashield 移植物有很好的相容性,但是缺乏强度。PolyMax 网强度好但会被吸收。因此,我们联合应用 Hemashield 移植物和 PolyMax 网来重建一个不塌陷的气道。

为了重建一个足够通畅并可容纳软组织瓣做衬里的气道,重建气道支撑物的直径需要近 30mm。衬里皮瓣考虑到肿胀等因素,它的厚度至少为 10mm。因此,直径为 30mm 的修复支架最终会留下 20mm 的通气腔。Hemashield 血管化移植物直径为 26mm,沿纵轴打开,用 0.5mm 厚的 Synthes PolyMax 可吸收网进行加强[34,35]。PolyMax 网在热水(>70℃)中可随意塑形。Poly Max 网变软后,立即将其包裹在直径 30mm 的无菌注射器表面塑形。室温下 PolyMax 网即可变硬。用剪刀可以很容易进行修剪。然后将塑形完毕的 Poly-Max 网置于 Hemashield 移植物内。根据气管缺损的周长,这种结构可以被塑形成一个小的补片,呈半环形或者 3/4 圆环状。

软组织瓣

重建的气管中央的衬里皮瓣需要有稳定的血液供应和上皮表面,而且必须薄。前臂桡侧皮瓣可满足这些条件。皮瓣的直径根据缺损的大小进行设计,皮瓣远端接近腕横纹。皮瓣在浅筋膜层进行分离。在皮瓣的近心端可探及穿支血管,可根据穿支血管设计一个小的监测皮岛(图 5.2)。在蒂部血管分离前,先将前臂桡侧皮瓣置于重建的气管结构内,将皮肤表面朝向管腔。用多股 3-0 聚丙烯缝线在皮瓣真皮层穿出,将皮瓣悬吊于气管结构内以防止发生塌陷。这些缝线一定要远离血管蒂,打结不要过紧,以免破坏皮瓣的血供(图 5.3)。在气管结构末端开窗,伸出皮瓣的血管

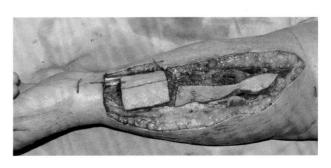

图 5.2　分离前臂桡侧皮瓣时,在前臂近端以一个独立穿支血管为蒂设计一个小的监测皮瓣。

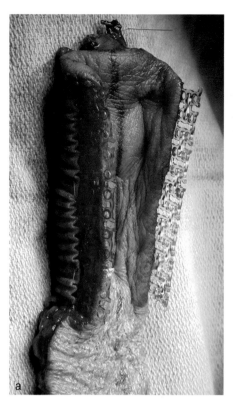
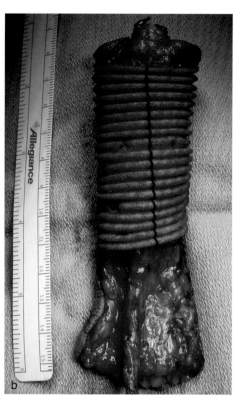

图 5.3 再生气管的制备。(a) 将 Hemashield 血管移植物沿纵轴打开，用 PolyMax 可吸收网进行加强。(b) 前臂桡侧皮瓣放置于管腔内，用聚丙烯缝线悬吊到支架上。

蒂，这个准备好的气管就可以进行移植了。

皮瓣植入

对于大多数气管重建手术，可行颈部切口入路，术中根据具体情况决定是否去除锁骨头和胸骨柄。颈部作为受区，有足够的血管供显微吻合。如果上颈部未被暴露，靠近颈部下方的颈横动脉及下方的静脉就是很好的受区血管，它的大小与皮瓣血管蒂口径很匹配。甲状腺上动脉和面总静脉注入颈内静脉的分支也是很好的受区血管。如果锁骨头和锁骨柄被移除，胸廓内动脉和静脉也可以作为受区血管。

将再造的气管放置于气管缺损处，血管蒂在喉部末端伸出。首先在受区血管侧用 3-0 聚乳酸缝线将前臂桡侧皮瓣缝合于残余的气管壁上 (图 5.4)。然后显微镜下吻合血管。再造气管重新供血后，完成剩余的皮瓣植入 (图 5.5)。患者可以进行自主呼吸，气管插管此时可以撤至气管缺损的上方。将一个 Montgomery T 管 (Boston Medical Products, Westborough, MA) 气管支架放在再造气管管腔内，对 T 管周围的假体材料进行几毫米的修剪避免其暴露于气管切开处。此时，可将气管内插管完全撤出。通过 T 管进行支气管镜检查以评估重建效果和气道的通畅性。T 管是术后一个非常重要

的临时支撑物，可有效防止皮瓣肿胀造成的气道闭塞，避免咳嗽时高气道压导致的漏气和吻合口破坏。

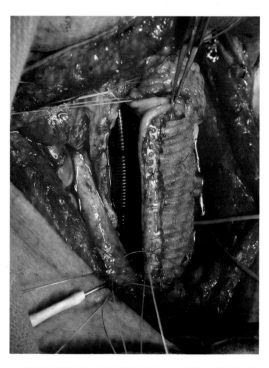

图 5.4 再造气管放置于气管缺损上，血管蒂在喉部末端伸出。首先，用 3-0 聚乳酸缝线将前臂桡侧皮瓣缝合到受区血管侧的剩余气管壁上。

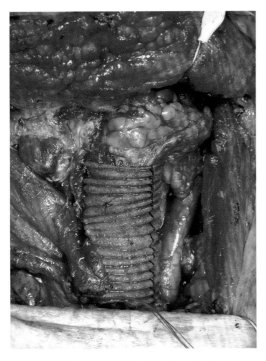

图 5.5 血管吻合完成后将剩余皮瓣完全插入。

再造气管的表面要有富有血供的组织进行覆盖。可应用胸锁乳突肌瓣或胸大肌瓣进行覆盖。对于颈部较粗大且行广泛淋巴结清扫术或具有颈部放射治疗史的患者,胸大肌皮瓣更为适合。肌瓣要覆盖整个重建的气管并包裹 T 管(图 5.6)。颈部两侧各留置一枚 15Fr 引流管,将根据穿支血管设计的监测皮瓣从颈部切口留置于颈外用以监测皮瓣的血运变化(图 5.7)。

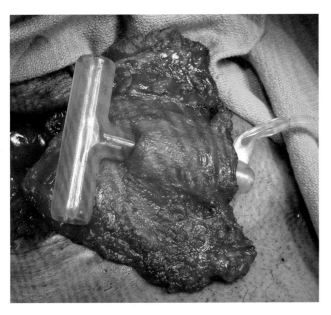

图 5.6 用胸大肌瓣覆盖全部气管缺损区,同时包绕 T 管。

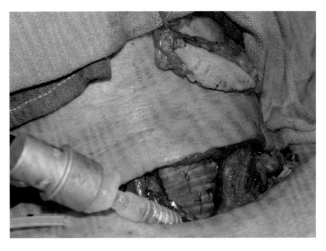

图 5.7 颈部两侧各留置 15Fr 引流管一枚。将穿支血管监测皮瓣通过颈部切口留置于颈外来监测皮瓣的血运变化。

用大量的生理盐水冲洗后,将颈部置于中立位。密切监测血管蒂和吻合口,保证关闭颈部切口前血管蒂没有扭曲、打结和压迫。术后早期放置 Dobhoff 鼻饲管进行临时喂养[36]。

术后护理

围术期的精心护理至关重要。术后患者需在外科 ICU 进行严密的气道监测与管理。因为 T 管上缺乏袖口提供正压通气,在放置 T 管期间,患者需在清醒状态下进行自主呼吸。术后前 3 天每天需通过 T 管进行支气管镜检查,监测皮瓣成活、气道通畅度,并及时清除分泌物。由于许多患者存在单侧声带麻痹,在恢复过程中,所有患者在经口进食前均进行床旁吞咽试验。一旦患者能耐受经口进食,可以去除 Dobhoff 鼻饲管。连续 2 天 24 小时内引流液量<30mL,且无漏气,可以拔除颈部引流管。术后 5~7 天,病情稳定后,可去除皮外的监测皮瓣。

患者出院后定期进行随访。出院前及出院后 6 个月需进行支气管镜检查,也可根据临床指征进行随访。术后 5~6 周可进行放射治疗。通常在术后 4~6 周,当再造气管愈合良好及支气管镜检查证实气道通畅时,考虑去除 T 管。后续进行影像学检查监测肿瘤和评估重建的气管。

Ⅲ型缺损

Ⅲ型气道缺损多发生在接受全喉切除术后气管造口的患者,主要累及气管壁的缺损。由于喉部缺损,气管重建的目的是修复气管造口或通过皮瓣技术将气管造口从纵隔气管延伸到颈部胸骨切迹上。气管造口很容易被硅管(Larry 管)支架撑起,所以严格的硬性重建不是必需的。Ⅲa 型气管缺损多继发于广泛的咽喉全切除术,通常需要进行气管食管的重建。Ⅲb 型气道缺损为独立的气管造口或气管缺损,通常是由气管造口瘘复发导致。

全喉切除术后Ⅲ型气管缺损通常只累及颈段气管后壁。包含两个皮岛的 ALT 皮瓣是同时修复气管造口缺损和气管食管缺损的最佳选择。单一 ALT 皮瓣即可提供稳定可靠的重建,同时还具有功能结果好和供区发病率低等优点[37-40]。主皮瓣用于咽食管的重建;另一块穿支血管皮岛则用于气管造口处的重建。

行广泛气管切除术合并全喉切除术、全食管切除术的患者,存留在气管隆嵴以上的气管只有 3~4cm长。因此,需使用双游离皮瓣重建气管和食管。全食管切除术的患者需行空肠瓣进行修复,来恢复食管直至舌底的长度[41]。管状的 ALT 皮瓣则用来修复气管缺损。术前应进行详细周密的计划。如果在气管重建前先将空肠瓣拉伸至颈部,会使术区暴露范围减小,ALT 皮瓣将不能植入缺损处。如先行 ALT 皮瓣重建气道,向上牵拉空肠瓣可能引起 ALT 皮瓣和气管吻合口的破坏。作者的方法是先制备 ALT 皮瓣。将皮瓣与纵隔气管进行缝合。这些缝线先不打结,将皮瓣放置在纵隔外,然后吻合血管对 ALT 皮瓣进行再灌注。此时,准备空肠瓣。第 2 段肠系膜血管用于颈部颈横血管或胸廓

内血管的肠管的增压。第 3 段肠系膜血管被分离结扎以增加肠管的长度。第 4 段肠系膜血管作为皮瓣带蒂部分的血管蒂(图 5.8)。第 2、3 段肠系膜血管之间的肠系膜血管一直被分离直至肠壁,方便小肠的延展;第 3、4 段肠系膜血管间的血管弓予以保留,保证通常接受第 3 段肠系膜血管供应的小肠可以通过动脉弓接受第 4 段肠系膜血管的供血。将空肠瓣置于一个长塑料袋中,将其从纵隔一直牵拉到颈部(图 5.9),进行血管吻合。选取受 1~2 个终末肠系膜血管供血的一小段肠管进行分离作为监测肠管。主要空肠瓣缝合至舌底和后咽部。一旦食管重建完成,将 ALT 皮瓣插入同时将预置线进行打结。ALT 皮瓣的另一端被缝合至胸骨切迹上方的颈部皮肤形成一个"气管造口"(图 5.10)。

胸廓内动脉穿支(IMAP)皮瓣能够很好地修复独立的气管造口缺损(Ⅲb 型气管缺损)(图 5.11),手术简单、快捷[42]。皮瓣以第 2 肋间隙的胸廓内动脉穿支血管为蒂,与第 2 肋相平行(图 5.12)。皮瓣最长可设计至腋前线,长 13~15cm,宽 5~6cm。皮瓣虽然狭长,但血供可靠,非常适合气管造口及颈前区缺损的重建,且供区能够直接拉拢闭合,可避免供区畸形。双侧 IMAP 是修复环形气管造口缺损的不二之选(图 5.13)。对于更长的气管缺损重建,采用管状 ALT 皮瓣或前臂桡侧皮瓣则更为合适。这类患者在术中为了能够将肿瘤彻底切除,通常需要切除锁骨头或胸骨柄。且该类患者颈部及纵隔上区多接受过放射治疗,因此,采用肌瓣对大血管进行覆盖对于防止严重并发症十分必

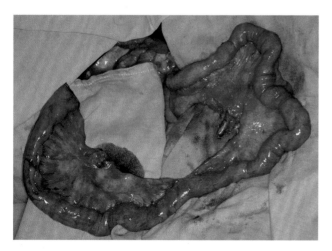

图 5.8　空肠瓣制备。第 2 段肠系膜血管通常与颈横血管或胸廓内血管进行吻合。第 3 段肠系膜血管分离后给予结扎,以增加蒂的长度。第 4 段肠系膜血管则作为瓣的蒂部血管。

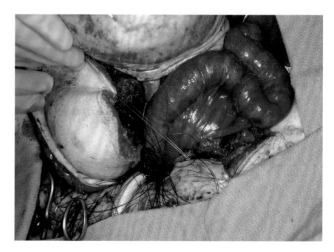

图 5.9　ALT 皮瓣卷成管状并缝合于残余的气管。将空肠瓣置于一个长塑料袋中,将其从纵隔一直牵拉到颈部。

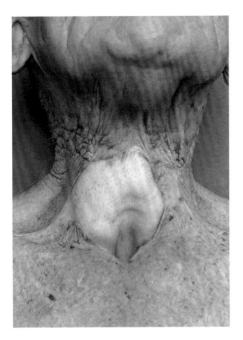

图 5.10　ALT 皮瓣的另一端缝合到胸骨切迹上方的颈部皮肤，形成一个气管造口，重新覆盖颈部。

要。ALT 皮瓣携带股外侧肌肉就是这个目的。若想采用前臂桡侧游离皮瓣来修复缺损，可与胸大肌瓣联合应用。术中要注意将锁骨和胸骨断端打磨光滑，防止骨折断端损伤血管。

■ 并发症

皮瓣作为衬里的一些问题

呼吸道上皮衬里为首选，我们也并没有发现皮瓣衬里像曾经预想的那样会出很多问题。但还是担心上皮化的呼吸道衬里会有角蛋白等物质脱落至支气管系统，会引起呼吸道的刺激和感染。我们通过患者进行长期随访发现，他们对皮肤作为衬里耐受良好，并没有呼吸道症状。纤维支气管镜也显示气道很清洁，没有碎片和分泌物。可能是由于少量的角蛋白碎片可以通过咳嗽排出体外。我们的动物研究显示，将长 6cm、直径为 3cm 的皮管畸形包埋，其在 4 周内约产生 1g 的角蛋白和脂肪碎片。因此，每小时仅产生 1.5mg 的产物，几乎可以忽略。

吻合口漏气

吻合口漏气是气管重建的最常见并发症，尤其在咳嗽时更容易出现。通常有两个原因：①大多数患者需行环状软骨切除，将皮瓣固定于甲状软骨。在甲状软骨严重钙化的人群中，黏膜衬里非常薄。皮瓣与甲状软骨间通常会发生延迟愈合，造成吻合口漏气；

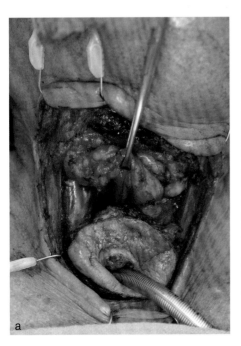
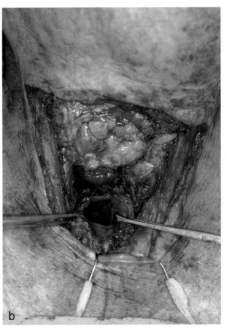

图 5.11　(a)单独的气管造口缺损(Ⅲb 型)。(b)造口复发切除术后。

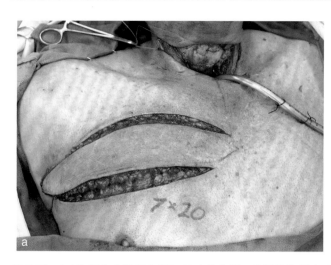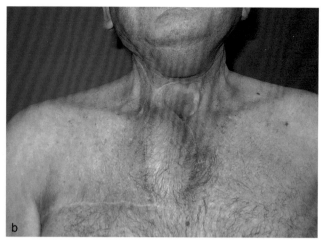

图 5.12 (a)胸廓内动脉穿支(IMAP)皮瓣在第 2 肋间以胸廓内动脉穿支血管为蒂形成岛状皮瓣,设计的皮瓣平行于肋骨。皮瓣的远端可以延伸到腋前线之外形成一个宽 5~6cm, 长 13~15cm 的皮瓣。(b)这样一个长宽比例的皮瓣仍然可以保证很好的血供,同时,适用于气管造口和前颈部的重建。

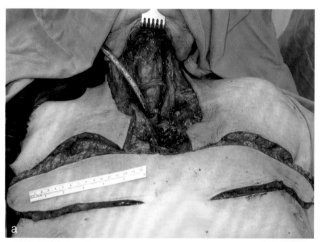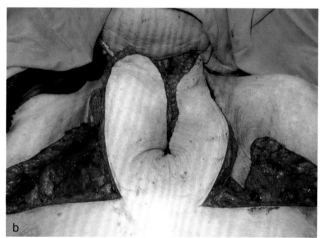

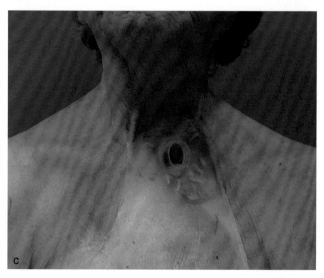

图 5.13 对于环形的气管造口缺损,可以采用双侧的 IMAP 皮瓣进行重建。(a)水平设计双侧 IMAP 皮瓣,平行于肋骨。在最宽的第 2 肋间以胸廓内动脉作为穿支血管。(b)两个皮瓣向上旋转到颈部重建气管造口缺损同时重新覆盖颈部。(c)1 年后气管造口缺损重建的切口愈合良好。

②钙化的甲状软骨上的针道也是漏气的另一重要原因。小的漏气症状很轻微,通常可以通过皮下气肿或影像学检查检测出来。CT 引导下经皮导管可以用来处理小的漏气。像处理气胸的方法一样将导管连接到胸腔闭式引流装置。而严重的吻合口漏气则需要外科手术修复以及应用额外的肌肉覆盖。在初次重建手术时,吻合口处的肌肉覆盖能够有效避免该并发症的发生。在患者咳嗽时,T 管也可以减小气道压力,从而减少漏气的发生。

支撑材料

支撑材料是气管重建成功的关键。PTFE 移植物易外露并发生感染,应避免使用。一旦支撑材料向管腔内或者外部皮肤外露则意味着需将支撑物取出,并插入 T 字形造口管维持气道。我们尚未发现 Hemashield 材料和 PolyMax 网出现外露。PolyMax 网广泛应用于颅面部手术,但随时间推移这种材料会失去强度,在 12~18 个月出现吸收,我们的经验表明 Hemashield 移植物周围产生的瘢痕在网吸收时可以防止气道塌陷。4 年的临床和影像学检查的长期随访证实了这一点。

内科并发症

与其他外科手术过程一样,心肺和其他系统并发症仍然是气管重建术后发病率和死亡率的主要危险因素。因此,这种复杂重建手术病例的选择是至关重要的。严重的系统共患疾病是显微气管重建的禁忌证。前臂桡侧皮瓣过厚的肥胖患者也不是气管重建的适合候选者,因为过厚的皮瓣不能形成一个明显的管腔。

(邵英 朱美抒 高全文 译)

参考文献

1. Grillo HC. Primary tracheal neoplasms. In: Grillo HC, ed. Surgery of the Trachea and Bronchi. Hamilton, Ontario: BC Decker Inc., 2004

2. Grillo HC, Mathisen DJ. Primary tracheal tumors: treatment and results. Ann Thorac Surg 1990;49(1):69–77

3. American Cancer Society. Cancer Facts and Figures 2002. Atlanta, GA: American Cancer Society, 2002

4. Gandhi S, Walsh GL, Komaki R, et al. A multidisciplinary surgical approach to superior sulcus tumors with verte-bral invasion. Ann Thorac Surg 1999;68(5):1778–1784, discussion 1784–1785

5. Mitchell JD, Mathisen DJ, Wright CD, et al. Clinical experience with carinal resection. J Thorac Cardiovasc Surg 1999;117(1):39–52, discussion 52–53

6. Mitchell JD, Mathisen DJ, Wright CD, et al. Resection for bronchogenic carcinoma involving the carina: long-term results and effect of nodal status on outcome. J Thorac Cardiovasc Surg 2001;121(3):465–471

7. Rendina EA, Venuta F, De Giacomo T, et al. Sleeve resection and prosthetic reconstruction of the pulmonary artery for lung cancer. Ann Thorac Surg 1999;68(3):995–1001, discussion 1001–1002

8. Belsey R. Resection and reconstruction of the intrathoracic trachea. Br J Surg 1950;38(150):200–205

9. Daniel RA Jr. The regeneration of defects of the trachea and bronchi; an experimental study. J Thorac Surg 1948;17(3):335–349

10. Teramachi M, Okumura N, Nakamura T, et al. Intrathoracic tracheal reconstruction with a collagen-conjugated prosthesis: evaluation of the efficacy of omental wrapping. J Thorac Cardiovasc Surg 1997;113(4):701–711

11. Cull DL, Lally KP, Mair EA, Daidone M, Parsons DS. Tracheal reconstruction with polytetrafluoroethylene graft in dogs. Ann Thorac Surg 1990;50(6):899–901

12. Moghissi K. Tracheal reconstruction with a prosthesis of Marlex mesh and pericardium. J Thorac Cardiovasc Surg 1975;69(4):499–506

13. Beldholm BR, Wilson MK, Gallagher RM, Caminer D, King MJ, Glanville A. Reconstruction of the trachea with a tubed radial forearm free flap. J Thorac Cardiovasc Surg 2003;126(2):545–550

14. Anderl H, Haid B. Total reconstruction of the trachea: a 22-year follow-up. Plast Reconstr Surg 2005;115(2):548–552

15. Letang E, Sánchez-Lloret J, Gimferrer JM, Ramírez J, Vicens A. Experimental reconstruction of the canine trachea with a free revascularized small bowel graft. Ann Thorac Surg 1990;49(6):955–958

16. Cavadas PC. Tracheal reconstruction using a free jejunal flap with cartilage skeleton: experimental study. Plast Reconstr Surg 1998;101(4):937–942

17. Genden EM, Gannon PJ, Smith S, Keck N, Deftereos M, Urken ML. Microvascular transfer of long tracheal autograft segments in the canine model. Laryngoscope 2002;112(3):439–444

18. Delaere P, Vranckx J, Verleden G, De Leyn P, Van Raemdonck D; Leuven Tracheal Transplant Group. Tracheal allotransplantation after withdrawal of immunosuppressive therapy. N Engl J Med 2010;362(2):138–145

19. Zalzal GH, Barber CS, Chandra R. Tracheal reconstruction using irradiated homologous grafts in rabbits. Otolaryngol Head Neck Surg 1989;100(2):119–125

20. Kunachak S, Kulapaditharom B, Vajaradul Y, Rochanawutanon M. Cryopreserved, irradiated tracheal homograft transplantation for laryngotracheal reconstruction in human beings. Otolaryngol Head Neck Surg 2000;122(6):911–916

21. Bjork VO, Rodriguez LE. Reconstruction of the trachea and its bifurcation; an experimental study. J Thorac Surg 1958;35(5):596–603

22. Mukaida T, Shimizu N, Aoe M, et al. Experimental study of tracheal allotransplantation with cryopreserved grafts. J Thorac Cardiovasc Surg 1998;116(2):262–266

23. Jacobs JP, Elliott MJ, Haw MP, Bailey CM, Herberhold C. Pediatric tracheal homograft reconstruction: a novel approach to complex tracheal stenoses in children. J Thorac Cardiovasc Surg 1996;112(6):1549–1558, discussion 1559–1560

24. Macchiarini P, Walles T, Biancosino C, Mertsching H. First human transplantation of a bioengineered airway tissue. J Thorac Cardiovasc Surg 2004;128(4):638–641

25. Walles T, Giere B, Hofmann M, et al. Experimental generation of a tissue-engineered functional and vascularized trachea. J Thorac Cardiovasc Surg 2004;128(6):900–906

26. Grimmer JF, Gunnlaugsson CB, Alsberg E, et al. Tracheal reconstruction using tissue-engineered cartilage. Arch Otolaryngol Head Neck Surg 2004;130(10):1191–1196

27. Kojima K, Ignotz RA, Kushibiki T, Tinsley KW, Tabata Y, Vacanti CA. Tissue-engineered trachea from sheep marrow stromal cells with transforming growth factor beta2 released from biodegradable microspheres in a nude rat recipient. J Thorac Cardiovasc Surg 2004;128(1):147–153

28. Macchiarini P, Jungebluth P, Go T, et al. Clinical transplantation of a tissue-engineered airway. Lancet 2008;372(9655):2023–2030

29. Pribaz JJ, Weiss DD, Mulliken JB, Eriksson E. Prelaminated free flap reconstruction of complex central facial defects. Plast Reconstr Surg 1999;104(2):357–365, discussion 366–367

30. Pribaz JJ, Fine N, Orgill DP. Flap prefabrication in the head and neck: a 10-year experience. Plast Reconstr Surg 1999;103(3):808–820

31. Fändrich F, Schröder DW. Experimental tracheal replacement using a revascularized ileal segment for transplantation in rats. J Surg Res 1995;59(5):560–568

32. Matloub HS, Yu P. Engineering a composite neotrachea in a rat model. Plast Reconstr Surg 2006;117(1):123–128

33. Zang M, Chen K, Yu P. Reconstruction of large tracheal defects in a canine model: lessons learned. J Reconstr Microsurg 2010;26(6):391–399

34. Yu P, Clayman GL, Walsh GL. Human tracheal reconstruction with a composite radial forearm free flap and prosthesis. Ann Thorac Surg 2006;81(2):714–716

35. Yu P, Clayman GL, Walsh GL. Long-term outcomes of microsurgical reconstruction for large tracheal defects. Cancer 2011;117(4):802–808

36. Ferguson REH Jr, Yu P. Techniques of monitoring buried fasciocutaneous free flaps. Plast Reconstr Surg 2009;123(2):525–532

37. Yu P. One-stage reconstruction of complex pharyngoesophageal, tracheal, and anterior neck defects. Plast Reconstr Surg 2005;116(4):949–956

38. Yu P. Characteristics of the anterolateral thigh flap in a Western population and its application in head and neck reconstruction. Head Neck 2004;26(9):759–769

39. Yu P, Robb GL. Pharyngoesophageal reconstruction with the anterolateral thigh flap: a clinical and functional outcomes study. Plast Reconstr Surg 2005;116(7):1845–1855

40. Yu P, Hanasono MM, Skoracki RJ, et al. Pharyngoesophageal reconstruction with the anterolateral thigh flap after total laryngopharyngectomy. Cancer 2010;116(7):1718–1724

41. Poh M, Selber JC, Skoracki R, Walsh GL, Yu P. Technical challenges of total esophageal reconstruction using a supercharged jejunal flap. Ann Surg 2011;253(6):1122–1129

42. Yu P, Roblin P, Chevray P. Internal mammary artery perforator (IMAP) flap for tracheostoma reconstruction. Head Neck 2006;28(8):723–729

第6章 喉气管重建术:游离皮瓣预构和异体气管移植

Jan Jeroen Vranckx

■ 半喉切除术后重建

虽然保守的喉部分切除术联合放化疗的方案很流行,但全喉切除术仍适用于喉癌复发和某些局部晚期喉癌的患者。对于明显越过中线的喉癌,常行全喉切除术,可致双侧声带缺如,进而导致自然发音丧失。有很多病例,单侧声带的晚期喉癌也需全喉切除术治疗,因为保留一侧声带的半喉重建太复杂[1]。但由于发音丧失和永久气管造口显著改变了患者的生存质量,因此,只要肿瘤学上可行,我们尽可能避免行全喉切除术。

重建的目的是修复半喉扩大切除术后形成的缺损,并在重建后恢复外形,类似于受累声带处于旁正中位置的单侧声带麻痹。适应证为伴有声门下侵袭的单侧声门癌和单侧环状软骨肉瘤(图6.1)。

半喉扩大切除术后,为了修复软骨框架,应采用类似于切除组织的供体。邻近的气管是理想的供体组织,其具有类似的软骨结构和呼吸道黏膜衬里。气管在膜部打开时,可见4个气管软骨环,呈马蹄形,类似于半喉的凸形。

因为颈部气管接近喉部,可行一期半喉重建,如果4个软骨环向上转位至半喉缺损处,可保持气管的连续性。但是,为了向上移动,气管需要从周围组织分离>8cm,这样就破坏了该节段气管的外部血供,可导致气管中部坏死。重塑上方4cm气管膜部形成凸起后,以及在前壁放置暂时气管造口,都会进一步减少气管血供[2,3]。

Zur 和 Urken[4]通过一期手术将气管转移至喉缺损处,气管血管蒂为沿邻近甲状腺走行的甲状腺动脉

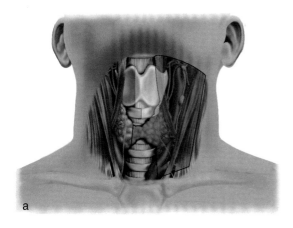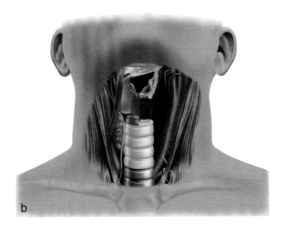

图6.1 (a)图示单侧喉癌。阴影区为拟切除部分。(b)图示半喉切除术后缺损。标记对侧半喉。注意缺损下方供体气管环(白色)。

和静脉。然而,甲状腺和气管旁淋巴结存在固有的隐性转移的风险,常见于明显声门下侵袭的喉癌。因此,我们修改了手术次序以减少肿瘤扩散风险。对于最早一批患者,我们通过前臂桡侧筋膜瓣包裹4个气管软骨环节段来进行预构,然后皮瓣与头颈部血管进行显微吻合[5]。此后2周,气管软骨血管新生。二期切除肿瘤,预构的含气管软骨的筋膜瓣修复半喉缺损。

尽管我们成功地应用此方法进行了重建,但在二期肿瘤切除前,一期预构手术存在理论上的触及肿瘤细胞,并刺激其扩散的风险。但改变手术顺序也存在问题,如果一期切除肿瘤,半喉缺损则先于气管软骨预构[5,6]。在进行预构时,半喉缺损需要暂时闭合以利于呼吸和吞咽。

因此,我们进行了重建设计,不需降低肿瘤学安全性的半喉扩大切除术获得了最佳的功能修复效果。一期进行半喉扩大切除术,该方案仅适用于未侵袭到声门上区的喉癌患者。对于T3期声门癌,沿前联合处

和半侧环状软骨行肿瘤切除,并切除同侧甲状腺叶和气管食管淋巴结,以及Ⅱ、Ⅲ、Ⅳ区淋巴结。同时,我们切取非优势手臂的前臂桡侧皮瓣,近端携带部分皮肤,远端为筋膜组织。筋膜部分包裹颈部气管上部4cm节段,皮瓣部分用于暂时闭合半喉扩大切除后的缺损(图6.2)。桡侧血管蒂经显微吻合至颈部血管后,皮瓣和蒂覆盖微孔聚四氟乙烯(ePTFE)膜,以预防粘连。我们将筋膜皮瓣部分的下角缝合至颈部皮肤,用来监测显微吻合后埋置组织的灌注情况。监测皮岛也作为临时气管造口的顶部,可用于二期手术中去除气管造口后皮肤缺损的闭合。

4个月后,我们再次检视了节段边缘。如果组织学确认没有肿瘤复发,就开始最后的重建(图6.3)。去除ePTFE膜,皮岛去表皮后在重建最后作为后部的组织。筋膜包裹的再血管化的气管部分游离出来,开放,向上转移覆盖喉缺损。然后,移动纵隔气管部分缝合于重建的喉部。在第2阶段,前臂桡侧皮瓣的显微血管蒂

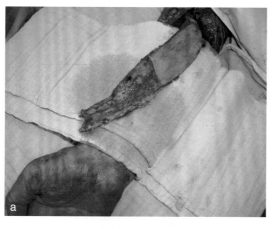
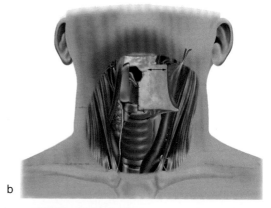
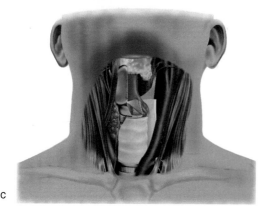
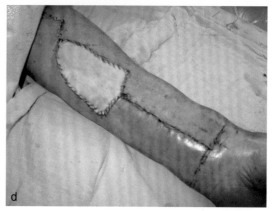

图6.2   (a)切取前臂桡侧游离筋膜皮(FC)瓣和筋膜(F)瓣。(b)FC段用于暂时闭合半喉缺损,F段用于包裹预制气管。(c)皮瓣微血管吻合于颈部血管。一期手术结束后形态。FC缘下外侧一角用于监测皮瓣。ePTFE薄片覆盖筋膜瓣和血管蒂,用于防止粘连,为二期手术做准备。(d)切取皮瓣后的供区。

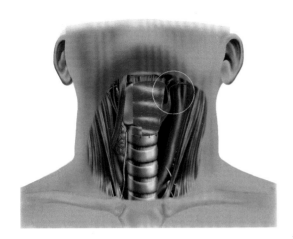

图 6.3 图示半喉重建二期术后的最终结果。预构气管切开以形成马蹄形，修整以匹配半喉缺损。之前的筋膜皮瓣部分去表皮并加强喉后部。半喉缺损由预构气管修复。整个修复过程中，一期吻合的血管一直保持完好。

保持完整，气管部分已经被包裹。气管造口在重建的喉部和纵隔气管间的切口线上。气管造口在二期手术后1~2个月，恢复喉部功能后关闭。气管造口术利用造口周围的皮肤来关闭，为局部麻醉下的小手术。

气管自体移植方案可有效重建扩大半喉切除后的缺损。1周后可以吞咽固体和液体食物，并且用手指挡住造口可以说话[5,6]。在第2次手术后，气管补片和血管化的前臂皮瓣恢复了喉部的括约肌和呼吸功能。二期重建后6周关闭造口后可不用手辅助发音。声音听起来比较自然，但仍有中度嘶哑。术后前几天仍需唾液吸引。大部分患者1周后可恢复口腔进食。气管造口关闭可能推迟，因为咽部放射后低收缩性导致的吞咽困难。

再血管化的气管补片恢复了声门下管腔的凹度，利于恢复功能[1,6]。缺损外侧的两个缝合口在会厌和杓状会厌襞之间，将杓状会厌襞拉向后侧中线位置。完全的后位缝合对获得良好的发音和吞咽功能很重要。完全的声门闭合在前方次要一些。因此，移植物的旁正中位置可得到较好的呼吸功能。

重建最有挑战的部分是修复声门下的气道管腔。气管自体移植物有呼吸黏膜衬里和软骨支持的联合特点，组织特点对于管腔凸度的恢复很有必要。Hirano等[7]认为，正常喉部，前声门对发声最重要，而后声门对呼吸更重要。关闭后喉部对屏气吞咽更重要。在扩大半喉切除术后，后部喉变成括约肌喉。重建后，发声

声门从前移到后，而呼吸声门从后移到前。在旁正中位置的气管补片，气道管腔在后喉部的丢失可在前部获得。

4个月的预构期使得喉修复能够得到很好的血管化气管结构。在肿瘤切除和最终重建之间的推迟期，可以再次查看并确认在切除边缘无肿瘤复发。在局部复发的病例中，全喉切除可在二期手术实施。

■ 气管狭窄的重建

复发小段气管狭窄的重建

狭窄<50%气管长度，可选择部分气管切除后行端-端吻合[8]。但是，对近端和远端气管段的牵拉或张力可能导致局部坏死、渗漏、瘘管形成。前期干预导致的瘢痕可能难以无张力缝合[9,10]。此种情况下，需通过移入局部组织、邻位组织或远位组织来加强气管管腔[11]。

为了修复气管，需形成有黏膜衬里和弹性软骨支架的气管，并保留功能，包括呼吸力量、吞咽、发音、颈部屈伸[12]。但是，自身没有多余组织可供使用。因此，需要用其他组织进行气管重建。最常用的重建组织包括软骨移植物、心包、肌瓣，并伴有皮肤、骨膜或骨组织[13]。因为这些供体组织缺乏理想的气管修复特性，结果难以预测。复合组织瓣包含用于提供血供的血管化筋膜、用于衬里的颊黏膜、用于支撑的弹性软骨，因此是重建复合气管缺损的合适选择（图 6.4）。裸露的软骨直接暴露于气道会发生坏死。预制过程可避免软骨暴露，见上文的半喉重建[13,14]。软骨缝合于血管化的筋

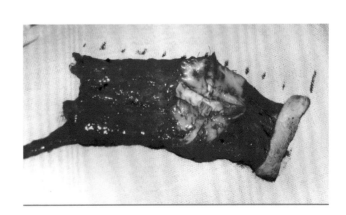

图 6.4 小段气管狭窄的两期预构-预置法的手术过程。耳软骨缝合于前臂桡侧筋膜。顶部关闭皮肤。2周预构后，软骨移植物血管化，原位转移至喉部缺损。

膜层,如前臂桡侧筋膜及其来自桡动脉和伴行静脉的血管蒂。2 周后进行原位转移。

因为颊黏膜比软骨薄,颊黏膜和血管化的筋膜游离皮瓣复合物可用于一期重建,不需要预构重建部分环形气管缺损。血管化的黏膜可修复气道缺损,重建部位可一期愈合。用黏膜衬里的筋膜瓣修复气道缺损,需要黏膜与缺损大小相符。黏膜不足可在缝线上产生肉芽组织,可能会诱发再狭窄。黏膜衬里的预置游离皮瓣的优点是可一期修复。缺点是气道管腔没有支撑组织和凸度不足,因为缺乏软骨支撑部分。Dumon 硅胶支架（Novatech SA,La Ciotat Cedex,France）的同期植入可预防黏膜衬里筋膜的下垂和气道的塌陷。在重建气道愈合过程中,4~6 周的短期支撑足以防止气道塌陷。

该重建技术适合于治疗部分气管切除后的狭窄。吻合口狭窄通常与缝合处张力过大有关,部分气管切除患者的发生率约为 10%[13,14]。黏膜预置筋膜游离皮瓣目前是治疗部分气道狭窄的推荐策略,包括部分切除和一期无法吻合或因张力过大吻合风险较大的情况。黏膜衬里的重建特点是可快速一期愈合,颊黏膜

在筋膜血管携带物上成活良好(图 6.5)。愈合过程中不需要再上皮化,对于瘢痕创面床的再狭窄是个优势。黏膜衬里更适合气道衬里。植皮或皮瓣可能导致衬里表面坚硬和脱屑。黏膜衬里筋膜的另一个优点是前臂供区缺损可一期关闭,比制备筋膜皮瓣产生的瘢痕更少。

大段气管狭窄的重建

一期法黏膜预置技术或两期法软骨预制过程都无法用于大段气管缺损,因为没有足够的自体供体组织来修复有黏膜衬里的弹性软骨支架。

一种理论上的方式是用组织工程来培养三维血管化管状气管。最近,嵌入表皮、软骨间充质细胞的组织工程移植物成功修复了支气管主干,避免了免疫抑制治疗。但是,该方法的主要缺点是缺少血供。无血管的组织工程气管不适合重建大段气管缺损,移植物将暴露于气道管腔。这种结构可出现塌陷,最终需要支架,而支架可因刺激产生增生性肉芽组织,从而堵塞气管管腔[15]。作为空气源性有害物的第一道防线,高度血管化的气管黏膜衬里作用很重要。而且,呼吸、吞

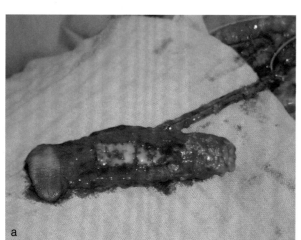

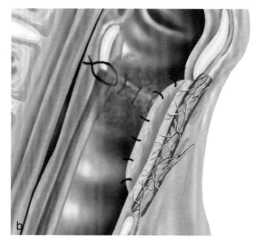

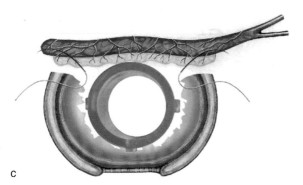

图 6.5　(a)薄层颊黏膜缝合于前臂桡侧筋膜皮瓣表面,皮瓣作为血管载体。(b)预置皮瓣缝合于气管缺损,黏膜补片位于腔内。(c)暂时的喉部支撑可防止愈合过程中的塌陷。支撑物 3 个月后移除。这时,薄层黏膜衬里得到修复。支撑物移除后,气道腔的损失最小。

咽、咳嗽的不断运动需要弹性和延展性。没有固有的血管床,将产生瘢痕组织,难以获得最好的愈合。目前的组织工程方法不能制造出长期稳定的血管化中空管状气管[16]。

目前,有效修复大段气管缺如的唯一选择是同种异体气管移植。问题是异体气管没有血管蒂,因此无法像心脏、肾脏或面部那样移植。可通过异位预制技术在异体供体气管周围添加血管蒂,在形成良好的血管化之前应防止其暴露于空气。供体气管应保持新鲜,保证黏膜衬里完整。

为保护气管移植的黏膜衬里,必须快速再血管化。组织库中的异体气管可用于代替缺损桥,类似于储存的骨移植物。但是,尽管软骨支架的血供需求有限,软骨的免疫排斥反应也很弱,但黏膜衬里仍需充足的血供,而且其免疫反应和皮肤一样强[14]。冷藏保存或去细胞气管不再包含活性的黏膜衬里,需要用血管化的薄皮瓣重建一个新气管[17]。然而,功能结果无法预测,因为薄皮瓣仍然比真正的黏膜衬里厚很多,可能会阻塞内腔。如果用较宽软骨外支架(软骨移植物制成)来避免内腔(用血管化游离皮瓣重建)阻塞,就难以得到合适而柔韧的管型。

因为气管的血供不适合直接再血管化,前面大部分对气管移植的尝试在间接再血管化后进行。Rose等[18]报道了第一例人类异体气管移植。供体气管异位植入受者胸锁乳突肌之间,3 周后原位转移。但是,受者没有给予免疫抑制治疗,报道没有记录长期结果或异体移植物的存活情况。Klepetko 等[19]报道他们通过大网膜包裹来维持异位再血管化异体移植物的活性,该患者接受了同一位供体的肺移植。气管存活了60 天。

动静脉回流的恢复对于气管移植物的存活很重要。在动物实验和临床应用中,用血管化筋膜瓣对异体气管和自体移植物的成功再血管化,证明了供体气管的间接再血管化完全可行[8,19,20]。当受体组织被血管蒂灌注后,可在预制后进行微血管转移。在免疫抑制化兔子的概念验证中,可见侧胸部的异位再血管化2~4 周后,气管移植物的完全再血管化和黏膜衬里的修复[21]。

2007 年,我们进行了第一例异体气管移植,将血型匹配的供体移植物异位包裹于血管化的前臂桡侧筋膜中,一期再血管化后,重建了大段气管缺损[22]。在预制过程中需给予免疫抑制治疗,供体气管周围的毛细血管网和受体前臂筋膜瓣周围的血管建立了连接。这种连接建立得很快,维持了软骨气管的活性。尽管如此,不像兔子模型实验的高效和可预测性,此例患者气管后部黏膜发生了无血管性坏死。清除坏死组织后,我们用受者颊黏膜进行了替代。

自体黏膜在软骨气管移植物腔内生长,产生嵌合黏膜结构(供体上皮为男性,而受体为女性颊黏膜)。局部杂交分析活检 Y 染色体发现,来源于男性供体的内皮和呼吸细胞在撤销免疫抑制药物后很快消失。因为受者周围血管网和颊黏膜细胞的再生,免疫排斥悄然发生。因为成年软骨缺乏血管,软骨支架没有被免疫系统识别。高度分化的软骨细胞的隐秘活性可能基于它们被包裹于致密的基质中。这些特点决定了可以逐渐减少免疫抑制药物剂量,直至停药。气管软骨的活性在停用免疫抑制药物后仍继续维持(图 6.6)。

到目前为止,5 例患者经异体气管移植治疗,结果不同[23]。第一例患者恢复得很好。两例患者的软骨支架仍然血管化良好,由游离血管化筋膜瓣包裹,但黏膜内衬逐渐发生排斥。不幸的是,黏膜内衬决定了结果。首先,剩余的异体呼吸上皮被排斥,然后,自体黏膜移植物因继发性血栓坏死。

我们改进了方法,通过在软骨间打孔来增强黏膜的愈合。此方法似乎限制了软骨间韧带对血管发生的屏障作用[24]。在新生血管连接形成速度和异体气管氧需求间存在平衡。目前,我们主要研究基于血管生成祖细胞的策略,用血源性内皮祖细胞和血浆中的基质成分,来加速和提高黏膜衬里的血管新生过程[24,25]。

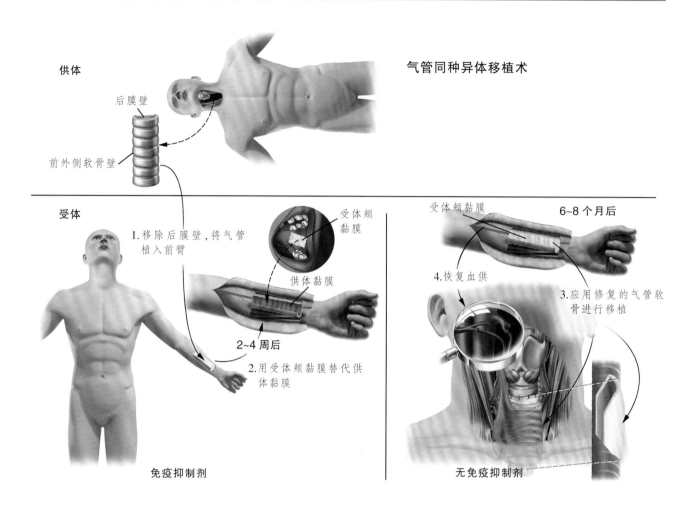

供体

后膜壁

前外侧软骨壁

气管同种异体移植术

受体

1.移除后膜壁,将气管植入前臂

受体颊黏膜

供体黏膜

2~4 周后

2.用受体颊黏膜替代供体黏膜

免疫抑制剂

受体颊黏膜

6~8 个月后

4.恢复血供

3.应用修复的气管软骨进行移植

无免疫抑制剂

图 6.6   气管同种异体移植手术概述。前臂桡侧筋膜在前臂异位包裹供体气管。受体颊黏膜替代供体气管异体来源的呼吸道上皮和后部膜。预构后,血管化的气管转移至颈部。当气管固定,支气管镜检查显示黏膜衬里在异体气管框架中血管化良好,免疫抑制药物即可逐渐减量并停药。

(李杨 朱美抒 高全文 译)

参考文献

1. Pearson BW, Keith RL. Near-total laryngectomy. In: Johnson JT, Blitzer A, Ossoff RM, Thomas IR, eds. Instructional Courses: American Academy of Otology-Head Neck Surgery, Vol. 2. St. Louis, MO: Mosby; 1990:309–330

2. Vranckx JJ, Den Hondt M, Delaere P. Prefabrication and prelamination strategies for the reconstruction of complex defects of trachea and larynx. J Reconstr Microsurg 2013;

3. Delaere PR, Poorten VV, Goeleven A, Feron M, Hermans R. Tracheal autotransplantation: a reliable reconstructive technique for extended hemilaryngectomy defects. Laryngoscope 1998;108(6):929–934

4. Zur KB, Urken ML. Vascularized hemitracheal autograft for laryngotracheal reconstruction: a new surgical technique based on the thyroid gland as a vascular carrier. Laryngoscope 2003;113(9):1494–1498

5. Delaere P, Goeleven A, Poorten VV, Hermans R, Hierner R, Vranckx J. Organ preservation surgery for advanced unilateral glottic and subglottic cancer. Laryngoscope 2007;117(10):1764–1769

6. Delaere PR, Vranckx JJ, Dooms C, Meulemans J, Hermans R. Tracheal autotransplantation: guidelines for optimal functional outcome. Laryngoscope 2011;121(8):1708–1714

7. Hirano M, Kurita S, Kiyokawa K, Sato K. Posterior glottis. Morphological study in excised human larynges. Ann Otol Rhinol Laryngol 1986;95(6 Pt 1):576–581

8. Grillo HC. Tracheal replacement. Ann Thorac Surg 1990;49(6):864–865

9. deLorimier AA, Harrison MR, Hardy K, Howell LJ, Adzick NS. Tracheobronchial obstructions in infants and children. Experience with 45 cases. Ann Surg 1990;212(3):277–289

10. Idriss FS, DeLeon SY, Ilbawi MN, Gerson CR, Tucker GF, Holinger L. Tracheoplasty with pericardial patch for extensive tracheal stenosis in infants and children. J Thorac Cardiovasc Surg 1984;88(4):527–536

11. Eliachar I, Roberts JK, Welker KB, Tucker HM. Advantages of the rotary door flap in laryngotracheal reconstruc-

tion: is skeletal support necessary? Ann Otol Rhinol Laryngol 1989;98(1 Pt 1):37–40

12. Wright CD, Grillo HC, Wain JC, et al. Anastomotic complications after tracheal resection: prognostic factors and management. J Thorac Cardiovasc Surg 2004; 128(5):731–739

13. Delaere P, Hierner R, Vranckx J, Hermans R. Tracheal stenosis treated with vascularized mucosa and short-term stenting. Laryngoscope 2005;115(6):1132–1134

14. Vranckx JJ, Den Hondt M, Delaere P. Prefabrication and prelamination strategies for the reconstruction of complex defects of trachea and larynx. J Reconstr Microsurg 2014;30(3):145–152

15. Vogel G. Trachea transplants test the limits. Science 2013;340(6130):266–268

16. Ott LM, Weatherly RA, Detamore MS. Overview of tracheal tissue engineering: clinical need drives the laboratory approach. Ann Biomed Eng 2011;39(8):2091–2113

17. Yu P, Clayman GL, Walsh GL. Long-term outcomes of microsurgical reconstruction for large tracheal defects. Cancer 2011;117(4):802–808

18. Rose KG, Sesterhenn K, Wustrow F. Tracheal allotransplantation in man. Lancet 1979;1(8113):433–434

19. Klepetko W, Marta GM, Wisser W, et al. Heterotopic tracheal transplantation with omentum wrapping in the abdominal position preserves functional and structural integrity of a human tracheal allograft. J Thorac Cardiovasc Surg 2004;127(3):862–867

20. Buckwalter JA, Mankin HJ. Articular cartilage. Part II: degeneration and osteoarthritis, repair, regeneration and transplantation. J Bone Joint Surg Am 1997; 79:612–632

21. Delaere PR, Liu ZY, Hermans R, Sciot R, Feenstra L. Experimental tracheal allograft revascularization and transplantation. J Thorac Cardiovasc Surg 1995; 110(3):728–737

22. Delaere P, Vranckx J, Verleden G, De Leyn P, Van Raemdonck D; Leuven Tracheal Transplant Group. Tracheal allotransplantation after withdrawal of immunosuppressive therapy. N Engl J Med 2010;362(2):138–145

23. Delaere PR, Vranckx JJ, Meulemans J, et al. Learning curve in tracheal allotransplantation. Am J Transplant 2012;12(9):2538–2545

24. Hendrickx B, Vranckx JJ, Luttun A. Cell-based vascularization strategies for skin tissue engineering. Tissue Eng Part B Rev 2011;17(1):13–24

25. Vermeulen P, Dickens S, Degezelle K, Van den Berge S, Hendrickx B, Vranckx JJ. A plasma-based biomatrix mixed with endothelial progenitor cells and keratinocytes promotes matrix formation, angiogenesis, and reepithelialization in full-thickness wounds. Tissue Eng Part A 2009;15(7):1533–1542

第7章 面中部重建

Matthew M. Hanasono，Roman J. Skorachi

■ 引言

面中部缺损的修复是头颈部肿瘤重建中最复杂和最具争议的领域，治疗方法包括假体充填、应用带蒂皮瓣或游离皮瓣，有时可联合自体移植物或异体移植物进行修复。由于皮瓣体积和长度受限，致使带蒂皮瓣近年来应用减少，对于不严重的上腭缺损而言，假体植入仍是较好的解决方法。而对于大面积的缺损，假体并不适用，尤其是对于无牙颌的患者。此外，对于切除颅底、眶底、眶内容物或面部软组织的患者，假体充填亦不适用。有些患者最终不能接受假体带来的不适感，导致必须取出和（或）由于真菌感染而定期调整。

已经有很多学者研究应用各种骨移植和软组织游离皮瓣进行面中部重建，最佳治疗方案也争议已久[1-5]。面中部重建的基本问题是肿瘤切除造成的缺损形态各异。这些缺损不仅累及上颌骨，还累及周围颅面骨、面部软组织、腭部和眶部。面中部的成功修复需要医生掌握全面的技术，包括骨瓣和皮瓣的应用、颅面外科相关技术以及联合应用组织移植（局部组织移植和远端组织移植）和假体移植技术。本章节主要阐述眶部和腭上颌缺损的修复重建。

■ 局部解剖和命名

面中部骨折的关键结构是两侧上颌骨，其于上颌缝融合形成上颌（图 7.1）。上颌骨形成了 3 个腔隙的边界：口腔的顶部、鼻腔的底部和外侧壁、眶底和眶内侧壁。上颌骨临近颧骨，构成了部分眶底和眶外侧壁

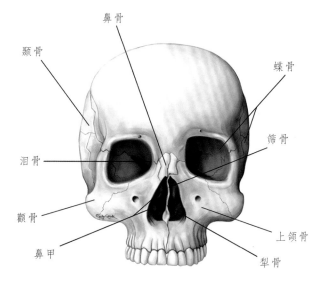

图 7.1 面中部骨骼解剖，包含上颌骨和眶部。

并维持了颊部轮廓。除了颧骨，上颌骨还连接颅部的额骨和筛骨、鼻骨、泪骨、鼻下甲、腭骨和面部的犁骨。

许多上颌肿瘤会侵入眶部或由眶部发出。眼眶是一个有 30mL 容量的圆锥形结构，其内包含了眼，眼外肌肉，眼部脂肪，血管以及第 Ⅱ、Ⅲ、Ⅳ、Ⅴ、Ⅵ 对脑神经。眶部的上缘是额骨，下缘是上颌骨、腭骨和颧骨，内侧缘是腭骨、泪骨、筛骨，外侧缘是颧骨和蝶骨。眶部位于前颅窝之下，上颌窦之上，鼻腔外侧，颅中窝（内侧）和颞窝（外侧）之前。从眼眶开始，眶部向内形成一个尖点，该点是神经管的入口。两个较大的间断处为眶上裂和眶下裂，在眶后部于眶尖外侧汇合。

上颌肿瘤切除方法众多。文献中对上颌切除手术的命名尚未达成共识。在许多专著中，词语"部分"和"次全"几乎交替使用。Spiro 等[6]根据是切除一侧上颌壁，还是切除包含上腭的 2 个以上上颌壁区域或切除全部上颌骨，将上颌骨切除术式分为部分切除术、次

全切除术和上颌骨全切除术。其余方法将上颌骨部分切除归为基础切除术（只切除鼻基底以下的上牙槽和硬腭）、内侧切除术（包括上颌骨内侧壁，其常随眶下壁内侧1/3和眶内侧壁一起切除）、上部切除术（除硬腭和上牙槽外的其余上颌骨结构的切除）、次全切除术（除眶底和颧突外的所有上颌骨结构全部切除）。

眶部切除术包括所有眶内容物的切除，对比眼球摘除术，后者仅有眼球的摘除而保留其他组织。在标准的眶部切除术，眼睑和至少眶部前部被切除。该技术用于多种眼附属器肿瘤，包括扩散至眶部累及眼睑的肿瘤。若眼部皮肤和眼轮匝肌未涉及癌变，例如部分睑板结膜及眼眶肿瘤，可保留眼睑前层（皮肤或肌层）用于眶部切除后缺损部位的修复。由于审美的偏好，眼睑仍被许多手术医生切除，再用皮瓣重建。在扩大的眶部切除术中，鼻窦肿瘤、鼻腔肿瘤、眶周及面部软组织侵及眶部的肿瘤，需要更彻底的手术治疗，其中一个或一个以上的眶骨壁和邻近结构可以切除，如

鼻窦和面部皮肤。上颌骨全切除术和上颌骨上部结构切除术可以合并眶部切除术一起进行，从技术上讲，可称为扩大眶部切除术，但被大多数外科医生称为"眶上颌骨切除术"。

■ 重建方法

上颌骨内侧切除术包括切除上颌骨内侧壁和下鼻甲。这种手术通常适用于鼻腔外侧壁的良性或低度恶性肿瘤。以前经侧鼻切开，现在常进行内镜切除术。如果未切除其他结构，无须重建。对于上颌骨和眶部切除的其余部分的缺损，需使用皮瓣、自体移植和（或）假体填充进行重建或修复。

重建有几个关键因素[7]。首先应考虑腭部（图7.2）。硬腭和软腭切除量、切除的位置和牙齿修复计划，将决定是使用假体充填还是选择骨瓣或皮瓣移植。若保留眶内容物，则需注意眶底的形态（图7.3）。精确地应

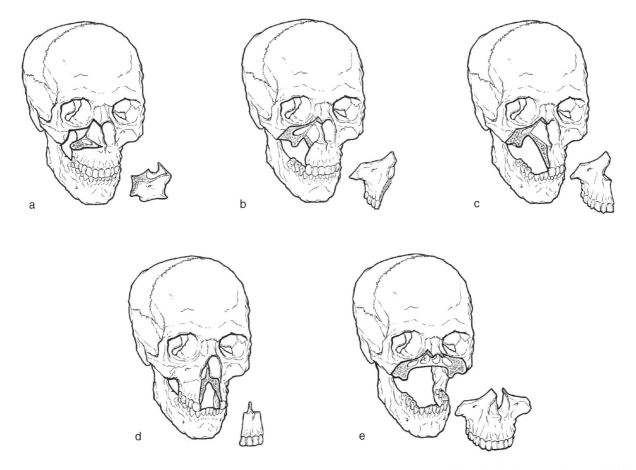

图7.2 腭上颌骨缺损的重建分类建立在假体置入、骨骼或软组织修复的基础上。上颌骨切除术的类型包括以下几类。(a)上颌骨上部切除术。(b)腭上颌骨后部切除术。(c)半面腭上颌骨切除术。(d)上颌骨前部切除术。(e)双侧腭上颌骨切除术。

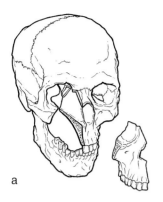
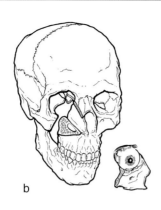

图 7.3　(a) 上颌骨联合眶底切除术。在这种情况下，半侧腭上颌骨切除术同眶底切除术一同实施，有些人称之为全上颌骨切除术，但也有其他人用该词描述不包括眶底切除的术式。为了避免混淆，眶底的形态需要被单独描述。(b) 上颌骨切除术联合眶部切除术。在这种情况下，眶部切除术联合上颌骨上部切除术，这种术式被一些学者称为眶上颌骨切除术。

用移植物、骨瓣进行重建，对于眼功能恢复至关重要。如果行扩大眶部切除术或眶上颌骨切除术，可应用带蒂皮瓣或游离皮瓣将眶部与鼻腔和鼻窦分离，有时也要将眶部与颅腔分离。对于有需求的患者，可应用带蒂皮瓣或游离皮瓣在眶部重建中作为剩余眶部的衬里。最终需考虑的是面部皮肤和软组织，如唇、眼睑、鼻，是否一起切除。面部皮肤可用局部组织（例如，颈面旋转皮瓣）、游离皮瓣或带蒂皮瓣重建，而其余面部结构通常是分开的，通常用局部组织重建技术（例如，前额旁正中皮瓣用于鼻重建），其涉及内容已超出本章讨论范畴。

上颌骨上部切除术

上颌骨上部切除术导致的缺损并未累及上腭部。该缺损并未累及骨性眶部，通常不需修复。例外情况是，切除后的面部软组织和颊部软组织需要重建。另一种例外的情况是，颅底的颅内容物已暴露。在后一种情况下，被破坏的上颌窦需要应用巨大的软组织皮瓣覆盖，从而使硬脑膜和大脑建立一个密封隔离，将颅腔和鼻腔分隔开，从而防止脑脊液漏和脑膜炎。小的缺损可由局部皮瓣或带蒂皮瓣修复，例如颞顶筋膜瓣。

单侧腭上颌骨后部切除术

任何程度的腭牙槽骨缺损都有可能，Okay 等[2]建议根据阻塞器置入后功能恢复是否满意或是否需要应用游离皮瓣来区分缺损。保留尖牙的腭牙槽骨缺损

通常使用阻塞器置入即可获得满意效果。在这种情况下，悬臂力造成假体不稳定将最小化，因为邻近阻塞器的牙根形态良好且残留齿槽骨可提供充裕的牙槽弓长度。因此，包括单侧腭上颌骨后部缺损或局限于前上颌骨的前部缺损（包括 4 颗切牙），可以进行修复，但应将这种情况区别于全牙弓缺损和全上腭缺损，需单独考虑治疗方案。

基于以上资料可知，尖牙后的单侧腭上颌骨缺损通常可以行阻塞器置入。然而，由于一些患者应用阻塞器存在不稳定性（尤其是无牙颌患者），且周期性调整和假体置换成本较高，自体组织仍是某些患者的首选。此外，颅内容物外露、眶底缺失或眶内容物的损失，以及面部软组织切除是游离皮瓣重建术的适应证。

我们利用软组织重建腭上颌骨后部缺损，而不应用游离骨瓣。美学上的挑战通常是需要为面颊提供足够体积的容量来支持面部软组织并避免颊部凹陷。类似的情况也出现在下颌骨，由于皮瓣提供足够的体积，利用软组织瓣重建下颌骨后部缺损往往在功能和外观上可达到很好的效果。同下颌骨相比，修复后的上颌骨牙列，即使是微笑时也并不容易看到，对许多患者并非优选。

ALT 皮瓣和 RAMC 游离皮瓣可为腭上颌后部重建组织提供适当的软组织量 (图 7.4)。这些皮瓣对于西方患者相对较厚并会部分占据上颌窦。两个皮瓣都可以切除肌肉至最少，对于皮下脂肪厚的患者，也可充分去除皮瓣脂肪。利用远端穿支血管，两个皮瓣的蒂部长度达到颈部血管的效果满意，无须静脉移植。前臂桡侧筋膜游离皮瓣可以应用于较肥胖患者或小缺损的患者，大部分不需要颊部重建。理想情况下，腭黏膜的缝合应在腭部骨性残端之上进行，以避免口鼻瘘，或可在腭骨上钻孔并在缝合的深层放置引流使伤口顺利恢复。

对于所有的应用游离皮瓣重建面中部的情况，当面动脉和静脉、浅表颞动脉和静脉可用时，可作为首选血管。当使用面动脉和静脉作为受体血管时，在面颊部至颈部建立皮下隧道，以防止面神经远端分支的损伤。在进行皮下隧道操作时注意不要损伤腮腺导管。

单侧半腭上颌骨切除术

不同于单侧腭上颌骨后部切除术的缺损，单侧半腭上颌骨切除术后的缺损从腭骨和牙槽骨的范围延伸至尖牙前，放置假体是很难的，因为缺损处有更大

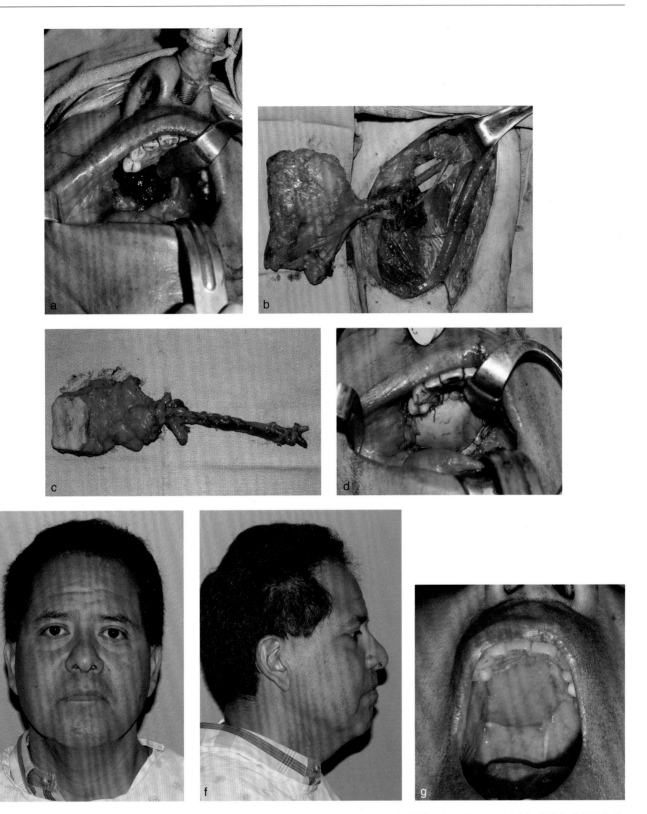

图 7.4　(a)腭上颌骨后部切除术缺损患者保留眶底和眶内容物。(b,c)应用 ALT 游离皮瓣进行重建。(d)应用金刚钻行黏膜全切除后行上颌窦闭塞。皮瓣嵌入口腔内。(e~g)患者术后外观和口内情况。

的悬臂力作用于假体,这需要拔除牙齿。这与我们的经验一致,相较进行腭上颌骨后部切除术而言,许多

患者修复牙齿就无法容纳常规假体。选择游离皮瓣修复这类缺损存在不同程度的争议。通常来说,软组织

游离皮瓣手术更为简单,但由于不能提供刚性骨架导致患侧上颌骨前部的缺失,此外,亦无法行牙齿种植。为了适应传统的义齿,软组织瓣不可过度延伸入口腔。用软组织瓣行腭部重建是十分具有挑战性的,特别是在缺损侧面包含了部分或全部颊黏膜的情况下。

对于具有良好肿瘤预后的半侧腭上颌骨切除后面部缺损患者,其可应用游离骨瓣进行修复(图 7.5)[8]。除了可以更好地再造上颌前部,游离骨瓣为口腔种植体的植入提供了可能性[9]。但需注意,术后放射治疗不利于口腔种植体植入,从而影响骨重建。在这种情况下,可先置入阻塞器,如果可能,可在放射治疗后行延迟游离骨皮瓣重建,或即刻进行骨重建并同期行种植

体植入术。一些中心在行高压氧治疗后对放射治疗后的游离骨瓣行延迟骨结合种植术,但这种治疗方案是否有效仍需探讨。

游离骨瓣供区的选择,包括腓骨[10]、肩胛骨[11]、桡骨[12]、肋骨和髂骨[13,14]。我们建议选用腓骨,因其骨质优良、骨量充足,易容纳骨结合种植体,且皮岛较薄,在皮瓣软组织部分没有下垂至口内的情况下,它是上腭重建的理想选择。无论选择使用哪种骨瓣,我们建议尽可能完整地模拟复杂的上颌骨截骨。虽然在非解剖位置定位骨骼很容易,但颊部软组织最终将显示出其下骨骼的形态,尤其是对于术后进行放射治疗的患者。我们将在下文详细讨论腓骨塑形。

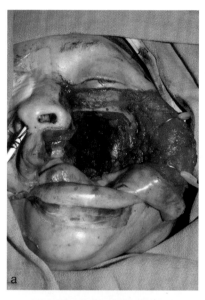

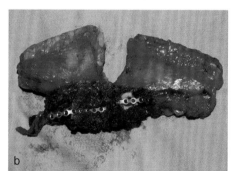

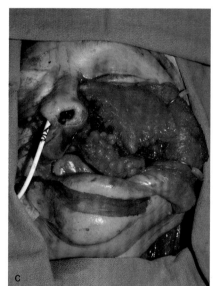

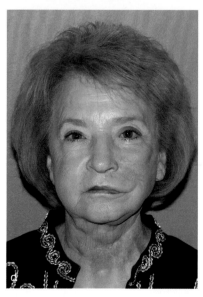

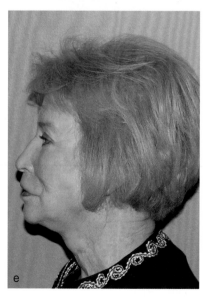

图 7.5　(a)单侧半面腭上颌骨切除术后缺损保留眶底和眶内容物的患者。(b)带有两块皮岛的游离腓骨骨皮瓣。(c)其中一块皮岛用来修复腭部缺损,另一块皮岛去上皮后可为颊部提供额外的软组织量,从而重建面颊。(d,e)术后外观。

腭上颌骨前部切除术(前上颌骨切除术)

前上颌骨缺损通常由于唇部或鼻部病变切除导致。大多数这种缺损通过单纯应用阻塞器或应用游离软组织瓣联合义齿植入进行修复。义齿与牙齿紧密接触以保证面中部的外形并为唇部和鼻部外形提供支撑。游离骨瓣,例如游离腓骨骨皮瓣或前臂桡侧游离骨皮瓣,亦可修复缺损。应用骨皮瓣的优点在于无须置入阻塞器即可为上唇和鼻部外形提供支撑,此外也为牙齿种植提供了可能。

双侧腭上颌骨切除术

双侧腭上颌骨切除后缺损包括上颌骨前部牙槽弓的缺失(包含尖牙),需要骨性重建来维持面中部的高度、宽度和突度。进行骨性重建还需应用骨结合种植体来修复牙齿,而这往往需要保留假体。双侧腭上颌骨切除后缺损很少能稳定闭合。尽管其他游离骨瓣也在应用,但游离腓骨皮瓣仍是双侧腭上颌骨切除后缺损重建的首选皮瓣。此外,对于累及双侧上颌骨的大面积缺损,腓骨在各种游离骨瓣中可提供的骨瓣最长。

以我们的经验,修复双侧的腭上颌骨缺损需要长14~16cm的游离骨瓣[15,16]。因此,远端和近端各保留5~7cm后按腓骨瓣的长度完整切取,临近骨骼按最大血管蒂长度进行修剪。该腓骨外侧面用来重建上颌骨垂直高度,即从眶缘至硬腭咬合平面。腓骨供血血管则位于上颌窦后。通常使用包括拇长屈肌的皮瓣封闭上颌窦腔,并可提供足够的软组织滋养周围的血管蒂。该皮瓣的皮岛用来修复上腭缺损。皮岛的方向取决于其穿支供血的位置,并可根据腓骨长轴调整成纵向型或横向型。

当一侧骨缺损比另一侧更倾向于向外侧或后侧进展时,由于更接近受体血管,通常选一侧进行微血管吻合。或者,选择受体血管较好的一侧(如果有)进行微血管吻合。选择与计划行微血管吻合同侧的小腿切取游离腓骨骨皮瓣,从而可以应用皮岛修复腭部。当蒂部长度不足以到达受区血管时可使用静脉移植,我们倾向于应用面部血管作为受区血管,因其更靠近缺损,同时其管径更能匹配腓血管。

切除术后,钛板常常塑形成类似希腊字母 Ω 形状(图 7.6 和图 7.7)。重建钛板的属性使其可模拟出患者

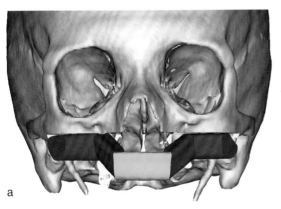

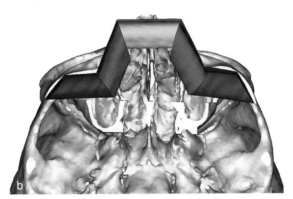

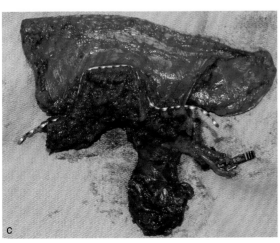

图 7.6 (a,b)Ω 字形游离腓骨皮瓣外形。腓骨截骨后在水平平面上类似希腊字母 Ω 的形状。(c)应用重建钛板固定游离腓骨骨皮瓣。皮岛用来重建腭黏膜。

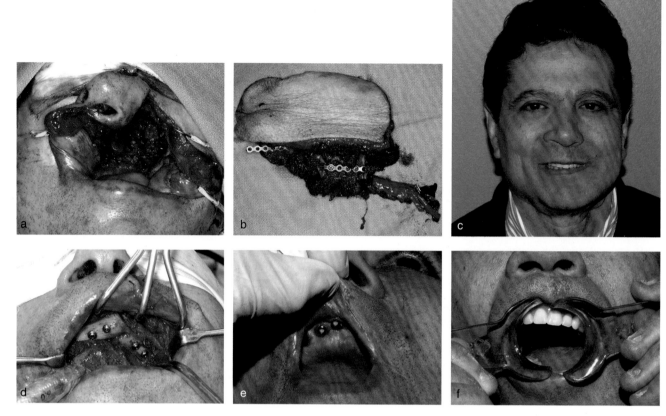

图 7.7 (a)双侧腭上颌骨切除术后缺损的患者保留眶底和眶内容物。(b)应用游离腓骨骨瓣重建缺损。(c)术后外观。(d)初次重建术后 6 个月置入骨结合种植体以修复牙齿。(e,f)通过游离腓骨皮瓣的皮岛放置基牙,从而可以保持义齿在位。

上颌骨的宽度和突度。重建钛板的外侧部分必须足够长,可固定 2~3 个螺钉至颧骨外侧。重建板可将腓骨固定于面部骨骼上,日后可将前面的钛板取出,为进一步骨结合种植体的植入留出足够空间。

用往复锯在腓骨行楔形截骨术,注意不要损伤血管蒂。当重建双侧上颌骨缺损时,Ω 钛板的侧面部分可重建颧区。游离腓骨皮瓣的中央部分可修复上颌牙槽骨。对于单侧(见上文的半腭上颌骨切除术)或者不足双侧的缺损而言,可用小块的骨组织进行移植,避免截骨(例如,腓骨块可充当半个或部分 Ω 钛板)。

通常而言,2~3 个螺丝孔可固定一块腓骨段。游离腓骨瓣需在切除的牙槽骨垂直方向植入以替代部分上颌骨前部,而非在牙列水平,为日后种植牙保留足够的空间。稍弯曲的腓骨用于重建上颌骨前部,它可以完美恢复面部垂直高度。

游离腓骨瓣植入后 3~6 个月可应用骨结合种植体修复牙齿。那些游离腓骨皮瓣伴有较厚皮下脂肪的患者,可在牙体种植同期行皮瓣修薄。骨结合牙体种植时有时需去除部分或全部周围骨组织。

眶底缺损

我们的经验表明,当以游离软组织瓣作为支撑时,即使术后行放射治疗,应用骨移植物或异体移植物也能成功地重建眶底(图 7.8)。然而,许多外科医生认为,骨移植物比异体移植物放射治疗后的并发症更少[12]。在最近的一篇关于创伤性眶底重建的综述中,Kirby 等[18]发现,自体骨重建比钛网和多孔聚乙烯更易合并眶异位和眼球内陷,可能是由于眶底塑形困难、厚度不均以及难以预判的吸收导致。显然,异体材料的优势是其数量不受限制且无供区损伤。

当使用游离腓骨骨皮瓣行半腭上颌骨切除和双侧腭上颌骨切除后缺损(包括切除眶底)的重建时,我们使用带有比目鱼肌和拇长屈肌的游离腓骨骨皮瓣,以支撑骨移植物或异体移植物重建眶底。设计一种同时重建眶底和硬腭修复体是可能实现的[19],但问题是面中部的空间有限。那些无血管重建发生并发症的患

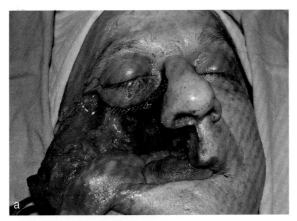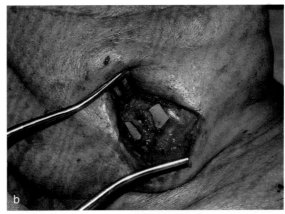

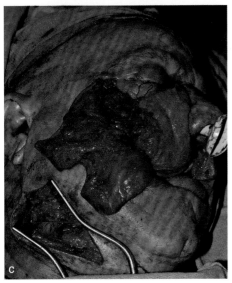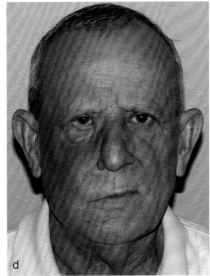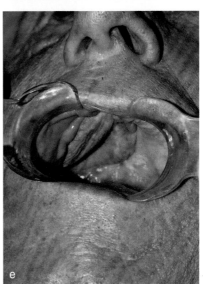

图 7.8　患者行上颌骨上部切除术后的眶底缺损。(a)应用钛网重建眶底。(b)在颈部做一个小切口,从而获得面部动脉和静脉的通路,以作为游离皮瓣的受体血管。(d,e)术后外观和口腔内外观。

者通常可以在二次重建时使用游离骨瓣,例如游离腓骨骨皮瓣、游离肩胛骨骨皮瓣、前臂桡侧游离骨皮瓣或携带前锯肌的肋骨瓣(图 7.9)。

眶部切除术的缺损

　　对眶部切除术后缺损修复的主要目标是:应用耐用的组织填充眶窝;当切除眶内侧壁或眶下壁时,将鼻腔或鼻窦腔排除在外;在眶顶部被切除后保护大脑。此外,行重建时,应该考虑患者对假体的需求。较深的眶窝有利于假体植入,反之,如果眶窝较浅或者眶窝重建与面部齐平或凸出,在没有植入骨结合种植体的情况下,可能无法固定假体,或可能导致假体不自然地突出。

　　通过二次愈合和肉芽生长恢复可能是肿瘤切除后最简单的治疗方法。整个过程需 2~3 个月,需要每

天用湿干敷料护理伤口。当二次愈合结束后,肉芽组织生长仅致眶窝轻微变浅,检查肿瘤局部是否复发比较容易。我们倾向于使用网状或非网状的中厚皮片移植加快伤口愈合,这种方法也可以用于眶窝。类似二次愈合,中厚皮片移植修复了眶部缺损,使眶窝形态良好。由于薄,皮片移植重建通常导致深眼眶,为需要安装义眼的患者提供了一个良好的腔穴。如果无放射治疗史及无术后放射治疗计划,即使是在裸露的眶骨上,通过二次愈合或皮片的移植通常都可以成功解决标准的眶部切除伤口。

　　如果手术后要对眶窝行放射治疗,为了避免慢性骨外露和骨坏死,需要更耐用的、血管化良好的眶窝内衬,而不是单纯地应用自体上皮组织或皮片移植覆盖。局部带蒂皮瓣的应用中,最常见的是颞肌瓣或颞顶筋膜瓣,它们的形态更贴近眶部。颞肌瓣由源自颌

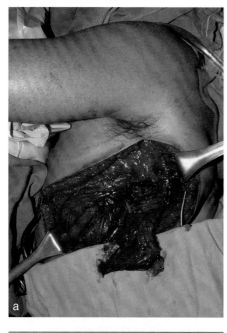
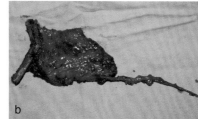
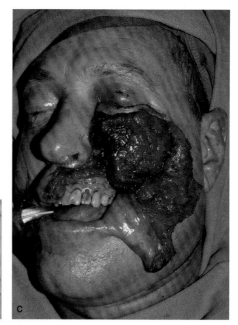
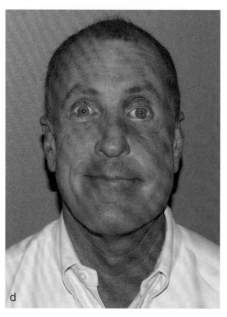
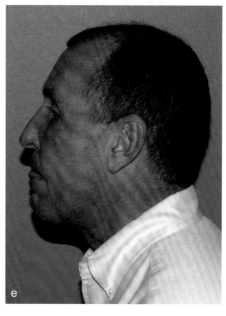

图 7.9 应用带有前锯肌的游离肋骨皮瓣修复眶底和眶缘，之前曾应用硅胶种植体进行修复，但由于位置不当，颊部皮肤受到挤压。(a)切取皮瓣。(b)应用重建钛板对皮瓣塑形。(c)带蒂皮瓣从皮下穿入面静脉和动脉进行微血管吻合。(d,e)术后效果。

内动脉的前、后颞深动脉供血，且足够薄，即使没有骨结合种植体，也可以为眶部假体提供合理的安全保护，但是会导致供区明显凹陷，影响患者外观。颞顶筋膜瓣的供区用中厚皮片覆盖效果最好，不会导致供区畸形。在这两种情况下，皮瓣可及的长度是有限的，可能需要切除眶外侧壁以闭合眶窝内侧，避免覆盖在眶缘外侧的近端皮瓣隆起形成臃肿的局部。由于术后供区畸形，如有其他方法可选择，大面积头皮或前额皮瓣应尽量避免使用。

在扩大的眶部切除术中，需要软组织覆盖的眶窝范围通常要比局部皮瓣或邻位皮瓣能提供的范围要大[19]。一个例外是眶外侧壁单独切除术后无须重建，而其余情况仍需要用皮片移植或皮瓣进行重建。此外，眶内侧壁的有限缺损往往仍可用颞肌瓣重建。对于所有其他的缺损，我们建议用游离皮瓣进行重建。大量游离软组织瓣可对扩大眶部切除术的缺损进行重建并可获得满意效果。

我们倾向于用前臂桡侧游离筋膜皮瓣在局部骨切除后进行重建。对于体型娇小且无肥胖的患者而言，这种皮瓣可提供足量的软组织来适应眶部假体并避免了二次修整手术。在较大范围的骨切除情况下，如在眶上颌骨切除术时，需要较大的皮瓣进行修复。

这种情况下可选择腹直肌游离肌皮瓣和 ALT 游离皮瓣。这两种皮瓣的设计可以应用肌肉组织填塞鼻窦,并可严密密封外露的硬脑膜,从而预防鼻窦感染。像这类体积较大的皮瓣可用来补充面中部容积和修复面颊轮廓。在这些情况下,重建后的眼眶往往呈现凸出的外观,日后眶部如需植入假体,则需二次皮瓣修整。

同步进行眶部切除术与上颌骨上部切除术(即眶上颌骨切除术)增加了另一个应优先进行重建的步骤,即关闭鼻腔以防止漏气和鼻腔引流。由于在皮瓣内侧(或自体颊部皮肤)和鼻间的缝线处形成的鼻窦皮肤瘘是很难治疗的,应尽量行可靠的封闭。较薄的筋膜瓣修复形成的凹陷眶窝有利于期望应用眶部假体行单纯眶部切除术的患者。对于眶上颌骨切除术后

的缺损,我们建议应用较大的游离皮瓣,在保持面颊轮廓的同时封闭眶窝以减少瘘管的发生率。可选择腹直肌游离皮瓣用于上述修复,可以切取成肌皮瓣或保留肌肉的改良皮瓣(即保留腹直肌的游离肌皮瓣,或腹壁下动脉穿支皮瓣),可以根据缺损的大小、体积和所需蒂部的长度对皮瓣进行适当的修剪。ALT 游离皮瓣可较好地修复眶上颌骨切除术后缺损(图 7.10)。当患者大腿较瘦,没有充足的脂肪组织恢复面颊轮廓时,可以应用包含部分或全部股外侧肌的 ALT 游离肌皮瓣,但未来的肌肉萎缩可能导致大量的体积损失。

眶部切除术和腭上颌骨切除术后缺损均可应用皮瓣较好修复,而且该皮瓣可以应用多个皮岛分别闭合 3 个缺损(眶外皮肤、鼻腔衬里、腭部),从而使皮

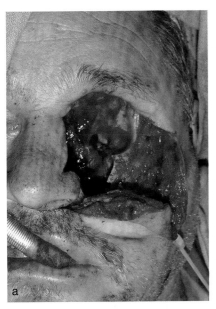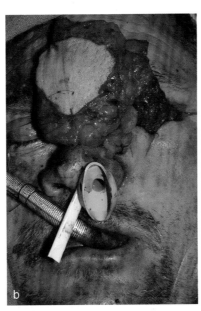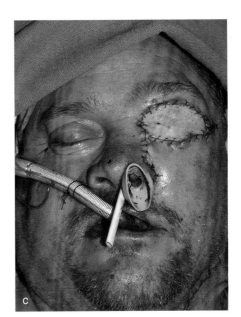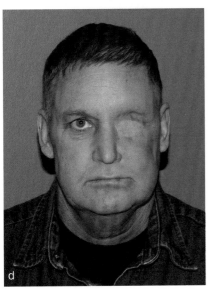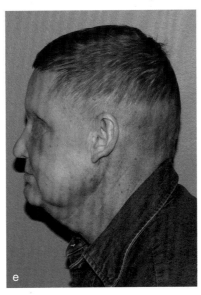

图 7.10　(a)患者行上颌骨上部切除术和眶部切除术的术后缺损。(b,c)应用 ALT 游离皮瓣重建上颌骨和眶部。(d,e)术后外观。

肤–皮肤和皮肤–黏膜紧密贴合。腹直肌游离肌皮瓣和ALT游离皮瓣都是不错的选择，需要根据肌肉的缺损程度对皮瓣进行精准修剪。当ALT游离皮瓣只有一条穿支血管时，皮岛的一部分可以去上皮以重建两个或多个层面。有些术者喜欢留下一个"原始"皮瓣(不带皮肤)重建鼻腔，让它自然黏膜化。在邻近的鼻孔内放置一个柔软的硅胶鼻导管约2周，可防止皮瓣与鼻中隔之间发生粘连。

我们还没遇到过双侧腭上颌骨切除术或腭上颌骨前部切除术的缺损合并眶部切除术缺损的病例，但这种情况在理论上是可能存在的。对于这种患者，理想的情况是应用游离骨瓣来重建腭上牙槽骨，以及应用游离软组织瓣重建眶部缺损。这种复杂的重建应该权衡患者的医疗条件和整体预后。

定制的眶面假体可用于眶部切除术后的美容修复。术后效果满意，特别是佩戴眼镜的效果更好。可选择使用黏合剂或骨结合钛植入物，这些植入物被放置到眶骨边缘。骨厚度至少3~4mm以容纳植入的假体，之后假体表面覆盖皮肤和其他软组织。较薄且无移动性的软组织较为理想，可以尽量减少过多的基牙长

度，并避免慢性组织刺激。植入物可能几个月后与骨骼贴合，也可能立刻外露，然后将突出于皮肤表面的基牙附在种植体上。

多期假体修复需要患者有强烈意愿。眼罩或墨镜可以满足一些患者的需求。如前所述，一块较大的皮瓣可能会限制眶部假体的置入或可能导致假体较对侧明显突出。在某些情况下，眶部假体的外观和贴合度可通过皮瓣的塑形得到改进。假体修复的局限性包括眼睛运动受限和眼睑功能受限。这些都需要患者的适应，而且，由于假体存在正常磨损需定期更换，患者需承担较高的费用。

我们重建的方法在图7.11中进行了总结。

■ 术后护理

与大多数头颈部重建一样，床头部在术后应升高。注意鼻腔引流，我们通常会放置一个软硅胶鼻导管1~4周，以保持鼻腔通畅。鼻导管用缝线松松地固定于鼻中隔黏膜上。如果重建术包括口腔切口，根据瘘管形成的风险，需放置饲管，患者需禁食1~2周。

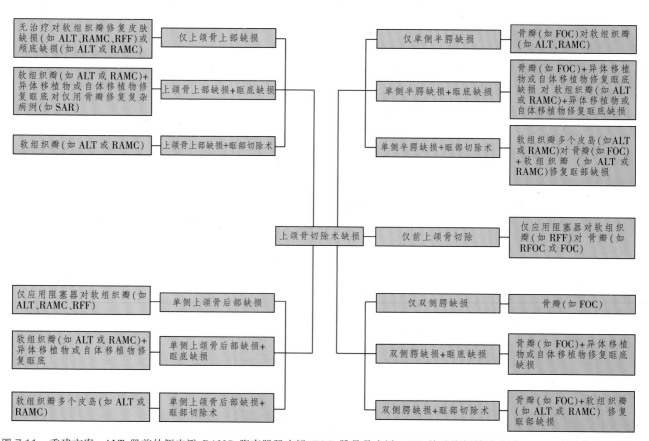

图7.11　重建方案。ALT，股前外侧皮瓣；RAMC，腹直肌肌皮瓣；FOC，腓骨骨皮瓣；RFF，前臂桡侧筋膜皮瓣；RFOC，前臂桡侧骨皮瓣。

眶壁重建术后的患者，需要定期行光感和视力检查，以排除视神经损伤或眼球压迫。有任何视力下降的迹象都应立即行眼科咨询。眼外运动也应进行评估，手术结束时就应进行被动牵拉试验以除外挤压的情况。

■ 并发症

以我们的经验，游离皮瓣用于面中部重建的成功率与头颈部其他部位重建一样高。由于颈部受体血管距离较远，皮瓣蒂部长度有可能不足。在这种情况下，插入式静脉移植比在张力下进行吻合更好。此外，皮下隧道需要游离充分，防止皮瓣蒂部到达颈部时受压。

上颌骨和眶部重建术后易形成瘘管，包括口鼻瘘（即腭瘘）和鼻-鼻黏膜瘘，通常近内眦。沿着腭部和面部的缝合必须仔细逐层闭合。需要避免鼻阻塞，因为空气压力可以导致鼻侧切开术切口和眶内侧切口破裂。以我们的经验，放射治疗后患者后期发生的瘘很少能自行愈合，通常需要应用游离皮瓣闭合[7]。

在进行眼眶重建时，在组织较薄且血供较少的情况下，移植物或植入物可能会沿眶缘暴露，尤其是当切口位于骨性突起或钛合金表面时。在这种情况下，应考虑在骨移植物、植入物或金属修复物与颊部或眼睑皮肤之间行皮瓣移植，或用较薄的皮瓣替换皮肤。此外，对重建眶壁的准确定位非常关键，可避免眶内容物压迫、眼球内陷或眼球突出、复视（眼睛位于不同水平），甚至由于眼压升高或侵袭视神经（移植物或植入物被放置太远至后方的眶尖区）导致失明。

上颌重建其他常见的后遗症为下睑外翻和眼睑内翻。避免外翻最好的方法即尽量减少在眶缘和下睑缘做切口，并小心闭合和悬吊下眼睑，也可采用

Cordeiro 等[17]描述的结膜入路方法避免下睑外翻[17]。二次矫治手术，如外眦成形术或下睑筋膜或软骨移植物悬吊术，也可以帮助纠正外翻，但对于放射治疗术后患者通常很难达到满意的对称性。眼睑内翻不易发生，可采取外翻闭合眼睑加以矫治。在眼睑黏膜侧行 Z 成形术可以矫治眼睑内翻。

要点
● 面中部重建时，必须考虑到腭部、眶底及眶腔的重建。 ● 部分尖牙后的腭上颌缺损可用游离软组织瓣修复获得令人满意的效果，如股前外侧皮瓣、前臂桡侧筋膜皮瓣、腹直肌游离肌皮瓣。 ● 对于功能和肿瘤预后都较好的患者，其半腭上颌缺损可用一个体积较大的游离组织瓣或游离骨瓣进行重建，尤其是术后可能进行牙齿修复时。 ● 双侧腭上颌上部缺损最好用游离骨瓣进行修复，如游离腓骨骨皮瓣。 ● 较小的前部上颌骨缺损用较小的游离骨皮瓣进行重建。 ● 眶底只要有血供良好的蒂部或游离皮瓣支持，通常可用骨移植物或钛网获得满意的重建效果。 ● 精准的眶底重建是为了防止复视、视觉异常或失明。 ● 当眶部已切除，较薄的带蒂皮瓣或游离皮瓣有助于假体固位。 ● 体积较大的游离皮瓣可用于扩大眶部切除术，包括用于眶上颌骨切除术、分隔鼻腔和窦腔与眶部、防止鼻-鼻黏膜瘘的出现。

专家点评——James S. Brown

本章是对上颌骨重建手术方法的一个全面描述，但面中部的中心（鼻骨和眶内侧壁）没有被纳入。该重建技术和 Cordeiro[3]的方法类似，只是增加了腓骨骨皮瓣和带肋骨前锯肌皮瓣。该技术描述清晰，包括在众多重建方案中指导选择合理的重建方案，且列举的病例质量都非常高。

章节介绍了各种类型的面中部和上颌骨缺损，

以及一系列游离硬组织瓣和游离软组织瓣的应用，还强调了假体选择的重要性。骨瓣中作者倾向于应用腓骨瓣，而软组织瓣则倾向于应用股前外侧皮瓣、腹直肌皮瓣和前臂桡侧筋膜皮瓣。文中缺乏对其他硬组织的比较和选择，包括带腹内斜肌的髂嵴或带大圆肌、背阔肌、前锯肌的肩胛骨等。当眶底切除时，这些骨组织为鼻梨状孔和鼻旁区提供足够的支撑。

最重要的是,在我看来,肌瓣的优势在于,在黏膜化后,鼻腔衬里和硬腭重建更为自然。

在我自己的临床实践中,最常用的重建面中部的骨组织是腓骨瓣。虽然腓骨取材方便,且皮瓣可以承受放射治疗,但骨高度仅适用于低位(下部)的上颌骨切除术患者(保留鼻梨状孔)。同时,作者应用钛网解决了眶底切除后的问题,但其并没有给眶缘提供骨性支撑,这需要防止下睑外翻和眼睑收缩。眶缘

的骨重建对于眶周组织长期保持适当的位置十分重要。用腓骨瓣或肩胛骨和髂嵴(深旋髂动脉)骨瓣重建眶缘是非常具有挑战性的(图 7.12)。

在介绍了分类方法之后[4],我想知道为什么没有使用 I~VI 类分型(图 7.13)?因为文中提出的方案非常相似,包括 I~Vb、c、d,且应提出一定的比较和一致性,而不是进一步使内容复杂化。

在面中部切除部分或全部鼻骨也未在本章讨

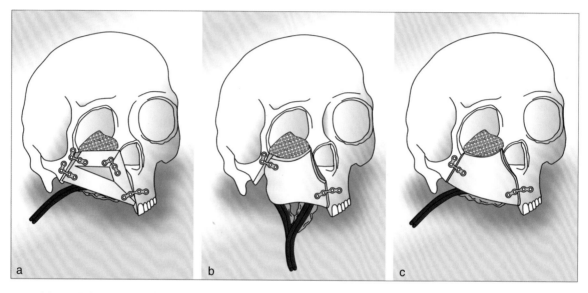

图 7.12　上颌骨切除术可能的重建方案,需要修复眶缘和眶底。(a)腓骨瓣。图中显示了所需要的精确角度以及应用该皮瓣获取皮岛的困难性。(b)肩胛骨瓣,基于胸背动脉的角状分支。该皮瓣可定向,从而使较厚的肩胛骨外侧形成上牙槽骨的形状。(c)髂嵴瓣。该皮瓣可填充缺损,而且是保留种植体假体的情况下最好的选择。(Reprinted with permission from Brown and Shaw[4].)

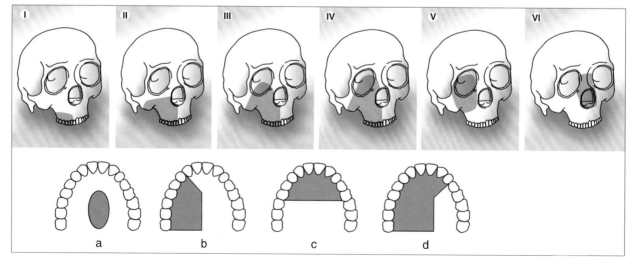

图 7.13　上颌骨切除术和面中部缺损垂直和水平方向的分类。垂直分类:I 型,上颌骨切除术未引起口鼻瘘;II 型,未累及眶部;III 型,累及眶部但要保留眶部;IV 型,眶部切除术或摘除;V 型,眶上颌骨缺损;VI 型,鼻上颌骨缺损。水平分类:a 型,仅腭部缺损,未累及牙槽骨;b 型,缺损范围小于或者等于单侧的一半;c 型,缺损范围小于或者等于双侧或横前部的一半;d 型,缺损大于上颌骨切除术的一半。字母代表了牙槽骨和腭部缺损复杂性逐渐增加,并且符合垂直维度。(Reprinted with permission from Brown and Shaw[4].)

论。这在Ⅲ型患者中是很重要的(上颌骨切除术包括眶底的切除而非眶部切除),当切除包括鼻侧骨和内眦支撑组织时,用髂嵴瓣修复十分容易,但用腓骨瓣、肩胛骨瓣修复就很难。此外,完全去除鼻骨和筛窦的缺损(Ⅵ级)需要行复合重建,最有效的是应用复合前臂桡侧皮瓣进行修复。

本章内容提示我们,双侧上颌骨缺损不考虑应用假体。而对于任何Ⅱa~c的缺损,如果应用了植入物,则假体也可应用[21]。对患者而言,特别是对那些无法通过专业重建手术康复的患者,最好的结果往往是通过与修复医生探讨达成的。修复医生必须医护整复的牙齿,因此,从一开始修复医生就必须与患者和手术医生进行讨论。在我们的治疗中,几乎所有植入假体的患者都行即刻种植,可在首次假体更换时进行。这种关系是团队建设和理解的关键,这对患者来说非常重要,当真正的选择具有相似的结果时,在适当的情况下,根据患者的选择或医疗需要,可允许手术显著降级。

我必须强调,我的评论是建立在个人观点的基础上,因为根据大多数单位的小样本量患者,很难统计可靠且一致的数据进行比较。Hanasono 医生对头颈外科重建手术的著作做出了宝贵的贡献,本章进一步证明了 MD 安德森癌症中心在各个方面的经验和质量。

(王珏 朱美抒 高全文 译)

参考文献

1. Brown JS, Rogers SN, McNally DN, Boyle M. A modified classification for the maxillectomy defect. Head Neck 2000;22(1):17–26

2. Okay DJ, Genden E, Buchbinder D, Urken M. Prosthodontic guidelines for surgical reconstruction of the maxilla: a classification system of defects. J Prosthet Dent 2001;86(4):352–363

3. Cordeiro PG, Santamaria E. A classification system and algorithm for reconstruction of maxillectomy and midfacial defects. Plast Reconstr Surg 2000;105(7):2331–2346, discussion 2347–2348

4. Brown JS, Shaw RJ. Reconstruction of the maxilla and midface: introducing a new classification. Lancet Oncol 2010;11(10):1001–1008

5. Archibald S, Jackson S, Thoma A. Paranasal sinus and midfacial reconstruction. Clin Plast Surg 2005;32(3):309–325, v

6. Spiro RH, Strong EW, Shah JP. Maxillectomy and its classification. Head Neck 1997;19(4):309–314

7. Hanasono MM, Silva AK, Yu P, Skoracki RJ. A comprehensive algorithm for oncologic maxillary reconstruction. Plast Reconstr Surg 2013;131(1):47–60

8. Moreno MA, Skoracki RJ, Hanna EY, Hanasono MM. Microvascular free flap reconstruction versus palatal obturation for maxillectomy defects. Head Neck 2010;32(7):860–868

9. Chang YM, Coskunfirat OK, Wei FC, Tsai CY, Lin HN. Maxillary reconstruction with a fibula osteoseptocutaneous free flap and simultaneous insertion of osseointegrated dental implants. Plast Reconstr Surg 2004;113(4):1140–1145

10. Yazar S, Cheng MH, Wei FC, Hao SP, Chang KP. Osteomyocutaneous peroneal artery perforator flap for reconstruction of composite maxillary defects. Head Neck 2006;28(4):297–304

11. Clark JR, Vesely M, Gilbert R. Scapular angle osteomyogenous flap in postmaxillectomy reconstruction: defect, reconstruction, shoulder function, and harvest technique. Head Neck 2008;30(1):10–20

12. Cordeiro PG, Chen CM. A 15-year review of midface reconstruction after total and subtotal maxillectomy: part I. Algorithm and outcomes. Plast Reconstr Surg 2012;129(1):124–136

13. Genden EM, Wallace D, Buchbinder D, Okay D, Urken ML. Iliac crest internal oblique osteomusculocutaneous free flap reconstruction of the postablative palatomaxillary defect. Arch Otolaryngol Head Neck Surg 2001;127(7):854–861

14. Brown JS, Jones DC, Summerwill A, et al. Vascularized iliac crest with internal oblique muscle for immediate reconstruction after maxillectomy. Br J Oral Maxillofac Surg 2002;40(3):183–190

15. Hanasono MM, Skoracki RJ. The omega-shaped fibula osteocutaneous free flap for reconstruction of extensive midfacial defects. Plast Reconstr Surg 2010;125(4):160e–162e

16. Hanasono MM, Jacob RF, Bidaut L, Robb GL, Skoracki RJ. Midfacial reconstruction using virtual planning, rapid prototype modeling, and stereotactic navigation. Plast Reconstr Surg 2010;126(6):2002–2006

17. Cordeiro PG, Chen CM. A 15-year review of midface reconstruction after total and subtotal maxillectomy: part II. Technical modifications to maximize aesthetic and functional outcomes. Plast Reconstr Surg 2012;129(1):139–147

18. Kirby EJ, Turner JB, Davenport DL, Vasconez HC. Orbital floor fractures: outcomes of reconstruction. Ann Plast Surg 2011;66(5):508–512

19. Rodriguez ED, Martin M, Bluebond-Langner R, Khalifeh M, Singh N, Manson PN. Microsurgical reconstruction of posttraumatic high-energy maxillary defects: establishing the effectiveness of early reconstruction. Plast Reconstr Surg 2007; 120(7, Suppl 2):103S–117S

20. Hanasono MM, Lee JC, Yang JS, Skoracki RJ, Reece GP, Esmaeli B. An algorithmic approach to reconstructive surgery and prosthetic rehabilitation after orbital exenteration. Plast Reconstr Surg 2009;123(1):98–105

21. Boyes-Varley JG, Howes DG, Davidge-Pitts KD, Brånemark I, McAlpine JA. A protocol for maxillary reconstruction following oncology resection using zygomatic implants. Int J Prosthodont 2007;20(5):521–531

第 **8** 章　颅底重建

Matthew M. Hanasono

■ 引言

　　颅底是一个复杂的解剖区域，头颈部的大血管、多条脑神经和脊髓从中穿过。涉及颅底的病变包括先天性病变、血管性病变、内分泌性病变及肿瘤性病变。病变的手术切除通常需要包括神经外科医生、头颈外科医生和耳外科医生等在内的多学科合作。除了使用微创内镜技术切除病变之外，包括眶内容物、面中部、下颌骨、颅骨，以及眼睛、鼻、耳朵、头皮和面部软组织在内的颅颌面结构切除会造成明显的颅底解剖及功能的异常，因此整形外科医生在颅底疾病的治疗中扮演着重要角色。

　　累及颅底缺损的治疗十分具有挑战性，颅底重建一旦失败可能出现危及生命的并发症，如硬膜或脑组织暴露、颅内积气、脑脊液(CSF)漏、脑膜炎和脊髓炎等。颅底手术最关键的部分是应用重建技术将这些并发症的风险降到最低，同时恢复面部外观和功能。尽管颅底手术的预后曾经不佳，但随着肿瘤治疗的进步，重建技术的发展最大限度地减少了并发症、功能丧失和毁容的发生，从而显著降低了颅底肿瘤并发症率，甚至提高了疗效。

　　局部皮瓣，如颅骨骨膜瓣、颞肌瓣、颞顶筋膜瓣，对于局限性缺损及特定适应证(如颅内硬脑膜修复的切除和重建)依然很有用，但游离皮瓣已经常规应用于大多数颅外或颅内外联合切除手术的颅底重建[1,2]，与局部皮瓣相比，游离皮瓣可提供更多的组织量，而且游离皮瓣在接受过放射治疗的患者中可靠性更高，而局部皮瓣则因全部暴露于照射区域可能有血管损伤[3,4]。此外，广泛颅底切除手术中可能损伤局部皮瓣

的滋养血管，而导致局部皮瓣血运障碍，再次手术的病例风险更高。

　　脑神经(CN)损伤是颅底手术并发症率高的原因之一。许多颅底肿瘤通过脑神经在颅内入侵和播散，而且还有一些肿瘤就是围绕着脑神经生长的，在外科手术切除肿瘤时牺牲脑神经在所难免。值得注意的是，从腮腺或颞骨转移而来的颅底肿瘤的治疗，通常需要进行面神经(CN Ⅶ)修复，手术方式包括：直接神经修复或神经移植，以及面部动态和静态修复。当然，其他脑神经的神经修复或神经移植也是重建治疗的重要部分。

■ 局部解剖

　　肿瘤造成的颅底缺损广义而言就是因切除肿瘤而造成的颅前窝、颅中窝或颅后窝的缺损。手术切除包括颅骨的摘除，伴或不伴硬脑膜切开。Irish 等[5]描述的分类系统在颅底肿瘤的分类上非常有用，这种分类方法根据修复重建的难度将颅底缺损分成了特定的区域(图 8.1)。

　　Ⅰ区包括来源于眶、鼻、鼻窦、筛板等处的肿瘤造成的缺损，缺损可涉及颅前窝，而起源于斜坡的肿瘤甚至可能侵袭颅后窝的枕骨大孔。Ⅰ区可进一步细分为中线区和旁中线区。Ⅰ区中线区的肿瘤常来源于筛窦、蝶窦或筛板，例如成感觉神经母细胞瘤。Ⅰ区旁中线区肿瘤来源于眼眶或眶周的结构，例如泪腺肿瘤。

　　Ⅱ区从颞骨岩部延伸至后眶壁。Ⅱ区的缺损主要由侧颅底的肿瘤造成，肿瘤主要源于颞下窝、翼腭窝，病变可侵及颅中窝。Ⅱ区的肿瘤包括青少年鼻咽血管纤维瘤、鼻咽癌、颈静脉球体瘤、蝶骨翼脑膜瘤、斜坡

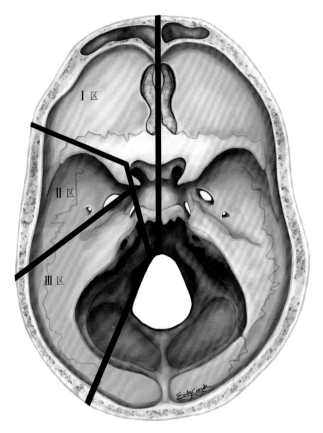

图 8.1　颅底分区。(Adapted, with permission, from Irish JC, Gullane PJ, Gentili F, et al. Tumors of the skull base: outcome and survival analysis of 77 cases. Head Neck 1994;16:3–10.)

脊索瘤,以及向深部生长的腮腺肿瘤和向后部扩展的上颌骨甚至颊部的赘生物,通常经三叉神经(V₂)上颌裂向深部扩散。

　　Ⅲ区的缺损常由耳、腮腺、颞骨等处的肿瘤造成,并可侵及颅中窝或颅后窝。Ⅲ区的肿瘤包括外耳道的皮肤肿瘤,例如鳞状细胞癌和基底细胞癌,还有腮腺肿瘤和罕见的颞骨来源的肉瘤。

■ 术前注意事项

　　体格检查和术前的影像检查可以确定肿瘤的位置,从而预测是否需要手术进行重建。除了要考虑选择局部皮瓣还是游离皮瓣进行修复以外,还要考虑是否需要应用移植物或植入物。自体骨移植物和人工植入物(如钛网、多孔聚乙烯或甲基丙烯酸甲酯),在颅骨、眶壁和眶缘的重建中都是必要的[6]。

　　手术前应该根据肿瘤的位置预判脑神经是否受累,针对可能受累的脑神经做全面体检,并做好详细

术前记录。若术中可能需要离断面神经,术前应与患者讨论治疗面瘫的手术方案,包括直接神经修复、神经移植、带血运的肌肉移植的动态复苏、与其他脑神经吻合(如咬肌神经与面神经吻合或舌下神经与面神经吻合)、筋膜移植的静态复苏,此外还包括眼周的修复,如金植入体眼睑配重、眦成形术、侧睑缘缝合术等。

　　其他神经功能的障碍可能与舌咽神经(CN Ⅸ)、迷走神经(CN Ⅹ)、脊髓副神经(CN Ⅺ)和舌下神经(CN Ⅻ)的缺失有关。舌咽神经的离断可能会造成吞咽和吸气的不协调,可通过临时或永久胃造瘘置管以及术后言语和吞咽训练治疗。单侧舌下神经缺损通常可以耐受,但也需要进行言语和吞咽训练治疗。迷走神经离断后造成的声带麻痹可经耳鼻喉科医生术后声带内注射各种填充材料和(或)甲状软骨成形术治疗。物理疗法是治疗脊髓副神经损伤后肩下垂最好的方法。

　　术前应根据患者的意愿讨论是否安装眶部或耳部赝复体,安装赝复体尤其是眶赝复体(下文将讨论),会影响皮瓣的选择或重建皮瓣的形状。为了眶部和耳部赝复体的稳定,一般都需要一期手术植入骨结合种植体,特别是术后可能接受放射治疗的患者,文献报道,放射治疗后植入种植体的安全性会下降。很多情况下,骨切除后植入骨结合种植体非常困难,因为种植体的稳定依赖于一定厚度骨板包绕,而且种植体必须植入在赝复体大小的区域内。在这种情况下,提供眶部或耳部赝复体,或者至少提供一种应用刚性固定附着骨结合种植体的假体,是不现实的。关于种植体及赝复体我们将在后面的章节中单独讨论。

■ 重建方法

Ⅰ区重建

　　如上所述,Ⅰ区切除可能包括颅前窝的中线部和(或)侧部。Ⅰ区中线部的肿瘤通常通过前颅面入路切除,使鼻腔与颅内相通。局限于上鼻腔的颅底缺损可通过颅骨骨膜瓣或额肌帽状腱膜瓣转移到颅前窝底部进行修复。皮瓣血供来源于眼动脉的两个分支滑车上动脉和眶上动脉,眼动脉则是颈内动脉的分支。滑车上动脉和眶上动脉都分为浅支和深支,分别供应额肌帽状腱膜瓣和颅骨骨膜瓣。游离皮瓣是修复鼻、前

额和（或）眶部较大范围缺损的最佳选择，也用于前次手术导致滑车上动脉和眶上动脉供应的额肌帽状腱膜瓣和颅骨骨膜瓣血供分离的情况（图8.2）。

鼻重建通常需要与颅底进行分离。这种重建通常比较精细，需多次手术，应用局部皮瓣如额旁正中皮瓣、耳或肋软骨移植物进行修复。为避免重建鼻的纤维化和挛缩，应在辅助放射治疗结束后几个月再进行修复。也可以选择赝复体进行鼻重建，比自体组织移植的美容效果更好，而且不需要多次手术。若前额皮肤缺损较大或进行了放射治疗，则前额旁正中皮瓣的血供不再可靠，赝复体修复就成了唯一的选择。

Ⅰ区侧部的切除通常包括眶内容摘除术或眶上颌骨切除术。眶内容摘除术可累及眶内侧壁和下壁，较薄的筋膜皮瓣（如前臂桡侧游离筋膜皮瓣）可用于遮盖眶部并保护暴露的硬脑膜和骨组织。如果患者选择眶部赝复体修复，较薄的皮瓣重建能够形成眶腔凹

陷以包含赝复体。

颞肌瓣带蒂转移也可用于眶腔的覆盖，维持眶内侧壁和下壁完整。通常需要切除眶外侧壁，以便于肌瓣转移并避免颞肌跨过眶外侧壁而形成局部隆起。颞肌瓣带蒂转移的缺点是通常会形成明显的颞下窝凹陷，这种凹陷可以通过门诊进行自体脂肪移植手术修复。由颞浅动脉供血的颞顶筋膜瓣和颅骨骨膜瓣用于长期覆盖暴露于外部环境中的硬脑膜并不可靠，尤其是术后需要放射治疗的患者。

治疗眶上颌骨切除术和眶内容摘除术所致的鼻腔与鼻窦腔相通时，应用较厚的皮瓣如ALT游离皮瓣、RAM游离皮瓣关闭眶内无效腔效果较好（图8.3）。由于这两种皮瓣带有不同的肌肉量（如ALT游离皮瓣的股外侧肌，RAM游离皮瓣的腹直肌），可以实现不同的填充需要，而当需要更薄的皮瓣时，这两种皮瓣也可以不携带或携带很少量的肌肉组织，甚至在首次

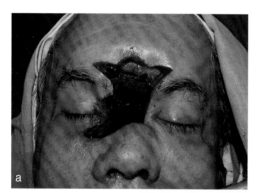
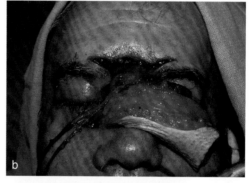
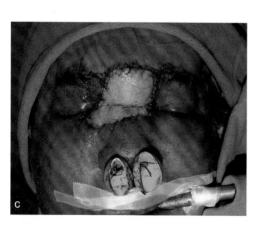
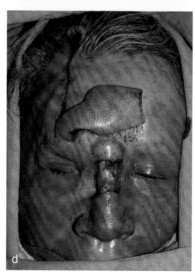
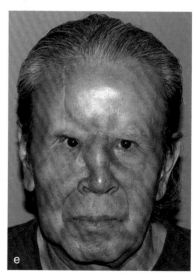

图8.2 （a）Ⅰ区颅底缺损，因前颅面切除术、额窦切除术、部分鼻切除术以及因鼻鳞状细胞癌行眶内侧壁切除术造成的缺损。（b）由ALT游离皮瓣修复重建缺损区域，将鼻腔与颅前窝分离，随后行放射治疗，延迟鼻再造术。（c）自体软骨移植。（d）骨移植以及前额旁正中皮瓣移植。（e）最终术后外观。

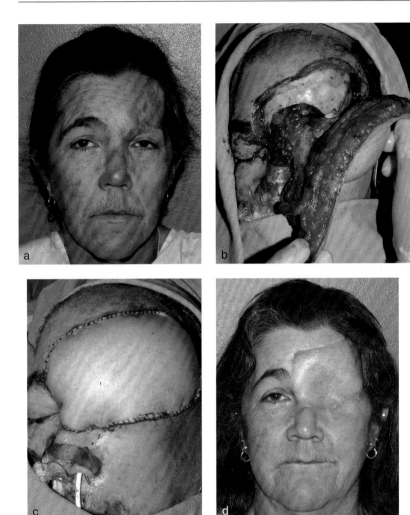

图 8.3　(a)基底细胞癌患者,癌肿侵及右侧眶部和额骨。(b)显示术中切除范围,包括额部硬脑膜的暴露。(c)额骨切除术及眶内容摘除术后造成Ⅰ区外侧颅底缺损,应用 ALT 游离肌皮瓣进行修复,消灭无效腔,分隔硬脑膜与鼻腔、鼻窦。(d)术后外观。

或再次手术时进行皮瓣修薄。

我们的经验是,用足量的皮瓣进行Ⅰ区重建以关闭所有无效腔,将窦鼻内瘘发生的可能性降到最低。这种瘘很少发生,即便出现,也可因鼻吸气和呼气产生的气体压力而自行闭合。眶内侧和鼻后侧区域的关闭必须逐层谨慎缝合,若缝合的部位比较脆弱,更安全的做法是多切除一些皮肤,使皮肤切口覆盖在健康的骨组织上。应用组织瓣填充眶部的缺点之一是赝复体固定相对困难,并且由于"腔"的缺失会造成赝复体不自然的前凸。

Ⅱ区重建

Ⅱ区肿瘤的切除主要经前上颌骨入路。颅底切开暴露硬脑膜形成的缺损必须进行修复,使颅内容物和鼻腔隔离,而不能用赝复体修复,可以选择肌肉瓣或肌皮瓣充填上颌的腔隙(图 8.4)。

颞肌可以修复此区域,但若切除了上颌骨颧部和颧骨,颞肌通常不能提供充足的肌肉量来恢复面部轮廓,尤其是放射治疗后常导致明显的肌肉萎缩。在这种情况下,游离肌皮瓣(如 ALT 游离皮瓣或 RAM 游离皮瓣)再次成为最佳选择。若口腔内和颊部皮肤没有缺损,可将游离皮瓣的皮岛去上皮,将整个皮瓣埋在缺损部位。肌肉组织可以为硬脑膜提供足够的保护,即使在放射治疗之后也仅有少量的脂肪组织萎缩,因此,可同时修复面部轮廓并维持颅底稳定,预防发生脑疝[7,8]。

保留眼球的眶壁切除术必须进行精确的眶壁修复。眶壁的异位可导致眼球内陷、突眼或垂直异位(眼睛在不对称的高度)。创伤造成的眶壁缺损比较常见,常用人工植入物(如钛网、多孔聚乙烯)以及自体组织移植物如颅骨移植物或髂骨移植物进行眶壁修复。理论上讲,自体组织移植可以通过周围包绕组织再血管化,抵抗放射治疗相关性并发症,如感染、外露等。我们的经验是尽量避免在一种材料的基础上使用另一

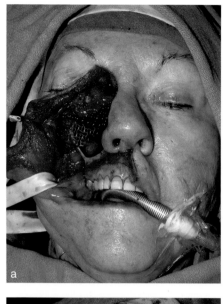
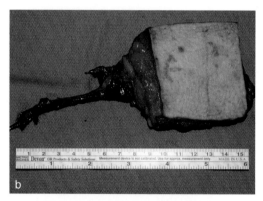
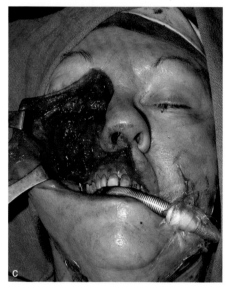
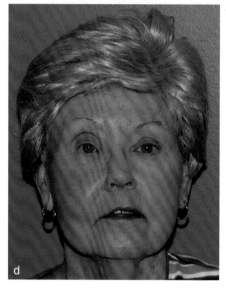

图 8.4　(a)经前上颌骨入路切除右上颌骨鳞状细胞癌后形成的Ⅱ区颅底缺损,眶底应用钛网重建。(b)应用小的(5cm×5cm)ALT 游离皮瓣支撑钛网,分隔上颌窦与颅中窝。(c)将 ALT 游离皮瓣去上皮,使皮瓣的一部分放置于钛网的前方以防止其外露。(d)术后外观。

种材料。而且若术后计划放射治疗,无论使用哪种材料,都必须用有良好血运的组织覆盖整个植入物或移植物。还要注意的是在眶底重建时避免损伤视神经,否则可导致视力损害,甚至失明。

某些Ⅱ区肿瘤需经侧入路切除。切除肿瘤时需要移除一些组织结构,包括腮腺、下颌骨后部和上颌骨后外侧部。切除肿瘤后会造成皮肤与口腔的同时缺损,应用 ALT 或 RAM 游离皮瓣,可设计成多个基于不同穿支血管的皮岛,修复面部缺损和口腔缺损。下颌骨后部的缺损,单独使用软组织修复即可达到满意的效果。涉及Ⅰ区和(或)Ⅱ区的肿瘤切除如眶上颌骨切除术后的修复可采取相同的方法,应用组织量丰富的游离皮瓣同时填充眶部和鼻窦的空腔[9,10]。

Ⅲ区修复

Ⅲ区的小型缺损常用术区内的颞肌瓣进行修复,由未受损的颌内动脉分支前、后颞深动脉供血[11]。前臂桡侧游离筋膜皮瓣也可用于修复耳郭全部或部分切除术后形成的小型表浅缺损。

ALT 游离皮瓣和 RAM 游离皮瓣适用于此区大型缺损的修复(图 8.5)。这两种皮瓣都是复合皮瓣,肌肉部分可以填充深部伤口,皮岛可以覆盖皮肤缺损。若无皮肤缺损,则可以如Ⅱ区缺损一样,将皮岛去上皮后整体植入。背阔肌游离皮瓣结合中厚皮片移植常用于修复头皮缺损之类的大型缺损,ALT 游离皮瓣修复大型缺损时也比较可靠。涉及Ⅱ区、Ⅲ区联合缺损,则

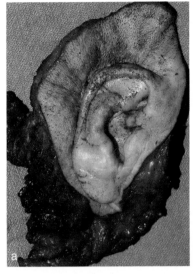
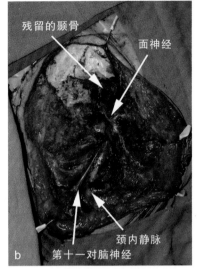

残留的颞骨

面神经

第十一对脑神经

颈内静脉

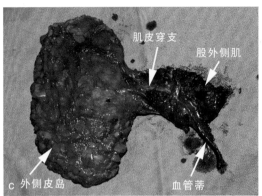

肌皮穿支

股外侧肌

外侧皮岛

血管蒂

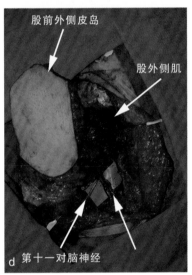

股前外侧皮岛

股外侧肌

第十一对脑神经

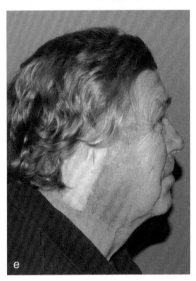

图 8.5　Ⅲ区缺损。(a)行全耳切除术。(b)因耳黑色素瘤复发行颞骨外侧切除。(c)使用带股外侧肌和单条穿支血管皮岛的 ALT 游离肌皮瓣修复缺损。(d)肌肉部分放置于颞骨缺损的深部，覆盖咽鼓管，皮岛用于关闭耳切除术后的伤口。(e)术后外观。

需要组织量丰富的游离皮瓣，有时会同时合并口腔缺损，需要应用两块皮岛进行修复[12-14]（图 8.6）。

　　胸大肌、斜方肌甚至背阔肌带蒂肌皮瓣也用于Ⅲ区缺损的修复。仅限于不适合应用游离皮瓣修复或颞肌瓣不可用或尺寸不足的患者。躯干部的带蒂皮瓣难以转移到手术切口的最上端，或即使勉强转移，闭合张力也很大，术后近端肌肉和蒂部挛缩也会限制颈部活动，当肌蒂团块造成颈部运动受限或影响美观时，可在术后 3 个月后或术后 6 个月放射治疗结束后进行手术修复（图 8.6）。

　　若需要切除外耳，可在放射治疗结束后单独进行外耳重建。赝复体修复是肿瘤手术后全耳再造的主要方法。这是因为手术部位缺乏薄而柔韧的皮肤软组织覆盖由肋软骨移植物或异体移植物（如多孔聚乙烯）形成的软骨支架。耳的部分缺损可用局部组织皮瓣进行重

建，或应用游离皮瓣同时关闭颅底伤口，消除无效腔。

　　我们常规的处理方法详见图 8.7。若局部皮瓣在尺寸、长度、可靠性等方面不适合，则优先选择游离皮瓣。此外，游离皮瓣修复能为适合的患者提供更好的生活质量（改善功能或外观）。局部皮瓣和游离皮瓣修复都会影响体格检查中检测肿瘤复发的能力，连续的影像学检查是监测肿瘤复发的较好手段。

　　游离皮瓣的受区动脉选择如下：Ⅰ区最常使用的是面动脉和颞浅动脉；Ⅱ区最常用的是面动脉；Ⅲ区最常使用面动脉和颈外动脉远端。与受区动脉选择相似，Ⅰ区最常使用的是面静脉和颞浅静脉。Ⅱ区和Ⅲ区最常使用的是面静脉和颈内静脉。若颈外动脉和颈内静脉，或它们的分支不可用时，偶尔Ⅲ区的受区血管会选用颈横动脉和静脉。

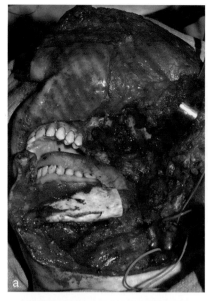

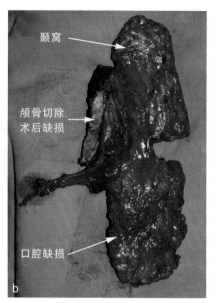

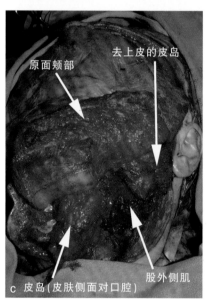

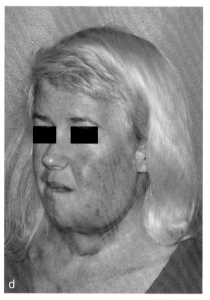

图 8.6　(a)一例复发性转移性黑色素瘤女性患者,经外侧入路暴露颞下窝,切除上颌骨与下颌骨后部以及硬膜外颅中窝,形成Ⅱ区、Ⅲ区联合缺损。(b)双皮岛 ALT 游离皮瓣修复口内和颧骨缺损。(c)股外侧肌可提供充足的软组织用于修复颅骨切除术后形成的颞下和翼腭窝的无效腔。(d)术后外观。

■ 并发症

接受颅底手术的患者有发生神经系统并发症的风险:包括脑血管意外、脑膜或脑感染、颅内积气以及 CSF 漏等,此类并发症应由神经外科医生处理。硬脑膜的修补和已知的 CSF 漏应在术中讨论修复方案,一般而言,游离或带蒂的软组织瓣可完全覆盖修补硬脑膜并填塞脑脊液漏口。建议在此区域可略微过度矫正,从而不会对脑组织产生压迫而增加颅内压。应用血运良好的皮瓣分隔硬膜、脑组织与鼻窦腔、口腔,可防止脑膜炎、脑炎和脑内脓肿的发生。

使用皮瓣、移植物或植入物重建眶壁可能会造成眼眶塌陷,故在手术结束前一定要进行被动转向试验。若眶壁支撑不足,术后可能发生复视。眶后部重建时,要注意不要损伤位于眶顶的视神经和动眼神经。眶底重建时,要在眶顶留有 0.5~1.0cm 的空隙以避免损伤神经,避免重建皮瓣或重建的眶壁压迫眼球。手术结束前,应轻轻触诊眼球以确认是否眼压过高,同时检查眶部是否对称,否则术后因面部肿胀明显而难以判断。

若切除手术中损伤或结扎了供血血管,会造成局部带蒂皮瓣(如额肌帽状腱膜皮瓣、颅骨骨膜瓣、颞顶筋膜瓣和颞肌皮瓣)的全部或部分坏死。接受过放射治疗的患者局部皮瓣可靠性降低。游离皮瓣在这个部位的坏死率并不比其他头颈部位高,我们中心的数据显示,全部或部分皮瓣坏死的风险是 1.6%。若有硬脑

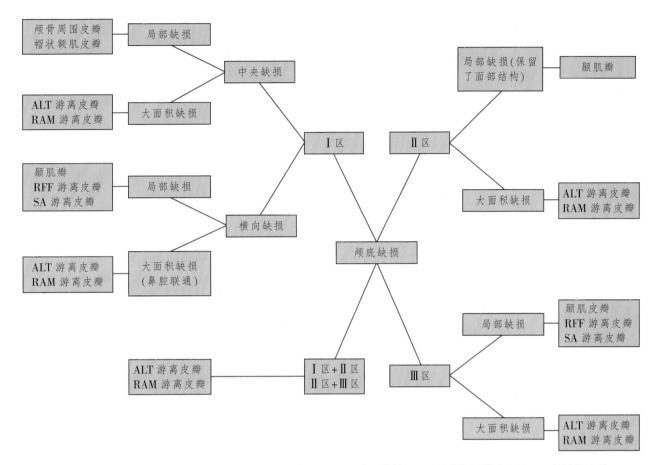

图 8.7　颅底缺损的重建原则。ALT,股前外侧肌皮瓣;RAM,腹直肌皮瓣;RFF,前臂桡侧筋膜皮瓣;SA,前锯肌皮瓣。

膜或脑组织的暴露,则需再次手术,可以选择局部皮瓣进行修复,如头皮或额部皮瓣,但通常需要再次应用游离皮瓣。

■ 术后护理

除了密切监测皮瓣情况以外,还要进行常规的神经检查,神经外科医生还建议术后进行 CT 或 MRI 检查。虽然早期术后影像学检查经常见到少量颅内积气,但若临床神经系统查体和系列影像学检查发现颅内积气增加,则需再次手术。少量 CSF 漏可通过腰穿确认并治疗,顽固的大量 CSF 漏需要进一步手术治疗。通过腰穿预防性使用抗生素可预防围术期感染。Ⅰ区和Ⅱ区重建术后因皮瓣肿胀可能会压迫视神经,因此要特别注意评估患者视力的变化。怀疑患者有视力下降时,应请眼科会诊,必要时进行影像学检查或再次手术探查。同样,眼眶受压引起的复视一旦确诊,也应尽早手术修复。在颅底重建中,要注意观察皮瓣情况,一旦皮瓣坏死或部分坏死都会导致硬脑膜和脑组织的挛缩和暴露。

■ 典型病例

男性患者,52 岁,左耳及外耳道基底细胞癌侵及颞骨(图 8.8),对该患者行颞骨侧部切除术和包括耳屏和耳甲腔的部分耳切除术,术后缺损应用股前外侧游离肌皮瓣进行修复。选择面动脉和面静脉作为受区血管行微血管吻合,部分股外侧肌填塞于伤口的深部,以封闭乙状窦和咽鼓管咽口,皮岛封闭耳郭的缺损。可将皮岛设计在穿支血管的中心部位,便于术后使用便携式多普勒超声检查。

肿瘤切除的同时,在残留的颞骨表面植入骨结合种植体,4 个月后行二期手术,暴露种植体并与基台相连,再将骨支持式助听器(BAHA)固定于基台上,同时手术矫正耳的外下移位。颞骨切除的同时外耳道常常被横断,因此术后的耳移位,尤其是外侧移位很常见,可将耳软骨或残耳软骨缝合在骨膜或颞深筋膜上来预防,也可以进行皮肤切开和支撑缝合耳软骨进行复位。

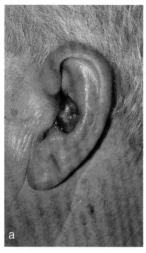
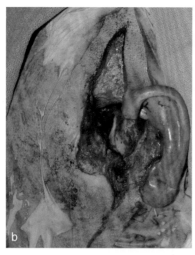
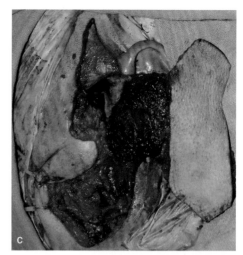
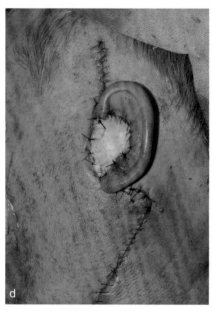
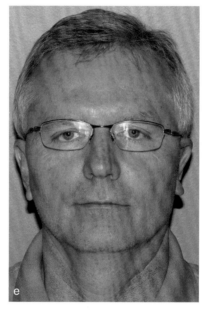
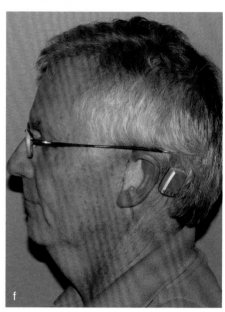

图 8.8　(a)患者左耳郭及外耳道复发基底细胞癌。(b)行颞骨外侧切除和耳部分切除术。(c)使用 ALT 游离皮瓣进行修复,小皮岛用于覆盖耳甲–耳屏区。(d)二期耳成形术后外观,改善了对称性。(e,f)骨支持式助听器固定于一期手术放置的骨移植物上。

要点

- 颅底手术后颅颌面重建的目的是封闭硬脑膜、使硬脑膜与上呼吸道消化道分隔、支撑眼眶、恢复面部的功能和外观。

- 颅底病变基于关键解剖结构进行分区,有助于预测修复难度与术后结果。

- 若手术需要离断面神经,术前即应该考虑修复方法。

- 眶壁的修复要避免眼球内陷、突眼或垂直异位的发生,还要避免眶顶区域视神经和动眼神经损伤,避免眼外肌和软组织的塌陷。

- 颞肌瓣之类的局部皮瓣,主要用于 I 区和 II 区的局限性缺损修复,但不适用于局部有手术损伤或有过放射治疗的患者。

- 大多数颅底重建需要游离软组织瓣来分隔硬脑膜与鼻窦腔、口腔,且游离软组织瓣可提供丰富的组织量消除无效腔恢复面部轮廓。

- 赝复体修复可能是替代切除的面部结构(如眶、鼻、耳)的最好方法,也可用于等待自体组织重建的替代治疗。

- 术后应严密观察患者是否有颅内积气、CSF 漏、脑膜感染及视力损伤。

(卢建建　朱美抒　高全文　译)

参考文献

1. Chang DW, Langstein HN, Gupta A, et al. Reconstructive management of cranial base defects after tumor ablation. Plast Reconstr Surg 2001;107(6):1346-1355, discussion 1356-1357

2. Hanasono MM, Silva A, Skoracki RJ, et al. Skull base reconstruction: an updated approach. Plast Reconstr Surg 2011;128(3):675-686

3. Neligan PC, Mulholland S, Irish J, et al. Flap selection in cranial base reconstruction. Plast Reconstr Surg 1996;98(7):1159-1166, discussion 1167-1168

4. Califano J, Cordeiro PG, Disa JJ, et al. Anterior cranial base reconstruction using free tissue transfer: changing trends. Head Neck 2003;25(2):89-96

5. Irish JC, Gullane PJ, Gentili F, et al. Tumors of the skull base: outcome and survival analysis of 77 cases. Head Neck 1994;16(1):3-10

6. Hanasono MM, Lee JC, Yang JS, Skoracki RJ, Reece GP, Esmaeli B. An algorithmic approach to reconstructive surgery and prosthetic rehabilitation after orbital exenteration. Plast Reconstr Surg 2009;123(1):98-105

7. Chiu ES, Kraus D, Bui DT, et al. Anterior and middle cranial fossa skull base reconstruction using microvascular free tissue techniques: surgical complications and functional outcomes. Ann Plast Surg 2008;60(5):514-520

8. Hanasono MM, Utley DS, Goode RL. The temporalis muscle flap for reconstruction after head and neck oncologic surgery. Laryngoscope 2001;111(10):1719-1725

9. Rosenthal EL, King T, McGrew BM, Carroll W, Magnuson JS, Wax MK. Evolution of a paradigm for free tissue transfer reconstruction of lateral temporal bone defects. Head Neck 2008;30(5):589-594

10. Disa JJ, Rodriguez VM, Cordeiro PG. Reconstruction of lateral skull base oncological defects: the role of free tissue transfer. Ann Plast Surg 1998;41(6):633-639

11. Hanasono MM, Silva AK, Yu P, Skoracki RJ, Sturgis EM, Gidley PW. Comprehensive management of temporal bone defects after oncologic resection. Laryngoscope 2012;122(12):2663-2669

12. Moncrieff MD, Hamilton SA, Lamberty GH, et al. Reconstructive options after temporal bone resection for squamous cell carcinoma. J Plast Reconstr Aesthet Surg 2007;60(6):607-614

13. Malata CM, Tehrani H, Kumiponjera D, Hardy DG, Moffat DA. Use of anterolateral thigh and lateral arm fasciocutaneous free flaps in lateral skull base reconstruction. Ann Plast Surg 2006;57(2):169-175, discussion 176

14. Hanasono MM, Sacks JM, Goel N, Ayad M, Skoracki RJ. The anterolateral thigh free flap for skull base reconstruction. Otolaryngol Head Neck Surg 2009;140(6):855-860

第9章 头皮和颅骨重建

Albert Chao，Matthew M.Hanasono

■ 引言

头皮和颅骨重建对重建外科医生而言是一项特殊的挑战，一方面是放射治疗等肿瘤治疗后必须进行相关的重建修复，另一方面也由于这个区域特殊的解剖特征。由于头皮组织缺乏延展性，限制了一期闭合和邻近组织修复技术的应用。头皮的特殊位置决定了除了颞肌瓣和颞顶筋膜瓣之外，很少有其他的局部皮瓣可供选择。头皮和颅骨紧密相连，因此，罹患肿瘤累及头皮时往往会同时累及其下面的颅骨，反之亦然，这使得重建更为复杂。理想的重建应该足以保护颅骨和（或）颅内组织，形成正常的轮廓，且在理想的情况下，应保持发际线和毛囊方向。

■ 局部解剖

头皮包含5层结构：①皮肤；②皮下脂肪；③帽状腱膜；④疏松结缔组织；⑤颅骨骨膜。头皮是人体皮肤中最厚的（通常有3~8mm），对于大多数患者来说，头皮都带有毛发。头皮延展性较差，同时帽状腱膜层和颅骨骨膜都是难以扩张的。帽状腱膜与额肌前方和枕肌后方是连续的。帽状腱膜与颞顶筋膜（颞浅筋膜）层横向相连。疏松结缔组织层也被称为帽状腱膜下筋膜或无名筋膜。颅骨骨膜与颞肌深筋膜外侧融合。深入理解解剖层是非常重要的，尤其是计划应用旋转皮瓣和推进皮瓣时。在皮片移植的皮瓣供区，应在疏松结缔组织层进行剥离以保留颅骨骨膜。

血管、淋巴管和感觉神经在表浅的帽状腱膜皮下层可找到。供应头皮和前额的血管有成对的滑车上动脉、眶上动脉、颞浅动脉、耳后动脉和枕动脉及其伴行的静脉（图9.1a）。滑车上动脉和眶上动脉来自眼动脉，眼动脉是颈内动脉的分支。其他供应头皮的血管来源于颈外动脉。这些血管的分布是头皮缺损局部皮瓣修复中轴型皮瓣应用的基础。血管区域丰富的连接保证了较大和较长皮瓣的可靠应用。尾项线血管穿过斜方肌和头夹肌供应头皮后部和颈背皮肤。

头皮处的感觉神经也是成对的，包括滑车上神经（V_1）、眶上神经（V_1）、颧颞神经（V_2）、耳颞部神经（V_3）、枕小神经（C2，C3）和枕大（C2）神经（图9.1b）。眶上神经和滑车上神经供应前额和额顶部头皮，颧颞神经供应眉外侧部和颞部头皮至颞嵴的区域。耳颞神经供应头皮外侧，枕大神经和枕小神经供应枕区。

头皮运动神经支配这个区域内的肌肉，包括额肌、颞肌、耳肌（前、上、后）和枕肌。其中，临床上最有意义的是面神经的颞支供应额肌，该分支位于颞顶筋膜深面，由外耳道下方0.5cm到眉外侧上方1.5cm处（Pitanguy线）。为了防止神经损伤，这个区域的解剖通常是在颞骨区的深筋膜浅层进行。为了避免损伤颞弓区的面神经颞支，抬高颞下脂肪垫并于颧骨骨膜层面进行解剖是最安全的。颞肌由进入肌肉深面的三叉神经下颌支支配。面神经耳后支从颞骨茎突孔穿出支配耳肌和枕肌。

颅骨的形成包括骨膜内成骨（额骨、顶骨和颞骨）以及软骨内成骨（枕骨和蝶骨）。在结构上，颅骨包括3层：外板、板障（或髓质）和内板。由于板障血运丰富，在骨膜缺失的情况下，可以去掉颅骨外板，在板障上植皮。

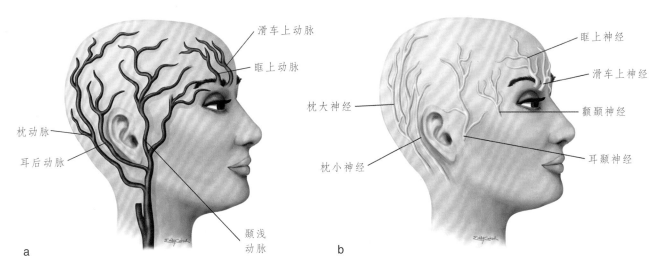

图 9.1　(a)头皮的动脉血供。(b)头皮的感觉神经。

■ 重建方法

术前评估

在进行头皮和颅骨重建前应该详细询问病史并进行体格检查。共存病(如心血管疾病)、糖尿病、吸烟史等必须被考虑到整体的重建方案中。皮质类固醇的应用应引起注意,特别是存在颅内病变的患者。有放射治疗史的患者由于放射治疗区的血管受到损伤应避免使用局部皮瓣。手术前所有的手术细节要重新评估。

术前体格检查中要注意头皮组织的活动性和头发的生长情况。对于之前进行过手术治疗的患者,其瘢痕需要仔细评估,因为皮瓣局部的轴向血供可能已经被破坏,使得皮瓣不能有效地应用于重建。当游离组织移植时需要通过触诊或手持多普勒超声对可能作为供区血管的颞浅血管进行评估。术前头颈部 CT 扫描能对疾病的程度和预期缺损提供有价值的信息,包括颅骨的受累程度和骨重建的需要量。

在进行皮瓣重建前需要通过冰冻和石蜡切片确认阴性切缘。如果切缘的性质不能确定,可以在等最终病理结果的过程中通过换药来暂时处理伤口。重建手术设计时要考虑到患者手术时和手术后的体位。很多情况下,患者仰卧位或俯卧位时应用马蹄形的头部支撑物能使头部皮瓣充分暴露。术后使用环形支撑物支架有助于保护重建的皮瓣,环形支撑物的使用需要在术前与神经外科医生进行沟通,不过这个装置并不是必需的。

头皮重建

重建阶梯理论在头皮重建中十分重要,其中包括非显微外科手术技术和显微外科手术技术。重建方式的选择由头皮缺损的面积、深度以及剩余头皮组织的质量来决定。与其他头颈部重建不同,组织扩张技术在头皮重建中有时会发挥重要作用。

头皮重建:非显微外科手术技术

非显微外科手术技术包括一期缝合、局部头皮皮瓣、组织扩张、皮片移植和区域皮瓣。

一期缝合

一期缝合是关闭带毛发头皮组织小缺损的第一选择。由于头皮的可扩张性较小,此方法仅限于直径<3cm 的缺损(图 9.2)。即使是这么小的创面也需要头皮的广泛剥离,伤口的过度绷紧会导致伤口裂开和(或)瘢痕性脱发,应尽量避免。可以通过设计垂直于皮肤张力线的切口来使张力最小化。在头皮上,这些线通常是矢状位方向的,而在前额这些线是横向的。

帽状腱膜瓣刻痕术是增加头皮长度、减少张力的辅助技术,在一期缝合和局部头皮皮瓣中都可应用。为了获得最大的扩张效果,刻痕要平行于皮瓣的前缘并且刻痕间要有 1cm 的间距。注意只能切到帽状腱膜层而不能切至腱膜下血供丰富的区域。尽管每个帽状腱膜切口只能将头皮皮瓣延长 1.67mm,但是多个切

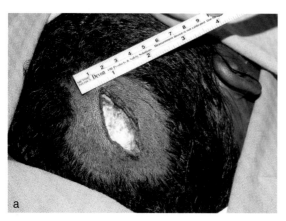
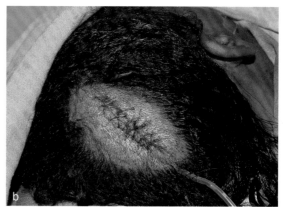

图9.2　(a)缺损宽度<3cm。(b)可以在帽状腱膜下进行创面的一期缝合。

口可以充分地减少伤口缝合的张力。

局部皮瓣

　　局部皮瓣用于修复一期缝合不能关闭的较大缺损。局部皮瓣最主要的优势是遵循相似组织修复的原则。局部皮瓣通常基于一个或多个供应头皮的轴向血管，包括滑车上动脉、眶上动脉、颞浅动脉、耳后动脉和枕动脉(图9.3)[1]。

　　局部皮瓣通常设计为旋转推进皮瓣，为了避免过大的张力，它的直径应至少为缺损区直径的5倍。对于中心部位的缺损来说，这种方式可能不适用，可以设计多个小的旋转推进皮瓣进行修复(图9.4)。顶叶

区较为松弛，因此它是较好的头皮皮瓣供区。供区尽量选择在不影响美观的区域(如切口线尽量不要设计在前额)，皮瓣设计时要考虑到皮瓣转位后毛囊生长方向的匹配，最好不要破坏发际线。旋转推进皮瓣必然会在靠近缺损部位的皮瓣基底产生一个立锥体隆起(或称"猫耳")，为了避免影响皮瓣血供不能将它切除。在许多情况下，在远离旋转皮瓣的对侧切除一个Burow三角可以重新分配组织并减少畸形。

组织扩张技术

　　组织扩张技术可以增加修复组织缺损的局部头皮皮瓣组织量。当肿瘤需要紧急切除时，组织扩张技

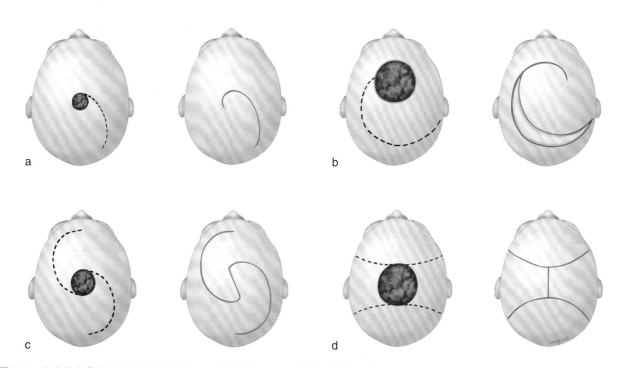

图9.3　头皮缺损修复的局部皮瓣设计。(a)旋转皮瓣。(b)对偶旋转皮瓣("阴阳"皮瓣)。(c)大旋转推进皮瓣，皮瓣供区进行皮片移植(阴影区域)。(d)Orticochea三向皮瓣。

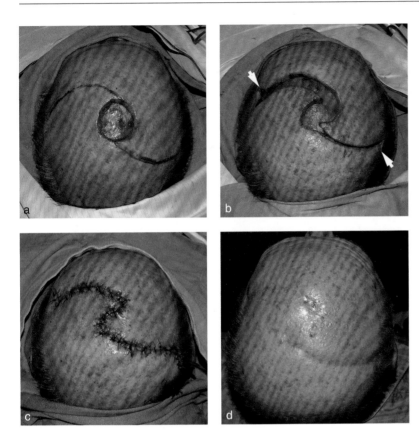

图 9.4　(a)切除头皮恶性肿瘤后的皮肤缺损。(b)对偶旋转皮瓣的设计。箭头显示远离皮瓣基底的Burow 三角切口,此切口可以在保证皮瓣血供的同时去除"猫耳朵"组织。(c)术后即刻外观。(d)术后创面愈合情况。

术的应用会受限,因为没有重建前组织预扩张的可能性。术中急性头皮扩张技术(机械扩张)也有报道,但是这种技术获得的组织量显著少于能够增加实际组织量的阶段性组织扩张技术 (生物扩张)。通常情况下,组织扩张是通过一个渐进性的方案去修复脱发或皮肤组织缺损。理论上,扩张皮瓣能够修复头皮缺损的最大面积是头皮面积的 50%[2]。放射治疗后的头皮组织由于有很高的并发症发生率(如感染、皮瓣裂开、扩张器暴露等),因此不能应用组织扩张。

组织扩张器可能是矩形、圆形或新月形。为了在一次手术后能完成头皮组织重建的全部皮瓣扩张,通常在术中会置入多个组织扩张器。术前必须选择比需修复缺损面积大的组织扩张器,并且预先确定二期手术所用的头皮皮瓣。置入组织扩张器的切口设计必须满足以下条件:首先可以将组织扩张器完全放入扩张皮瓣下, 其次要远离皮瓣的基底以免损伤皮瓣的血供。为了避免伤口裂开或挤压,需要制备远离切口 1~2cm 且比扩张器大 1~2cm 的帽状腱膜下袋[3]。在距离第 1 个袋一定距离的位置做一个单独的袋以进行填充,以减少阀的迁移或降低刺破扩张器的概率。在手术中向组织扩张器内填充组织有助于稳定扩张器的

位置,但也不能过多以免影响头皮组织的血供。闭式引流可以减少血清肿的形成,同时也可能导致扩张假体周围的感染。

一般在组织扩张器植入后 2~3 周开始组织扩张,通常是每周或每隔 1 周依次进行。扩张的头皮皮瓣应比最终需要修复的缺损面积大 20%,以缓解皮瓣旋转或推进过程中的组织收缩。第 2 阶段涉及组织扩张器的取出和头皮皮瓣的重建,一般是在完成组织扩张的4 周后进行。在皮瓣重建时扩张皮瓣被切开,但为了减少对帽状腱膜下血供的影响,它并不会被全部切除。等切口愈合后残留的立锥体隆起可以在后续的修复手术中去除。

皮片移植

皮片移植适用于有丰富血供的任何面积的头皮缺损的重建。尽管皮片移植很容易操作,因为它不带有头发,但皮片移植可能会导致外形畸形,尤其在头皮部更为明显,因为头皮的皮肤组织较厚。在可能的情况下应首先考虑应用一期缝合和局部皮瓣进行修复。骨膜的完整性对皮片移植的存活率非常重要(图 9.5)。当没有骨膜的颅骨暴露时, 可以将邻近头皮组织的帽状腱膜瓣、颞顶筋膜瓣或颅骨骨膜瓣通过推进皮瓣或旋转

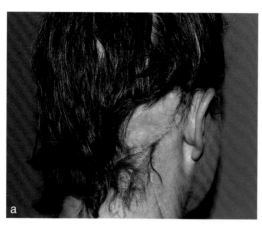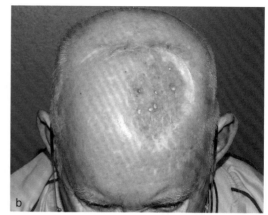

图 9.5　(a)颅骨骨膜上的中厚皮片移植或全厚皮片移植。(b)去除颅骨外板暴露血管板障空间的裸露颅骨也可以进行皮片移植,但是随着时间推移皮片容易发生坏死。

皮瓣的方式进行覆盖以利于皮片移植的应用。另一个方案是去除颅骨外板暴露板障,但其缺点是皮片移植的不稳定性以及外形较不美观。应尽量避免在需要放射治疗的创面上进行皮片移植,因为放射治疗后创面血供减少会降低移植物的存活率。如果在术后需要进行放射治疗,皮瓣重建比皮片移植更有效,因为移植的皮片可能在放射治疗过程中脱落或破裂。

如果头皮全层缺损过大,局部头皮皮瓣不足以关闭创面,可以联合应用皮片移植和头皮皮瓣进行修复。此时,头皮皮瓣剥离至帽状腱膜下层进行缺损的修复,同时供区进行皮片移植。虽然这种方法可能产生一个较大的需要植皮的供区,但是对于巨大缺损不能进行显微重建的患者可以获得持续的修复(图 9.3c)。

区域皮瓣

通常,区域皮瓣不常应用于头皮修复,因为可以用以修复的皮瓣数量和距离受到限制。颞顶筋膜瓣和颞肌瓣可以用于修复颞区内或者毗邻颞区的缺损,并且常联合皮片移植进行修复。斜方肌带蒂皮瓣或者肌皮瓣可以用于修复枕部缺损。应用背部中 1/3 和下 1/3 的软组织行皮瓣扩张,斜方肌皮瓣还可以修复较远处的头皮缺损。但是这部分区域的肌肉一般较窄,如果背部供区直接缝合,皮瓣的大小同样也受到限制。

头皮重建:显微外科手术技术

在局部皮瓣组织量不足时,有必要应用游离皮瓣修复头皮缺损。使用局部组织进行修复时,常因为多种因素而受到限制,最常见的是缺损的面积过大和(或)前期行过放射治疗或者手术治疗。在手术前,应完善手术计划,包括选择合适的供区皮瓣及受区血管。此外,考虑到显微重建手术的复杂程度,手术时间可能较长,患者方面也需要做好术前准备。我们建议在切取皮瓣之前先完善受区的血管检查,特别是当受区血管的位置和分布可能会影响皮瓣的选择和分离时(例如,受区的血管距离缺损部位较远,需要皮瓣分离时多带一部分长度的血管蒂,或者行静脉移植来延长血管蒂长度)。当行皮瓣切取、微血管吻合或皮瓣植入时,患者体位需适当改变,准备好受区血管后再切取皮瓣可减少皮瓣的缺血时间。

受区血管的选择

受区血管应选择直径大小合适且距离缺损部位较近的血管。颞浅血管符合以上要求,故常应用于显微外科头皮重建[4]。颞浅血管位于耳前区,位置相对浅表并且固定,很容易在耳轮脚前定位。当使用颞浅血管时,通常不会用到静脉移植,但是在获取血管时需要非常小心,因为颞浅血管壁较薄,容易破裂。当供区游离皮瓣血管蒂口径较大时,在近端离断颞浅血管时可达耳屏,此处的血管直径常>2.5mm,可减少受供区之间血管口径差异。

枕动脉是头部的另一条常应用于头皮显微外科重建的轴型血管。枕动脉最适宜修复后部缺损,常常与颈内静脉或者其分支联合应用作为其受区静脉。枕动脉的口径相对较小,这影响了其在微血管吻合中的应用。术后要注意体位姿势,以免压迫颈后部的吻合口。枕静脉常常与枕动脉临近走行或平行伴行,并且汇入耳后静脉或直接汇入颈内静脉,因为枕静脉的管腔也很小,在手术时可考虑使用颈外静脉或者颈内静脉。

当头皮部位的血管不能使用时,面部的血管或者颈外动脉的其他分支也可以考虑作为受区动脉。颈内静脉及其分支可常作为受区静脉,在这种情况时,皮瓣常需要穿过耳前区或者耳后区。为了容纳皮瓣,常常需要破坏或切除大量的面部或头皮组织。更直接的方法是,将皮瓣直接作为桥梁连接两边组织,而不是从皮下穿过,这样可减少皮瓣蒂部的压迫,同时也减少了需要用于修复缺损的皮瓣蒂部长度。若需要皮瓣蒂部需要穿过皮下隧道,考虑到术后可能局部出现血肿,需要去除足够量的皮下组织。

游离皮瓣选择

许多皮瓣已经被用于头皮的显微外科重建[5,6]。在头皮部,由于邻近缺损的受体血管数量有限,游离皮瓣带长血管蒂是理想的修复选择。同样也可考虑使用游离肌瓣联合皮片移植以及带皮岛的皮瓣进行修复。最常使用的皮瓣包括背阔肌游离皮瓣、前锯肌游离皮瓣、腹直肌游离皮瓣、前臂桡侧游离皮瓣、股前外侧游离皮瓣及大网膜游离皮瓣。根据我们的经验,虽然游离肌瓣联合皮片移植会随着时间推移逐渐萎缩,但是在行颅骨重建或是在术后放射治疗的情况下,其临床效果持久。突出的颅骨修复移植物或者锋利的骨缘可能造成伤口的破裂和暴露,这些情况在手术时都需避免。虽然大多数游离皮瓣可以通过一期或二期手术的修薄达到美观的效果,但是肥胖患者更适合应用游离肌瓣联合皮片移植。另一种选择是使用大网膜游离皮瓣,但是我们将其作为第二选择,主要是因为需要通过开腹手术获取皮瓣。其他在皮瓣选择中需要注意的因素包括缺损的大小、供区创面的闭合、供区术后可能出现的畸形、需要两组医生同时手术及受区准备。获取皮瓣的细节可以在特定皮瓣的各个章节中进行讨论,而本章重点介绍头皮重建的相关信息。

背阔肌瓣

背阔肌皮瓣通常是我们进行大型显微外科头皮重建手术时的首选(图9.6)。背阔肌皮瓣是厚度很接近头部软组织的薄皮瓣 (一旦去神经,就会发生萎缩),供瓣面积大并且有很长的血管蒂。背阔肌皮瓣修复头皮缺损时通常是肌瓣联合应用中厚皮片移植。单纯肌皮瓣也能使用,但是一些患者可能出现皮瓣臃肿堆积。如果供区需要一期缝合,皮瓣宽度则被限制在8cm以下。对大多数患者来说,除了巨大的头皮缺损

的情况(次全缺损或完全缺损),一块背阔肌皮瓣已足够覆盖头皮缺损范围。若需要额外的组织进行修复,血供来源于胸背动脉系统分支的前锯肌可以与背阔肌皮瓣一起获取,共同修复头皮缺损。

背阔肌起于髂嵴下方和下胸椎及腰椎内侧,外上插入肱骨。背阔肌大小约25cm×35cm。背阔肌皮瓣有两条主要血液供应,包括腋窝内的胸背血管及腰椎区肋间后血管的穿支血管。在游离皮瓣修复中,仅会用到胸背血管,胸背血管蒂部通常长8.5cm。胸背血管起于肩胛下血管,若包括肩胛下血管,血管蒂长度可达10cm。胸背神经伴行血管蒂,在头皮重建时会被分开。

背阔肌获取时,患者体位通常为侧卧位,同侧上肢也在手术区域内,以方便在术中进行操作。当获取背阔肌皮瓣时,将上臂外展并在肩膀处向前方弯曲以暴露足够局部组织从而分离血管蒂。如果需要应用颈部的受区血管,可于肩膀处拉伸患者手臂并放置于患者体侧,以方便进行微血管吻合。在一些情况下,为了方便缺损处和受区微血管吻合,患者术中可能需要重新固定体位。在术前与患者及麻醉团队讨论时,变换体位应当作为一个因素考虑进手术时间当中。

在放置背阔肌皮瓣以及其他肌瓣时,我们通常会将头皮创口边缘去除 1~2cm,以便将皮瓣放入头皮游离边缘之下[7]。这样缝合后持久性更强,创口更不易裂开。修复的头皮周围可能暂时会出现局部组织突起,但这种情况会在手术后的几周因肌肉神经萎缩而迅速消退。

靠近肱骨处的背阔肌皮瓣的近端部分通常要比其远端部分更厚。在不损伤血管蒂的同时,于肱骨肌腱止点数厘米处斜着分离肌肉,可以改善皮瓣近端部分的轮廓,这样的话便不需要二期手术来修薄臃肿的组织以达到美观的效果。在这一区域对皮瓣蒂进行肌内分离也能扩展其功能长度。如果皮瓣在其近末端仍然臃肿,我们通常会等待至少 3 个月让皮瓣自发性萎缩,再考虑进一步的手术修整。

我们倾向于应用未打网孔的、厚的(0.012~0.016英寸)(1 英寸≈2.54cm) 中厚皮片来覆盖游离肌瓣以达到头皮重建最大的耐用性及美观性,特别是对于光头患者,这样做的效果很好。为了尽量减少皮下积液,大块植皮可以相隔一段距离间断划开("饼皮"),同时应用多个简单间断缝合,确保皮片能固定在游离肌瓣

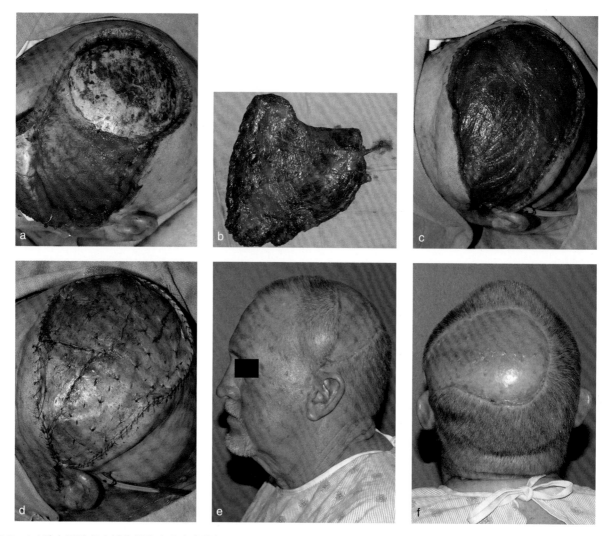

图 9.6　(a)需应用游离皮瓣修复较大的头皮缺损。(b)一块背阔肌游离皮瓣。(c)皮瓣血管与左侧颞浅血管吻合。(d)覆盖了一块未打网孔的中厚皮片。(e,f)术后结果。

上,这样也能阻止皮片从肌瓣上撕裂开。

　　背阔肌功能丧失对健康的患者来说几乎没有影响。但是,对于需要依赖上肢力量来使用拐杖或轮椅的患者来说,应需要考虑另外的供区。为尽量减少供区的畸形,对于小面积缺损,肌肉可以进行分割,且可由横向或胸背动脉的降支提供血供。通常获取胸背动脉降支供应的外侧肌群会更加容易,同时可将由肋间后血管穿支血管供应的内侧肌群保持在原位。与降支血管伴行的神经也会被分离,同时与内侧血管伴行的神经则继续保留。相较于其他皮瓣,获取背阔肌皮瓣术后更易发生血肿,应考虑使用闭式引流。

前锯肌瓣

　　对于显微外科重建小面积头皮缺损,前锯肌皮瓣非常适用。通常仅获取其肌瓣(通常认为前锯肌肌皮瓣的皮岛不可靠)。前锯肌起于第 1 肋骨到第 8 肋骨(一些患者甚至到第 9 肋骨),止于肩胛骨内侧缘,有 8~9 条肌肉,大小约 20cm×15cm。上面 4 条由胸外侧血管供应,由胸长神经支配,而第 5 条至第 9 条是由胸背血管分支供应,由胸背神经分支支配。这样的神经血管的分布,就可分段切取皮瓣,如此可以减少供区的畸形。为了防止翼状肩胛或肩关节功能损伤,通常切取的是胸背血管供应的下方 3~4 条前锯肌,而留上方的肌肉,这样获取的皮瓣大小通常约为 10cm×15cm。前锯肌瓣的血管蒂可以通过向上分离至肩胛下血管或者分离包括肩胛下血管来延长。

　　前锯肌瓣可以在患者侧卧位的体位来获取。在获取背阔肌瓣时,将同侧上肢划入手术区域会有助于操作。前锯肌通常是通过胸外侧部肌肉处切口入路获取。神经与血管蒂都在该肌肉的表面,所以在初步暴露创口时应该特别注意。前锯肌通常由下向上暴露。将从胸背动脉到背阔肌的分支结扎到最大蒂长度,背阔肌由肋间后血管穿支供应。

对于非常大面积的缺损,可以获取一块基于肩胛下血管的包含前锯肌、背阔肌的嵌合肌瓣(图 9.7)。此外,当存在颅骨缺损时,带血管蒂的肋骨可以与前锯肌瓣一同转移。通常会选择获取连同肌肉一起长达16cm 的第 6 肋或第 7 肋。获取皮瓣时可以将肋骨切断或将深部的软骨膜留在原位,以减少供区畸形及形成气胸的风险。

腹直肌瓣

就像背阔肌和前锯肌,腹直肌瓣最常作为与皮片移植联合应用的游离肌瓣。虽然其可以与垂直或横向的皮岛一起作为肌皮瓣使用,但相对较厚的腹部软组织往往会影响美观。腹直肌瓣虽然长,但是其宽度有限,长宽约 25cm×6cm,这限制了其对较宽的头皮缺损的修复作用。腹直肌附着于耻骨联合下方和肋缘上,拥有双重血液供给,深部的腹壁下动脉和腹壁上动脉是游离肌瓣重建的基础供给血管。深腹壁下血管蒂长6~10cm,约在弓状线水平沿外侧深面进入肌肉。如果

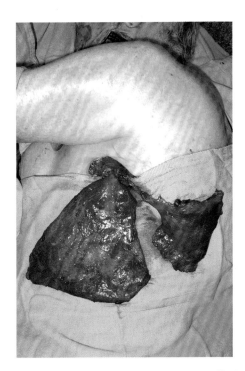

图 9.7　获取基于胸背动脉和静脉(源于肩胛下血管)包含背阔肌和前锯肌的嵌合皮瓣,以增加蒂部长度。

不需要全部长度的肌肉,则可以在肌肉内离断近端血管,这样可以增加蒂部长度。

腹直肌瓣的获取在患者仰卧位时进行,采取垂直正中切口或旁正中切口。当作为肌皮瓣时,可形成垂直向或横向的皮岛,其方向通常是根据供区创口闭合情况来决定的。无论是哪种情况,皮岛的设计都应包括脐周区域,因为大部分的肌皮穿支血管集中于此。通过分离皮下组织,切开筋膜后,腹直肌沿着全长腹直肌鞘分布。在肌肉深层可以辨别出血管蒂,通常向下分离至其源头髂外血管。

获取腹直肌瓣的主要缺点是会导致供区畸形,这可能会导致腹部局部隆起、疝气或肌无力。通过对腹直肌鞘进行细致的分层闭合,可以减少腹部隆起的风险。在应用肌皮瓣时,最好是仅获取肌肉而保留局部的筋膜组织,同时仅在肌皮穿支周围留少量的筋膜。小心地从后部分离皮瓣可以减少术后疝气的风险。对于肥胖或因之前的腹部手术已经损伤筋膜的患者,应当考虑放置网片。

前臂桡侧皮瓣

前臂桡侧游离筋膜皮瓣可用于修复中等大小的头皮缺损(长宽最大可达 30cm×10cm,或整个前臂至掌侧的面积)。前臂桡侧皮瓣的血供来源是桡动脉,其位于桡侧腕屈肌、肱桡肌之间,长约 20cm。作为带长血管蒂的薄皮瓣,其非常适合于显微外科头皮重建,特别是在缺损位于远离受区血管的情况下。术前必须进行Allen 测试,保证牺牲桡动脉不会破坏手部的血管分布,而且皮瓣最好是从非优势侧的上肢获取。但在用于重建头皮缺损的时,应用前臂桡侧皮瓣存在明显的缺点,即移植皮瓣的颜色与周围组织的颜色差异较大。

股前外侧皮瓣

股前外侧(ALT)皮瓣是另外一种拥有皮岛可用于显微外科头皮重建的皮瓣(图 9.8)。此皮瓣的优点是能够获取一大块皮岛且供区创口仍然能够一期缝合,同时还有相对较长的血管蒂。在头皮重建中,ALT 皮瓣通常是作为穿支皮瓣进行获取的,但为了消除无效腔也能将其作为包含股外侧肌的肌皮瓣进行获取,例如在有颅骨缺损但没有进行颅骨修补术的情况下,可用该肌皮瓣消除无效腔。ALT 皮瓣的缺点为厚度较厚,特别是对于西方患者,常需要进行肌肉穿支血管的分离。

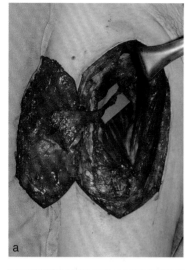
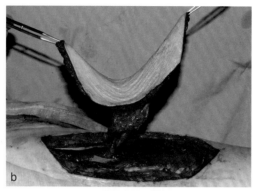
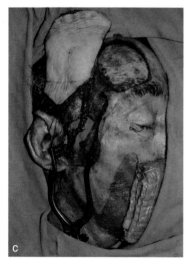
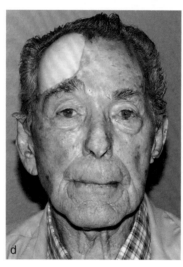

图 9.8 (a,b)以旋股外侧动脉降支为基础，获取 ALT 游离穿支皮瓣，该皮瓣较薄，但在头皮重建中较为耐用。(c)与颞浅血管吻合。(d)术后结果。

ALT 皮瓣是由旋股外侧动脉供血，其源于股深动脉。皮瓣的长宽可达到 25cm×35cm，但一期供区创口只能在皮瓣宽度<8~10cm 时才能直接闭合。股外侧肌的运动神经可能与血管蒂密切相关，应尽可能保留。

该皮瓣通常在患者仰卧位时获取。分离穿支血管或是获取一部分股外侧肌，取决于该皮瓣是作为穿支皮瓣来获取，还是作为肌皮瓣来获取。如前所述，一期供区闭合取决于皮瓣宽度及大腿皮肤松弛程度，在某些情况下，供区可能需要皮片移植。

ALT 皮瓣的供区损伤最小。最常见的损伤是患者大腿麻木。虽然有些患者可能会在术后膝关节伸直时感觉乏力，但这种情况通常是暂时的，6 个月左右即可恢复全部功能。血清肿可能会发生，供区创口一期闭合时建议使用负压引流。

大网膜瓣

大网膜瓣是指大网膜构成的组织瓣，在结构上主要由脂肪组织组成的双层腹膜。其前叶与胃大弯、十二指肠近端、胃脾韧带相连接。它在小肠和大肠前方一段成褶皱状垂下，然后折叠形成后叶，上升加入横结肠和胃结肠韧带。大网膜瓣很薄，并且面积较大，尺寸可达 25cm×35cm，这使得它非常适合大面积头皮缺损的修复。应用大网膜瓣的主要缺点是需要行开腹手术。

大网膜瓣由左右两套胃网膜动脉供血，血供穿过网膜的前叶到胃大弯下方 1.5cm，在此左右两侧胃网膜血管形成了吻合。右胃网膜动脉来源于胃十二指肠动脉，并且从右至左沿胃大弯走行。左胃网膜动脉起源于脾动脉，并且从左到右沿胃大弯走行。在它的起始部位，右胃网膜动脉直径(2~3mm)比左侧胃网膜动脉直径(2mm)略大。除了右胃网膜静脉来源于肠系膜上静脉，其余静脉均与动脉伴行。

大网膜瓣可通过内镜手术或开放手术获取。开放手术获取大网膜瓣最为常见，手术切口位于腹部上中部。

进入腹腔后会立即碰到大网膜。翻转皮瓣以暴露与横结肠附着的后叶，可取下横结肠以分离其与前叶的附着。当将它作为游离瓣时，由于面积较大，大网膜瓣通常靠右胃网膜血管供血，这也避免了在脾脏附近分离的潜在危险[8]。左胃网膜血管形成分支，并且沿着胃大弯解剖前行，结扎位于胃和胃网膜之间的每个胃小分支，使得该皮瓣完全游离出来。微血管转移后，大网膜瓣再进行皮片移植。由于其双重血液供应，大网膜瓣也可分段应用，只使用左半边或只使用右半边来修复小缺损。

供区的问题与大网膜瓣的获取相关，包括切口疝，这一问题可通过使用腹腔镜和放置网格而减少。其他可能的并发症包括腹部手术的常见后遗症，如肠梗阻或阻塞。

颅骨重建

切除累及其下颅盖的头皮原发恶性骨肿瘤或软组织肿瘤可导致骨性缺损。颅骨重建的目标包括功能性与美观性两方面，旨在保护颅内容物以及恢复头皮的轮廓。颅骨缺损重建的国际标准尺寸尚未明确，但我们通常建议将在任何方向的直径>3~4cm 或总面积>6cm² 的全层缺损作为重建的标准。骨性重建的方法有很多，包括自体重建技术和异体重建技术。除了出现颅骨或异质移植物感染的患者，其余患者可同时重建头皮和颅骨多处缺损，且术后未增加并发症的发生率。对于颅骨感染的患者，分期手术可能更有利。在此类患者中，治疗应清除感染物，头皮用良好血管化的局部皮瓣或游离皮瓣修复。经过适当的抗感染治疗后，进行二期颅骨修补术。硬脑膜上的皮瓣分离需要细致的解剖，但通常不会对硬脑膜造成损伤[11]。

自体颅骨重建技术

自体颅骨重建方法包括使用非血管化骨移植或血管化骨皮瓣。非血管化骨移植很容易获取，最常来自颅盖或肋骨。应用颅盖或肋骨移植物需要有良好的血管化的软组织覆盖，通过此覆盖，移植物再血管化。非血管化骨移植限用于相对小的无污染或无感染的缺损。

颅骨移植是一个便捷的选择，因为他们手术野在同一个部位[12]。移植物以劈裂移植物的形式获取并包括颅骨外板，最好从冠状缝后的顶叶区域获取，该处的颅骨最厚。在设计获取位置周围形成一个凹槽以获取移植物，用骨锯或骨凿来移除颅骨外板。移植物不

应在距离小于中线 1.5cm 处被获取，以免损伤矢状窦。该区域可用的移植物数量是有限的，特别是当缺损部位和供区位置很接近时。在获取过程中，应小心避免损伤内板或硬脑膜。

颅外技术也可用于获取颅骨移植物。用这种方法，需要行开颅手术，颅骨的外板和内板在手术台被分开。剥离的方法是相似的，用骨锯和骨凿沿髓腔劈开内外板。内板放回供区部位，外板作为移植物，两者均用金属丝或用钢板与螺钉与自体颅骨固定。虽然这种技术需要使用开颅术，但在获取过程中，其对颅内结构的损伤风险更小，这可能与老年患者或年轻患者特别相关。

肋骨是颅骨重建的另一个非血管化骨移植物来源。与颅骨移植相比，肋骨移植可以获得较大尺寸的移植物。肋骨移植物通常通过胸壁前外侧切口或胸壁前部切口获取，在第 7 肋或第 8 肋中间。对于男性，可在肋骨上直接设计切口，而对于女性，则倾向于应用乳房下皱襞切口。通常情况下，不会获取超过 2~3 根的相邻肋骨，以防出现胸壁不稳固或畸形。有时候，移植物取自浮肋，可减少供区并发症发生率。一旦肋骨暴露出来，移植物要在骨膜下获取，应防止损伤下方胸膜。然后，移植物通常需要塑形成一定的弯曲度，以使其与头骨的曲线轮廓吻合，然后用钢板和螺钉将他们与周围的颅骨固定。肋骨移植物之间的缝隙可以用骨片或羟基磷灰石骨水泥填充。用肋骨移植物重建颅骨结构主要受限于供区并发症的发生。

血管化骨瓣具有内在的血液供应，相对于非血管化骨移植物，其应用范围明显扩大。尽管血管化骨瓣的应用受供区大小的限制，但其能在污染的和辐射的伤口中可靠应用，并且可以用来重建更大的缺损。带蒂骨瓣和游离骨瓣均已用于颅骨重建。基于颞浅动脉供血的外颅骨板蒂部转移前面已经进行了描述，颞浅筋膜与骨膜保留下来连接血管蒂与转移骨。更常见的是，血管化骨瓣作为游离组织进行移植，正如上所述，血管化的肋骨可以与前锯肌瓣一同移植。这对于同时存在软组织和骨性成分缺损的混合缺损特别有用。用肋骨移植物治疗相关的胸壁并发症与应用锯肌游离肌骨瓣移植相似。

人工材料颅骨重建技术

颅骨重建也可以使用各种人工材料，最常用的是

钛网、聚甲基丙烯酸甲酯、磷酸钙陶瓷、高密度多孔聚乙烯和预制的聚合物植入物(图 9.9)[12,13]。与自体重建方法相比较,异体材料来源充足,并且没有相关的供区并发症,但存在着假体感染的风险,这可能会影响其在污染或感染伤口上的应用。

钛网是一种具有许多特性的金属合金,这使其非常适合于颅骨重建。它很容易成形,不易被腐蚀,允许液体流出并可抗感染。钛网的其中一个缺点是,在 CT 和 MRI 扫描时会产生伪影。

聚甲基丙烯酸甲酯(PMMA)是一种高分子聚合物,它常用于颅骨重建。它是通过液体异丁烯酸盐单体加入粉状甲基丙烯酸甲酯聚合物产生的放热反应形成的,在这期间应注意用连续的灌注来冷却移植物,以防止周围组织损伤。在移植物形成过程中,PMMA 与钛网联合应用可使其强度增加。

磷酸钙陶瓷,如羟基磷灰石和磷酸钙骨水泥,均为多孔材料,有骨传导特性,并且为骨长入提供了支架。羟基磷灰石为颗粒状或块状,而骨水泥是粉末状,在外科手术进行时与一种溶剂混合后产生可塑形的油灰,硬化形成结构稳定的植入物。根据我们的经验,磷酸钙材料更容易出现迟发性感染。

高密度多孔聚乙烯植入物是刚性的,易固定,并有多种形状和尺寸。它们的多孔性为组织向内生长提供了框架,从而使得植入物一体化且无包膜形成。然而,尽管组织的向内生长能使植入物位置稳定,但一旦发生感染,它也使得植入物取出困难。为了减少暴露或感染的风险,除了皮肤之外,建议覆盖一层骨膜或筋膜。

基于 CT 数据预制的聚合物植入物是近年来颅骨重建的一项新进展。聚醚醚酮(PEEK;Synthes,West Chester,PA)就是这类生物材料的一种,它具有很高的抗拉强度和抗毁坏能力。由于预制的聚合物植入物是根据患者的特定颅骨缺损定制的,因此当已知确切的颅骨缺损时,他们在延期重建中最为有用。如果要用于即刻的颅骨重建,PEEK 植入物应略大于预期的缺损,因为它的边缘很容易因为调整形状以符合标准而被切割。

■ 缺损量的计算

当需要头皮和颅骨重建时,有几个因素必须考虑。重建方法最主要的决定因素是缺损的大小以及周

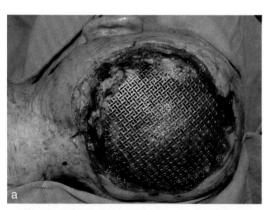
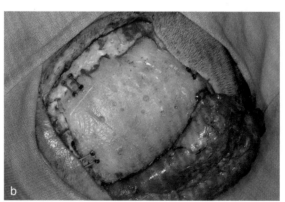
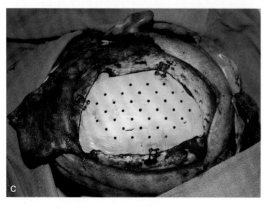

图 9.9　同种异体颅骨重建材料。(a)钛网。(b)聚甲基丙烯酸甲酯。(c)聚醚醚酮。

围组织的性质(图 9.10)。对于小面积缺损,一期缝合或局部头皮皮瓣(当不能一期缝合时)通常会比皮片移植的美学效果更好。另外,制订治疗策略时需要考虑的次要因素包括患者的身体条件和颅骨的状况。对于总体预后较差或有重大疾病且缺损较大的患者,也许选择用大面积头皮皮瓣和供区回植比应用游离皮瓣重建效果更好。

■ 并发症

因张力过大导致伤口裂开;糖尿病患者会出现延迟愈合,与应用皮质类固醇或行放射治疗有关;前期手术导致组织血运不加;以及皮瓣设计不当。没有外露深部结构的小伤口可以通过局部伤口护理来治疗。较大的伤口可能需要皮片移植或先前的皮瓣重新推进进行治疗。在某些情况下,可能需要进一步的修复重建手术。

由于局部血运丰富,头皮感染是非常少见的,但应用人工颅骨植入物进行重建的患者有较大的感染风险。这种情况一旦发生,一开始开始就要全身性应用抗生素。如果症状未能得到控制,则需要取出颅骨植入物,在感染得到控制后再行颅骨重建。

局部头皮皮瓣或游离皮瓣均可能发生部分皮瓣坏死和全部皮瓣坏死。局部头皮皮瓣发生坏死的原因主要是张力过大和(或)血供不足。应注意皮瓣至少携带一个轴型血管,面积较大的皮瓣需包含两个以上轴型血管。切口完全愈合后,二期再行局部赘余组织的切除。游离皮瓣坏死通常继发于微血管吻合的问题,一旦出现坏死迹象必须立即补救。在血管吻合之上的软组织闭合时必须小心,弹性较差的头皮组织可能会压迫血管蒂部,尤其是术后出现软组织水肿时。建议在吻合血管之上松散覆盖游离皮瓣并行无张力缝合以保证皮瓣成活,一期出现的临床效果上的损失可以在后期弥补。

■ 术后护理

患者头皮重建的术后管理是整体重建结果的一个重要组成部分。由于术后大面积软组织下方易出现积血、积液,颅骨成形术后应常规放置引流管。头部抬

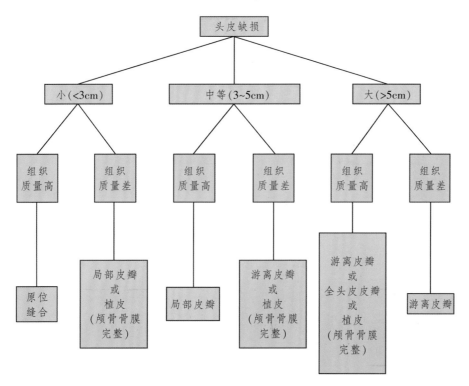

图 9.10　头皮重建方案。根据伤口的面积和剩余头皮组织的性质进行修复重建。质量较差的软组织,包括经过放射治疗或手术或血供较差的头皮组织,其术后坏死的风险明显增加。皮片移植最好在保留完整的颅骨骨膜的基础上进行。

高可减少软组织水肿。术后至少 1~2 周需要防止手术部位受压，如果皮瓣在枕部时可使用垫子、改变患者体位或使用环形装置来防止局部受压。皮片移植需加强局部敷料固定，游离肌瓣要包扎松弛但需要熟练的医生操作并固定在位。如同期行颅骨重建，患者必须检查有无 CSF 漏或中枢神经系统感染。

■ 典型病例

病例 1

男性患者，74 岁，头皮复发鳞状细胞癌（图 9.11a）。他要求广泛颅骨切除，术后出现 9cm×15cm 大小的缺损（图 9.11b）。因为不需要利用整个背阔肌进行重建，只切取部分背阔肌游离皮瓣，保留肌肉内侧部，包括经胸背神经支配的肌肉（图 9.11c）。探查颞浅血管后

发现无法行微血管吻合。因此，在皮下潜行分离颊部，应用大隐静脉移植物与面部血管进行血管吻合（图 9.11d）。患者接受术后放射治疗，6 个月后的重建外观良好（图 9.11e）。

病例 2

男性患者，81 岁，头皮复发恶性纤维组织细胞瘤，之前接受过几次切除手术（图 9.12a）。我们为患者实施了头皮和颅骨复合切除术。用钛网进行了颅骨缺损的修复重建（图 9.12b）。利用背阔肌游离皮瓣重建头皮（图 9.12c）。其余的头皮圆周外扩大切除 2cm，用背阔肌铺垫在头皮边缘以下从而可以安全闭合创口。虽然一开始外观上会出现肌肉隆起，后期经过压迫治疗后会逐渐恢复。用较厚的（0.015 英寸）中厚皮片进行移植，应用多条连续褥式缝合对皮片进行固定（图 9.12d）。术后经过放射治疗，外观满意（图 9.12e）。

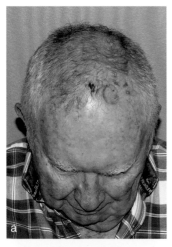
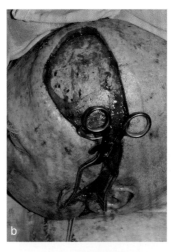
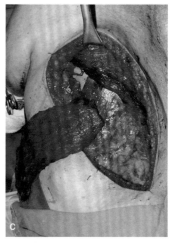
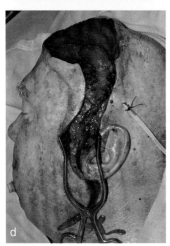
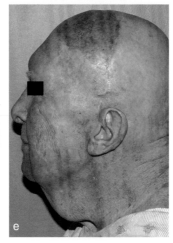

图 9.11　(a)头皮复发皮肤恶性肿瘤。(b)手术缺损。(c)获取背阔肌游离皮瓣。(d)皮瓣插入时应用静脉移植物与面部血管进行吻合。(e)放射治疗后的术后效果。

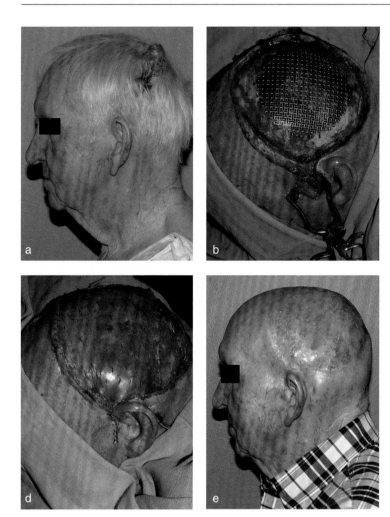

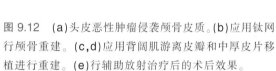

图 9.12　(a)头皮恶性肿瘤侵袭颅骨皮质。(b)应用钛网行颅骨重建。(c,d)应用背阔肌游离皮瓣和中厚皮片移植进行重建。(e)行辅助放射治疗后的术后效果。

要点

- 由于头皮的弹性不佳,因此直径<3cm 的头皮缺损才能够一期缝合。
- 头皮局部皮瓣宜设计成宽带的旋转推进皮瓣,并至少包含一根轴型血管。
- 通过在帽状腱膜瓣刻痕术及供区皮片移植可进一步完善头皮局部皮瓣修复的效果。
- 在肿瘤修复重建中,由于需要一期覆盖切除创面,因此组织扩张器的使用受限。
- 背阔肌游离皮瓣由于血管蒂长、皮瓣面积大、供区并发症少,因此在头皮显微外科重建中应用广泛。
- 应用游离皮瓣重建时尽量考虑使用颞浅血管,因

为其比较可靠,而且由于其离头皮缺损比较近,很少需要静脉桥接。
- 当颅骨缺损直径>3cm 时应考虑行颅骨重建,以保护颅内容物和回复头皮外形轮廓。
- 人工材料修复,如钛网和聚甲基丙烯酸甲酯,是颅骨缺损修复直接有效的方法。
- 当颅骨和头皮同时缺损时,可应用一期手术将二者同时安全、有效修复。
- 可能的话,尽量不要将头皮切口设计在移植材料的上方。

专家点评——Micheal R. Zenn

由于颅骨的特殊结构和解剖位置，头皮的修复重建往往充满挑战。缺损可以从单纯的皮肤缺损到全层组织的缺失（硬脑膜外露），每种情况的修复策略是不一样的，头皮创伤的病因不会对修复策略的选择产生影响。作者在三级癌症中心执业，因此该章节侧重头皮肿瘤显微修复重建。而我的头皮创伤接诊经验包括创伤、感染以及肿瘤，因此我侧重各种病因导致的头皮缺损的修复，从而观念上会略有差异。

由于头皮是外观明显部位，因此在选择修复策略时外观效果也是很重要的考虑因素。"近似替代"的原则很重要，多数的头皮大面积缺损可以利用帽状腱膜刻痕术和转位皮瓣重建，比如阴阳皮瓣（图

9.3）、双侧反向半圆形皮瓣[14]（图 9.13）或 Orticochea 提出的"三瓣"或者"四瓣"技术[15]。由于头皮的血运丰富，因此可以行大面积的头皮瓣旋转移植，或使用中厚皮片回植，通常能很快解决复杂的头皮创面，缺点是外观通常不够理想（图 9.14）。

本章中对组织扩张的阐述不多。在大面积的肿瘤切除中，通常没有充足的时间行组织扩张。然而，其他原因导致的头皮组织缺损并不会出现这一情况，可以在重建之前先行扩张，或者先用皮片暂时覆盖创面，然后再行扩张修复植皮区。头皮的修复由于有头发的覆盖，外观往往令人满意，而头皮本身也可以视为理想的供区。除非患者经过放射治

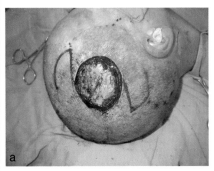
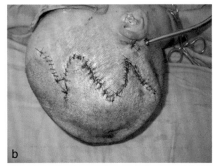

图 9.13　(a)因头皮黑色素瘤行广泛切除的 43 岁患者。以双侧反向半圆形皮瓣的局部皮瓣闭合。通过 Z 成形术和帽状腱膜瓣刻痕术完成皮瓣移植，减少皮瓣浪费。(b)皮瓣转位后闭合术创。

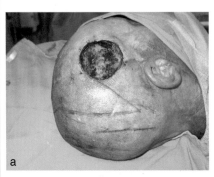
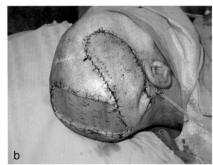

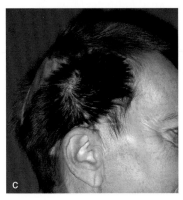
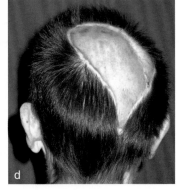

图 9.14　(a)因鳞状细胞癌切除和放射治疗后形成慢性伤口的 66 岁患者。用多普勒检查和标记枕动脉，计划应用头皮旋转皮瓣进行修复。(b)皮瓣行无张力旋转和插入，留下的"猫耳"组织可以后期修复。在供区未行放射治疗的部位取皮效果良好。(c) 术后 6 个月时的皮瓣侧位观。(d)术后 6 个月的供区皮片后面观。

疗，否则很小面积的正常头皮都可以通过扩张用于重建(图 9.15)。头皮扩张的原则是植入尽可能多的扩张器并超量扩张。一旦皮瓣已经扩张，帽状腱膜瓣刻痕术将不再可靠，因此不予推荐，因为有可能出现血运障碍和撕裂伤。

放射治疗是头皮恶性肿瘤的常规治疗方法，尤其是老年患者，由于有共存疾病而限制了复杂重建方案的选择。在这种病例中，对于外露的骨骼，可以应用标准的方案即去除外骨板和皮片移植来解决。由于受区接受过放射治疗，因此皮片移植物的再血管化时间要延长，甚至可能出现皮片移植失败。这种情况下，可以先用 Integra 真皮再生膜片(Integra Life-Sciences,Inc.,Plainsboro,NY) 覆盖，这样在几周内可以实现再血管化。通过高压氧可以进一步促进血管化，这样可以形成一个合适的血管床，从而保证皮片移植物成活[16]。

用于头皮重建的区域皮瓣不多。在显微重建术出现以前，斜方肌皮瓣是修复头皮缺损的主要皮瓣，至今仍时有应用。就像前面章节讲述的一样，斜方肌皮瓣主要用于枕部区域的修复(图 9.16)。这一皮瓣应用广泛主要因为可以通过颈横动脉血管供应旋转皮瓣，缺点是牺牲了一块功能性肌肉，且易造成肩胛骨不稳定。这一肌皮瓣的皮岛都是可靠的，而且皮岛获取的范围可以通过延迟手术进一步扩大，或者将颈横动脉的肩胛背分支纳入亦可扩大皮肤范围[17]。

本章对头皮缺损的显微外科重建讲述很全面，这里我再补充一些未提及的可以用于软组织和颅骨缺损重建的其他皮瓣：

- 带髂嵴的 ALT 皮瓣 (以旋股外侧动脉升支为蒂)；
- 带髂骨内侧板的旋髂深动脉穿支皮瓣；
- 带血管化肋骨的背阔肌皮瓣；
- 带肩胛外侧骨的肩胛旁皮瓣。

我最后想要阐述的内容与行微血管移植时寻找受区血管的困难相关。与前面章节中提到的一样，如果颞浅血管可用的话，其可作为首选。当颞浅血管太

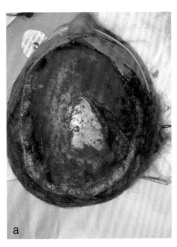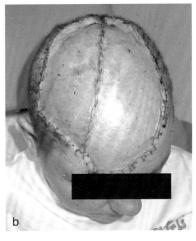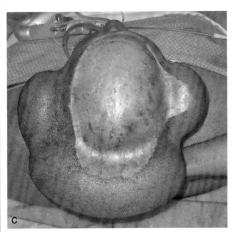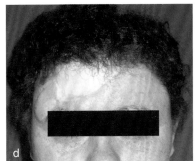

图 9.15　(a)头皮撕脱伤和回植失败的 25 岁患者。(b)头皮回植失败后，应用皮片移植进行修复。(c)多个大体积的扩张器被置头发茂密的皮下并行有效扩张。(d)头皮重建完成后 6 个月。患者后期行前额软组织扩张，切除了剩余的前额行皮片移植。

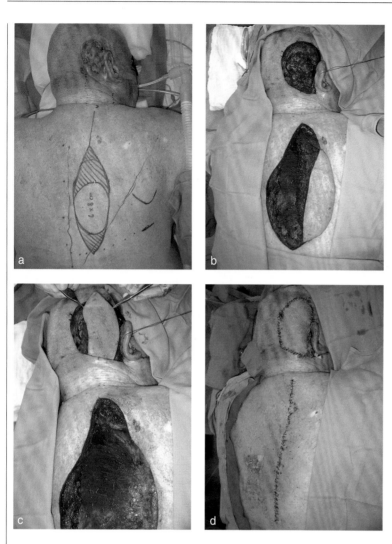

图 9.16 （a）男性患者，71 岁，有肉瘤切除术史、右侧乳突区放射治疗史及皮片移植重建失败，应用斜方肌肌皮瓣进行重建。暴露经放射治疗的骨，预制斜方肌皮瓣的皮岛。(b)皮瓣在颈横血管上分离。(c)皮瓣通过皮下隧道旋转和转位。(d)皮瓣插入，行一期供区缝合。

细的时候，可以向近端分离直至腮腺实质。这样的剥离往往能寻找到大口径的血管。当这一血管不适合作为受区血管时，应考虑使用隐静脉移植物的动静脉(AV)袢。这种情况下我建议先取桥接静脉，然后将桥接好的血管接到颈部血管(面动脉或者舌动脉，静脉接颈内静脉分支或颈外静脉)，这样可以在皮瓣切取之后维持皮瓣的血运。AV 袢可安全地作为皮瓣的受区血管。也可以使用旋股外侧降支血管作为 AV 袢，这一血管能提供更好的吻合口径，而且获取后在

腿上留下的瘢痕也不明显[18]。

最后，感染的骨瓣或颅成形术后感染都是非常棘手的问题，往往需要去除皮瓣并需延迟行颅成形术。要注意这种情况可能导致"凹陷皮瓣综合征"。我曾经有一位患者，其头皮进行了面积较大的游离皮瓣移植但由于感染并未行骨性重建，最后患者的神经功能出现恶化[19]。这种综合征可能的机制是将脑组织暴露在大气压的环境中且并未做保护，通过紧急的颅成形术可得到改善。

（谢峰 朱美抒 高全文 译）

参考文献

1. Bilkay U, Kerem H, Ozek C, Erdem O, Songur E. Alopecia treatment with scalp expansion: some surgical fine points and a simple modification to improve the results. J Craniofac Surg 2004;15(5):758–765

2. Chao AH, Yu P, Skoracki RJ, Demonte F, Hanasono MM. Microsurgical reconstruction of composite scalp and calvarial defects in patients with cancer: a 10-year experience. Head Neck 2012;34(12):1759–1764

3. Halvorson EG, Cordeiro PG, Disa JJ, Wallin EF, Mehrara BJ. Superficial temporal recipient vessels in microvascular orbit and scalp reconstruction of oncologic defects. J Reconstr Microsurg 2009;25(6):383–387

4. Hussussian CJ, Reece GP. Microsurgical scalp reconstruction in the patient with cancer. Plast Reconstr Surg 2002;109(6):1828–1834

5. Leedy JE, Janis JE, Rohrich RJ. Reconstruction of acquired scalp defects: an algorithmic approach. Plast Reconstr Surg 2005;116(4):54e–72e

6. Lesavoy MA, Dubrow TJ, Schwartz RJ, Wackym PA, Eisenhauer DM, McGuire M. Management of large scalp defects with local pedicle flaps. Plast Reconstr Surg 1993;91(5):783–790

7. Lipa JE, Butler CE. Enhancing the outcome of free latissimus dorsi muscle flap reconstruction of scalp defects. Head Neck 2004;26(1):46–53

8. Losken A, Carlson GW, Culbertson JH, et al. Omental free flap reconstruction in complex head and neck deformities. Head Neck 2002;24(4):326–331

9. Lutz BS, Wei FC, Chen HC, Lin CH, Wei CY. Reconstruction of scalp defects with free flaps in 30 cases. Br J Plast Surg 1998;51(3):186–190

10. Moreira-Gonzalez A, Jackson IT, Miyawaki T, Barakat K, DiNick V. Clinical outcome in cranioplasty: critical review in long-term follow-up. J Craniofac Surg 2003;14(2):144–153

11. Newman MI, Hanasono MM, Disa JJ, Cordeiro PG, Mehrara BJ. Scalp reconstruction: a 15-year experience. Ann Plast Surg 2004;52(5):501–506, discussion 506

12. Tadros M, Costantino PD. Advances in cranioplasty: a simplified algorithm to guide cranial reconstruction of acquired defects. Facial Plast Surg 2008;24(1):135–145

13. van Driel AA, Mureau MA, Goldstein DP, et al. Aesthetic and oncologic outcome after microsurgical reconstruction of complex scalp and forehead defects after malignant tumor resection: an algorithm for treatment. Plast Reconstr Surg 2010;126(2):460–470

14. Keser A, Sensöz O, Mengi AS. Double opposing semicircular flap: a modification of opposing Z-plasty for closing circular defects. Plast Reconstr Surg 1998;102(4):1001–1007

15. Arnold PG, Rangarathnam CS. Multiple-flap scalp reconstruction: Orticochea revisited. Plast Reconstr Surg 1982;69(4):605–613

16. Gonyon DL Jr, Zenn MR. Simple approach to the radiated scalp wound using INTEGRA skin substitute. Ann Plast Surg 2003;50(3):315–320

17. Zenn M, Jones G. Trapezius flap. In: Reconstructive Surgery: Anatomy, Technique, and Clinical Applications. St. Louis, MO: Quality Medical Publishing; 2012: 694–725

18. Zenn MR, Pribaz J, Walsh M. Use of the descending lateral femoral circumflex artery and vein for vascular grafting: a better alternative to an arteriovenous loop. Plast Reconstr Surg 2010;126(1):140–142

19. Chalouhi N, Teufack S, Fernando Gonzalez L, Rosenwasser RH, Jabbour PM. An extreme case of the syndrome of the trephined requiring the use of a novel titanium plate. Neurologist 2012;18(6):423–425

第10章 面神经重建

Matthew M. Hanasono

■ 引言

面神经的离断或者切除会导致面部的浅表肌肉不能收缩。从具体功能来说,这种情况会导致患者不能闭眼、表达情绪及维持口的功能(包括吃、喝、说话等)。面神经麻痹最常见的病因是特发性的(贝尔面瘫),在绝大多数病例中是自发产生的。其他病因包括遗传性(如Möbius 综合征)、发育性(如颅面短小症)或创伤性。在头颈部手术中,切除前庭神经鞘瘤(听神经瘤)时可能需要切除一段面神经,这成为面神经重建常见的转诊来源。其他可能涉及面神经离断或切除的肿瘤治疗相关手术包括腮腺切除术和颞骨切除术。

■ 解剖

面神经主干从茎乳孔穿出,茎乳孔位于茎突的前部。二腹肌的后腹可以作为一个解剖标志,面神经走行于二腹肌在乳突部位止点的深面 1cm 处。耳屏软骨的尖端(耳屏点)是另外一个解剖标志,神经走行于其前下方 1.0~1.5cm。在腮腺内,面神经分成两大主干,分别支配上面部和下面部的面部肌肉。面神经穿出腮腺后,总共有 8~15 条分支,组成面神经的 5 组终末分支:颞支、颧支、颊支、下颌缘支和颈支,支配面部的各表情肌(图 10.1,表 10.1)。在腮腺外,面神经各分支之间形成众多的交通支,呈树枝状分布。

■ 术前评估

术前评估中,必须明确面神经麻痹的病因和病

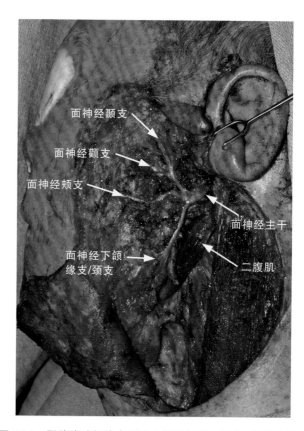

面神经颞支
面神经颧支
面神经颊支
面神经主干
面神经下颌缘支/颈支
二腹肌

图 10.1　腮腺浅叶切除术后的左侧面神经。通常,在腮腺内面神经总干分成上、下两大主干,出腮腺后,进一步分成 8~15 条分支,分别支配颞部、颧部、颊部、下颌缘部和颈部的表情肌。

程,因为这关系到术后恢复结果,并有助于指导术式选择。外科手术后面神经的连续性依然存在时,也会发生一些需要 1 年后才能恢复的失神经支配的症状,而一些暂时性的静态悬吊手术,主要是涉及眼球保护的手术,在这一阶段是很有帮助的。超过 12 个月以后,自发的恢复已不太可能,通常需要借助手术修复。在其他情况下,患者在接受肿瘤切除时,必须告知患

表 10.1　面神经分支的支配肌肉及功能

神经分支	支配肌肉	功能
颞支	额肌	提眉
	皱眉肌	降眉和皱眉
	降眉间肌	下拉眉内侧或产生鼻横纹
颞支和颧支	眼轮匝肌	闭合眼睑
颧支和颊支	颧大肌	上提口角
颊支	颧小肌	上提上唇
	提上唇肌	上提上唇和鼻唇沟
	提上唇鼻翼肌	上提鼻翼沟和鼻翼
	鼻肌	开大鼻孔
	笑肌	开大口裂
	颊肌	开大口裂和收紧颊部
	提口角肌	上提口角
	口轮匝肌	闭合唇部
颊支和下颌缘支	降口角肌	下拉口角
下颌缘支	降下唇肌	下拉下唇
	颏肌	收紧和上提颏部
颈支	颈阔肌	下拉口角

者可能需要进行面神经的修复、神经移植物的移植或者静态和动态的面神经功能重建手术。有时，在肿瘤手术之前，面神经的离断或切除是计划外的手术，但如果因为肿瘤侵犯面神经或发生意外损伤，就必须在术中进行面神经的重建。

患者面部肌肉的张力和意向性运动都需进行仔细检查。如果损伤平面未知，这一检查可以帮助明确受损部位。如果面神经在颞骨或颅内段受损，可能会存在因鼓索神经功能缺失而导致的味觉丧失，或者因镫骨肌功能丧失引起的听觉过敏。在检查过程中，患者会被要求做抬眉、闭眼、微笑、噘嘴和露齿等动作，以评估面神经各主要分支的功能。患侧眼睛主要评估闭眼的程度、是否存在贝尔现象（可帮助保护角膜）、角膜暴露或磨损的迹象。下睑复位试验用于评估下睑皮肤的松弛度，同时注意观察是否有溢泪现象。鼻唇沟消失、人中偏斜、口角下拉以及唇和鼻向正常侧偏斜都是面部肌肉功能失调的临床表现。记录正常侧口角的运动方向，用于帮助选择是进行静态悬吊还是动态笑容重建。

House-Brackmann[1]评分系统的设计主要是用来评估总体的面神经功能障碍，而不是单一面神经分支的功能，所以其在颅外段面神经损伤中的应用是有限的。但是，其仍不失为一种评估面神经功能障碍的重

要方式，所以经常要在病历中记录这一评分。House-Brackmann 评分系统将面神经功能分为 I～VI 级。简要来说，I 级指面神经功能正常；II 级指仔细观察时有轻度的面肌无力，但静息状态面部对称；III 级指中度面神经功能异常，运动时有明显的面肌不对称，但无面部变形，静息状态面部对称；IV 级指中重度面神经功能异常，运动时可见明显的不对称或面部变形，静息状态时面部依旧对称；V 级指重度面神经功能异常，仅有几乎不能察觉的面部运动，静息状态时面部不对称；VI 级指面部肌肉完全无运动。当面神经的颞支、颧支、颊支和下颌缘支存在不同的损伤时，记录每一面部区域功能的特定程度（可为描述性的记录，也可记录为正常度百分比）会更有用和准确。

面神经的损伤越靠近远端，神经分支就越多，没必要行修复。大致上，当神经分支损伤的位置超过眼眶外侧缘时，通常不需要修复，而近端神经的离断则需要修复，但发生面肌联动症的风险较高。损伤的 72 小时内是修复神经的有利条件，如果远端神经不易寻及，可利用刺激残端神经产生肌肉收缩的方式来找到神经断端。

剩余的脑神经也要同时检查，并准确记录。影像学研究，如 CT 和 MRI，在诊断不明确或预测面神经切除的范围以选择合理的术式时很有用处。肌电图研究可以预测是否会发生自发的恢复，以及在考虑延迟的神经修复或脑神经转位时，可以评估是否存在有活力的运动终板。

■ 面神经修复

对于神经离断和小段神经切除的患者，应进行即刻的神经修复，使运动功能恢复到最佳水平。当缺损段较大无法直接修复时，应该使用搭桥或"电缆"式神经移植物（图 10.2）。"电缆"式神经移植物可以通过牺牲耳大神经、C3 和 C4 水平的颈丛分支或者腓肠神经来获得。当同时使用 ALT 皮瓣进行软组织重建时，也可同时取股外侧皮神经作为神经移植物。

仅有很少的研究记录了恶性肿瘤治疗后的面神经修复的结果[2-5]。我们观察到，在接受神经移植物修复面神经的患者中，有75%的患者在术后平均 7.7 个月时出现面神经的恢复（面神经麻痹病程<12 个月，且面神经的近端和远端都可寻及）。即使患者在术前就

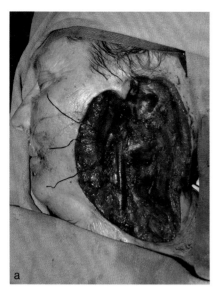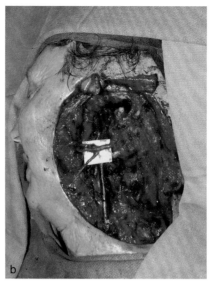

图 10.2 （a）根治性腮腺切除和颞骨切除后，左侧面神经的近端和远端分支用丝线进行了标记。（b）多股神经移植物或单股神经移植物可作为搭桥或"电缆"式神经移植物引导轴索再生使面部肌肉获得神经再支配。

存在面肌无力或面神经麻痹，或者患者术后需行放射治疗，或者为老年患者，也能观察到面神经功能的恢复（图 10.3）[5]。Iseli 等[3]报道，33 例进行移植物修复面神经的患者中，97%的患者在术后平均约 6.2 个月时出现面部神经功能的恢复，但患者群的随访时间、术前功能、年龄和放射治疗史均存在一定差异。总之，这些结果表明，对于所有未经历运动终板退变的患者，尽管存在神经再生不良的危险因素，只要可行，就应进行面神经修复，因为即使部分修复也能改善外观和功能。

■ 神经转位

当近端面神经残端不可用时，通过将远端面神经与舌下神经或咬肌神经相连接，可实现即刻的动态恢复。这可作为最后的面神经重建的术式，也可以作为在轴突通过跨面神经移植物到达支配肌肉前，防止面部肌肉萎缩的暂时替代的术式。当舌下或咬肌神经行替代术式时，在 6~12 个月将这一神经吻合拆除并与已移植的跨面神经移植物吻合。

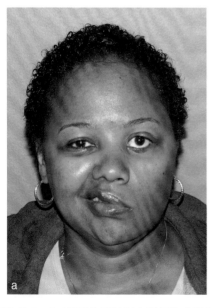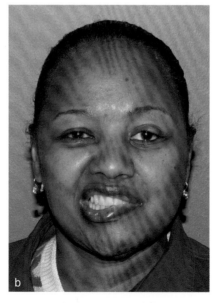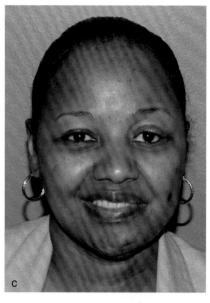

图 10.3 （a）腮腺和面神经主干切除术后的患者，应用"电缆"式神经移植物修复面神经。（b）术后 6 个月时，患者恢复部分面神经功能（House-Brackmann Ⅳ级）。（c）到 12 个月时，患者面部运动基本恢复正常（House-Brackmann Ⅱ级）。

舌下-面部神经转位可用于恢复面部的静息张力[6-8]。在二腹肌后腹的深面和颈外动脉的浅面,较易发现走行的舌下神经(图 10.4)。端-端吻合的缺点是会导致单侧的舌麻痹,同时伴有对语言功能和吞咽功能的损伤。端-侧吻合通常借助搭桥移植物实现,可降低这一术式并发症。端侧神经移植物移植时,去除舌下神经局部的神经外膜,并离断部分(25%~30%)神经轴突,这样它们可长入远端面神经。语言与吞咽相关发病率,以及连带运动和面部剧烈运动时的舌头运动等在应用端-侧吻合后已经大大减少。总之,这种技术产生的神经支配是不稳健的,可作为一个替代技术或作为其他技术的辅助。

最近较为流行的一种术式是应用三叉神经的咬肌神经支来进行面部功能的动态重建[9-12]。三叉神经从卵圆孔出颅腔,跨过翼外肌后,行经下颌骨的冠状切迹后进入咬肌后表面,入肌点在颧弓下方近肌肉起点处。该神经通常需要在下颌骨后缘处仔细分离咬肌肌纤维才能寻及(图 10.5)。在肌肉内,神经通常从后上向前下斜向走行。向远端追踪可获得足够的神经长度,在面神经神经主干完整时直接与其吻合,或者优先于颧支或颊支吻合以恢复这部分分支重要的表情和括约肌功能。

牺牲咬肌神经并不会导致咀嚼功能的障碍,可能归功于近端咬肌神经纤维的保留以及咬肌和颞肌功能的重叠。咬肌神经具有很强的神经脉冲,可以提供强大的肌肉刺激和快速的神经再支配,通常在 3 个月之内。与舌下神经不同,咬肌神经走行位置与面神经接近,这也意味着通常不需要神经移植物进行桥接。

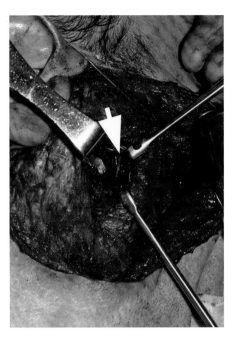

图 10.5　从开始于下颌骨升支的后缘开始,仔细分离咬肌纤维后,可寻及三叉神经的咬肌支(白色箭头所示)。该神经出颅底后,穿过下颌骨冠突和喙突之间的切迹,走行于咬肌深面。

在舌下神经或咬肌神经转位后,患者可分别通过聚焦于舌头和下巴的收缩,来学会激活面部肌肉的功能。两种术式都可能发生连带运动,在咀嚼或者说话时发生多余的面部运动。康复后,大脑皮层可能会适应,且有报道能自主控制面部的功能[10-12]。副脊神经也可作为供区神经,但因其切取后会导致斜方肌的运动功能障碍(如肩部下垂和疼痛等),故不常使用。此外,独立于颈部和肩部功能的面部运动控制似乎非常困难。膈神经也被用于面神经重建,但会在咳嗽、大笑和深吸气时诱发剧烈的面部肌肉收缩,而且有肺部疾病的患者不能使用膈神经。在我们的实践中,我们通常将副脊神经和膈神经作为最后的选择。

跨面神经移植的优点是不需要再训练即可产生自然的情感表达[13-15]。在进行跨面神经移植时,运动神经轴突从对侧正常面神经通过桥接的神经移植物再支配患侧离断的神经。在这一术式中,健侧的一支或多支神经被用于与神经移植物桥接,后者经皮下隧道直达患侧面部。通常可应用除皱切口,掀起皮瓣后,暴露对侧的正常面神经;在腮腺前缘处寻及面神经的分支并追踪至相应支配的面部表情肌。因腓肠神经具有足够的长度、较少的供区并发症、轴突密度和易获取性,其是进行跨面神经移植的最常用供区神经。

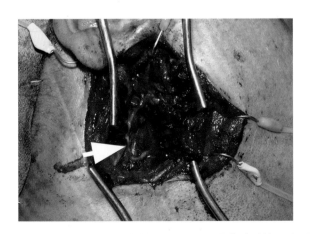

图 10.4　神经移植物(白色箭头所示)用于连接舌下神经和面神经远端断端。舌下神经走行于二腹肌后腹的深面。

术中可应用神经刺激仪检测健侧面神经，以探测出支配同一组面部肌肉的冗余面神经分支。最常用的受区神经是面神经的颞支和颊支，这两组神经具有相对重要的功能，对面部的对称性起重要作用。如果可以鉴别出优势神经，则予以保留，并且当刺激时肌肉收缩略弱的神经作为供区神经，可以减少供区主要神经的损失。内置神经移植物的走行通常在上唇内或下唇软组织内。

跨面神经移植可以一期进行，也可以二期进行。一期移植减少了手术次数，患者神经恢复更快。二期手术中，神经移植物与健侧神经吻合后经皮下隧道到达患侧并留置。轴突的生长速度通常认为是每天1mm，这为预计第二次手术何时进行提供了粗略的理论指导。临床上，也可通过沿神经移植物出现的 Tinel 征来判断神经的生长。实际操作中，通常在 6~12 个月后进行第二次手术。二期手术时，暴露神经移植物的远端，然后与患者受损面神经的远端部分吻合。二期手术的优点是，在等待轴突跨面生长的过程中，受损的面神经可以与咬肌神经或舌下神经吻合寄养[16]。理论上，因为从寄养神经获得了较早的神经再支配，可以保持面部运动的活动度。

跨面神经移植的主要缺点是结果不稳定。不可预期的健侧肌力较弱是潜在的危险因素，可以通过定位和选择非优势神经作为供体神经来避免这种情况。与远端神经分支吻合，而不是与近端面神经主干吻合，可以不需再训练即可产生随意的面部情感运动。与咬肌神经或者舌下神经转位相比，肌肉运动幅度也没有那么强烈。其原因是再生的轴突需跨过两条缝线，与同侧的供体神经相比，其走行的距离更长，因此神经再支配通常较慢，而且通常只能实现部分神经再支配。跨面神经移植后最好是在神经损伤早期进行(<6个月)，这个时期运动终板的退化和肌肉萎缩都有限。

■ 肌肉游离移植

很多时候无法通过直接修复或神经转位来重建面神经，有时是因为无法定位面神经的断端，有时是因为面神经的损伤或切除时间太长，运动终板退变进而肌肉萎缩、纤维化(通常在 12~18 个月)。这时，最好的选择就是功能性肌肉移植，将指定的供区肌肉游离移植后，支配神经或者与对侧面神经的一个分支吻

合，或者与同侧的咬肌神经进行吻合。最常用的转移肌肉有胸小肌(Terzis 和 Manktelow[17])、背阔肌(Dellon 和 Mackinnon[18])和股薄肌(Harii 等[19])。总之，需要的肌肉长度为 10~12cm，能够提供足够的肌力而且不会因为太厚而造成患侧臃肿。

因其可预见的解剖结构、合适的厚度和较小的供区并发症，股薄肌游离皮瓣转移是我们的首选术式。这可能是面神经重建的最常用供区肌肉，有很多的数据支持其临床应用。股薄肌位于长收肌(前方)和大收肌(后方)之间，起于耻骨联合前缘和坐骨支，止于胫骨内侧。其血管蒂是旋股内侧动脉的分支，位于耻骨联合下方约 10cm。其支配运动神经(闭孔神经前支)与肌肉长轴成 45°入肌，向近端可追踪至骨盆闭孔处，甚至位于腹膜后腔内，最长可达 8~10cm。其与血管蒂也成 45°，即在血管入肌处垂直进入肌肉并成树枝状分成许多分支。

将患者下肢摆成蛙式位，以切取肌肉(图 10.6)。长收肌在大腿外展时可触诊识别。在长收肌后方 2~3 指处做纵向切口，股薄肌可较易寻及。血管蒂和神经位于长收肌的深面，被拉向前方。将肌肉沿长轴劈开，避免整肌移植过于臃肿，而且对于重建面部运动是非必需的。获取的肌肉段必须有完整的运动神经支配。在向近端和远端分离前，每隔 2cm 缝线标记肌肉在静息状态时的长度，保证以同等或稍大的张力将肌肉移植到患侧。

肌肉被移植到面部供区，经面部除皱(或腮腺切除术)切口打开。肌肉远端固定到口角联合(口角轴)和上下唇的口轮匝肌，以及鼻唇沟处。如果可能，将面动脉和面静脉作为受区血管。根据重建路径的不同，闭孔神经与先前移植的跨面神经移植物或咬肌神经进行吻合。肌肉近端固定于颧弓骨膜，肌肉轴向模拟对侧面部笑容的方向。

肌肉游离移植中跨面神经支配与咬肌神经支配相比的优点和缺点，与神经转位修复面神经时所讨论的是一样的[20]。供区神经的选择具有个体差异性，有些医生在儿童患者中倾向于应用跨面神经移植，而在成人患者中倾向于应用咬肌神经。咬肌神经的优点是不需二期手术，而且能够提供更强的收缩，基本上没有供区并发症。其缺点是不能与对侧同时自发地进行面部表情运动，而且咀嚼时会发生不希望发生的面部运

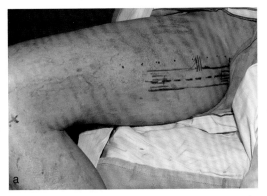
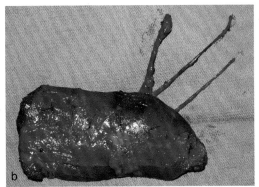
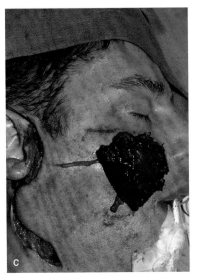
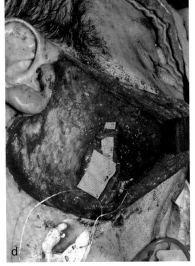

图 10.6　(a)在大腿外展的情况下切取股薄肌,其位于长收肌后方并与其平行走行,较易触及。(b)沿纵轴劈下的一段股薄肌,携带有血管蒂和两支支配神经。两支神经都通过电刺激证实可支配获取的肌肉段,可以用于从跨面神经移植物和咬肌神经获得双重神经支配。(c)股薄肌皮瓣拟放置的位置,肌纤维的方向与对侧正常侧微笑时的轴向一致。(d)血管蒂与面动脉和面静脉吻合,在这一病例中神经与咬肌神经进行了吻合。

动。然而,很多患者能够训练自己学会微笑,并且随时间推移能减少非自主的肌肉收缩,有些患者甚至不需要下意识去思考就能达到。

　　跨面神经移植不需再训练即能有神经的支配功能。它的缺点主要是:①作为二期手术有可能会造成对侧面部去神经支配;②肌肉收缩能力相对于应用咬肌神经作为供区神经要弱。在行跨面神经移植时,术者通常于鼻唇沟旁做一小切口,分离皮下组织直至暴露面神经的两个分支并进行定位(图 10.7)。对于外观要求较高者,切口可设计隐藏于鼻唇沟内,在鼻唇沟旁组织内分离出面神经颊支。应用手持刺激仪器刺激神经,以明确分离出的神经支是支配提上唇肌的而且是冗余的,在切断其中一支后不会引起健侧面部的去神经支配。切断其中一分支,将腓肠神经与该分支近端以神经外膜缝合术紧密连接。

　　跨面神经移植物经皮下隧道穿过上唇至对侧,游离端以有色缝线标记,经面部除皱切口置于患侧耳前组织浅层,该切口可以再次用来行肌肉游离移植。二

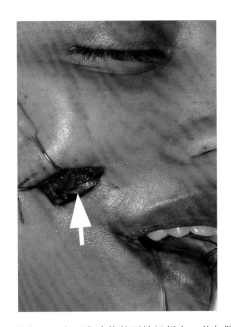

图 10.7　分离出具有正常功能的面神经颊支,并与腓肠神经(箭头所示)吻合。将神经移植物通过皮下隧道转移至患侧面部。在离断面神经颊支前,识别并刺激第 2 支神经分支,确保提上唇肌仍有足够的神经支配。

期手术时,可行病理活检以确定移植物远端的轴突再生。一期肌肉转位联合跨面神经移植取得了令人鼓舞的结果,但理论上存在等待轴突长入肌瓣的时间较长,可能有肌肉萎缩和运动终板退化的风险[21]。

■ 静态面部功能重建

面神经的康复治疗对患者也大有裨益,可降低那些需要修复手术来矫正的并发症发生率。即刻康复优点是可使一些患者免于发生面瘫,尤其是在辅助治疗过程中和之后,当进一步的外科手术具有风险时。Rose[22]和 Deleyiannis 等[23]发现,早期外科手术后的面瘫康复过程不会阻碍面神经的恢复,静态悬吊有助于神经的修复。Golio 等[24]发现,相对于延迟修复眼睛暴露的患者,在化学治疗之前行眼周手术以修复面神经的患者,既没有发生并发症的明显升高,也没有影响双侧对称性的改善程度。

眉毛/额部

双侧眉毛的对称,可以通过离断对侧的健侧面神经额支来实现。该手术可能会导致眉毛的过度下垂,给人以疲惫或严肃的感觉,少数人甚至会出现向上凝视时部分视野被遮挡的情况。在对侧健全的额肌或者其他面部表情肌上,应用肉毒素进行化学去神经支配来改善对称性,也是一种广为使用的临时手段。在获得理想的功能和外观改善后,可行永久性的神经离断术。

因为平均年龄较高和固有的眉下垂的高发生率,提眉手术在癌症患者中比较普遍。轻度的不对称用内镜下提眉后发际前入路便足以进行调整,但是应用直接入路(切口位于眉上方)或间接入路(额中部除皱切口)可获得更大程度的改善(图 10.8)。根据患者在清醒睁眼状态下的测量结果,设计皮肤切口以抬高患侧眉,达到与健侧的对称性。如果患者健侧额肌活跃(因老年性眉下垂的代偿活动引起),建议适当矫枉过正或双侧同时手术。关闭皮肤切口前,额肌也用PDS 线或者不可吸收线缝合固定于额骨骨膜上。术后瘢痕通常不明显,尤其是老年患者和眉毛比较浓密的男性患者。

上眼睑

面瘫患者常伴有患侧闭眼困难但睁眼功能正常,这是因为提上睑肌由仍保持完整的动眼神经(Ⅲ)支配。金质眼睑移植物对于治疗闭眼不全效果可靠,外露发生率低(Rofagha 和 Seiff 报道的 104 例金质移植物中,外露不超过 10%)[25]。金质移植物可供选择的重量范围为 0.6~1.8g,以 0.2g 的梯度增加。理想情况下,选择合适重量的方法是术前在患侧上睑放置移植物样品,直至观察到眼睑完全闭合。

通常,在术前评估时没有发生面瘫的情况下,选择 1.0g 的移植物是适当的起始点。如果后期证明重量不适合需要更换,可以在局部麻醉下手术更换移植物,避免延迟辅助治疗。其他方式包括延迟放置金质移植物,以非手术的方法闭合眼睑,如润滑眼睑或应用眼睑胶带。另外,随着神经修复或神经转位后面神经功能的改善,移植物可予以去除或减轻重量。铂金

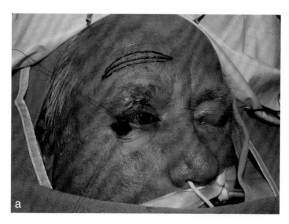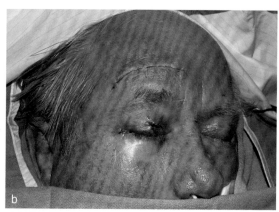

图 10.8 (a)通过重睑线上的小切口将金质移植物放置于睑板浅层,同时行外眦成形术(下睑板收紧方法)和间接的提眉术,移植物应用 7-0 丝线固定于睑板软骨膜上。(b)术后即刻观。

移植物也是很好的选择，因为与金质移植物相比，其密度更高且体积更小。

手术通过在重睑褶皱上设计切口以放置移植物，在睑板浅层靠近睑缘位置精确分离出放置腔隙，应用7-0聚丙烯缝线将金质移植物牢靠地固定于睑板上（图10.8），皮肤切口以6-0可吸收缝线连续缝合。

下眼睑

对于下睑松弛导致的眼睑外翻，通常应用各种收紧下睑的术式进行修复，如剥离睑板的外眦成形术（图10.9）。该手术通常于外眦部位切开后，切开下睑外眦韧带并行外眦成形术，这样可以游离下睑。于下睑缘处做切口，掀起形成一个小的皮瓣。外眦悬吊的程度，通过将外眦韧带向上外侧方向牵拉来评估。根据期望的推进量去除睑缘皮肤和睑结膜。使用可吸收缝线（如PDS线）或不可吸收缝线（如聚丙烯线）水平褥式缝合悬吊裸露的"睑板条"，固定于Whitnall结节附近外侧眶骨骨膜的内上方。将伤口缝线打结系起，线结朝向皮肤面从而远离眼球表面。将多余的皮肤适当去除后，用细的可吸收缝线（如快吸收肠线）将下睑缘切口和外眦部切口闭合。

特别是在老年患者中，有时需要对复发的眼睑外翻重新进行外眦形成术。外侧睑粘连术指将上眼睑和下眼睑的外侧数毫米暴露后，缝线粘连在一起（注意线结朝外，远离角膜）。联合应用外眦形成术和外侧睑粘连术可以治疗严重的眼睑外翻和兔眼，但是后者水平方向上缩短了睑裂，影响美容效果。有些情况下，即在外眦成形中进行了较大程度的眼睑收紧，还是会有内侧的兔眼。通过缝合、折叠或者悬吊松弛的内眦韧带到内侧眶骨骨膜上行内眦成形术，可以增加外眦成形术的效果。在进行内眦成形术时，小心不能束紧或者使得缝线穿过上部和下部的泪小管。

对于顽固的下睑外翻，可以用筋膜条或掌长肌腱悬吊整个下眼睑。这种术式可以同时矫正外侧和内侧的睑外翻。有时，在下睑睑板下方放置软骨移植物，作为机械支撑提高硬度，也可以提升下睑。软骨移植物可以经下睑缘切口植入，随后从睑板和结膜上掀起形成皮肤-肌肉瓣。具有自然弧度的耳甲软骨可作为很好的移植物材料。经睑板下缘的横行结膜切口移植坚硬的腭部黏膜移植物，也可以有效延长并增加下眼睑的支撑力。一些学者偏爱用部分颞肌或其筋膜转位，将上眼睑和下眼睑向外侧牵拉，达到眼睑闭合的效果。然而，这是非常规的方法，也许并不能完全矫正眼睑的位置和兔眼。

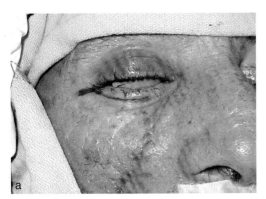
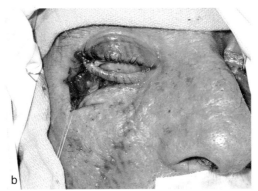
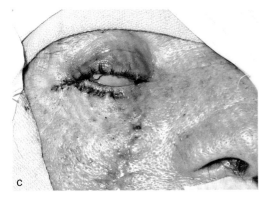

图10.9 （a）外眦成形术前标记外眦切口，下睑外眦（韧带）切断后游离下睑，经下睑缘切口暴露下睑睑板。（b）根据矫正需要，去除数毫米的下睑缘和睑结膜，以向上侧、外侧提紧下睑缘。（c）将去上皮的睑板（"睑板条"）固定于眶骨膜上内侧。术后即刻外观。

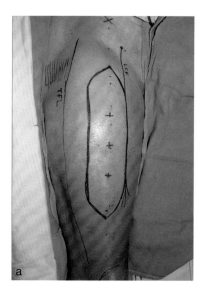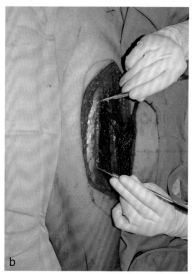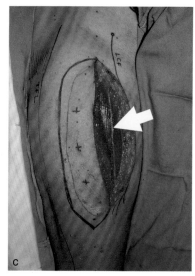

图 10.10　(a)股前外侧游离皮瓣是较好的腮腺切除和颧骨缺损软组织重建供区。(b)可从相同的供区切口获取一条阔筋膜。(c)股外侧皮神经(箭头所示)也可从股前外侧游离皮瓣供区获得,并作为神经移植物使用。

颊部和嘴唇

松弛的颊部和口角运动无力的下面部,不仅是面瘫的最明显征兆,还会影响语言表达和口腔功能,还会因鼻翼塌陷影响经鼻呼吸功能。静态和动态悬吊的术式(如前所述)都可用来治疗下面部的问题。静态术式,包含浅筋膜或肌腱移植物悬吊。作者更偏向于采用大腿阔筋膜,因其取材充足,而且可在准备股前外侧游离皮瓣时经同供区切口同时获取,该皮瓣常用于同时进行软组织重建(图 10.10)[26]。其他学者描述有约 85%

的患者会采用跖肌腱,该肌腱可经内踝后方短的横切口切取。

作者通常使用数个移植物或将单个移植物末端分成数条来分别悬吊口角、鼻唇沟处的上唇和鼻翼(图10.11)。移植物从耳前切口经皮下隧道至各目标区域。在每个部位做小的对口切开,根据达到期望与对侧相似的对称性所需拉力的不同,决定每条移植物所需的长度,并用不可吸收缝线将不同条带的远端与深面的筋膜以及真皮进行缝合固定。劈开悬吊口角的筋膜,分别固定到上唇和下唇的口轮匝肌以及口角轴。首先闭

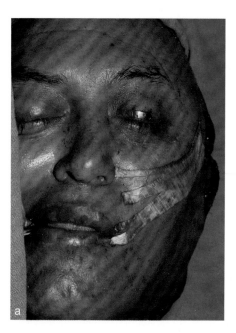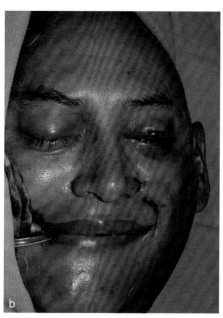

图 10.11　(a)切取大腿阔筋膜进行面部的静态悬吊。将移植物劈成单独数条后分别悬吊鼻翼、鼻唇沟和嘴角悬挂到颧弓骨膜上。(b)术后即刻外观。同时放置了上睑金质移植物。

合对口切开的皮肤伤口;然后将筋膜移植物的近端,在与对侧肌肉运动方向一致的轴向上,以适当的张力固定在颧弓骨膜上。需要进行过度矫正,因为在手术后 2 周悬吊力量会快速衰减,而之后通常很稳定。

　　如果有必要,可以通过重新打开耳前切口,并有限度地游离解剖筋膜移植物,然后收紧移植物将其重新悬吊固定至颧弓骨膜上。根据笔者的经验,筋膜远端与口角、鼻唇沟和鼻翼缝合固定非常牢靠,修复手术通常非常成功。当神经修复/神经移植物移植后的神经再支配程度预期并不高,或存在面部组织的真性松弛(例如,由于年龄大)时,相对于观察和等待,作者更倾向于同时进行筋膜/肌腱的悬吊,因为二期的悬吊手术有破坏神经修复和神经移植物愈合的风险。在真性皮肤松弛的患者中,也可以施行单侧或差异性的双侧除皱术,以帮助改善对称性和整体外观。

　　在单侧面瘫中,由于面神经的下颌缘支支配的降下唇肌的肌肉功能缺失,会造成不能活动的下唇高于对侧。可以使用肉毒杆菌毒素暂时麻痹对侧正常起作用的降下唇肌,以恢复微笑时的对称性。如果需要永久性矫正,可以通过除皱切口或下颌骨下缘下方约一横指处的直接切口,行肌肉切除术或者下颌缘支神经离断术。下颌缘支位置固定,在颈阔肌的深面横跨过面静脉的浅面。

■ 重建策略

　　我们将重建策略总结中图 10.12 中。根据作者的实践,不管是否计划行动态面神经重建,所有面神经离断的患者都应考虑用静态悬吊手术。如果动态重建的结果预期是理想的,则可不行静态悬吊。然而,许多患者在动态重建后预计只有部分功能恢复,而且需要经过相对较长的延迟,或者结果不可预期。在这些情

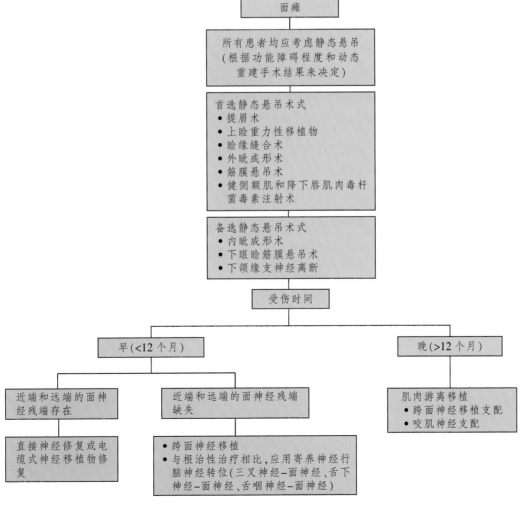

图 10.12　头颈部肿瘤患者面神经缺损的重建策略。

形下,需要与患者讨论静态悬吊。如果功能障碍和面容毁损的程度未知或难以在术前预测,则可以行二期静态悬吊。然而,在肿瘤患者中因为需要马上进行辅助治疗,二期手术时机有限,作者经常在肿瘤切除后进行即刻的静态悬吊[5]。在动态重建手术的同时进行静态悬吊,可在术后恢复期和接受辅助治疗时,大大减少患者面瘫的相关症状,包括上部视野遮挡、角膜暴露、溢泪、继发于鼻翼塌陷的鼻阻塞、言语障碍和口腔功能不全。因为衰老导致的皮肤和韧带松弛,老年患者尤其需要静态悬吊,并且许多患者可从双侧手术中矫正对侧、非面瘫侧的问题而获益。如果面神经功能在成功的神经修复、移植或转位后恢复,则眼睑重力性移植物可以移除或者减小重量。

对于动态重建,只要近端和远端面神经残端可以识别出来,就可进行神经修复和电缆式神经移植。如果不能,则考虑神经转位。肌肉游离移植通常作为第二选择,主要是由于颅底切除术、软组织和骨组织瓣重建需要相当长的手术时间。然而,在特定情形下,可以考虑将游离肌瓣支配神经与咬肌神经吻合以进行即刻的动态重建。

以上流程图所讨论的程序并非是详尽无遗的,但已被证明是对肿瘤性面神经麻痹患者最有效的治疗流程。

■ 术后护理

眨眼功能障碍时,应建议患者佩戴护目用具。在日间,眼部多使用羟丙基甲基纤维素类滴眼液润滑眼睛,在夜间则使用黏稠的眼膏为宜。主动闭眼功能不全时,可用胶带于外侧固定(不必跨过角膜)以维持眼表湿度。三叉神经和面神经联合缺失的患者,会合并角膜反射丧失和角膜感觉减退,可能面临更高的暴露性角膜炎和角膜溃疡风险。

理疗对于修复术后面神经恢复作用的研究尚不深入,因为不同理疗技术之间差别很大,而且应用有效的定量评价方式得到的结果数据有限。神经转位或动力性游离肌瓣移植术后的再训练是有益的。当咬肌神经用来直接支配面部肌肉或游离肌瓣时,患者需学会通过咬紧同侧下颌关节的方法来产生面部运动。最终,很多患者可以学会不用咬牙即可进行面部运动,有些还能产生自发性的微笑。

■ 未来方向

曾有报道,在供区神经和远端面神经末梢受区之间,使用携带供养血管的神经作为桥接移植物。推测桥接移植物活力的增强会促进神经的再支配,少数病例效果较好,但该技术仅在有限的少数研究中心内进行了评估。

理想的神经修复包括适当数量的面神经轴突再生(其中,约 11 000 个能到达原来的终末靶器官)。促进神经轴突的再生、促进轴突沿其原路径生长以及保留有功能的面部肌肉终端,都是有助于提高疗效的策略。

■ 典型病例

病例 1

女性患者,右侧腮腺癌伴有右侧面神经颞支麻痹。曾行右侧腮腺切除术,切除范围包括腮腺表面的皮肤及面神经(图 10.13)。切除术后行股前外侧游离皮瓣重建右侧面部缺损软组织;股前外侧皮神经作为神经移植供源,修复两支面神经颧支及两支靠下部的面神经分支。由于切除范围的缘故,并未进行面神经颞支的修复。此外,也进行了右上睑金质移植物植入、直接法眉上提和筋膜悬吊术。术后进行了化学治疗和放射治疗。完成放射治疗后 6 个月,接受了眉上提修复、外眦成形术和游离皮瓣重建术。术后 2 年,患侧获得了与面神经颧支和颊支的支配肌肉近似对称的功能。

病例 2

女性患者,右侧外耳囊样腺癌复发,行外耳次全切除术、外侧颞骨切除联合腮腺切除术和面神经缺损。一期行颞肌瓣加皮肤移植修复缺损,患者放射治疗结束后行面部筋膜悬吊术。后因残耳致术区愈合障碍,行外耳全切除术加软组织重建术(图 10.14)。患者期望获得动态面部表情,复行跨面神经移植术,术中经颊部外侧切口使用腓肠神经桥接左侧面神经的一支颊支。术后 6 个月,患者接受游离股薄肌移植,支配神经与跨面神经移植体缝接,受区血管为面部动脉和静脉。此后行残耳切除术加腹壁下动脉穿支皮瓣(DIEP)软组织修复术。1 年后,患者微笑时股薄肌收缩自如。

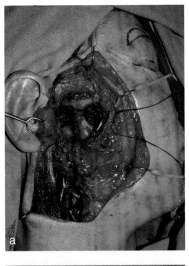
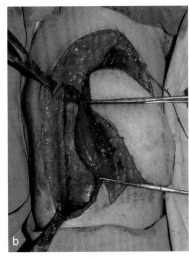
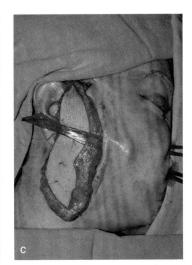

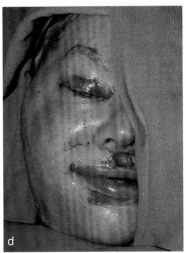
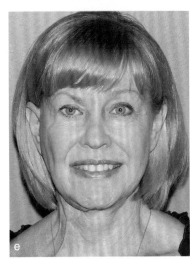

图 10.13　(a) 根治性腮腺切除和选择性颈部清扫后，面神经的近端和颧支、颊支的远端分别用丝线做了标记。(b) 切取股前外侧游离皮瓣用于软组织重建，同时经相同的供区切口获取筋膜移植物。(c) 游离皮瓣和筋膜移植物放置到位。(d) 术后即刻外观，同时行上睑金质移植物植入和直接眉上提术。(e) 术后约 1 年，下面部运动功能恢复，植入的筋膜移植物并不影响面部的运动。

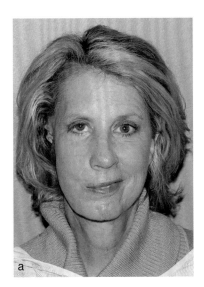
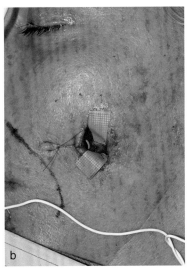
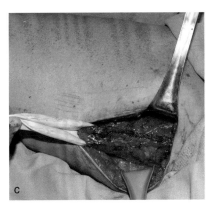

图 10.14　(a)患者既往行颞骨切除、外耳次全切除术和面神经切除术。(b)一期手术时，寻找对侧健侧面神经的两支颊支，并用神经刺激仪确认其功能。选取其中一支分支与腓肠神经移植体缝接后，经皮下隧道放置于患侧面部。(c)二期重建时，切取股薄肌游离皮瓣以重建面部动态功能。(d)移植的股薄肌经与面部动脉和静脉的吻合获得血供，将闭孔神经前支与跨面神经移植体缝接后获得神经再支配。(e)腹壁下动脉深支穿支皮瓣用于进行软组织重建。(f)约 18 个月的术后外观显示，股薄肌的收缩产生自发的微笑。(待续)

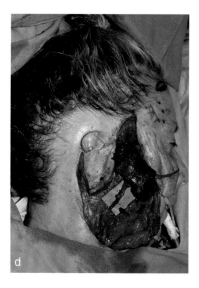
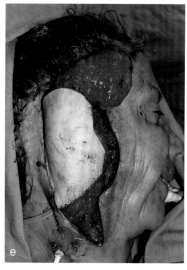
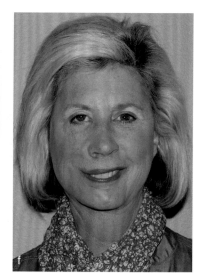

图 10.14(续)

要点

- 所有可能行面神经离断或切除术的肿瘤患者,都应在术前进行面神经功能的检查,并告知患者相应的重建手术流程。

- 多数情况下,如果面神经的连续性不被破坏,在进行外科手术重建之前应该至少观察1年,特定保护眼睛的静态悬吊手术除外。

- 在近端和远端面神经可用时,绝大多数患者都可以尝试直接神经修复或电缆式神经移植术,其中也包括术前肌力较弱、高龄或计划进行放射治疗的患者。

- 当无法寻及近端面神经以进行修复或移植时,可将远端神经吻合到冗余的对侧面神经分支或同侧供区神经上,包括咬肌神经(Ⅴ)、舌下神经(Ⅻ)或脊副神经(Ⅸ)。

- 咬肌神经可有效产生有力的收缩且供区发病率较低,因此是面神经转位术中理想的供体神经移植物。

- 脑神经转位可以作为面神经重建的最终手术,也

可作为寄养神经提供辅助作用,在轴突跨面生长过程中防止运动终板的变性和肌肉萎缩。

- 肌肉游离移植可用于下面部重建术,模仿微笑动作时在嘴角提供张力,以防止失去口腔功能和面部对称性。

- 通常使用股薄肌、背阔肌、前锯肌和胸小肌的游离肌瓣重建面部功能。

- 游离肌瓣的运动神经支配可通过对侧的一支面神经颊支经跨面神经移植物获得,通常需分两期手术进行,也可使用咬肌神经一期手术完成。

- 根据面部神经功能障碍的程度和对复苏的预期,所有因肿瘤切除导致面瘫的患者,即使正在进行动态功能重建,都应考虑进行静态悬吊,例如眉上提术、上睑金质移植物植入术、外眦成形术、面筋膜悬吊术等。存在年龄相关性眉下垂、下睑松弛和皮肤松弛的老年患者,进行即刻的静态矫正,可在等待面神经功能部分或全部恢复的过程中获益。

专家点评——Michael Klebuc

很高兴能够为这章结构良好、描述全面和具有较强实用性的内容提供评论，本章主要总结了面瘫外科修复的综合疗法。作者对面瘫的治疗手段，在很多方面与我们中心相似；然而，还有一些明显的不同之处，可能会引起读者的兴趣。此外，作者在本章中列出了一些外科手术的要点，值得重新阐述，以突出其重要性。

作者已经指出早期干预对于面神经横断伤的重要性。离断的面神经的远端分支，通常直到损伤后 48~72 小时都可以在刺激后产生肌肉收缩。这种保留的兴奋性，在识别那些精细结构时被证明非常有帮助；我们一致认为在 48 小时内，可以利用这一现象来探查这些损伤。此外，在经外眦垂线的前方，面神经的分支明显呈树枝状，并且在此区域内，即使不进行修复，面神经颧支和颊支的损伤通常也能恢复得很好。很有可能是，良好的组织近似性使神经末梢足够接近，促进了再生过程的发展。不管是因面部撕裂导致的面神经离断，还是因为有意或无意的外科手术中导致的面神经离断，均应在手术显微镜下进行探查；如果近端和远端神经残端可以寻及，应该在无张力的条件下修复面神经，如果必要可行神经移植。额支和下颌缘支没有显示相同的树枝状程度，如果可能应进行神经修复或神经移植。有时，软组织创伤和污染会阻碍即刻的神经修复。在这种情况下，用不可吸收缝线标记神经断端，直到伤口处理完成后再行延迟修复。在损伤后 1 个月内进行神经修复具有生物学的再生优势，这一点在制订治疗计划时应考虑在内[27]。

作者也提到应用耳大神经作为桥接神经移植物。这是一个主要的神经移植物供体；然而，在头颈部肿瘤患者中，必须小心确认该神经并未被肿瘤浸润。此外，也可以选择腓肠神经的近端、中央部分，其在腓肠肌之间走行。在成年人中，这可提供 10~12cm 长的没有分支的神经移植物。在大多数患者中，这一获取技术保留了从腓总神经发出的腓肠神经的外侧分支，从而留了外踝的感觉。如果需要大量的神经移植物，隐神经和前臂内侧皮神经可提供更多的移植物材料来源。

作者还讨论了应用咬肌运动神经重建面瘫面部的多重作用，其可用于：①支配游离移植的肌瓣；②直接转位到面神经(三叉神经-面神经)；③与跨面神经移植联合，作为辅助[12]。

一系列体表标志已用于指导神经的解剖[28]。在耳屏前 3cm 和颧弓下 1cm 的交叉点处，可识别出到咬肌的运动神经主干。重要的是要注意到咬肌分为 3 个不同的叶，神经沿深叶的表面在肌肉实质内走行，并不是像很多解剖教科书所描述的那样沿着肌肉的深面走行。咬肌神经的有髓运动神经纤维密度，在主干和降支分别约为 2700 个和 1500 个轴突[29]。降支最为常用，因其充分游离后能够到达面神经颧支和颊支，无须神经桥接移植物。另外，注意保护咬肌神经的近端分支，防止肌肉发生大面积萎缩而产生下颌角的畸形。

当离断面神经的远端分支完整且面部表情肌具有活力，而近端残端无法探及从而无法进行神经移植物桥接时，咬肌神经-面神经(三叉神经-面神经)转位是用于恢复面中部运动的有效术式。单独的三叉神经-面神经转位就可产生强有力的口角联合运动幅度；然而，它经常导致面部静态时形态不良和鼻唇沟消失。尤其是老年患者，在进行三叉神经-面神经转位时应考虑增加应用静态悬吊手术。

在我们的面瘫治疗中心，跨面神经移植(CFNG)经常与三叉神经-面神经转位联合应用，以改进静态表情和自发性表情。手术一期进行，利用未受累的一侧面部的神经传导，引导患侧远端神经的修复。作为对总体结果主要的贡献因素，即使在行跨面神经移植后，三叉神经-面神经转位可一直完整保留。用舌下神经辅助治疗作为寄养神经也是一样的(舌下神经-面神经转位)。使用这种方案，二期手术更有利。前期多数的手术在颈部进行，所以瘢痕都局限在腮腺前区。在该区域，识别和刺激面神经的分支，以明确各分支的特定功能。选定的分支可以离断后与 CFNG 吻合。部分神经束移植可与所有潜在目标吻合，而舌下神经-面神经转位应该予以保留，因为其经常可以通过横断的分支来提供一些静息张力和功能[16]。不幸的是，由于腮腺区解剖以后形成的瘢痕阻碍以及三叉神经-面神经转位部位的潜在损伤可能，三叉神经-面神经转位与 CFNG 联合应用很难分两期进行。

　　咬肌神经也被发现有助于微笑的协同作用。长期随访以咬肌神经作为支配神经的肌肉游离移植修复面部功能患者，Manktelow 等[30]发现，85%的病例无须咬紧牙关即可产生微笑，59%的患者认为他们的微笑是自然的。一系列的解剖发现表明，咬肌神经能产生轻松的面部表情活动。胚胎学证据表明，一部分人群中，面神经纤维走行于三叉神经运动传导通路内[31]。这种神经的连通性已被肌电图实验证实。Schaverien 等[32]表明，当引出自主和不自主的微笑时，发现40%的受试者在咬肌内有电生理活动。同时，神经可塑性以及控制咀嚼与笑容的皮质运动区非常邻近，也说明了这种影响。

　　采用咬肌神经进行肌肉移植的另一个优势就是重建手术可一期完成，并且密集的运动轴突使用小肌瓣即能达到需要的功能，减少了面中部的臃肿。典型代表就是，可以使用 1/3 或 1/4 直径的股薄肌。切忌使用大肌瓣，因为它可能会造成一个力量过强和不自然的扭曲的面部。这与 CFNG 支配的肌瓣恰恰相反，后者通常需要大块肌肉弥补轴突的稀少。

　　如果用 CFNG 作为肌肉游离移植的支配神经，我们在临床实践中通常用耳前切口来探查和辨别供区面神经的分支。这种广泛的探查，可避免在儿童患者中应用通常不被接受的鼻唇沟切口，同时也提供了更大、更近端的面神经分支探查及功能比较。很有趣的是，最希望用来重建笑容的面神经分支总能恒定地在 Zuker 点（耳轮脚至口角连线中点）识别出来[33]。典型的是，在这附近可发现 2~3 支较大的面神经颧支能够产生强有力的笑容。其最大的分支通常被选择性离断，并与 CFNG 吻合。若选择其较小分支，则会引起第二阶段游离肌瓣重建的肌力不足。不论肌瓣的神经支配来源如何选择，必须将肌瓣固定在口角轴与鼻唇沟内侧数毫米，以适应愈合阶段发生的不可避免的外侧偏移。

　　眼睑增重在麻痹性突眼治疗中是非常有效的。将不同的重量通过双面胶贴合于上睑，选择能够完全闭合眼睑又不产生上睑下垂的合适重量。患者可选购不同肤色的外部眼睑加重物并在家中佩戴，这样就

有机会体会到这一方法的获益，并选择最有效的尺寸。选择太轻的重量而无法达到完全眨眼、闭眼的效果是最常见的错误。在我们研究中心，1.4g 及 1.6g 是最常用的重量。相对于角膜及角膜缘，加重装置在植入时应尽量靠内侧。正如本章作者所提到的，加重装置必须用不可吸收缝线固定，以防止活动及潜在的滚动可能。

　　最后，下唇是面瘫畸形矫正中常常被忽略的部分。神经毒素可以有效地降低健侧下唇降肌的力量，暂时性地增加对称性。这种效果也可以通过口内入路降下唇肌部分切除术达到，并可避免外部瘢痕[34]。术中注意保护颏神经，若损伤可能引起下唇感觉障碍。

　　总的来说，我再次赞赏 Hanasono 医生的优秀篇章，并希望读者在面瘫修复过程中能够发现这一简短述评的价值。

典型病例

　　男性患者，15 岁，先天性面瘫（Möbius 综合征；图 10.15），内镜辅助下应用股薄肌游离肌瓣分两期修复双侧面部功能（图 10.16），咬肌神经降支作为受区神经（图 10.17）。肌瓣灌注来自颞浅动脉和静脉，咬肌神经的有髓运动神经纤维密度可满足小肌瓣的需要（图 10.18 和图 10.19），后者可获得口角的全幅运动并避免颊部过于臃肿（图 10.20 和图 10.21）。

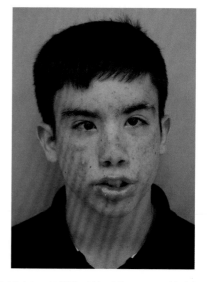

图 10.15　双侧先天性面瘫（Möbius 综合征）。

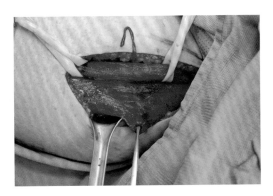

图 10.16 小的游离肌瓣,股薄肌直径的 1/4。

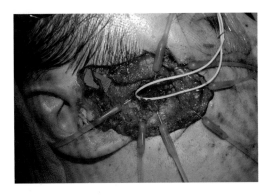

图 10.17 经耳前切口游离咬肌神经降支和颞浅血管。

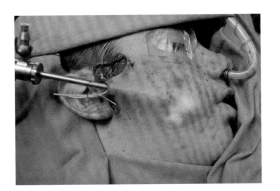

图 10.18 内镜辅助下放置口角附近的锚定缝线。

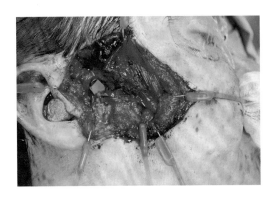

图 10.19 股薄肌游离肌瓣的放置。

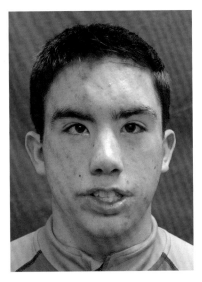

图 10.20 术后照(静态)。

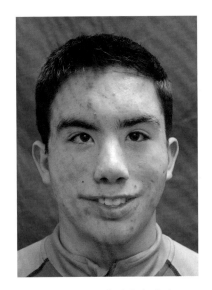

图 10.21 微笑时的术后照。

(刘安堂 王珏 朱美抒 译)

参考文献

1. House JW, Brackmann DE. Facial nerve grading system. Otolaryngol Head Neck Surg 1985;93(2):146–147

2. Brown PD, Eshleman JS, Foote RL, Strome SE. An analysis of facial nerve function in irradiated and unirradiated facial nerve grafts. Int J Radiat Oncol Biol Phys 2000;48(3):737–743

3. Iseli TA, Harris G, Dean NR, Iseli CE, Rosenthal EL. Outcomes of static and dynamic facial nerve repair in head and neck cancer. Laryngoscope 2010;120(3):478–483

4. Gidley PW, Herrera SJ, Hanasono MM, et al. The impact of radiotherapy on facial nerve repair. Laryngoscope 2010;120(10):1985–1989

5. Hanasono MM, Silva AK, Yu P, Skoracki RJ, Sturgis EM, Gidley PW. Comprehensive management of temporal bone defects after oncologic resection. Laryngoscope 2012;122(12):2663–2669

6. Korte W. Nerve grafting: facial nerve on hypoglossal. Dtsch Med Wochenschr 1903;29:293–295

7. Conley J. Hypoglossal crossover—122 cases. Trans Sect Otolaryngol Am Acad Ophthalmol Otolaryngol 1977;84(4 Pt 1):ORL-763–ORL-768

8. Koh KS, Kim J, Kim CJ, Kwun BD, Kim SY. Hypoglossal-facial crossover in facial-nerve palsy: pure end-to-side anastomosis technique. Br J Plast Surg 2002;55(1):25–31

9. Spira M. Anastomosis of masseteric nerve to lower division of facial nerve for correction of lower facial paralysis. Preliminary report. Plast Reconstr Surg 1978;61(3):330–334

10. Manktelow RT, Tomat LR, Zuker RM, Chang M. Smile reconstruction in adults with free muscle transfer innervated by the masseter motor nerve: effectiveness and cerebral adaptation. Plast Reconstr Surg 2006;118(4):885–899

11. Coombs CJ, Ek EW, Wu T, Cleland H, Leung MK. Masseteric-facial nerve coaptation—an alternative technique for facial nerve reinnervation. J Plast Reconstr Aesthet Surg 2009;62(12):1580–1588

12. Klebuc MJ. Facial reanimation using the masseter-to-facial nerve transfer. Plast Reconstr Surg 2011;127(5):1909–1915

13. Anderl H. Reconstruction of the face through cross-face nerve transplantation in facial paralysis. Chirurgia Plastica 1973;2:17–45

14. Scaramella LF. Anastomosis between the two facial nerves. Laryngoscope 1975;85(8):1359–1366

15. Baker DC, Conley J. Facial nerve grafting: a thirty year retrospective review. Clin Plast Surg 1979;6(3):343–360

16. Terzis JK, Tzafetta K. The "babysitter" procedure: minihypoglossal to facial nerve transfer and cross-facial nerve grafting. Plast Reconstr Surg 2009;123(3):865–876

17. Terzis JK, Manktelow RT. Pectoralis minor: a new concept in facial reanimation. Plast Surg Forum 1982;5:106–110

18. Dellon AL, Mackinnon SE. Segmentally innervated latissimus dorsi muscle. Microsurgical transfer for facial reanimation. J Reconstr Microsurg 1985;2(1):7–12

19. Harii K, Ohmori K, Torii S. Free gracilis muscle transplantation, with microneurovascular anastomoses for the treatment of facial paralysis. A preliminary report. Plast Reconstr Surg 1976;57(2):133–143

20. Birgfeld C, Neligan P. Surgical approaches to facial nerve deficits. Skull Base 2011;21(3):177–184

21. Kumar PA, Hassan KM. Cross-face nerve graft with free-muscle transfer for reanimation of the paralyzed face: a comparative study of the single-stage and two-stage procedures. Plast Reconstr Surg 2002;109(2):451–462, discussion 463–464

22. Rose EH. Autogenous fascia lata grafts: clinical applications in reanimation of the totally or partially paralyzed face. Plast Reconstr Surg 2005;116(1):20–32, discussion 33–35

23. Deleyiannis FWB, Askari M, Schmidt KL, Henkelmann TC, VanSwearingen JM, Manders EK. Muscle activity in the partially paralyzed face after placement of a fascial sling: a preliminary report. Ann Plast Surg 2005;55(5):449–455

24. Golio D, De Martelaere S, Anderson J, Esmaeli B. Outcomes of periocular reconstruction for facial nerve paralysis in cancer patients. Plast Reconstr Surg 2007;119(4):1233–1237

25. Rofagha S, Seiff SR. Long-term results for the use of gold eyelid load weights in the management of facial paralysis. Plast Reconstr Surg 2010;125(1):142–149

26. Hanasono MM, Sacks JM, Goel N, Ayad M, Skoracki RJ. The anterolateral thigh free flap for skull base reconstruction. Otolaryngol Head Neck Surg 2009;140(6):855–860

27. May M. Trauma to the facial nerve. Otolaryngol Clin North Am 1983;16(3):661–670

28. Borschel GH, Kawamura DH, Kasukurthi R, Hunter DA, Zuker RM, Woo AS. The motor nerve to the masseter muscle: an anatomic and histomorphometric study to facilitate its use in facial reanimation. J Plast Reconstr Aesthet Surg 2012;65(3):363–366

29. Coombs CJ, Ek EW, Wu T, Cleland H, Leung MK. Masseteric-facial nerve coaptation—an alternative technique for facial nerve reinnervation. J Plast Reconstr Aesthet Surg 2009;62(12):1580–1588

30. Manktelow RT, Tomat LR, Zuker RM, Chang M. Smile reconstruction in adults with free muscle transfer innervated by the masseter motor nerve: effectiveness and cerebral adaptation. Plast Reconstr Surg 2006;118(4):885–899

31. Baumel JJ. Trigeminal-facial nerve communications. Their function in facial muscle innervation and reinnervation. Arch Otolaryngol 1974;99(1):34–44

32. Schaverien M, Moran G, Stewart K, Addison P. Activation of the masseter muscle during normal smile production and the implications for dynamic reanimation surgery for facial paralysis. J Plast Reconstr Aesthet Surg 2011;64(12):1585–1588

33. Dorafshar AH, Borsuk DE, Bojovic B, et al. Surface anatomy of the middle division of the facial nerve: Zuker's point. Plast Reconstr Surg 2013;131(2):253–257

34. Hussain G, Manktelow RT, Tomat LR. Depressor labii inferioris resection: an effective treatment for marginal mandibular nerve paralysis. Br J Plast Surg 2004;57(6):502–510

第11章　头颈部肿瘤的多学科治疗原则

Steven S. Chang, Randal S. Weber

■ 引言

头颈部肿瘤学发展十分迅速。这种变化主要得益于头颈部肿瘤的分子生物学知识的传播以及与之相符的新治疗方案的发展。这些变化与领先的生物技术一同促使头颈部肿瘤患者的管理变得日益复杂。本文的目的并非是为了让读者完全了解头颈部肿瘤学,而是向大家介绍对于头颈部肿瘤患者当前的治疗管理原则。现代的肿瘤治疗理念是组成多学科治疗的团队。在本章中,我们提及了团队治疗的合理性以及它的组成部分,也阐述了每个部分怎样才能理想地并且有序地给患者提供治疗。最后,我们对头颈部肿瘤患者的一般治疗原则进行了总结。

■ 多学科团队治疗的合理性

头颈部肿瘤的治疗十分微妙。每一种亚型和组织类型(表11.1)都有其独特的治疗范例,包括化学治疗、放射治疗以及外科手术治疗的不同组合形式[1,2,3]。每一个治疗规范都能够使患者对各自的病情有更加深的了解。多学科治疗使肿瘤治疗方案得到扩展,它包含了多种辅助性治疗内容,这些内容对于成功治疗肿瘤是必不可少的,所谓成功治疗的首要目标就是治愈疾病、保护重要的结构,同时,在条件允许的情况下,保留外形及功能。例如,如果手术完成后,解剖学上喉部是被保留的,然而从功能上来讲,患者在没有饲管的情况下不能吞咽,或者在非气管切开的情况下不能够独立呼吸,那么保留喉部的这种手术方案是没有意义的。治疗原则的协调以及康复专家的加入改善

表 11.1　头颈部肿瘤的主要亚位点和组织学

头颈部肿瘤的主要亚位点
1.呼吸消化道
a.鼻咽
b.鼻旁窦/鼻腔
c.口腔
Ⅰ 唇部
Ⅱ 颊部
Ⅲ 硬腭
Ⅳ 牙槽骨
Ⅴ 磨牙后三角
d.口咽
Ⅰ 软腭
Ⅱ 扁桃体
Ⅲ 舌底
e.下咽部
f.喉部
Ⅰ 声门上
Ⅱ 声门
Ⅲ 声门下
g.气管
2.皮肤
3.内分泌器官
4.骨和软骨
5.眶部/泪腺
6.唾液腺
a.腮腺
b.下颌下
c.舌部
d.小唾液腺

(待续)

表11.1(续)

头颈部肿瘤的主要组织学
• 鳞状细胞癌
• 唾液腺恶性肿瘤
• 甲状腺癌
• 甲状旁腺癌
• 黑色素瘤
• 基底细胞癌
• 肉瘤
• 骨/软骨源恶性肿瘤
• 牙源性恶性肿瘤
• 淋巴瘤
• 神经内分泌癌
• 转移瘤(如肾细胞癌、肺癌)

了功能结果。癌症的治疗包括语言、吞咽、呼吸、听力、视力和外观的修复。头颈部肿瘤患者所面临的其中一个挑战就是疾病相对少见。头颈部肿瘤多学科治疗的本质特点决定了它的复杂性,然而多学科治疗可以提高治疗的效率,而且也能够减少治疗的费用。

■ 多学科治疗的组成

　　这种多学科治疗包括许多组员,最基本的治疗成员包括头颈外科医生、放射肿瘤学家,然而最佳的治疗方式需要一个非常大的团队,尚需要其他临床工作人员和辅助人员协助。这些人员包括但不仅限于口腔科、眼科、语言-言语病理学科、肿瘤内科(肉瘤、黑色素瘤、鳞状细胞癌等多种类别)、放射肿瘤科(肉瘤、黑色素瘤、鳞状细胞癌等多种类别)、内分泌科、胸外科、营养科、理疗与康复科、放射治疗科(介入和神经放射学)、核医学科、病理科、麻醉科、药剂科、重建外科、术中护理、术后护理人员,以及术中手术技师、社会工作人员和出院计划人员。每个组成部分在患者治疗的不同阶段都有至关重要的作用。

■ 多学科治疗团队的领导者和患者的评估/治疗方案的规划

　　根据每例肿瘤患者病情的需要,会有不同的成员参与到多学科治疗的团队中来。头颈部外科医生常常是第一个参与到整个团队中,评估患者情况并且作为团队的领导者来为患者服务。头颈部外科医生协调治疗、统筹诊断性评估并与团队其他成员进行咨询和沟通。然而,在所有的案例中,患者所有的治疗都是相互协作的,并且所有的治疗方案应符合循证指南。

　　头颈部外科医生需要完成对患者既往史和体格检查信息的采集,同时关注患者是否有烟酒嗜好,体重是否有下降以及患者其他就医状况。将口腔科、放射治疗科、肿瘤内科、语言-言语病理学科以及重建外科所获取的咨询意见作为指导。治疗团队所有的部门要在最后治疗方案确定前面诊患者,并且对患者治疗前状态及肿瘤良恶性程度做出评估。首诊对于术后治疗是十分必要的。此外,诊断性检查也是必须获得的,常规包括头颈部CT或MRI扫描、胸片、改良钡餐试验及血常规检查。一旦这些检查都完成,团队的各部门都可以对患者做出病情评估,给患者组织提供多学科治疗肿瘤的治疗研讨会是头颈外科医生的责任,治疗方案也在此研讨会形成。随后,头颈部外科医生再将推荐治疗方案告诉患者。多学科治疗模式的核心是相互沟通。团队会议能够促进团队成员间公开、有效、频繁的沟通。在头颈部外科医生与癌症患者之间,频繁的沟通是十分重要的。

　　对于所有的治疗计划与协调来说,至关重要的是避免延误肿瘤患者的初始治疗。我们的目标是在肿瘤患者最初评估后2~4周内开始进行治疗从而避免患者病情的恶化。瘘管、渗液、血肿、皮瓣坏死等术后并发症,都会产生其他对症治疗以及导致进一步抗癌治疗的延迟。在许多病例中,理想的辅助化学治疗开始于术后4周[4,5]。

　　头颈部外科医生对癌症患者再次进行术前评估,完善以下几个任务。评估所有的体格检查结果、确定病理报告结果、评估胸片报告及实验室检查结果。必须仔细评阅来自内外科以及辅助科室的会诊意见。在制订准确的治疗方案时,擅长头颈部的病理学家及放射学家是必不可少的。当所有准备都做好了以后,头颈部外科医生将会告知患者治疗意见以及治疗方案的预期效果。手术治疗的目标是切除局部病灶。头颈外科医生的职责是向患者说明癌灶完全切除的可能性和病情得到控制的概率以及预期的功能结果。

　　此外,头颈部外科医生应该协调好术后的放射治疗、化学治疗等辅助治疗。头颈部外科医生的责任不仅局限于外科手术，还需要关注患者语言及吞咽功能的治疗、术后的护理、社会服务情况、理疗和营养补给。每一位患者都应了解这些困难并做好战胜困难的准备，有利于治疗的顺利进行，避免治疗的延误。

上呼吸消化道的肿瘤是治疗难度十分大的疾病。术前，外科医生需要与麻醉师讨论怎样进行气道管理。选择包括喉镜引导下的经口气管插管。当喉部显露不清晰时，应该考虑纤维支气管镜辅助插管。如果纤维支气管镜插管不可行时，气管切开则成为确保气道通畅最好的选择。整个团队的沟通是非常重要的。气管切开是风险较低的操作，能够确保气道通畅，同时能够使患者摆脱对机械通气的依赖，并且常使口腔内部的手术操作变得更加简单。此外，如果患者有上呼吸道重建史且需要其他的手术，气管插管对于重建的气道不是必需的。气道切开的副反应包括不适感、暂时的语言障碍、出院后的周全照料以及语言或吞咽功能恢复的延迟。大多数需要重建的上呼吸消化道的外科手术，术前气管切开是保证气道通畅最好的办法。

第二个需要考虑到的重要问题是营养支持。语言-言语病理学家（SLP）的评估意见对治疗方案的决定至关重要。SLP 可以了解患者术前的吞咽能力，从而在多种情况下都可以预测患者术后呼吸通气的风险。重建外科医生在治疗方案制订的过程中也十分重要。一般来说，由重建外科医生决定适时进行术后吞咽功能评估以及适时通过吞咽试验来测试缝线的安全情况。围术期的营养主要包括经口吞咽、鼻饲管、经皮胃造瘘管（PEG）供给几种营养方式。这些决定应该由头颈部外科医生和重建外科医生一起制订。

头颈部外科医生和重建外科医生沟通的另一个重要的方面，是合理估计病灶大小以及切除手术时间。对预计去除软组织和（或）骨组织的量进行讨论，是必不可少的。一位优秀的重建外科医生允许手术医生切除任何疑似肿瘤的部分，进行扩大切除。最终，手术范围扩大的程度，是以将肿瘤完全切除干净为标准来决定的；然而，目前头颈部外科医生常更改重建外科医生所预测的病灶范围并且这种更改与原计划是有偏差的。当重建修复没有意义的时候，重建外科医生有责任告知手术医生。两组外科医生都应尽可能地将患者总的手术时间缩短。缩短手术时间有利于减小

患者术后并发症的发生率，并且减少患者需要延长机械通气的可能性。一般情况下，手术领域的界限不十分明确时，团队的协作需要连贯起来。一般，应该将联合手术安排在第一台，以免手术开始得太晚而进行到深夜。手术结束得太晚通常需要更改术中辅助的团队，这种变更不太理想。在一些情况下，应与重建外科医生讨论皮肤去除量从而避免丧失实施局部旋转皮瓣的机会。

■ 手术团队

手术过程中，头颈部外科医生有责任对患者的护理进行协调和沟通。一个常在一起工作又有经验的团队所拥有的益处是显而易见的。组建一个手术室团队（包括常规参与手术的外科专家和熟悉手术流程和器械的医务工作者），能够很大程度上减少手术时间。例如，口腔损伤的患者，最好使用鼻腔插管，能够保证有更好的视野来行切除手术；麻醉团队能够根据患者气道解剖的改变而运用合适的插管技术。头颈部外科医生也有责任提醒麻醉医生每一位患者可能出现的风险。当病灶切除与获取皮瓣同时进行时，每个团队都应该有相对独立的临时候补人员。对于颅面部切除术伴重建修复来说，拥有头颈部外科、重建外科、神经外科这些方面相对独立的临时候补团队是必不可少的。患者的体位和手术室的装置对于外科手术至关重要（图 11.1）。团队间沟通及交接对于确保护理的安全过渡十分重要。复杂的多方团队合作增加了器械、针头和纱布遗漏的风险。麻醉医生不仅仅是应对任何非常规的失血或气道问题，相反更应该时刻校正外科医生的液体量管理、深静脉血栓形成的预防和预防性使用抗生素情况。

头颈部外科医生应该努力在合理范围内行切除术，保证重建修复及时地完成。首要目标是使整个过程尽可能安全有效地完成。辅助外科医生应该确保对血管进行适当的牵拉与保留，以促进重建过程顺利。多数时候，面总静脉或其他颈内静脉的分支常被用作游离皮瓣微小血管的容纳回流血管。类似地，颈外动脉的分支，包括面动脉和甲状腺上动脉，应该保留下来；应该轻轻地牵拉容纳血管；应该避免用止血钳横跨夹闭血管。进行微血管吻合操作时，应该保留充足

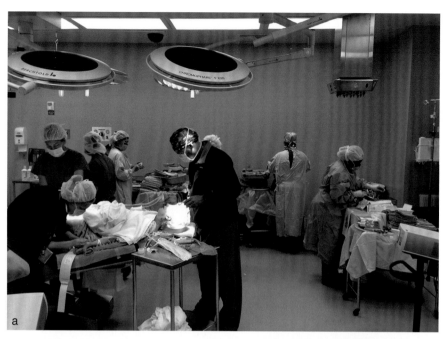

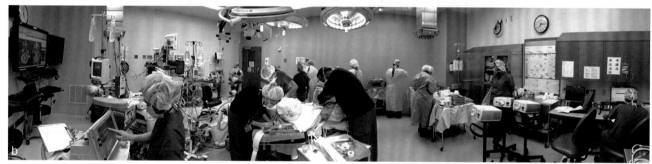

图 11.1 （a）完成麻醉后,患者转 180°以最大限度进入头颈区并同时获取游离皮瓣。注意这 4 个清洗团队,每一个团队都有一套完整的手术设备。在本病例中,手术计划中包括 4 个学科团队(头颈外科、神经耳科、神经外科、整形外科)。(b)同一位患者的手术室全景图。注意清洗团队和麻醉团队的安排。此外,显微镜被安装在天花板上,以便快速获取并转移治疗。本图中未显示立体定向图像引导系统和神经外科显微镜,它们均在手术室外。

的血管长度。

■ 术后头颈外科医生的职责

术后阶段,头颈外科医生应该对患者治疗进行多方沟通。重建外科团队的责任包括游离组织移植重建、皮瓣存活情况的观察与护理。头颈部外科医生负责水电解质平衡的管理、营养支持以及与其他医疗服务系统的沟通协调。在术后阶段,头颈部外科医生需要协调出院与相关的辅助服务,并再次与重建外科合作。当液体超量时,常常要使用利尿剂,但应用前需要与重建外科医生进行沟通。应当避免突然更换液体,因为过多的利尿剂会导致脉管塌陷和皮瓣坏死。

围术期护理的顺利有赖于严谨的操作顺序,只有这样才能保证任何一个方面都不会被忽略,并且防止正常护理过程中的遗漏和偏差。根据多学科治疗规范形成的治疗顺序能够提高患者的治疗效率和促进团队间沟通。关键的护理过程在提高治疗的质量和安全的同时降低了医疗资源的利用。要根据各个患者的不同需要而灵活地选择合适的治疗方式。

患者出院后的随访也是多学科进行的,包括头颈部外科医生、重建外科医生、SLP、营养师和理疗师。在辅助治疗的准备阶段,患者应当听取口腔肿瘤科、放射肿瘤科和肿瘤内科的意见。一般来说,术后辅助治疗应当开始于术后 4~6 周。接下来由重建外科医生解决伤口晚期愈合问题,或者修整皮瓣来达到提高功能和外观美化的效果。对于口腔肿瘤科来说，口腔修复（如种植体）或者当放射治疗引起的骨坏死继续发展，需要充分行局部清创。

最后，头颈部外科医生负责监督长期出院患者的肿瘤有无复发情况。一般来说，肿瘤患者术后 2 年之内需要每 2~3 个月进行一次复查。2 年后延长到每 6 个月复查一次，持续到术后 5 年。每次复查都应包括以下几项检查：原发灶的 CT 或 MRI 扫描、胸片、甲状腺功能检查。此外，有些时候需要做 PET 扫描或超声检查。

■ 头颈部肿瘤外科的一般原则

患者的外科治疗方案是由肿瘤的组织学特性和以临床评估为基础的治疗目标所决定的。对于术中快速病理所示恶性程度高的病灶要进行扩大切除保证切除物边缘绝对良性[6]。外科手术切除指导原则是首次病灶切除治愈的成功率最高。有时，外科治疗计划是对之前治疗的一种补救，关键在于扩大切除之前手术切除边缘以保证绝对清除病灶[7]。

一般来说，术后放射治疗适用于周围神经侵袭、淋巴结转移、肿瘤晚期、血管侵袭、距离手术边缘近（< 5mm）或者有囊外转移的情况。这些因素是术后存在微小残余病灶的指征。为了防止术后疾病进展，术后 4 周内常规接受放射治疗。术后化学治疗的指征有：手术边缘有肿瘤组织残留、肿瘤囊外转移、多处淋巴结转移。化学治疗常作为放射治疗的增敏剂应用于患者治疗中。

为了进一步研究，美国国家综合癌症网以流程图格式持续更新了癌症的治疗指南。这些指南是头颈部肿瘤症患者的治疗依据和专家治疗意见十分重要的信息来源。

（王彦　王珏　朱美抒　译）

参考文献

1. Forastiere AA, Goepfert H, Maor M, et al. Concurrent chemotherapy and radiotherapy for organ preservation in advanced laryngeal cancer. N Engl J Med 2003;349(22):2091–2098

2. Forastiere AA, Zhang Q, Weber RS, et al. Long-term results of RTOG 91-11: a comparison of three nonsurgical treatment strategies to preserve the larynx in patients with locally advanced larynx cancer. J Clin Oncol 2013;31(7):845–852

3. Wolf GT; The Department of Veterans Affairs Laryngeal Cancer Study Group. Induction chemotherapy plus radiation compared with surgery plus radiation in patients with advanced laryngeal cancer. N Engl J Med 1991;324(24):1685–1690

4. Bonner JA, Harari PM, Giralt J, et al. Radiotherapy plus cetuximab for locoregionally advanced head and neck cancer: 5-year survival data from a phase 3 randomised trial, and relation between cetuximab-induced rash and survival. Lancet Oncol 2010;11(1):21–28

5. Ang KK, Harris J, Wheeler R, et al. Human papillomavirus and survival of patients with oropharyngeal cancer. N Engl J Med 2010;363(1):24–35

6. Scholl P, Byers RM, Batsakis JG, Wolf P, Santini H. Microscopic cut-through of cancer in the surgical treatment of squamous carcinoma of the tongue. Prognostic and therapeutic implications. Am J Surg 1986;152(4):354–360

7. Zafereo ME, Hanasono MM, Rosenthal DI, et al. The role of salvage surgery in patients with recurrent squamous cell carcinoma of the oropharynx. Cancer 2009;115(24):5723–5733

第 **12** 章　受区血管解剖

Matthew M. Hanasono

■ 引言

　　缺损组织周围动脉、静脉的直径和血运对于游离皮瓣移植手术的成功与否至关重要。头颈部因有较多的动脉和静脉,所以血管的解剖较为复杂。在重要组织器官密度较高的头颈部,解剖合适的血管较为困难,尤其是曾行过手术和(或)者放射治疗的患者。如果受区没有可供选择的血管或血管质量不佳,应当考虑对侧颈部或者头颈部以外的血管。

■ 解剖

　　熟悉颈部解剖不仅有利于在游离皮瓣重建中迅速定位合适的受区血管,还能有效避免潜在的并发症,如重要神经血管结构的损伤。分离脑神经应格外小心,特别是控制面部和头颈部运动、咀嚼、吞咽及发音的神经。颈部手术和(或)放射治疗后解剖结构发生改变的情况下,保护以上结构可能存在困难。

　　颈外动脉由近及远的分支包括甲状腺上动脉、咽升动脉、舌动脉、面动脉、枕动脉、耳后动脉、颞浅动脉、上颌动脉(也称为颌内动脉)(图 12.1)。通常,面动脉或甲状腺上动脉会作为受区动脉[1,2]。枕动脉偶尔会作为受区动脉,特别是在枕部头皮和颈后部的修复重建中。咽升动脉不常用,因为它由颈外动脉内侧发出,而且直径细小,耳后动脉情况也类似。颈外动脉本身可以作为受区动脉,它通常可提供足够的长度及较大的管径。可能的情况下,颈外动脉的远端下分支可作为受区动脉,以保护头颈部的血液供应。位于头部的颞浅动脉,经常被用于面部上 1/3 及头皮的修复重建中。

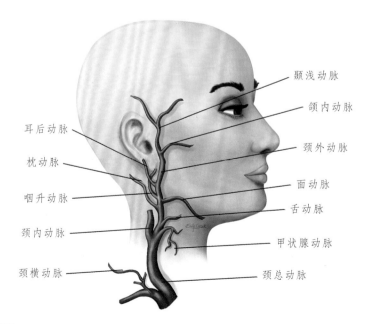

颞浅动脉

颌内动脉

颈外动脉

面动脉

舌动脉

甲状腺动脉

颈总动脉

耳后动脉

枕动脉

咽升动脉

颈内动脉

颈横动脉

图 12.1　头颈部动脉解剖。

颈部的静脉解剖变异性更大(图 12.2)。颈内静脉上于颈静脉孔处与颅内乙状窦相续,沿胸锁乳突肌内侧走行,最终汇入锁骨下静脉。颈内静脉接受的静脉回流包括下颌后静脉、面总静脉、舌静脉、咽静脉、甲状腺上静脉、甲状腺中静脉和枕静脉。不同的静脉分支可能为同一来源[3]。颈外静脉位于颈阔肌深层,胸锁乳突肌浅层,由下颌后静脉分支、耳后静脉汇合而成。颈前静脉汇入颈外静脉或锁骨下静脉,其作为受区静脉在文献中报道较少,可能因为该静脉在颈部淋巴结清扫中通常会被结扎、血流少以及受外部压迫后易被阻断。

■ 术前注意事项

对于进行过颈部淋巴结清扫术和(或)放射治疗的患者,头颈部组织缺损的显微外科重建更具有挑战性[3,4]。有颈淋巴结清扫术史或术前行过放射治疗可能导致游离组织移植缺乏合适的受区血管。纤维化及瘢痕可导致解剖分离困难、组织层次不清晰,增加血管损伤的风险。术前必须考虑到手术时间可能会延长、可能需要进行原位静脉移植以及需要解剖对侧颈部或者头颈部以外的血管。

术前评估中,除了需要询问颈淋巴结清扫术和放射治疗病史,还需要向患者追溯外伤或者其他颈部手术史。脑血管或者颈动脉狭窄病史同样会增加动脉血流量不足风险,同时提示术中需要小心保护颈总动脉及颈内动脉。术前可考虑行颈动脉超声或者血管造影。颈椎病史或颈椎融合手术史可导致颈部活动受限,无法获得受区血管。

■ 手术技术

颈部受区血管解剖

如在原发肿瘤切除或者颈淋巴结清扫术同时行重建,受区血管通常暴露较充分。颈淋巴结清扫术的类型和范围决定了可供选择的显微吻合血管。颈淋巴结清扫术中颌下腺切除后,面动脉通常于二腹肌肌腱上方结扎,可考虑作为受区动脉(图 12.3)。通常,需要解剖面动脉,并将其从二腹肌和舌神经下移出,以获得足够的长度。舌动脉位于面动脉前方,可与面动脉从共同动脉干发出,也是受区动脉一个好的选择。

颈淋巴结清扫术中,颈外静脉通常于颈部高位结扎,但剩余的静脉作为受区静脉仍能提供足够的长度和满意度。面总静脉通常被结扎,可通过端-端吻合技术用作受区静脉。当颈内静脉被结扎时,如果吻合管径相差不大,它仍可以与残余静脉行端-端吻合;如果吻合管径相差较大,它可以与静脉残端行微血管端-

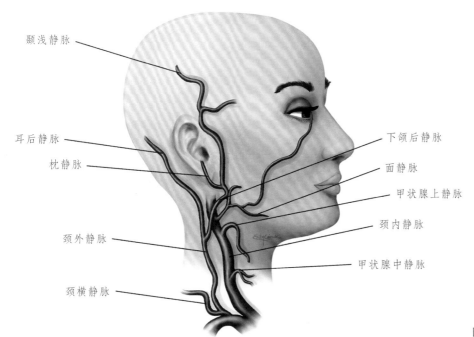

图 12.2　头颈部静脉解剖。

颞浅静脉

耳后静脉

枕静脉

颈外静脉

颈横静脉

下颌后静脉

面静脉

甲状腺上静脉

颈内静脉

甲状腺中静脉

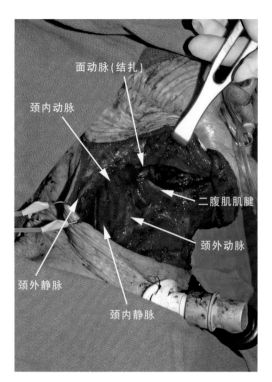

图 12.3 右颈部选择性颈淋巴结清扫术后暴露颈动脉和静脉。面动脉于二腹肌肌腱上方结扎，颌下腺被切除。可见颈内静脉和颈外静脉。

侧吻合[5]。

如不是在行颈淋巴结清扫术的同时行重建手术，可通过触诊面动脉搏动，于下颌骨下缘行小切口，在颌下腺浅层暴露面动脉和静脉(图 12.4)。尤其对于面

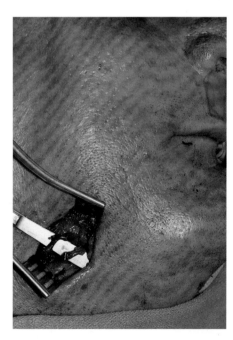

图 12.4 通过下颌体下缘下方小切口暴露面动脉和静脉。

中部重建，此方法暴露血管可进行显微吻合操作，而不需要进一步解剖颈部。这种入路需要注意的是这个平面血管的管径可能较细。或者，也可选择于下颌体下缘下两指水平行水平切口，切口最好于颈横纹处。暴露并切开颈阔肌，于颈阔肌下层掀起皮瓣。面神经下颌缘支位于颈深筋膜浅层、颌下腺和面总静脉浅层、下颌骨下缘下方(图 12.5)。术中需仔细识别和保护该神经，或者避免解剖颌下腺下缘以上部位。

颌下腺下方的面部血管通常较易识别，其呈小叶状结构，位于下颌体下缘下方。面静脉走行于颌下腺浅层，面动脉通常走行于腺体内或腺体深层。如果远端的面部血管不能满足管径、血流或位置需求，则需要暴露颈内静脉和颈外动脉。要注意避免因疏忽而损伤位于胸锁乳突肌浅层的颈外静脉。

将胸锁乳突肌向后牵引可暴露颈动脉鞘。脊副神经从其内侧面上方进入胸锁乳突肌，应予以保护。颈内静脉位于颈动脉鞘后外侧，较为独立。可通过从前内侧向颈内静脉方向解剖纤维脂肪组织，以显露颈总动脉、颈动脉窦、颈内动脉和颈外动脉。迷走神经位于颈内静脉和颈动脉之间，需要仔细保护。此外，颈袢是由起自舌下神经的上根和起自颈神经(C2 和 C3)的下根组成的神经环路，支配带状肌群，术中应尽量保护。横断颈袢可能会影响吞咽功能，因为这些神经支配吞咽中喉部的上抬。颈袢位于颈内静脉和颈动脉的浅层。颈外动脉远端的分支位于二腹肌后腹下方，可向上牵引二腹肌进行显露(图 12.6)。舌下神经位于二腹

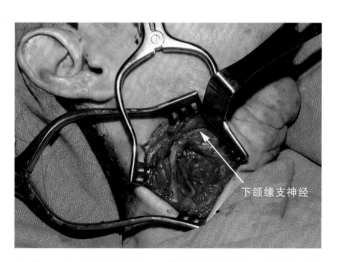

图 12.5 通过下颌下缘下方一到两指处横行切口暴露上颈部血管。掀起颈阔肌下皮瓣，可见下颌缘支神经位于颈深筋膜浅层内。

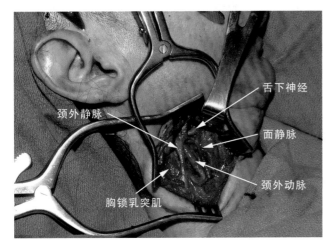

图 12.6 牵开颈深筋膜和颌下腺,可见面动脉走行于舌下神经下方。

舌下神经

颈外静脉

面静脉

颈外动脉

胸锁乳突肌

肌后腹内侧深面,颈外动脉外侧浅层,术中必须保护。

颞浅血管解剖

暴露颞浅血管需通过耳前切口。为减轻术后瘢痕,通常在耳前皮肤褶皱中做 "Z" 字形切口(图 12.7)。通常于耳轮脚前上方可触及血管搏动。需要注意的是,颞浅静脉血管壁非常薄,容易受损伤,术中无创操作非常重要。颞浅血管通常管径较细,除非将其向近端解剖至耳垂水平的腮腺腺体内。此水平下通常不再进行解剖,以避免损伤面神经。近端血管管径一般可完全满足显微吻合需要,动脉管径平均为 1.8~2.7mm,静脉管径为 2.1~3.3mm[6]。

术后和(或)放射治疗后的颈部受区血管定位

如果血管蒂长度不足,需要进行静脉移植或者建立临时动静脉环路(图 12.8)。对于同侧颈部有既往手术史或者放射治疗史,需要用对侧颈部作为受区血管的患者,更需要考虑此操作。一些研究报道在头颈部重建中使用静脉移植或者临时动静脉环路,皮瓣坏死发生率会提高;另一些研究则有不同的发现,即其与单纯游离皮瓣移植并发症发生率无明显差异[4]。建议尽可能使用长血管蒂皮瓣或合理安排皮瓣位置来避免使用静脉移植。然而,如果显微吻合有张力,或者血管蒂位置不佳蒂部血管扭转时,则推荐使用短段的静脉移植。

在微血管吻合中使用动静脉环路,可选择一期手术,即形成环路后,在皮瓣转移同期将其切断,就如同在受区动静脉分别进行静脉移植吻合一样;也可选择两期的手术,即先形成环路,二期手术行皮瓣移植环路切断。一些小型研究对两期手术成功率进行了报道,结果不一,为 60%~100%[2,7]。然而,基于一期手术,以及不形成环路的直接静脉移植的高成功率,较少需要行两期重建手术[4,8]。

颈上部血管不可用时,也可以考虑使用颈横动静脉。在选择性颈淋巴结清扫术中,这些血管通常得以保存,但在改良根治性或根治性颈淋巴结清扫术中,可能会被结扎或者损伤。颈横动脉于颈部发自甲状颈干内侧,偶尔可直接发自锁骨下动脉。颈横静脉汇入

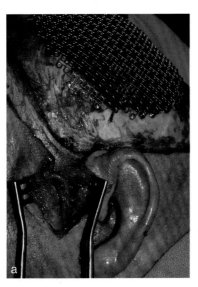

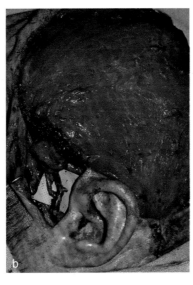

图 12.7 (a)经耳前切口暴露颞浅动静脉。(b)背阔肌游离皮瓣与颞浅血管显微吻合,行头皮修复重建。

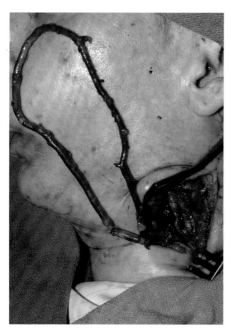

图 12.8 大隐静脉移植，将颈外动脉与颈内静脉之间形成临时动静脉环路。显微外科皮瓣切取完成后，将环路切断，皮瓣蒂部血管分别与两侧移植静脉断端行显微吻合。

颈外静脉或者锁骨下静脉。可将颈部切口沿同侧的肩峰突方向向下延伸，或者行单独的锁骨上切口(图12.9)。肩胛舌骨肌位于胸锁乳突肌后缘外侧、锁骨上方，是颈横动静脉的解剖标志。颈横动静脉位于该肌肉深面的疏松锁骨上脂肪组织中[9]。可以选用近端颈外静脉或颈内静脉来替代颈横静脉。

头静脉也是头颈部显微重建中很好的受区静脉选择。它的优势在于只需要单一的静脉吻合、蒂部长、位于放射治疗区或先前手术区外、管径较大[10,11]。头静脉位于三角肌胸肌间沟,远端向肱二头肌外侧沟延伸(图12.10)。

胸廓内血管常用于乳房自体游离组织重建中,用于头颈部重建报道较少[12]。暴露胸廓内血管通常需要分离胸肌、移除第 2 或第 3 肋软骨(图12.11)。第 3 肋骨下血管的管径显著减小,通常<1.5mm。

胸肩峰动静脉用于头颈部重建也曾被报道[11,13]。胸肩峰动脉起自腋动脉,分为肩峰支、三角肌支、锁骨支以及胸肌支。如行胸肩峰动脉胸肌支端-端吻合,将无法再使用胸大肌肌瓣或肌皮瓣带蒂转移。然而,曾有病例报道胸大肌肌瓣完成转移并愈合,胸肌支在血管周围脂肪组织中保存完好,然后再分离胸肌支作为受区血管[13]。

多重游离皮瓣移植

对于需要多个游离皮瓣转移重建的病例,于缺损周边寻找合适的受区血管具有更大的挑战。曾有人报道,皮瓣的远端蒂部与第 2 个皮瓣进行吻合[14]。然而,令人费解的是,这种技术的皮瓣坏死率往往更高。一

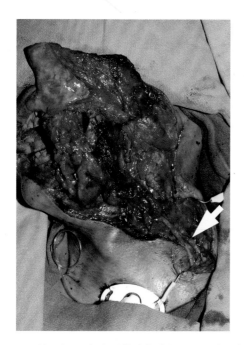

图 12.9 左颈部颈后三角内颈横动静脉行显微外科吻合(箭头所示)。

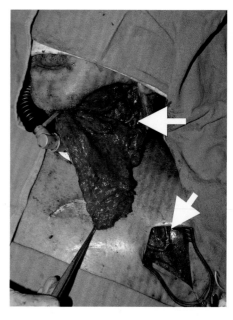

图 12.10 左头静脉作为受区血管行吻合术(箭头所示)。将头静脉转移至颈部,注意避免血管打折或扭转。

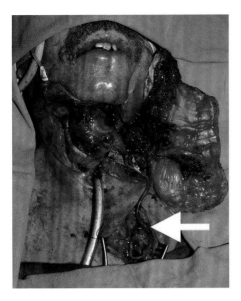

图 12.11 选用左胸廓内动脉行微血管吻合(箭头所示)。

神经、舌下神经、颈袢、脊副神经、迷走神经,都是颈部受区血管准备中可能出现的并发症。脊副神经发自颈静脉后方,由内侧缘进入胸锁乳突肌,发出运动支到该肌后,于耳大神经上方出胸锁乳突肌后缘。损伤脊副神经可导致垂肩、肩关节疼痛和无力以及斜方肌功能丧失后的肩部活动受限。

左颈部胸导管或者右颈部的副胸导管损伤会导致乳糜漏发生,尤其是在颈部锁骨上区颈横动静脉的解剖中。如果发现乳糜漏,可尝试使用微血管缝合法进行修复,否则,要将导管结扎。如果术后发现乳糜漏,表现为皮瓣下乳糜样液体聚积,可以尝试闭式引流和饮食控制(例如中链脂肪饮食可减少乳糜产生量)的保守治疗[17]。如果保守治疗失败,应行手术探查。

解剖分离颈内静脉也应非常小心。疏忽造成的大静脉切口不仅可导致严重的出血,还可造成威胁生命的气体栓塞。虽然水肿在单侧结扎中是暂时的,但结扎颈内静脉可造成严重的面部水肿。同样,处理颈动脉时动作也要轻柔。对存在动脉粥样硬化的患者,有粥样硬化斑块脱落导致脑血管意外的风险。颈动脉窦受压也可导致心动过缓甚至心搏骤停。心动过缓通常在颈动脉窦停止受压后缓解,也可通过 2% 利多卡因缓解[18]。

些研究者认为第 1 个吻合的栓塞将会影响第 2 个吻合,另一些认为盗血现象会减少第 2 个皮瓣的灌注,还有些研究者认为皮瓣坏死的原因在于第 2 个皮瓣放置中很难避免蒂部的扭转。还有将第 2 个皮瓣吻合于第 1 个皮瓣蒂部分支上的文献报道,并未出现并发症[8]。也有报道称将失败或被切除的皮瓣蒂部作为第 2 次皮瓣移植的吻合血管,成功率与初次手术类似[15]。

■ 并发症

对于受区血管必须进行评估,包括位置、走行、管径、血流量以及管壁质量。显微外科医生必须警惕手术创伤、近端结扎、放射治疗相关或血管疾病造成的血管闭塞。血管可能需要向近端解剖,直至获得足够的管径和通畅度。如果血流充足,放射治疗或手术后轻度到中度的血管周围纤维化通常不是手术禁忌证。

一些研究认为颈外静脉发生静脉血栓的概率较高,另一些研究结论则不支持此观点[16]。理论上的发生血栓概率高的原因包括手术创伤、颈淋巴结清扫中血管结扎、血流量低以及因其位置表浅易受外力压迫影响。如果使用颈外静脉,应该用肝素化盐水灌注检查其通畅程度,并且将其从胸锁乳突肌表面完全分离下来,以避免形成潜在的旋转轴心点,在头部活动时易造成血管蒂扭转。此外,在术后愈合期,要避免任何可能的外力压迫,例如气管造口术后固定线。

损伤面神经下颌缘支、耳大神经、其他颈部感觉

要点

- 熟悉头颈部的解剖知识非常重要,不仅有助于在头颈部游离皮瓣移植中找到合适受区血管,更有利于避免在颈部解剖中出现并发症,例如颈部神经血管结构的损伤。
- 定位合适的受区血管具有挑战性,尤其对于具有手术史和(或)放射治疗史的患者。
- 对于一些病例,可能需要通过静脉移植来使用对侧颈部血管。对于其他一些病例,则最好选用头颈部以外的血管。
- 可选择的局部血管包括颈横血管、头静脉、胸廓内血管和胸肩峰血管。
- 在二次显微手术中,如果首次游离皮瓣的蒂部被安全离断,上一次使用的受区血管通常可再次使用。

(王祎蓉 王芳 朱美抒 译)

参考文献

1. Nahabedian MY, Singh N, Deune EG, Silverman R, Tufaro AP. Recipient vessel analysis for microvascular reconstruction of the head and neck. Ann Plast Surg 2004;52(2):148–155, discussion 156–157

2. Shima H, von Luedinghausen M, Ohno K, Michi K. Anatomy of microvascular anastomosis in the neck. Plast Reconstr Surg 1998;101(1):33–41

3. Hanasono MM, Barnea Y, Skoracki RJ. Microvascular surgery in the previously operated and irradiated neck. Microsurgery 2009;29(1):1–7

4. Jacobson AS, Eloy JA, Park E, Roman B, Genden EM. Vessel-depleted neck: techniques for achieving microvascular reconstruction. Head Neck 2008;30(2):201–207

5. Graham BB, Varvares MA. End-to-side venous anastomosis with the internal jugular vein stump: a preliminary report. Head Neck 2004;26(6):537–540

6. Shimizu F, Lin MP, Ellabban M, Evans GRD, Cheng MH. Superficial temporal vessels as a reserve recipient site for microvascular head and neck reconstruction in vessel-depleted neck. Ann Plast Surg 2009;62(2):134–138

7. Angel MF, Chang B, Clark N, Wong L, Ringelman P, Manson PN. Further clinical use of the interposition arteriovenous loop graft in free tissue transfers. Microsurgery 1993;14(8):479–481

8. Hanasono MM, Weinstock YE, Yu P. Reconstruction of extensive head and neck defects with multiple simultaneous free flaps. Plast Reconstr Surg 2008;122(6):1739–1746

9. Yu P. The transverse cervical vessels as recipient vessels for previously treated head and neck cancer patients. Plast Reconstr Surg 2005;115(5):1253–1258

10. Horng SY, Chen MT. Reversed cephalic vein: a lifeboat in head and neck free-flap reconstruction. Plast Reconstr Surg 1993;92(4):752–753

11. Harris JR, Lueg E, Genden E, Urken ML. The thoracoacromial/cephalic vascular system for microvascular anastomoses in the vessel-depleted neck. Arch Otolaryngol Head Neck Surg 2002;128(3):319–323

12. Urken ML, Higgins KM, Lee B, Vickery C. Internal mammary artery and vein: recipient vessels for free tissue transfer to the head and neck in the vessel-depleted neck. Head Neck 2006;28(9):797–801

13. Aycock JK, Stenson KM, Gottlieb LJ. The thoracoacromial trunk: alternative recipient vessels in reoperative head and neck reconstructive microsurgery. Plast Reconstr Surg 2008;121(1):88–94

14. Wei FC, Celik N, Chen HC, Cheng MH, Huang WC. Combined anterolateral thigh flap and vascularized fibula osteoseptocutaneous flap in reconstruction of extensive composite mandibular defects. Plast Reconstr Surg 2002;109(1):45–52

15. Nakayama B, Kamei Y, Toriyama K, Hyodo I, Hasegawa Y, Torii S. Usefulness of a first transferred free flap vascular pedicle for secondary microvascular reconstruction in the head and neck. Plast Reconstr Surg 2002;109(4):1246–1253

16. Chalian AA, Anderson TD, Weinstein GS, Weber RS. Internal jugular vein versus external jugular vein anastomosis: implications for successful free tissue transfer. Head Neck 2001;23(6):475–478

17. de Gier HH, Balm AJ, Bruning PF, Gregor RT, Hilgers FJ. Systematic approach to the treatment of chylous leakage after neck dissection. Head Neck 1996;18(4):347–351

18. Babin RW, Panje WR. The incidence of vasovagal reflex activity during radical neck dissection. Laryngoscope 1980;90(8 Pt 1):1321–1323

第**13**章 术后护理和手术并发症处理

Peirong Yu

■ 术后护理

常规术后护理

完成头颈部肿瘤切除术和显微重建术后,患者通常需要转移至 ICU 过夜,并保持镇静和呼吸机支持,若其在第 2 天早晨病情稳定且耐受性良好,便可转移至普通病房。让患者整夜处于镇静状态的优点是降低因躁动和呕吐等引起的血肿及皮瓣损伤等发生的风险,但缺点是增加了因镇静和麻醉需要的静脉输液量。而镇静和麻醉经常引起低血压从而需要液体复苏,因为游离皮瓣术后禁用血管升压药,而患有轻微心肺疾病的患者会因容量超负荷增加引起严重的心肺并发症的风险。近年来,笔者增加了术后依靠自主呼吸而非呼吸机支持的患者数量,结果表明这些患者恢复较快,心肺并发症少,从而明显减少了住院天数。同时,深静脉血栓形成(DVT)和震颤性谵妄的低发生率均受益于此。

气道护理

大多数患者气管切开术后行常规护理,尤其需要定期吸痰。一旦患者脱离呼吸机,湿润的空气/氧气通过连接气管切口的 T 管或面罩供应,同时注意不要让冷空气直接吹向皮瓣。通常在术后 4~5 天开始缩小气管套直径,1~2 周拔管。但若患者进行了舌底和口咽部的重建手术,应推迟拔管的时间以维持正常通气。

饮食

如果手术未涉及口腔或咽食管部位,患者可在术后 1~2 天恢复经口进食。若患者进行了口腔或咽食管重建术,应根据重建的部位和手术方式相应推迟 1~6 周,在此期间,患者可在术后 1 天通过经鼻至胃的 Dobhoff 饲管提供肠道营养。而对于大多数口颚肌部、舌及口咽部重建的患者,术后 7 天应由言语病理学家行改良钡餐试验(MBS),以评估患者吞咽功能、可能的吻合口漏和误吸等情况。若患者无吻合口漏或呼吸困难,则可以开始进流食,并可尽快地调整为进食软食或常规饮食。患者应坚持定期用盐水或氯己定葡萄糖酸盐溶液冲洗口腔数周。根据临床指征,吞咽时若合并有吻合口漏或呼吸困难的患者,应停止经口进食,MBS 将重复 2 周或更久。曾行过放射治疗的患者用筋膜皮瓣(如股前外侧筋膜皮瓣或前臂桡侧皮瓣)重建咽食管,应在术后行 4~6 周的 MBS 评估,这样能给予皮瓣足够的愈合时间。如果未进行过放射治疗,术后行 MBS 评估 2 周即可。常规空肠皮瓣重建,MBS 应在术后 7 天左右进行,但对曾行过放射治疗的患者,MBS 应延迟 1 周进行。在标准的 MBS 评估后,先行 3 天流食,若能耐受则尽快地调整为软食。如果 MBS 发现无症状的吻合口漏时,应停止经口进食 2 周以上,并重复 MBS 评估。

当有指征表明需要长期管饲时,鼻饲管应置换成胃造口管,透视下行经皮透视镜胃造瘘术(PFG),或者从开始就行经皮内镜胃造瘘术(PEG)。营养咨询有利于肠内营养的管理,如配方的选择和饮食方式的选择(持续性或间断性)。

活动和供区护理

早期下床活动对预防 DVT 和肺部并发症是非常重要的。在术后第 1 天或脱离呼吸机完全清醒后,应鼓励患者下床坐到椅子上，在术后第 2 天即可开始活动。若皮瓣不是来自下肢，则活动没有特别的限制。股前外侧皮瓣供区闭合后，同样没有什么特别的活动限制。如果供区需要皮片移植时，患者可在活动时佩戴膝关节固定器，防止走动时膝关节弯曲，通常在术后 5~6 天决定皮片成活情况，此后便可去除固定器进行活动。无论是否需要皮片移植，腓骨瓣采集后，下肢需要应用后夹板或骨折靴固定。鼓励患者术后 2 天在下肢安装夹板和采用有轮助行架部分承重下进行活动。当患者未活动时，应让腿部抬高至心脏平面以上。如果供区无须皮片移植，夹板可在术后 3 天去除；如果供区需要皮片移植，夹板则应在术后 6 天去除。

抗生素

术后通常预防性地使用广谱抗生素，如氨苄西林–舒巴坦。术后则根据临床指征持续使用 3 天或更长时间。然而，对于长时间的重建手术，抗生素应用多长时间尚有争议。对于青霉素过敏的患者，我们推荐联合使用克林霉素和环丙沙星。

伤口护理

面颈部的切口常涂上抗生素软膏且无须包扎。如果切口清洁干燥则不需要特殊处理；但对于污染的伤口，则需使用生理盐水或过氧化氢进行清理，每天 2 次，并同时涂抹抗生素软膏。患者可在引流管拔除和移植皮片愈合后洗澡。

皮瓣监测

游离皮瓣移植术后的第 1 个 24 小时是监测的关键期，因为此时期内移植失败发生率最高[1,2]。笔者建议的皮瓣监测方法如表 13.1 所示。

皮瓣监测的方法有很多种[3-10]。相比其他的监测方法，临床观察是游离皮瓣监测的金标准。然而，即使是经验丰富的观察者，在评估时仍会遇到问题，特别是

表 13.1　皮瓣监测的频率：MD 安德森癌症中心推荐

时间	频率
首个 72 小时	每小时
4~5 天	每 2 小时
5 天以后	每 4 小时

在临床观察无法明确活力的皮瓣或无法观察的埋置皮瓣时，此时，其他的监测手段尤为重要。理想的监测手段应该是容易进行的、可靠的、无创的、客观的、可重复的，能够快速反映血流量的变化，适合连续监护且费用低，并且监测结果对于不熟练的观察者来说一目了然。当患者术后回到恢复室或重症监护室时，外科医生应该向护士说明"正常"皮瓣的特征，因为这将作为后续皮瓣监测的"标准"，并在交接班时把这个基准告诉下一位接班护士，以此类推。当皮瓣相对标准有变化时，应及时通知主管大夫。笔者首选联合手提式或植入式的多普勒（Cook Swartz 植入多普勒或耦合血流多普勒）的临床评估方法。没有哪种辅助监测方法是完美的，因此需要进行认真的临床评估。

埋置皮瓣的监测

虽然手持或植入式多普勒设备可以用来监测埋置皮瓣，但其可靠性仍然是一个主要问题[11]。可供选择的监测方法包括将部分皮瓣暴露在切口外侧，以供临床观察。暴露的皮瓣部分可在患者出院前在床旁移除。这种方法常被用在将空肠皮瓣移植进行咽食管重建时[12]，将以肠系膜血管分支血液供应的空肠片段外置（图 13.1）。同样，采用股前外侧皮瓣重建时，基于单独的穿支或肌支的皮肤或肌肉可被外置进行监测（图 13.2）。此外置方法也可用于前臂桡侧皮瓣或尺动脉穿支皮瓣（图 13.3）。2cm×3cm 或者稍大的皮瓣组织可提供有效监测[13]。

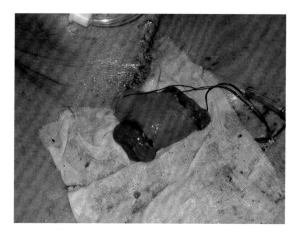

图 13.1　埋置空肠皮瓣的监测。基于 2~3 段终末肠系膜分支的空肠片段外置于颈部切口以达到监测目的。此段在患者出院前可很容易地行床旁切除。

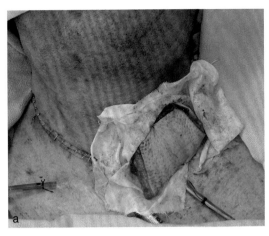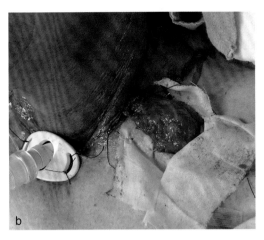

图 13.2　(a)埋置股前外侧皮瓣(ALT)的监测。基于第 2 皮肤穿支的皮岛，外置于颈部切口以达到监测目的，与空肠皮瓣类似。(b)出院前床旁切除用于监测的皮肤。在缺少额外皮肤穿支血管的情况下，基于肌支的股外侧肌段能被外置监测，肌肉的粉红颜色很易评估。

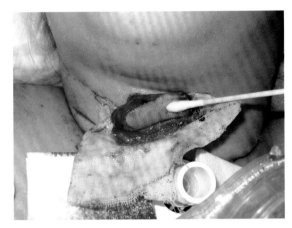

图 13.3　埋置前臂桡侧皮瓣的监测。前臂桡侧皮瓣的末梢皮岛去上皮化，或基于同一穿支的单独的近端皮岛能被外置。同理，基于尺动脉穿支皮瓣的不同穿支的单独皮岛亦能被外置用于监测。

■ 手术并发症处理

无论供区还是受区(头颈部)都可能发生手术并发症。术后受区最常见的手术并发症有皮瓣蒂部血栓形成、血肿、伤口感染、伤口开裂、口腔或咽食管皮肤瘘管等。供区常见的手术并发症包括血肿、血清肿、伤口感染、伤口开裂及移植皮片坏死等。

蒂部血栓形成

MD 安德森癌症中心的研究表明，头颈部游离皮瓣重建后血管损伤的发生率约为 3.7%，皮瓣坏死率约为 2.1%[2]。其中，静脉血栓比动脉血栓更为常见(表 13.2)。大部分并发症在首个 24 小时发生(图 13.4)。动脉栓塞最主要的原因是病变血管、动脉管径小及管径不匹配等所造成的，而静脉栓塞最主要的原因是血管缠绕、牵拉、扭曲和挤压等机械性损伤。总之，72 小时内出现的皮瓣并发症成功挽救的概率达 61%，而 72 小时之后成功率只有 13%[2]。

当怀疑出现皮瓣并发症时，应立即进行手术探查。重新打开缝合切口，排查血管吻合部位可能发生的血栓或机械性梗阻。如果静脉淤血是由机械性损伤引起而非血管内栓塞，应立即解除引起皮瓣淤血的原因，如小心调整皮瓣位置和血管蒂的位置。如果有血栓形成，则应打开吻合口并清除血栓，并用肝素生理盐水彻底冲洗血管。在血栓切除术前，通常静脉滴注 2500~3000 单位的肝素。对于小的机械性梗阻或血栓则术后不必持续滴注肝素。对于严重的血栓或再发的

表 13.2　动静脉血运障碍时间

时间	动脉		静脉	
	闭塞	坏死	闭塞	坏死
<24 小时	8	7	14	4
24~48 小时	2	0	3	1
48~72 小时	1	0	5	1
72 小时~7 天	1	1	7	5
>7 天	0	0	2	2
总计	12	8(67%)	31	13(42%)

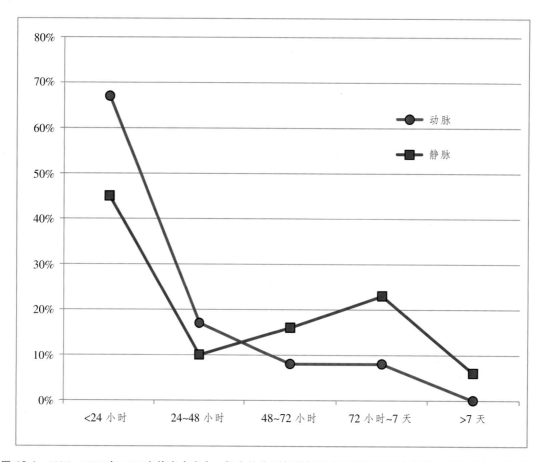

图 13.4   1996—2005 年, MD 安德森癌症中心提出的头颈部缺损游离皮瓣重建后动静脉血运障碍发生的时间。

血栓, 常首选小剂量肝素静脉输注, 方法是每小时滴注 500 单位, 持续 3~5 天。病变或损伤的血管段应被切除, 必要的情况下可采用静脉移植替换。

如果动脉血管吻合后而静脉无血液流出, 则皮瓣微循环可能出现了血栓。微血栓可采用血栓溶解剂, 如组织纤溶酶原激活物 (TPA) 溶解, 将 TPA 注射到蒂部动脉, 可经侧支循环注射或使用 30G 注射针针刺。游离皮瓣应用 TPA 的剂量没有明确规定, 笔者通常根据经验将 2~4mg 药物稀释到 1mg/mL 注射, 如有必要, 则约 20 分钟后可再次使用。与此同时, 可用温热的生理盐水冲洗术区并用毛巾覆盖, 以避免血管痉挛。经过上述处理, 一般 20~30 分钟后皮瓣将恢复血液灌注。一旦静脉内液体流出良好, 保持静脉开放以排出皮瓣内的血栓溶解剂, 避免了静脉再次吻合后血栓溶解剂的系统性影响。

血肿

血肿形成的原因一般包括手术野渗血、电凝止血或血管结扎不足、高血压或躁动导致的血管再次破裂。头颈部区域的血肿应该在手术室被及时清除, 因为长时间的暴露或污染可导致血肿的感染。此外, 血肿可压迫皮瓣蒂部, 导致蒂部血栓形成, 血肿也是吻合术后静脉血栓形成的标志, 将导致皮瓣血液渗出。血肿形成后, 术区应该进行彻底检查, 并需查看皮瓣蒂部是否渗血。待血肿清除和彻底止血后, 用生理盐水或抗生素生理盐水彻底冲洗整个术区, 以降低感染风险。但切勿直接冲洗血管蒂部, 以避免血管痉挛和血栓形成。

除了探查供区的大血肿, 也应该观察无活动性出血的小血肿。这些血肿通常在 7~10 天后液化, 并且能在供区引流出较多的暗色血液。

伤口感染

颈部伤口感染常发生在术后 5~10 天, 其中术后 6~7 天最常见。据报道, 大手术或重建术后感染的发生率是 10%~20%。高感染率发生的主要原因是术中创面长时间的暴露。此外,无效腔、坏死的组织和血肿等也可引起感染,需及时引起注意。消灭小肌皮瓣的无效腔是减少感染极其有效的方法,手术结束时彻底冲洗创面同样重要,大伤口甚至需要几升生理盐水或抗生素盐水冲洗。

虽然许多患者常表现为发烧,伴随白细胞计数的增加,且切口周围皮肤红、肿,但有些患者如老年人、糖尿病患者和免疫低下患者,上述临床表现并不明显。一旦有早期感染征象,应尽快在手术室切开引流,并进行彻底的清创和冲洗。手术探查过程中可同时进行细菌培养,并开始静滴抗生素。对于早期没有无效腔的伤口感染,颈部的切口仅用引流或切口换药后可达到愈合。伤口感染时,切开引流应及时进行,因为感染能导致皮瓣蒂部血栓形成和皮瓣坏死,并且由感染引起的血栓极其难以处理。

伤口裂开或移植皮片坏死

供区或受区小的切口裂开都能在换药后二期愈合。头颈部的切口裂开进行外科缝合通常不容易成功。部分供区移植皮片坏死可通过换药愈合。部分大面积的移植皮片坏死或切口裂开,创面可借助负压吸引(VAC)治疗。

窦道和瘘管

窦道仅在行放射检查时发现,并没有临床瘘管的表现。而瘘管的临床定义是口咽腔和外部皮肤之间所形成的明确管道。窦道常在 MBS 中被发现。小的、没有感染的窦道或瘘管可以保守观察,但应暂停经口进食。2 周后重复进行 MBS 评估,再次评估,大多数小窦道会在 2 周内自愈。

小的瘘管也应该保守观察,其常能在 2~4 周内自愈。一些有积液、无效腔或感染的窦道则应进行手术治疗,连续冲洗和清创常是必须的。清创后,可选用胸锁乳突肌或胸大肌等肌瓣消灭无效腔,也能置于口咽黏膜皮瓣裂开处。如果在这个阶段尝试去缝合常会失败,且容易导致周围组织的撕裂。肌瓣移植能有效治疗伤口裂开和瘘管。

要点

- 细致入微的术后观察和护理是非常重要的,这不仅有利于患者的康复,而且有利于防止因血容量不足所导致的皮瓣坏死或体位不当所致的皮瓣或蒂部的受压。
- 临床监测皮瓣的金标准依然是:颜色、温度、肿胀和毛细血管再充盈时间。
- 必要情况下需要紧急返回手术室挽救皮瓣。
- 处理皮瓣并发症需要准确的病因学诊断,这样才能采取正确措施纠正,并防止再次发生。
- 血肿必须清除和探查,因其与继发的失血、感染、蒂部受压或静脉栓塞等密切相关。
- 早期的化脓性感染应及时切开并引流,然后在手术室冲洗、清创。因为感染可导致皮瓣血栓形成,甚至全身性疾病。根据细菌培养结果指导使用抗生素。

(李广帅　王芳　朱美抒　译)

参考文献

1. Chen KT, Mardini S, Chuang DC, et al. Timing of presentation of the first signs of vascular compromise dictates the salvage outcome of free flap transfers. Plast Reconstr Surg 2007;120(1):187–195

2. Yu P, Chang DW, Miller MJ, Reece G, Robb GL. Analysis of 49 cases of flap compromise in 1310 free flaps for head and neck reconstruction. Head Neck 2009;31(1):45–51

3. Cho BC, Shin DP, Byun JS, Park JW, Baik BS. Monitoring flap for buried free tissue transfer: its importance and reliability. Plast Reconstr Surg 2002;110(5):1249–1258

4. Fernando B, Young VL, Logan SE. Miniature implantable laser Doppler probe monitoring of free tissue transfer. Ann Plast Surg 1988;20(5):434–442

5. Kind GM, Buntic RF, Buncke GM, Cooper TM, Siko PP, Buncke HJ Jr. The effect of an implantable Doppler probe on the salvage of microvascular tissue transplants. Plast Reconstr Surg 1998;101(5):1268–1273, discussion 1274–1275

6. Rand RP, Cramer MM, Strandness DE Jr. Color-flow duplex scanning in the preoperative assessment of TRAM flap perforators: a report of 32 consecutive patients. Plast Reconstr Surg 1994;93(3):453–459

7. Raskin DJ, Erk Y, Spira M, Melissinos EG. Tissue pH monitoring in microsurgery: a preliminary evaluation of continuous tissue pH monitoring as an indicator of perfusion disturbances in microvascular free flaps. Ann Plast Surg 1983;11(4):331–339

8. Solomon GA, Yaremchuk MJ, Manson PN. Doppler ultrasound surface monitoring of both arterial and venous flow in clinical free tissue transfers. J Reconstr Microsurg 1986;3(1):39–41

9. Swartz WM, Izquierdo R, Miller MJ. Implantable venous Doppler microvascular monitoring: laboratory investigation and clinical results. Plast Reconstr Surg 1994;93(1):152–163

10. Swartz WM, Jones NF, Cherup L, Klein A. Direct monitoring of microvascular anastomoses with the 20-MHz ultrasonic Doppler probe: an experimental and clinical study. Plast Reconstr Surg 1988;81(2):149–161

11. Rosenberg JJ, Fornage BD, Chevray PM. Monitoring buried free flaps: limitations of the implantable Doppler and use of color duplex sonography as a confirmatory test. Plast Reconstr Surg 2006;118(1):109–113, discussion 114–115

12. Reece GP, Bengtson BP, Schusterman MA. Reconstruction of the pharynx and cervical esophagus using free jejunal transfer. Clin Plast Surg 1994;21(1):125–136

13. Ferguson RE Jr, Yu P. Techniques of monitoring buried fasciocutaneous free flaps. Plast Reconstr Surg 2009; 123(2):525–532

第 14 章　下颌骨放射性骨坏死的治疗

Peirong Yu

■ 引言

放射性骨坏死(ORN)是下颌骨放射治疗后的一种严重并发症,可导致下颌骨发病率的增加及患者生活质量的下降。ORN 的定义目前仍存在一些争议。ORN 通常是指在无肿瘤复发的情况下,下颌骨存在骨不愈合的区域长达几个月(2~6 个月)[1,2]。此外,早期的 ORN 可表现为无口腔内黏膜的破坏。

并不是所有接受头颈部放射治疗的患者都会出现 ORN。很难预测哪些患者是 ORN 的高发人群。ORN 的患病率为 5%~15%[3,4]。化疗联合放射治疗会增加 ORN 的发生率,而控制放射治疗的剂量可以降低其发生率[5]。影响 ORN 发生的因素包括肿瘤大小及其口内位置、放射剂量、下颌骨手术、拔牙、感染、免疫状态和营养不良[6]。很多口腔癌的患者伴有其他严重的系统性疾病及存在长时间嗜酒、抽烟的历史。这些患者如果营养情况及口腔卫生较差,往往是 ORN 的高发人群。

ORN 的治疗目标是阻断早期 ORN 的进程,清除放射治疗引起的不可修复性损伤组织,代之以血运良好的组织。

■ 放射性骨坏死的发生机制

射线诱导的细胞损伤

在细胞水平,射线通过影响羟自由基的形成而对 DNA 造成直接损伤。射线对 DNA 的效应发生在细胞有丝分裂期间,放射治疗的原理是阻断肿瘤细胞的高分裂状态及不断更新;所以,早期的放射损伤是高分裂细胞耗竭所致。晚期的放射损伤发生于细胞周期较长、更新较慢的细胞,所以迟发效应一般不明显,治疗结束后很长一段时间才会出现。很多研究显示,>54Gy 或 66Gy 的放射剂量与 ORN 的发生显著相关[7,8]。

射线诱导的骨损伤初始处于潜在可逆性阶段,即反应性充血及继发性炎症[6,9,10]。随着损伤的进展,微小血管内血栓的形成及成骨细胞的丢失导致骨吸收增加、骨再生减少。成骨细胞的死亡并难以再生、过量肌成纤维细胞的增生导致了骨基质的减少,并逐步被纤维组织替代。最终,进行性的纤维化导致力学上的不稳定性及继发的病理性骨折。

比起上颌骨或其他头颈部的骨骼,ORN 更多的是累及下颌骨。根据牙列、血供和手术创伤的不同,下颌骨发生 ORN 的位置不同[11]。下颌骨体部是最常累及的部位,其次是下颌角、联合部位和升支。下颌骨主要的血供来自下牙槽动脉,射线会导致该动脉闭合。下颌骨体部最脆弱的部位是前磨牙、磨牙及磨牙后三角的骨皮质,因为这些部位缺少肌肉的附着并且营养血管只有下牙槽动脉[7,12]。

临床表现

ORN 可以自发或由创伤性损伤引起。自发性 ORN 往往出现较晚。但是,即使是特别小的损伤都会导致 ORN 的迅速发展[13]。拔牙、穿刺活检、不合适的牙具及坏死软组织覆盖的放射性骨外露引起的慢性刺激都可以引起 ORN。大部分 ORN 的患者出现在完成放射治疗后的 3 年内[7]。

放射性损伤造成的 ORN 远不止只累及骨组织,而是累及所有层次的组织,如引起口腔黏膜的损伤及功能紊乱、唾液腺的破坏导致唾液酶分泌减少、口腔干燥、腮腺炎症和纤维化。软组织收缩和颞下颌关节(TMJ)紊乱可导致牙关紧闭，从而进一步影响口腔卫生，促使 ORN 的恶化。

ORN 存在多种分类[4,14]。通常早期 ORN(Ⅰ级)指只累及浅表骨皮质，伴有软组织的微小溃疡。绝大多数Ⅰ级 ORN 的患者只需保守治疗。Ⅱ级指累及骨皮质及相应的骨松质。Ⅲ级指下颌骨弥漫性损伤导致骨折和口内外瘘管形成。

根据临床表现和影像学检查可以诊断 ORN。ORN 的临床表现包括：①疼痛，90%的患者会出现；②骨外露，50%~60%的患者会出现；③牙关紧闭，40%~50%的患者会出现；④病理性骨折；⑤口内外瘘管。

影像学评估包括口腔平片观察整个下颌骨皮质骨的侵蚀和骨折情况。头颈部 CT 扫描可以观察累及的软组织、肿瘤复发的情况和辅助颈部受区血管的选择。高达 10%的 ORN 患者可能会出现肿瘤复发，受累部位的穿刺活检可以排除肿瘤复发[7]。

■ 下颌骨放射性骨坏死的治疗

ORN 最好的治疗方法是预防。首先要针对接受放射治疗的所有患者分析出潜在的危险因素。放射治疗后患者的预防护理包括维持良好的口腔卫生、氟化物补充治疗、合适的牙具、定期口腔检查及口腔肿瘤学专家的随访。牙齿卫生对预防 ORN 至关重要。在进行放射治疗前必须对牙齿进行全面的检查，以确定是否存在导致 ORN 的一些慢性刺激性因素，如龋齿和牙龈疾病。在放射治疗前需解决这些问题，如在非放射治疗部位进行拔牙，要远远优于放射治疗后再行拔牙。放射治疗后拔牙并发症发生率更高，包括拔牙窝不愈合导致牙槽骨外露到干槽症、骨坏死。如果放射治疗后必须进行牙科手术，围术期间进行高压氧治疗(HBO)可以降低 ORN 的发生率[15]。

Ⅰ级 ORN 进行保守治疗往往会取得较好的疗效，而Ⅲ级 ORN 则需要彻底清除坏死组织及游离皮瓣重建。Ⅱ级 ORN 首选保守治疗，包括抗生素的应用、坏死组织清除、死骨切除、HBO 和药物治疗[16,17]。难治性Ⅱ级 ORN 的病例可能需要手术切除及重建。

高压氧治疗

20 世纪 80 年代，第一次提出了 HBO 的概念。当时由于手术方式选择有限，HBO 扮演着治疗 ORN 的重要角色。HBO 的治疗原理是利用高于生理水平的氧浓度改善组织的含氧量，从而促进伤口愈合。Marx 治疗 ORN 早于 HBO 治疗，目前仍在广泛应用[1]。Marx 治疗方案主要用来鉴别出无须手术的、对 HBO 治疗有反应的患者和辨别出需要手术干预的进展性疾病。但是，HBO 的治疗效果仍然存在争议。有一些研究表明，包括随机对照试验，HBO 治疗并无益处[11,18,19]。

药物治疗

应用抗氧化和抗纤维化药物预防和治疗 ORN 广为流行。己酮可可碱为一种重要的候选药物。它是一种甲基黄嘌呤衍生物，在体内具有抗 TNFa 效应、增加红细胞活性、扩张血管和抑制炎症反应的作用。己酮可可碱与生育酚结合发挥抗纤维化作用。生育酚通过保护细胞膜阻止脂质过氧化、部分抑制 TGF-b1、抑制前胶原基因的表达来拮抗氧化应激状态下产生的活性氧，从而减少纤维化[20]。这两种药物可以协同抗纤维化，在 ORN 的治疗中已被证实有效[21]。

手术治疗

手术治疗适应证

1.保守治疗无效的难治性疼痛。手术切除坏死骨组织可以立即缓解疼痛。

2.病理性骨折。

3.口内外瘘管。

4.骨髓炎。

手术治疗的目标

1.控制疼痛。

2.控制感染。

3.全面清除坏死的骨组织和软组织。

4.修复口内外瘘管。

5.骨缺损重建。

6.为功能和外形的修复做准备。

围术期评估和手术计划

全面了解骨组织和软组织的缺损情况对制订手术计划至关重要。术前需行头颈部 CT 评估骨坏死的深度和排除肿瘤的复发。选择游离皮瓣修复重建时，

CT 还可以显示颈部受体血管的相关情况。ORN 伴口内外瘘管往往与恶性冰冻颈有关。这种情况下进行重建极其困难，制订一个详细周到的手术计划至关重要。手术可能非常困难且历时较长，所以医学评估也非常重要。供区常常选择腓骨瓣、股前外侧皮瓣和前臂桡侧皮瓣。重建间断性的缺损时可能需要多个游离皮瓣。间断性缺损修复后的功能及外观恢复常常是最不理想的。所以需要充分向患者及其家属告知该情况。术前和术后需要长时间地应用抗生素治疗，常常长达 6 周。

下颌骨放射性骨坏死缺损的临床分类

下颌骨 ORN 是一个复杂的手术难题。ORN 缺损的重建方式取决于受累骨的深度和累及的软组织。为了指导重建，作者提出了一种简单实用的分类系统（表 14.1）。Ⅰ 型为节段性骨缺损。根据软组织缺损的深度可以进一步分为 Ⅰa 型和 Ⅰb 型。Ⅱ 型为后部缺损或者半侧下颌骨缺损。类似地，根据软组织缺损的深度可以进一步分为 Ⅱa 型和 Ⅱb 型。根据缺损的类型需要为每一位患者制订详细的手术方案。

不同类型下颌骨放射性骨坏死缺损的治疗

Ⅰa 型缺损

Ⅰa 型缺损的典型病变是髁状突完好但存在单侧节段性缺损（图 14.1）。因为髁状突和下颌升支完好无损，所以这种缺损最好用骨瓣进行修复从而减少对功能的影响。我们倾向于应用腓骨骨皮瓣，携带的皮岛可以用来重建口内软组织缺损（图 14.2）。由于软组织会因纤维化而挛缩，所以口内黏膜的实际缺损面积要大于松解前的面积。因此，供区往往需要提供更大面积的皮岛。这一类型的缺损，颈部会有轻到中度的纤维化，通常可以用同侧颈外血管系统作为颈部受区血管。如面动脉或舌动脉及面静脉或颈内静脉。重建后可以期望恢复近乎正常的口腔功能及可接受的外观。

表 14.1　下颌骨放射性骨坏死缺损的分类和治疗方法的选择

缺损	Ⅰa 型	Ⅰb 型	Ⅱa 型	Ⅱb 型
骨缺损	节段性	节段性	后部或半侧下颌骨	后部或半侧下颌骨
髁突	完好	完好	取出	取出
口腔黏膜缺损	是	是	是	是
外部皮肤缺损	否	是	否	是
方案 1	单纯腓骨皮瓣	双皮岛腓骨皮瓣或腓骨 OC+比目鱼肌	腓骨 OC 或髂嵴骨皮瓣	双皮岛腓骨皮瓣或腓骨 OC+比目鱼肌
方案 2	髂嵴或肩胛骨	双游离皮瓣（腓骨 OC+ALT；腓骨 OC+RFF）	ALT 带/不带 VL	ALT 伴双皮岛皮瓣或单皮岛 ALT 带 VL
方案 3		腓骨 OC+胸大肌皮瓣		
方案 4		切除髁状突，双皮岛 ALT 皮瓣		

ALT，股前外侧；OC，骨皮瓣；RFF，前臂桡侧皮瓣；VL，股外侧肌。

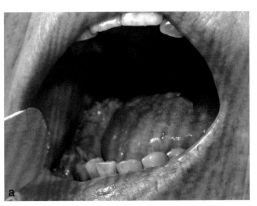
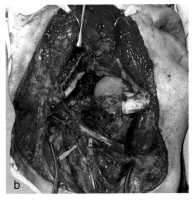

图 14.1　(a)放射性骨坏死(ORN)区域包括右侧下颌骨体部及磨牙后三角区域。(b)ORN 手术切除导致该患者单侧节段性缺损，即 Ⅰa 型缺损。

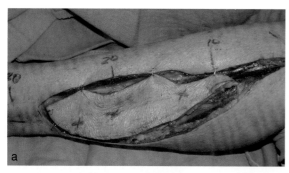
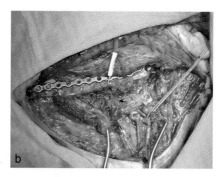
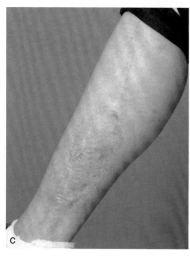
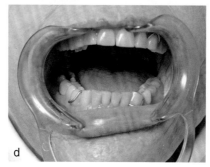

图14.2　（a）腓骨骨皮瓣常用来重建Ia型缺损。带有远端肌间隔穿支的皮瓣用作口内衬里。（b）通常需要部分切除下颌骨以匹配移植骨瓣。（c）供区进行皮肤移植后愈合良好。（d）骨重建后完美的咬合和功能恢复。皮岛修复口内软组织缺损外观良好。

Ib型缺损

由于同时存在口内和口外的软组织缺损，Ib型缺损修复会更困难。此外，这些患者往往存在长期不愈合的口内外瘘管和反复的片段性骨髓炎（图14.3），从而导致严重的颈部纤维化，这使得游离颈部受区血管极为困难。该型的重建目标是保证骨骼的延续性及覆盖口内外缺损。重建方式如下。

方案1. 双皮岛腓骨骨皮瓣

如果单一的皮瓣能同时提供骨、口内和口外软组织覆盖物，将是最简单的重建方式。在近期的报道中，我们展示了腓骨瓣可能可以满足这些条件[22]。在小腿外侧腓骨瓣区域设计出两个相距较远的腓动脉穿支皮瓣（图14.4）。远端的穿支血管有1~3条，位于腓骨中下1/3处（图14.5）。这些穿支血管是传统腓骨皮瓣皮岛的原发支。这个皮岛由于较薄，与修复下颌骨骨组织的腓骨结合紧密，常常用来修复口内缺损。另一条远距离的近端穿支血管位于腓骨的中上1/3处。该穿支血管相应的皮岛往往脱离骨组织（近端骨常常被剥离）而容易转向外侧做口外颈部的修复。由于两个穿支皮瓣相距较远，所以这种设计可以修复口内口外

相距较远的缺损（图14.6）。

慢性冻颈会导致颈部受区血管寻找困难。颈外血管系统仍是首选。当前次手术已将面动脉切除时，往往可以选用舌动脉。颈外动脉本身可以用作受区动脉。颈内静脉也常常用作受区静脉。如果颈内静脉在前次手术中也被切除了，那么颈外静脉可以作为次选。如果颈外血管系统不可用，可以在锁骨处分离出颈横血管（见其他章节），也可以选用对侧颈部血管。

方案2. 带比目鱼肌的单皮岛腓骨骨皮瓣和皮片移植

85%~90%患者的近端腓动脉穿支都是可用的。有些患者中，该穿支会出现缺失、管径太细或者异位起源（胫后动脉或腘动脉）的情况。这些情况下，可以切取部分近端的比目鱼肌增加修复面积。皮岛常常用来修复口内缺损，比目鱼肌用来修复口外缺损，然后联合中厚皮片移植（图14.7）。由于比目鱼肌与皮瓣的距离较远，所以可以更加自由地修复离骨缺损较远的缺损。移植于比目鱼肌的皮片可以得到很好的愈合。

方案3. 双游离皮瓣重建术

更大的缺损可能超过了腓骨皮瓣皮岛的大小，所以需要第二皮瓣进行修复。在某些病例中，患者应用第

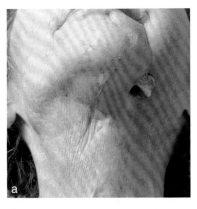
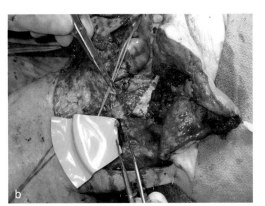
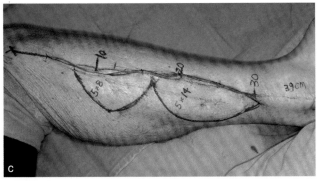
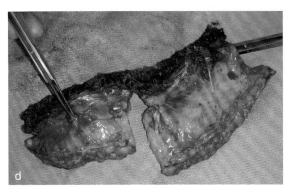
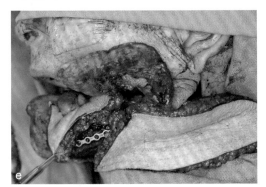
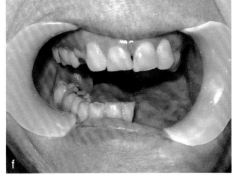
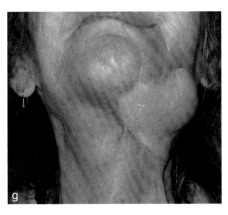

图 14.3　(a) Ⅰb 型缺损患者。同时伴有骨折、骨髓炎及口内外瘘管。(b)手术造成口内外软组织缺损。(c,d)设计带双皮岛的腓骨骨皮瓣。(e)远端皮岛用作口内衬里,而近端皮岛用作口外皮肤修复。(f,g)口内及口外缺损经皮岛修复后愈合良好。

二皮瓣取得了更好的功能恢复(如即刻舌再造)。第二皮瓣用于口内还是口外的修复取决于缺损的大小。常常选择股前外侧皮瓣作为第二皮瓣(图 14.8)。该皮瓣的获取可以与腓骨皮瓣同侧。通常先取腓骨骨皮瓣。腓骨皮瓣应先于股前外侧皮瓣进行修复及血管重建。如果需要更薄和(或)更小的皮瓣,可以选择前臂桡侧皮瓣或上臂外侧皮瓣(图 14.9)。这两个皮瓣的肤色均与面部皮肤相近,而股前外侧皮瓣肤色则浅于面部皮肤。

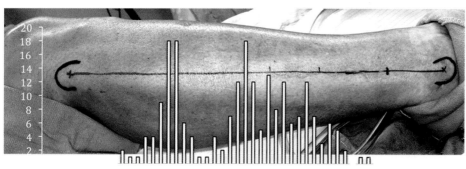

图 14.4　腓动脉穿支血管的分布。图中展示的是两个远距离的穿支血管。远端穿支血管位于腓骨中下 1/3；近端穿支血管位于腓骨中上 1/3。

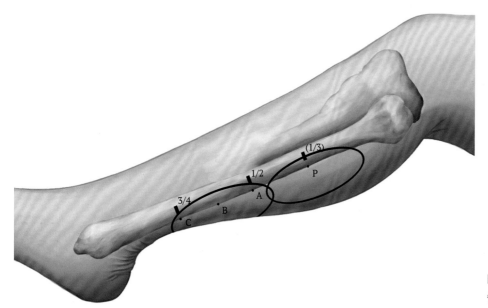

图 14.5　根据两组不同的穿支血管可以设计两个独立的皮岛。

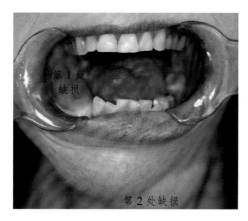

图 14.6　近端皮岛往往位于腓骨段外侧。可以用来覆盖远离骨缺损的口外缺损。

双游离皮瓣的缺点是它的复杂性。此外,受区的血管是有限的,可能需要再寻找额外的受区血管(图 14.8a)。在周密的计划下,第二游离皮瓣修复一般只需要 2 个小时的手术时间,比带蒂胸大肌皮瓣的修复时间长不了多久。

方案 4. 腓骨皮瓣及胸大肌肌瓣或肌皮瓣

胸大肌皮瓣可以修复口外皮肤缺损,而腓骨瓣的皮岛可以修复口内皮肤缺损。胸大肌可以转移至上颈部及下颌骨缘(图 14.10)。男性患者可以带一皮岛进行转移,而女性携带皮岛的设计及可靠性仍存在问题。我们更倾向于只用肌肉然后进行皮片移植覆盖创面。手术过程中为了增加旋转的弧度及减少颈部下端的软组织体积避免臃肿,需要将血管蒂游离成岛状及切除近端肌肉。

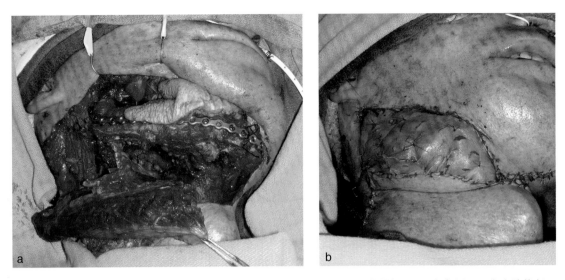

图 14.7　(a)腓骨皮瓣可以带有比目鱼肌,并联合中厚皮片移植覆盖口外缺损。(b)皮岛用于口内皮肤修复。

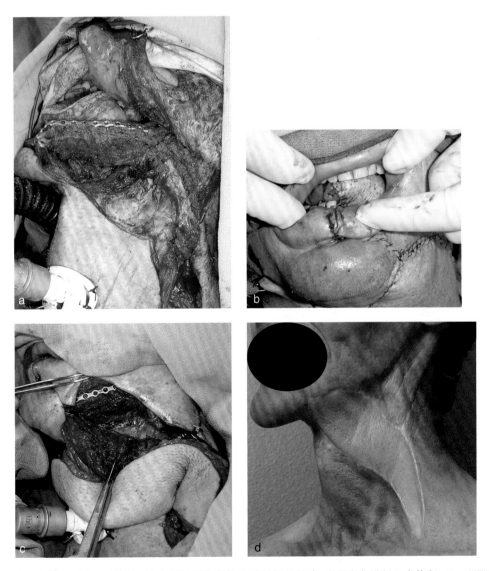

图 14.8　(a,b)双游离皮瓣重建Ⅰb型缺损。该患者运用腓骨骨皮瓣进行骨重建,应用皮岛进行口内修复。(c,d)股前外侧游离皮瓣修复口外皮肤。(a)颈外动脉及颈横血管作为受区血管。

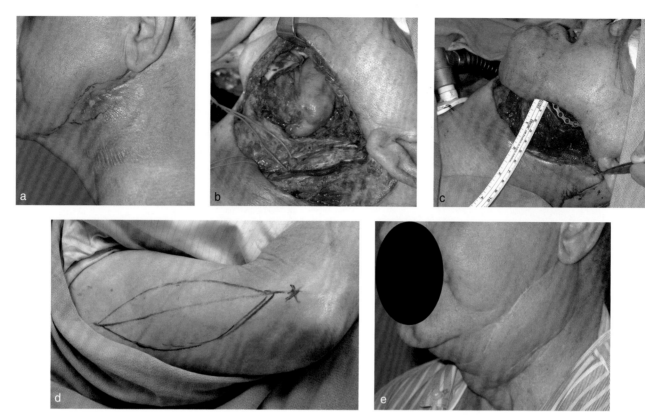

图14.9 (a,b)另一位单侧Ⅰb型缺损的放射性骨坏死患者。(c)腓骨骨皮瓣用于骨及口内软组织重建。(d)第二皮瓣为上臂外侧游离皮瓣,用于口外皮肤修复。(e)上臂外侧皮瓣肤色与面颊部肤色更接近。

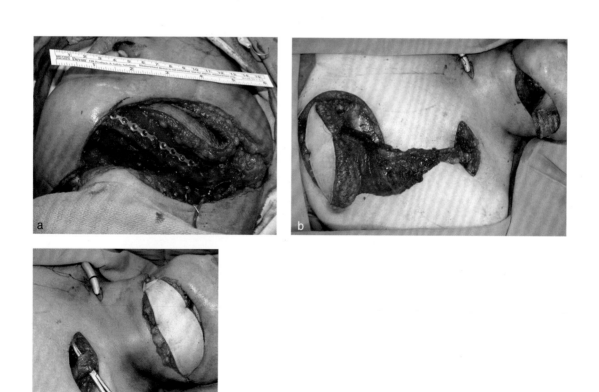

图14.10 (a)Ⅰb型缺损,用腓骨骨皮瓣进行骨组织及口内黏膜缺损重建。(b,c)胸大肌肌皮瓣修复口外皮肤缺损。

用胸大肌修复的主要缺点是当肌肉出现萎缩和纤维化时会产生下拉力,导致颈部挛缩畸形及下唇移位,造成流涎和口腔闭合不全。颈部肌肉过于臃肿会影响外观,特别是那些非岛状皮瓣更易出现。

方案 5. 将下颌升支和髁状突切除转化为下颌骨后部或半侧缺损,用软组织皮瓣重建

部分患者不适合应用带血管蒂的骨皮瓣或双游离皮瓣进行修复,那么可以用软组织皮瓣对下颌骨后外侧缺损进行重建。髁状突和剩余的下颌升支应被移除,从而将节段性的下颌骨缺损转变为下颌骨后部或半侧缺损。常用的软组织皮瓣是带双皮岛的股前外侧皮瓣(图 14.11)和腹直肌肌皮瓣。在一些高危患者中,可以考虑使用带蒂胸大肌肌皮瓣。

Ⅱ 型缺损

Ⅱ 型缺损的特点是髁状突和下颌升支已经切除。虽然大部分缺损终止于下颌骨体前部或中部,但是可能会延伸至下颌骨联合部(图 14.12)。髁状突的缺失,骨重建就没那么重要了。与软组织皮瓣重建相比,骨重建可以降低下颌偏斜程度并可获得更好的咬合关系和更加连续的下颚线,但是功能重建方面区别不大。对于 ORN 来说,特别是那些已经存在感染和穿透性缺损的患者,软组织皮瓣修复重建可以减少术后并发症,恢复更快[23]。

后部缺损常用的骨瓣是腓骨瓣和髂嵴骨瓣。髂嵴骨天然的弧度无须截骨塑形,所以髂嵴骨瓣是优选。我们喜欢用的软组织皮瓣是股前外侧皮瓣,也可以用腹直肌皮瓣代替。

无重建的下颌骨切除术

对于部分患者来说,进行复杂的重建手术是不切实际的,只能手术清除坏死骨组织并进行二期愈合(图 14.13)。很明显,只有单侧或者后部缺损可以不用重建。这种缺损往往长度有限,软组织的缺损也比较轻微。下颌骨周围会出现严重的纤维化。这种纤维化可以稳定遗留的下颌骨,从而避免严重的畸形。这种治疗方法适用于由于高危因素不能行游离皮瓣重建的颈部严重纤维化患者。这些患者可能可以达到术前的功能状态,而畸形也不会有明显的加重。

对于那些下颌骨双侧 ORN 而下颌骨前中部完好

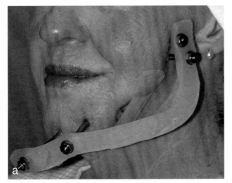
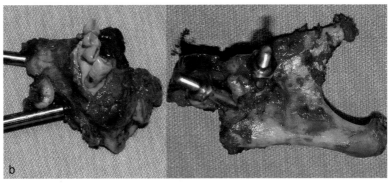
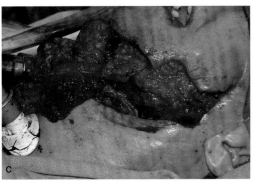
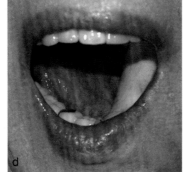
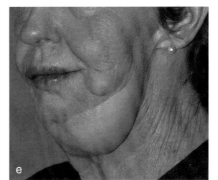

图 14.11 (a)下颌骨体部放射性骨坏死的患者用外置固定器已经固定 1 年以上。已切除坏死骨组织。(b)髁状突也被切除,将 Ib 型缺损变成 Ⅱb 型缺损。(c)带双皮岛的股前外侧皮瓣修复半侧下颌骨切除后的缺损。(d,e)双皮岛均愈合良好,咬合和外观可接受,张口和其他功能也恢复良好。

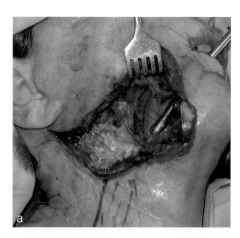
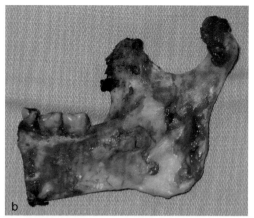
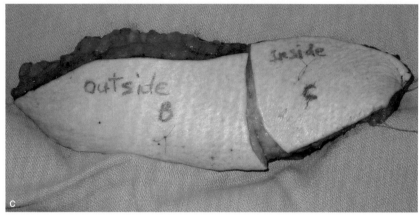
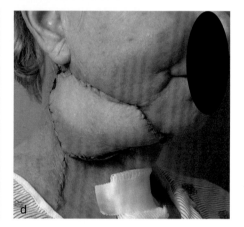

图 14.12 (a,b)放射性骨坏死伴感染手术切除后造成Ⅱb型后部缺损。(c,d)带双皮岛的股前外侧皮瓣修复穿透性缺损。

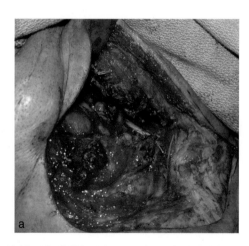
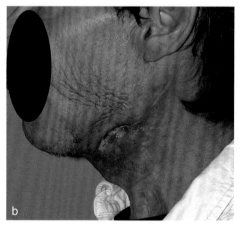

图 14.13 (a)下颌骨后部放射性骨坏死及严重颈部纤维化但软组织缺损轻微的高危患者。(b)后外侧下颌骨切除术后未行重建术，缺损二期愈合。术后照片显示外观和功能均尚可。

的患者，如果由于害怕前侧下颌骨的血液供应阻断而将下颌骨双侧后部切除，传统的治疗方法是将中心骨块切除。我们发现事实上存留的前部下颌骨由周围软组织的骨膜循环提供着良好的血供，特别是肌肉附着的地方。双侧下颌骨慢性 ORN，前部下颌骨内血供会减少。这种现象类似于手术预制"延迟"从而建立前部下颌骨的侧循环。我们曾经通过清除坏死骨组织保留完整的前部下颌骨来治疗下颌骨双侧 ORN(图 14.14)。软组织的纤维化可以维持下颌骨突度，从而保持较好外观和功能。

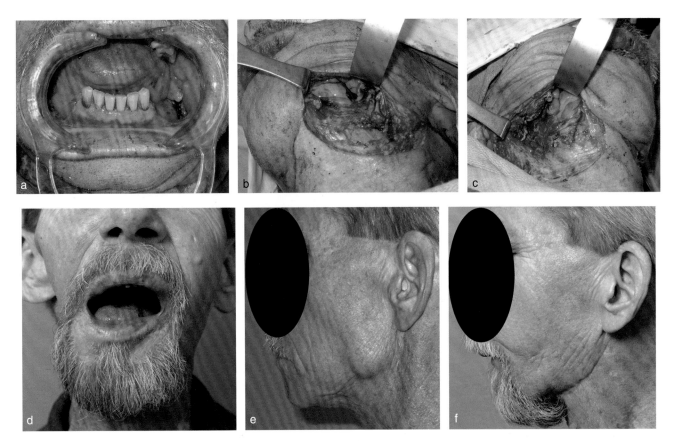

图 14.14　(a) 双侧放射性骨坏死且前部下颌骨完好的患者。(b,c) 双侧下颌骨后外侧切除未行重建。(d) 前部下颌骨存活,双侧切口愈合良好,开口及口腔功能良好。(e,f) 术前和术后对比照显示效果良好。

■ 手术结果和并发症

　　10 年来,我们对 63 例复杂 ORN 缺损进行了游离皮瓣重建,获得了丰富的经验[24],其中 Ⅰa 型缺损 13 例、Ⅰb 型缺损 14 例、Ⅱa 型缺损 12 例及 Ⅱb 型缺损 24 例。所有的节段性缺损(Ⅰ 型)均用骨瓣带/不带额外的软组织皮瓣进行重建。对于髁状突缺失的后部缺损(Ⅱ 型),56% 的患者仅使用软组织皮瓣重建,44% 的患者使用骨瓣带/不带二期软组织皮瓣重建。

　　住院平均时间为 9 天(4~23 天)。所有的骨瓣中有 4 个皮瓣坏死(5.3%),需要 3 个二期游离皮瓣和 2 个带蒂皮瓣挽救。需要手术干预的 Ⅰa、Ⅰb、Ⅱa、Ⅱb 缺损的术后并发症发生率分别为 15%、43%、25% 和 37%,总的并发症发生率为 32%(20/63)。5 个皮瓣(1 个游离皮瓣和 4 个带蒂皮瓣)用来挽救颈部感染、血肿及瘘管。6 例口内外瘘的患者有 3 例患者无须额外的皮瓣进行修复,剩下的 3 例患者有 2 例用了胸大肌皮瓣进行修复、1 例用了 ALT 皮瓣进行修复。此外,有 5 例(8.2%)患者术后并发症比较轻微,包括供区切口裂开、感染及部分移植皮片坏死,无须手术治疗。

　　穿透性缺损(Ⅰb 型和 Ⅱb 型)患者并发症的发生率为 39%(15/38),而简单缺损(Ⅰa 型和 Ⅱa 型)患者并发症发生率为 20%(5/25)。总的来说,骨重建(18/43)并发症发生率要高于软组织重建(2/20)(P=0.018)。进一步来说,复杂性缺损(Ⅰb 型和 Ⅱb 型)患者骨重建并发症发生率明显高于软组织重建。但是在简单缺损(Ⅰa 型和 Ⅱa 型)的患者中并没有达到统计学意义。7 例(11%)患者出现了迟发性并发症需要手术干预,包括颈部挛缩(n=3)、下颌骨钛板外露(n=2)及 ORN 复发(n=2)。

　　总之,57% 的患者可以经口进食,26% 的患者需饲管辅助进食,16% 的患者依赖饲管进食。无论用骨还是软组织重建复杂性缺损或简单缺损,依赖饲管的发生率都是一样的。穿透性缺损(24%)较简单缺损(4%)依赖饲管的发生率要高。

■ 总结

游离皮瓣重建治疗进展性 ORN 缺损是安全的，可以用多种皮瓣组合来缓解症状和获得良好的术后效果。穿透性缺损和骨重建患者并发症发生率更高。对每位患者都应仔细权衡骨重建的获益和风险，特别是那些下颌骨后部穿透性缺损的患者。图 14.15 对各种缺损类型选择重建的方式做出了归类。

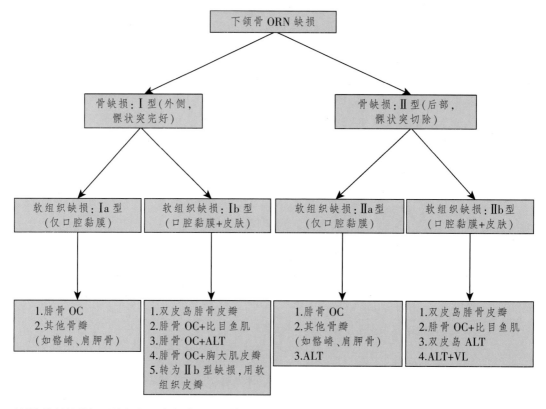

图 14.15 下颌骨放射性骨坏死缺损的重建方式选择总结图。ALT，股前外侧皮瓣；OC，骨皮瓣；ORN，放射性骨坏死；VL，股外侧肌皮瓣。

要点

- 除了射线，多种因素可导致 ORN 的发生，包括同时行化疗、牙齿感染、拔牙、下颌骨手术、吸烟和嗜酒、营养不良。
- 早期 ORN 常常行保守治疗，包括保持口腔卫生、局部或全身运用抗生素。
- 进展期（Ⅱ型）ORN 治疗包括清创、牙源性坏死骨切除、抗生素，可能的话行药物和（或）高压氧治疗。
- Ⅲ期和难治性Ⅱ期 ORN 常常需要彻底清创和游离皮瓣重建。
- 顽固性疼痛、病理性骨折、瘘管和骨髓炎常常是下颌骨切除和皮瓣重建的适应证。

- ORN 伴瘘管的患者常常需要双皮岛皮瓣、皮岛联合肌肉或双游离皮瓣进行重建。
- 由于愈合能力较差、受区血管分离困难及共存疾病的存在，ORN 重建的难度要远远高于肿瘤的重建。
- 进行游离皮瓣重建是需充分理解受区血管解剖，如果同侧颈外动脉和颈内静脉及他们的分支包裹于瘢痕组织或因其他原因不可用，需要寻找可替代受区血管。
- 当不再为重建口腔功能做进一步的手术时，将带有种植体植入的非放射治疗后游离骨瓣作为牙齿修复体来替代放射性坏死骨在理论上有优势。

（杨莉亚 高全文 朱美抒 译）

参考文献

1. Marx RE. Osteoradionecrosis: a new concept of its pathophysiology. J Oral Maxillofac Surg 1983;41(5):283–288

2. Beumer J, Harrison R, Sanders B, Kurrasch M. Osteoradionecrosis: predisposing factors and outcomes of therapy. Head Neck Surg 1984;6(4):819–827

3. Lyons A, Ghazali N. Osteoradionecrosis of the jaws: current understanding of its pathophysiology and treatment. Br J Oral Maxillofac Surg 2008;46(8):653–660

4. Notani K, Yamazaki Y, Kitada H, et al. Management of mandibular osteoradionecrosis corresponding to the severity of osteoradionecrosis and the method of radiotherapy. Head Neck 2003;25(3):181–186

5. Kuhnt T, Becker A, Bloching M, et al. Phase II trial of a simultaneous radiochemotherapy with cisplatinum and paclitaxel in combination with hyperfractionated-accelerated radiotherapy in locally advanced head and neck tumors. Med Oncol 2006;23(3):325–333

6. Bras J, de Jonge HK, van Merkesteyn JP. Osteoradionecrosis of the mandible: pathogenesis. Am J Otolaryngol 1990;11(4):244–250

7. Goldwaser BR, Chuang SK, Kaban LB, August M. Risk factor assessment for the development of osteoradionecrosis. J Oral Maxillofac Surg 2007;65(11):2311–2316

8. Lee IJ, Koom WS, Lee CG, et al. Risk factors and dose-effect relationship for mandibular osteoradionecrosis in oral and oropharyngeal cancer patients. Int J Radiat Oncol Biol Phys 2009;75(4):1084–1091

9. Sanger JR, Matloub HS, Yousif NJ, Larson DL. Management of osteoradionecrosis of the mandible. Clin Plast Surg 1993;20(3):517–530

10. Jereczek-Fossa BA, Orecchia R. Radiotherapy-induced mandibular bone complications. Cancer Treat Rev 2002;28(1):65–74

11. Annane D, Depondt J, Aubert P, et al. Hyperbaric oxygen therapy for radionecrosis of the jaw: a randomized, placebo-controlled, double-blind trial from the ORN96 study group. J Clin Oncol 2004;22(24):4893–4900

12. Murray CG, Daly TE, Zimmerman SO. The relationship between dental disease and radiation necrosis of the mandible. Oral Surg Oral Med Oral Pathol 1980;49(2):99–104

13. Tobey RE, Kelly JF. Osteoradionecrosis of the jaws. Otolaryngol Clin North Am 1979;12(1):183–186

14. Schwartz HC, Kagan AR. Osteoradionecrosis of the mandible: scientific basis for clinical staging. Am J Clin Oncol 2002;25(2):168–171

15. Marx RE, Johnson RP, Kline SN. Prevention of osteoradionecrosis: a randomized prospective clinical trial of hyperbaric oxygen versus penicillin. J Am Dent Assoc 1985;111(1):49–54

16. Wong JK, Wood RE, McLean M. Conservative management of osteoradionecrosis. Oral Surg Oral Med Oral Pathol Oral Radiol Endod 1997;84(1):16–21

17. Ang E, Black C, Irish J, et al. Reconstructive options in the treatment of osteoradionecrosis of the craniomaxillofacial skeleton. Br J Plast Surg 2003;56(2):92–99

18. Gal TJ, Yueh B, Futran ND. Influence of prior hyperbaric oxygen therapy in complications following microvascular reconstruction for advanced osteoradionecrosis. Arch Otolaryngol Head Neck Surg 2003;129(1):72–76

19. D'Souza J, Goru J, Goru S, Brown J, Vaughan ED, Rogers SN. The influence of hyperbaric oxygen on the outcome of patients treated for osteoradionecrosis: 8 year study. Int J Oral Maxillofac Surg 2007;36(9):783–787

20. Delanian S, Balla-Mekias S, Lefaix JL. Striking regression of chronic radiotherapy damage in a clinical trial of combined pentoxifylline and tocopherol. J Clin Oncol 1999;17(10):3283–3290

21. Delanian S, Depondt J, Lefaix JL. Major healing of refractory mandible osteoradionecrosis after treatment combining pentoxifylline and tocopherol: a phase II trial.

22. Yu P, Chang EI, Hanasono MM. Design of a reliable skin paddle for the fibula osteocutaneous flap: perforator anatomy revisited. Plast Reconstr Surg 2011;128(2):440–446

23. Hanasono MM, Zevallos JP, Skoracki RJ, Yu P. A prospective analysis of bony versus soft-tissue reconstruction for posterior mandibular defects. Plast Reconstr Surg 2010;125(5):1413–1421

24. Baumann DP, Yu P, Hanasono MM, Skoracki RJ. Free flap reconstruction of osteoradionecrosis of the mandible: a 10-year review and defect classification. Head Neck 2011;33(6):800–807

第 15 章　口腔假体修复和面部假体修复

Theresa M. Hofstede, Patricia C. Montgomery, Richard C. Cardoso

■ 引言

　　头颈部肿瘤患者经过外科组织切除及重建,其功能与美观方面面临着挑战。幸运的是,可通过假体修复来提高他们的信心和生活质量。口内和口外的假体植入往往能够达到结构和功能上的修复,而单纯的皮瓣修复无法达到这种程度。重建的皮瓣,尤其是包含骨组织的皮瓣,为假体的修复提供了良好的基础。为了达到理想的效果,多学科治疗团队应包括颌面修复专家和整形外科专家,他们可以在修复治疗计划中起到积极作用。本章将主要对口外和口内假体修复联合外科重建的内容进行讨论。

■ 口外的假体修复

术前评估

　　传统的面部假体包括鼻、眶部、耳的假体。成功应用假体修复这些颅面部缺损,需要手术团队、颌面修复团队与患者进行沟通, 良好的交流可以让患者身体和心理提前做好准备。在术前评估期间,颌面团队应该针对假体的设计及制作过程、完成周期、材料类型、使用寿命、所需费用及假体和面部维护进行讨论。患者对美学的期望要与实际结果相符合。术前影像可以记录面部特征并辅助假体外形和尺寸设计。在一些病例中,如果手术后仅有很小的解剖变化,而且取模过程不会对患者造成损伤,可以在手术切除病变前对相关的区域取模,印模翻制的模型有利于以后模板的测量。

　　颅面假体的种植修复需要术前做周密的计划。术前对可利用的骨组织进行评估很重要,骨的质量和骨量、卫生情况、软组织覆盖的厚度及放射治疗的应用都可影响颅面部假体种植修复的效果[1-9]。修复团队制作的手术模板可以确保种植体植入准确的位置。对于剩余骨量较少的区域和(或)种植体放入的位置和角度都必须利用电脑软件依据 CT 数据进行术前计划,这是特别有帮助的。

外科指南和假体修复

　　成功的面部修复体手术取决于其接触的组织或者"平台",不同类型的修复体,如眼眶、耳郭或者鼻修复体,其对术后局部的要求各不相同。对于头颈部肿瘤患者来说, 肿瘤的控制要优于对于外观的关注,因为疾病的治疗是首位目标。然而,如果不了解颌面口腔修复技术,毁损性切除手术虽然会对疾病有一定的治疗作用,但往往会遗留功能和美观上的缺陷[10]。改进修复体手术成功率的外科修复原则对于毁损性切除重建所导致的面部缺损有所裨益。这些原则包括:

　　1.将骨缘打磨平滑,以避免组织瓣覆盖时的摩擦损伤。

　　2.没有游离组织和带蒂皮瓣覆盖的外露骨和骨膜可以采用中厚皮片移植(STSG)修复,STSG 比呼吸道黏膜、肉芽组织或二期上皮化的组织能更好地抑制修复体的摩擦力,而且 STSG 替代呼吸道黏膜也能减少病损区黏膜分泌物和结痂, 改善局部的卫生状况,以利于修复体的固位。

　　3.去除无支撑的组织标记,因为它们很难在正确解剖位置取模, 由此预制的修复体外形往往过凸,美学效果差。

　　4.重建面部缺损的组织应该在色泽和弹性方面尽

可能与受区周围组织一致。组织上毛发生长过多会影响修复体的存留，应该采用激光脱毛进行处理。

5.对于外形合适的修复体必须要有足够的空间，特别是在眶部。过大的皮瓣往往会占据较多空间，为了获得更好的手术效果，通常需要对臃肿的皮瓣进行修薄。

成功的面部修复体手术取决于支持因素、稳定因素和固位因素等诸多条件，其中修复体固位是首要考虑因素[11]。修复体可以通过解剖－机械倒凹、口内–口外交通、黏合剂或胶带、口外骨结合式种植体，或这些方法的结合来固位。每种类型的固位都有特殊的解剖要求，因此需要多学科综合小组共同参与术前治疗计划。

口外骨结合种植体

早在 1977 年，Brånemark 和 Albrekttsson 在使用骨传导助听器时引入了经皮颅面种植体[12]。而今，基于骨结合种植体的面部假体重建是出于面部假体固位安全的一个重要考虑，它能极大地促进面部假体在残余面部平台的精确放置。颅面种植体是有螺纹的圆柱形钛钉，它能在骨和氧化钛的表层之间形成连接（骨结合种植体）。种植体包含一个基台，它能为面部假体

提供穿黏膜或穿皮的连接。考虑到基台的口外连接，通常有两种常见的修复连接组成：用杆状和回纹针装置或磁性连接。每一种都需要特定的植入原则和良好的维护来确保假体的成功。

成功的颅面种植体需要有足够的骨量和骨密度，以及正确的种植体定位。例如，在整个耳郭切除术中，耳郭假体植入的理想位置，主要基于使用外耳道作为着力点。种植体、杆状和回纹针装置或者磁体应该定位于计划手术的对耳轮以下，来获得假体足够的深度和外形（图 15.1 和图 15.2）[13]。由于颞骨切除和皮瓣移植等广泛的手术，会导致外耳道消失，就不可能在该区域植入种植体。在颞骨中植入种植体，我们肉眼可看到种植体的组成成分，因而会产生较差的假体美观性。这些种植体可能也会影响骨锚定助听器的位置。

为了获得最佳的美学效果，眶部的假体必须处在凹面的缺损中。眶部假体的植入应位于颧骨体、眶上或眶下边缘、眶外侧缘，或是以上条件的结合。种植体的位置应被假体所掩盖，而且不应该影响眼眶假体的复杂外形。种植体植入的角度将会影响种植体基台的方向，而这可能会阻碍假体构件的良好植入，从而导致美学性很差或种植体不可用（图 15.3）。

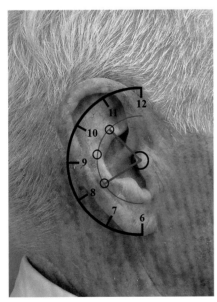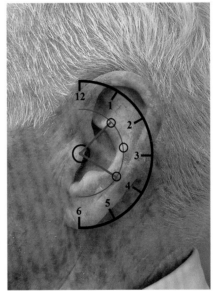

图 15.1　在计划阶段，患者缺损部位的大小和深度、义耳的大小和形状、种植体的数目和位置、负载情况、周围组织的活动性，以及年龄、能力和卫生情况都需要考虑在内。义耳的大小和形状会最终决定种植体数目和种植体的定位位置。在手术之前，面部假体团队制作的手术导板会对种植体的定位有所帮助。为了获得的美学效果，种植体应该被放在对耳轮下，达到足够的深度以掩饰假体固位部分。通常，理想的位置是在外耳道口（外耳道闭锁时，相当于外耳道口的位置）的中心下 20mm 处。在右耳，理想位置是在 8 点钟和 10 点 30 分方向之间；在左耳，理想的位置是在 1 点 30 分和 4 点钟方向之间。两种植体间的距离至少为 15mm，这取决于解剖情况[15]。

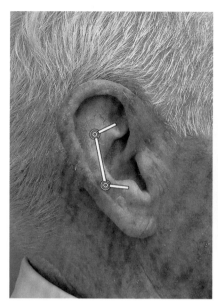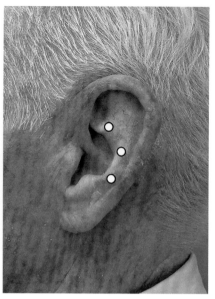

图 15.2 义耳的大小和形状最终决定种植体数目和定位位置,两种植体对于用杆状和回纹针状固定性装置来获得满意的固位是足够的。在一些情况下,为了确保用杆状和回纹针装置的大的义耳获得满意的固位,3 个种植体是必须的。对磁性固位体来说,3 个种植体更好,但是两个种植体已经足够了。

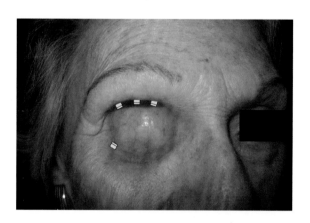

图 15.3 在患者允许的情况下,建议使用个性磁体附着在上下眶缘长度合适的基台上,来保持眼部假体的稳定,这样更有利于两个或以上的固定装置放于上下边缘[15]。适当的清理基台边缘,对于较大的眶部缺损推荐使用杆状和回纹针固位装置。

鼻部假体种植体的位置因人而异,因为鼻部缺损周围的大部分骨结构复杂,而且通常很薄而不能承受颅颌面种植体[14]。种植体可以斜行进入前鼻棘,从而其可与上颌骨基底衔接;然而,牙齿的存在会限制种植体的位置,必须避免牙根受伤。穿出于上唇的可移动的皮肤组织中的种植体,常常会产生慢性刺激,故我们应避免这种情况。植于鼻底前部的种植体间应该有8~10mm 的间距, 而且从不可移动的组织中穿出 (图15.4)[16]。文献表明,由于种植体周围慢性皮炎的存在导致种植体失败率较高,特别是在眉间区域,鼻部种

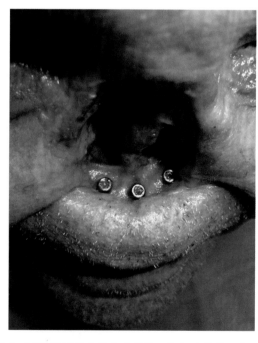

图 15.4 可以使用骨内膜的种植体, 根据个体情况保留鼻假体。为了保证底部结构充足的空间,需清除鼻腔内的骨性结构,植入中厚皮片。种植体应垂直放入没有牙齿的上颌骨牙槽内以支撑底部结构,从而固位假体。

植体失败率更高。

用假体修复耳、鼻或眶部缺损,在这些部位植入种植体时,必须考虑许多因素。

1.由于放射性骨坏死的风险和受照射骨更高的移

植失败率,种植体应该在放射治疗前植入[19],被照射过的骨结合需要 6~8 个月的时间愈合,高压氧治疗可以促进伤口愈合[20]。

2.定位较差的种植体是不可用的,因为它们会导致假体的变形和无效。

3.缺损部位的卫生和穿黏膜组织是种植体植入前重要考虑的问题。患者不愿意或不能保持良好的卫生习惯应该考虑其他的修复方式。

4.CT 扫描的立体平版模型有助于评估骨的轮廓、口腔厚度和面部形貌。由这些模型制成的手术导向装置被直接放置在骨头上作为钻孔导向装置。

确定和可视化固位未来人工耳、鼻或眼睛是假体成功修复的关键。

术后评估

患者术后应该返回颌面假体组来评估愈合效果、组织的缺失程度和恢复时间。承载假体的表面磨损或者存在骨外露、感染、肉芽组织增生或软组织瓣过大的情况,应与重建外科医生讨论重新修复。评估种植体位置以确定进一步的固位机制。触诊手术部位探查有无压痛、水肿、脆弱或出血的组织,评估组织的质地和活动度缺损[16]。周围的组织活动度过大会严重影响假体的固位。

术后化学治疗或放射治疗会延缓假体修复愈合的时间。如果手术时置入骨结合种植体,假体修复之前,种植体骨结合需要额外 6~8 个月的时间。如果患者不需要放射治疗,修复时间会缩短为 4~6 个月。治疗的相关并发症包括水肿、压痛、皮炎、纤维化、皮瓣萎缩。假体修复之前,缺损和皮瓣的修复在结构上应该稳定,以确保基底部组织的精确吻合。

生物材料

弹性体被用于制作面部假体已经 50 年了。这些定制的假体无论是内在还是外在都与人类的皮肤颜色相近,具有良好的色泽稳定性。硅酮的质地与周围组织的质地相匹配,使假体更具逼真性[21,22]。面部假体的成功取决于材料的物理和机械性能。从 20 世纪 60年代,弹性聚合物,例如硅橡胶,已经成为生物材料的选择[23]。生物材料理想的机械性能是持久性、易操作性,以及与皮肤相似的灵活性。当附着在软组织上时,硅酮材料边缘可以修整得很薄以便于移动。硅橡胶的

限制性包括:边缘强度较差、延展性差、随时间变色、易于真菌生存。假体的平均寿命是 1 年,主要是由于每天的使用所导致的降解,以及摘戴过程和暴露于紫外线导致的损害等[24]。

丙烯酸树脂常被用于面部假体基底部的制作,钐钴磁用于引导其就位。它也可用于存放植入假体所需的固位元件。另外,丙烯酸树脂也被用于制作眼睛假体(假体眼球)和眼眶假体。

假体的固位

假体可以通过几种方法来固位,包括医疗级别的黏附、双面粘接、应用丙烯酸树脂制作基底部(应用或不应用嵌入磁铁)、解剖底切、机械固位和应用颅面骨结合种植体。类别的选择是由患者的缺损部位、底部硬组织或软组织的质量、面部表情组织的活动度和轮廓等共同决定的。假体不能固位在脆弱、湿润以及较薄的组织上。胶粘剂与皮肤相互作用的问题会影响粘接的寿命,会导致皮肤的敏感,还可能影响胶粘剂残留的完全清除[11,25]。皮肤和假体的维护需要患者长久的努力和适应,患者对假体的接受和信心也依赖于假体可预期的留存度。

面部假体的一般类型

鼻部假体

患者行部分或全部鼻切除术而不能进行外科重建时,可应用部分或全部鼻假体重建鼻部缺失的组织(图 15.5)。鼻假体成功的应用取决于鼻部区域手术技术的支持。

1.如果以后不进行外科修复的话,所有非支撑组织的连接,包括鼻翼的连接,都应该被去除。因为组织连接常常是脱离于正常的解剖位置的,这使得它们与假体形成一体很困难。

2.如果鼻骨保持完整,假体的稳定性就会增强。这种垂直支撑也有助于固定眼镜。

3.鼻中隔前段应去除,形成一个凹形缺损,便于用丙烯酸树脂填塞,有助于假体的保留固位和稳定。这也会减少鼻腔分泌物的排出,防止其积聚在假体上,有利于假体固位。

4.黏膜的缺损通过可以断层皮片移植来修复,断层皮片没有毛发生长或腺体分泌物,有利于假体的固

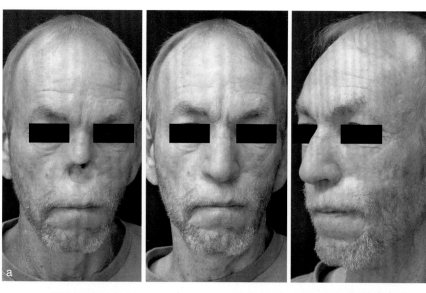

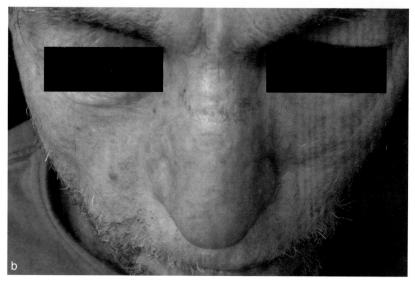

图 15.5　(a)男性患者,55 岁,左侧鼻翼、鼻小柱和鼻中隔前部曾有基底细胞癌病史,肿瘤侵犯了周围神经,患者行部分鼻切除术和鼻中隔前部切除术,应用中厚皮片移植(STSG),然后术后行放射治疗。鼻棘完整,可以为鼻假体提供垂直支撑。皮片移植应用液体黏合剂可以增强黏附性,利于鼻假体的固位。(b)特写图片展示了硅酮假体外在的色泽细节。

位和稳定。

　　5.保留前鼻棘和上唇系带可以防止唇向上移动。

耳部假体

　　当必须行次全耳切除术或全耳切除术时,可应用部分耳假体或全耳假体进行重建(图 15.6)。在大多数情况下,手术重建,特别是受照射区域的重建,很少能够达到可接受的美观效果。耳部假体的固位可应用医用级液体黏合剂、医用级双面粘接、解剖型丙烯酸树脂基底或骨结合种植体等方法。耳郭全切除后,假体的位置、轮廓、方向和固位都将得到加强。

　　耳部假体的成功依赖于假体容纳的位置。

　　1.受体部位要平坦或者有轻微的凹陷才能达到最佳的美学效果。应将较厚的重建皮瓣修薄以达到两侧

面部的对称。

　　2.STSG 提供了一个没有毛发生长的光滑表面,这增强了黏合剂与皮肤的结合。

　　3.在全切除术中,位置、外形、方向和假体的固位部分经常会被加强。在局部切除术中,剩余组织的变形会影响美学和两侧的对称性,因此应该减轻最终假体的重量。

　　4.在全耳切除术中,耳屏在维持位置方面是一个很有利的组织,尤其当位置不扭曲的时候。根据稳定的解剖标志,假体的定向较为容易。假体的边缘应最小化,从而可以在耳屏位置达到较好的隐蔽性。

　　5.外耳上部有软骨的支撑,但是在外科手术闭合后会变扭曲。如果保留耳屏附近的耳轮根部,仍有继续戴眼镜的可能。

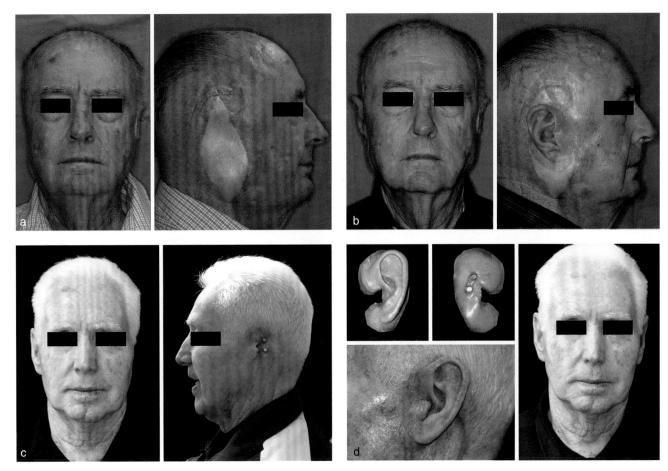

图 15.6　(a)男性患者,73 岁,右侧外耳道有复发性鳞状细胞癌和基底细胞癌病史,患者行右耳全切除术、腮腺切除术、颈部淋巴结清扫术和游离皮瓣重建手术,然后术后行外照射放射治疗。在开始假体修复之前,应完成放置于右侧头颈部股前外侧皮瓣的修整,皮瓣下部臃肿的外形可通过负压吸引脂肪抽吸术来使两侧的对称性达到平衡。然后,患者就准备开始进行假体修复。(b)如果移植皮片外形平坦,没有稳定的解剖标志,那么耳部假体的准确定位将存在一定的挑战性。假体需要应用医用级双面粘接进行固位。(c)男性患者,79 岁,左侧外耳曾患低分化的鳞状细胞癌,后行左侧的耳切除术,应用颈面部推进皮瓣和放置两个骨结合种植体进行假体修复。患者术后没有要求进行放射治疗。(d)硅胶假体在行最后的外部着色之前,应用磁性固位元件嵌入硅胶假体的丙烯酸基底内。最终的硅胶假体应用磁性元件和医用级双面粘接进行固位,从而可以为皮肤边缘提供额外的稳定性。

6.有时,耳郭中 1/3 的组织会在手术中损失。该种损失可应用假体修复,但在某些患者中存在放置和固位的问题。

7.在大多数病例中,耳郭下半部和耳垂并不会因假体的固位或定位而受益。这些组织的不稳定性对于取模来说具有一定挑战性。

眶部假体

眶内容切除术后,眶部假体的设计与制作是美学挑战性最高和修复要求最具艺术性的工作之一(图 15.7)。假体通过匹配独特的眼睑和周围组织轮廓,达到与对侧眼睛相似。通常受区条件必须良好,否则眶部假体往往不能达到美学效果。眶部假体可通过医用级液体

黏合剂、医用级双面粘接、丙烯酸树脂的基底或骨结合种植体来固位。

眶部假体的成功应用取决于受区手术技术的支持。

1.眼睑应当切除;然而,眉毛应当维持在与对侧相同的位置。眶周的骨性边缘应该能够支撑假体的重量,条件允许的情况下应当被保留下来。

2.切除的眶骨边缘应当光滑圆钝,以减少组织刺激及将来的骨暴露。没有眶下缘的支撑,假体会由于缺少支撑而脱落。这种情况下,我们更倾向于先重建眶下骨。

3.如果计划应用眶部假体进行修复,应当避免应用较大的皮瓣填堵眼眶(图 15.8)。内衬 STSG 或者薄

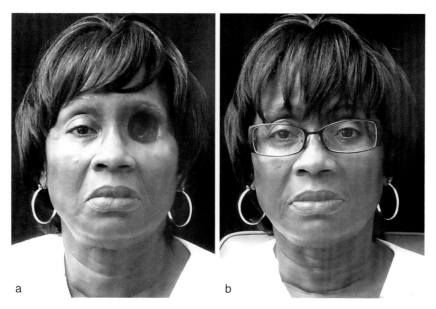

图 15.7　女性患者,63 岁,左侧球结膜、泪阜和下睑结膜有复发性鳞状细胞癌病史,患者行左侧眶内容切除术。(a)患者的凹形缺损为球形义眼提供了足够的空间,可以将其准确放置于眶部假体内。(b)美学效果极佳。眼镜可辅助遮挡假体的边缘。

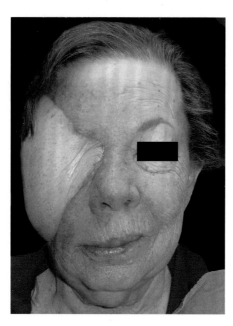

图 15.8　假体修复眼眶缺损是最难修复的过程之一。巨大皮瓣的完全覆盖不允许行美观恢复;因此,只要有可能,我们倾向于在凹陷缺损内衬 STSG。

皮瓣凹性骨性眼眶是理想的眶部假体受区。这样的结构可提供一个固定的组织基础,其深度要求能够有镜像逼真的轮廓和一个良好的黏附平面。

■ 口内假体修复

上颌缺损

　　上颌骨病变切除(上颌骨切除术)未行手术微血

管重建的,需放置一个填充物。因切除上颌窦、硬/软腭和牙槽嵴形成的口腔上颌窦/口腔-鼻腔缺损会导致口齿不清、吞咽障碍和鼻反流(除非口-鼻可以分区重新建立)。填充物是可以去除的假体,他可替代肿瘤切除术时全部或部分切除的上腭[27]。填充物的主要功能是重新建立口腔和窦腔或鼻腔之间的分区,重新创建出上腭外形以帮助发出语音[28,29]。

　　计划的手术缺损大小与位置、剩余牙齿的存在与情况,剩余的假体受力表面是上颌填充物假体修复的注意事项[27]。随着缺损的增大,可用于固位的残留上腭和残留牙齿量减少[28-31]。这种情况使得假体的固位和稳定性降低,从而降低了功能性和患者的满意度[31-33]。骨结合种植体置入缺牙区为假体提供了强大的支撑、固位和稳定,否则将会受到肿瘤切除手术的损害[29,34,35]。术后放射治疗由于有发展为放射性骨坏死的风险从而影响了种植体植入。影响放射治疗后种植假体修复成功的重要因素是施加到拟种植位点的放射剂量、从放射治疗到种植手术的时间、种植体固定和基台长度、可用骨量及适合的种植位点[29,30,36]。高压氧治疗可以加速种植修复患者伤口愈合的观点仍存在争议,有待进一步研究[37]。

　　假体修复应用填充物假体分为 3 种类型:手术填充物、临时填充物和永久填充物。

手术填充物

　　手术填充物是一种在手术期间放置的可移除的

假体,一般没有义齿。它的主要目的是恢复腭部的连续性,最终恢复语音和无鼻反流的吞咽功能。其还可支持手术敷料、维持 STSG 在位及减少术后出血。手术填充物通常应避免使用鼻饲管,可减少术后恢复时间及留院时间。患者术后即可说话及饮食,其心理状态随着说话及饮食能力的增强而提升[28,29,38,39]。

临时填充物

临时填充物在术后 5~10 天放置,即在手术填充物/敷料去除以后。在正常愈合过程中,上颌骨切除术的缺损将继续变化,可能会发生鼻反流和鼻音的风险。为了适应这些改变,临时填充物应用弹性的聚甲基丙烯酸甲酯材料进行改良(图 15.9)。通常在愈合期间用临时填充物制作义齿来建立适当的唇颊外形,并可减少瘢痕挛缩[28,29,38,39]。外形良好、贴合紧密的临时填充物可进一步改良,一旦缺损大小稳定,其可转变为永久填充物。

永久填充物

一旦上颌骨缺损尺寸稳定即可制作永久填充物[27]。

通常,永久填充物在术后 3~4 个月制作;然而,多因素可能影响制作时间,比如缺损大小、术后放射治疗的应用和时间、肿瘤的预后、骨外露或愈合进展[28]。修复缺失牙齿不仅最大限度地恢复了口腔功能,也恢复了面部对称性。最终填充物假体可以根据轮廓、残留牙齿状态和患者的期望制作金属框架(图 15.10)。

就任何颌面的假体而言,剩余的牙齿对于整个假体的功能是至关重要的。应该尽一切努力来保留和加固剩余的牙齿。对于接受术后放射治疗的患者,必须仔细维护口腔卫生并进行日常的氟化物治疗[29,40]。

咽部填充物

行过广泛软腭切除术的患者需要应用填充物。与硬腭填充物相似,咽部填充物重新塑造了口咽和鼻咽之间的分区(图 15.11)。它们主要的不同在于,在说话和吞咽时,剩余的咽部肌肉组织必须顶着这个填充物才能发挥功能[28]。在外科手术期间,外科医生和颌面口腔修复医生必须决定剩余的结构是否还需保持原有功能。相比于保留部分功能或者完全无功能的软腭,把软腭彻底去除更容易修复患者的言语和吞咽能

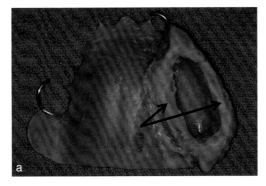
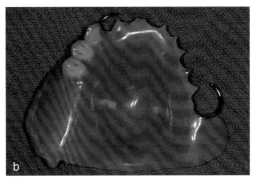

图 15.9 (a,b)应用锻造金属卡环嵌于丙烯酸树脂制作过渡填充物。弹性材料(箭头所示)通过腭部缺损和毗邻的肌肉进行塑形,并频繁在治疗过程中进行修整。

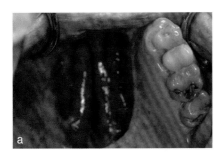
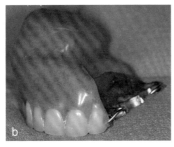
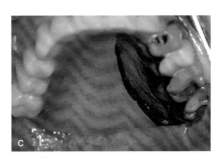

图 15.10 (a)右侧上颌骨和上颌骨前部的广泛缺损造成了功能上和美学上的修复挑战。(b,c)应用铸型框架和塑胶树脂制作的永久填充物可以闭合该缺损,并可修复言语和吞咽功能以及唇部的支撑功能。

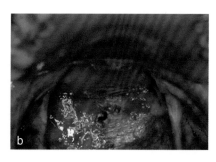

图 15.11 (a)咽部的填充物在硬腭的水平上向后延伸,从而将口咽与鼻咽分开。(b)中间的和上部的括约肌可对抗这些延伸的部分,从而保证在讲话和吞咽时候的封闭性。

力[29,31]。困难的原因在于口咽部没有足够的填充物[31]。

增强填充物修复手术方面的考虑

依靠谨慎细心的外科手术计划,可以降低甚至消除假体修复的困难。通常在术前制作口腔模型,并且会经过头颈部外科医生和颌面口腔修复医生的讨论才会用于手术。应先确定手术边缘,这样才能制作出大小合适的假体。要解决口腔整体情况,也就是说,需要口腔外科和牙齿修复的配合。理论上,不可修复的牙齿或术后可能有问题的牙齿最好在肿瘤切除手术时就拔掉[29]。

改善假体修复结果的几个手术建议。

1.截骨术应该从牙齿缺失的间隙进行,这样可以防止骨头或牙齿的损失[29]。

2.STSG 应置于上颌骨缺损处,这样会形成瘢痕,提高填充物的固位力,并可产生有弹性的容纳假体的表面。同时,这样可减少黏液量或硬皮的形成以及鼻息肉的形成,从而可以改善缺损处整体的卫生情况。

3.切除下鼻甲和中鼻甲可以使假体有足够的向上延展的空间,所以即使下鼻甲和中鼻甲没有受累,也建议切除。鼻甲周围的呼吸道上皮较脆弱,通常会成为出血点并易受到刺激[29,30,34,36]。

4.剩余上颌骨的骨量和结构将会直接影响假体的支撑和稳定性。在病变前部,应该尽可能地保留双侧上颌结节,它是一个主要的容纳假体的区域。当因为肿瘤的切除范围导致上颌结节不能保留时,应尽量保留上颌骨前部,以容纳假体[29,30,34,36]。

5.相对于 Weber-Fergusson 切口,颅内入路可以使填充物过渡阶段的唇部和颊部的术后操作更加容易[34,39]。

6.如果术后没有感染,剩余的上腭黏膜可以包裹行腭部截骨术的上腭,从而为容纳义齿提供表面。

上颌骨缺损的手术重建

现在的显微外科技术促进了上颌骨缺损手术重建的发展,为口腔和鼻腔之间提供了空间。通过手术重建可以有效恢复功能和美学结果;但是,取决于重建的体积和位置,它可能影响假体的修复结果。如果皮瓣占据了义齿定位的空间,不进行皮瓣修整则不能进行假体修复。

在重建上颌骨后,假体手术的成功需要骨环境。骨骼可以支持种植体植入,以及可提供颅骨的咬合力量来抵抗长期吸收。腓骨皮瓣适合这种类型的重建,腓骨的垂直高度为 13.1~16.7mm,平均 15mm[41-43]。腓骨连同其组织外形,是放置骨内种植体的理想位置。许多头颈部骨性缺损适合运用腓骨重建,可以促进患者的功能恢复。通过将种植体放入腓骨来支撑上颌骨假体的重建方式,患者的咬合和言语功能几乎可达到最佳恢复效果[44]。腓骨的位置和方向是修复成功的关键,足够的空间对假体的元件和假体是必要的(图 15.12)。手术医生与修复医生术前应用立体光刻模型的合作,对假体的成功修复至关重要(图 15.13)。

没有骨性结构的软组织皮瓣,常常会妨碍口腔假体的制造。这种重建方式往往缺乏支撑假体的能力,导致假体不能固位,从而进一步导致假体无功能。牙槽骨或骨性支撑物和固定软组织是功能性假体的关键因素。治疗计划阶段应考虑到患者对于假体修复的期望,但是,期望要现实。对于那些对术后假体修复不感兴趣的患者,软组织皮瓣是术后康复的最好方式,对于那些术后较小的缺损,患者不想也不愿意应用填充物进行治疗[28]。

腭部修补术

腭部的外形凸度不仅对发音很重要,而且对吞咽

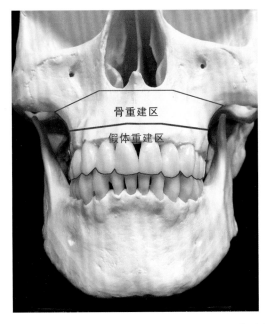

图 15.12　应用骨皮瓣重建上颌骨缺损需要仔细的术前规划。骨骼应该向上定位,防止假体占据多余空间。

功能也很重要。发音是根据舌、唇、颊相对应腭部、牙齿和其他口腔结构的准确位置实现的[28]。一般来说,吞咽需要舌到腭部的最大接触。腭部修补术重建了硬腭的凸度外形从而在部分或全腭切除后改善说话和吞咽时舌侧的接触[27](图 15.14)。

舌头一般被认为对改变具有很好的适应性;然而,我们已经确认了舌部组织的移除量与发音之间的直接相关性[28]。即使进行了腓骨瓣重建术,对于在术后

有发音和(或)吞咽障碍的患者,这种假体修复方法也可使患者受益。文献表明,切除术后舌腭接触严重受限的患者应用腭部修补术后在语言(86%;42 例患者中 36 例)和吞咽(86%;37 例患者中的 32 例)方面有明显的提高[45]。

下颌骨缺损

因肿瘤切除治疗导致的下颌骨缺损造成了功能和美学方面的问题。切除范围和重建的程度随肿瘤大小不同有所不同,通常情况下,语言、咀嚼、唇姿、药剂用量和咬合都会受到影响。下颌骨切除后的假体修复可以改善这些缺陷。利用剩余的下颌牙齿、骨内种植体和非移动软组织基底来增强下颌假体的固位、支撑和稳定性。重建下颌骨缺损的外科手术对假体修复的效果影响深远[46]。手术技术的提高可以改善假体的修复结果。

1.将 STSG 放在下颌骨缺损边缘将提供最佳的假体容纳表面(图 15.15a)[47]。口底和颊黏膜一期闭合通常会影响假体的修复效果(图 15.15b)。

2.通过牙槽而不是间隔骨行截骨术,可以保持切除部位邻近牙齿的骨性支撑。

3.保留未受累的健康牙齿,以帮助假体固位和保持假体方向。

4.如果可能的话,应用骨皮瓣恢复下颌骨连续性缺损,以减少面部缺损和下颌骨的偏移。

5.在下颌骨重建过程中,保持剩余下颌骨段的术

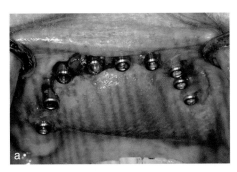

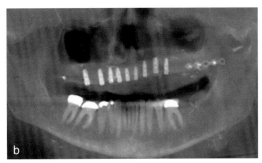

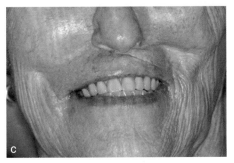

图 15.13　全上颌切除后缺损应用腓骨瓣重建,并用多个种植体固位假体。腓骨放置在假体区更靠上的位置,这样义齿能放置在合适的位置。(a)口内观可看到重建的上颌骨,上有多个暴露式种植体和基台。(b)全景片显示放置多个骨内种植体的腓骨瓣重建的上颌骨。(c)患者全口重建。

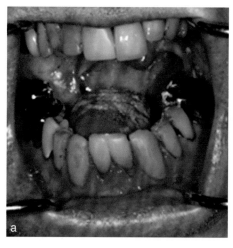
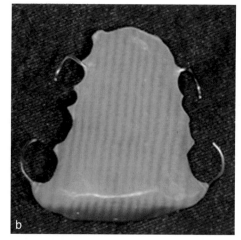

图 15.14 (a)部分舌切除术和重建术后舌头的运动范围受到限制。(b)腭部假体(修复体)放置于上腭,可填补舌不能触及的腭穹隆处空隙,从而为吞咽和发音提供表面的接触。

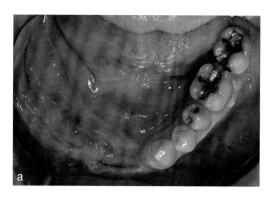
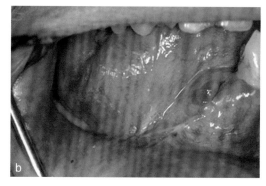

图 15.15 (a)在下颌骨边缘切除术缺损处良性愈合的 STSG。这种 STSG 为假体放置提供了弹性、稳定、理想的基础。(b)如果下颌骨切除假体放置在其上面,口底和颊黏膜的一期闭合可产生活动性黏膜。

前定位。这将优化下颌骨运动和咬合方向,并可最大限度减少颞下颌关节问题。

6.沿着下颌骨的下缘定位皮瓣骨性部分以恢复适当的面部形状。这也为种植体和假体的放置提供了足够空间。

因为下颌骨的连续性和肌肉组织通常是完整的,在下颌骨边缘切除术后,患者存在牙槽嵴缺损的发病率有限。然而,随着牙齿和牙槽骨的缺失、咀嚼功能也有所降低。此外,如果切除涉及下颌骨前段,下唇可以翻转进入口腔(图 15.16)。下颌骨切除假体修复可恢复咬合面和咀嚼功能,并提供足够的唇支撑。假体可通过剩余的牙齿或骨结合种植体固位(图 15.17)。如果患者牙齿缺失,下颌骨切除后假体的有效固位将较为困难,可考虑在手术时放置骨内种植体。

假体修复过程中,利用骨皮瓣重建下颌骨是另一项挑战。带皮岛的皮瓣体积较大、有活动度,同时与皮肤是连接在一起的。如果下颌骨存留多个牙齿,牙齿和软组织固位的下颌骨切除后假体可使缺损恢复到一个较合理的效果。随着时间的推移,假体基底部下

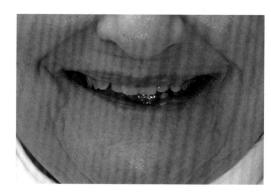

图 15.16 患者由于牙龈的鳞状细胞癌行右侧下颌骨边缘切除术,导致下唇在没有假体的情况下向口内塌陷。

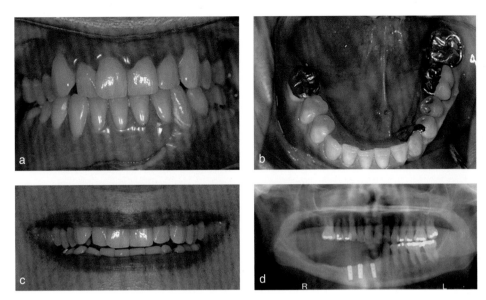

图 15.17 应用下颌骨切除假体修复下颌骨边缘切除术后缺损。该可移除假体通过皮片下的牙齿和骨骼支撑,并通过牙齿周围的种植体和卡环来固位。这种最佳的假体基础可以使功能和美学结果恢复至术前水平。(a)下颌骨切除假体到位的口内观。(b)下颌骨切除假体到位区域的咬合面观。(c)患者微笑时的美学效果。(d)全景片显示下颌骨边缘切除术后缺损和种植体植入位置。

方的大部分皮岛可能萎缩并给假体提供一个更稳定的基底(图 15.18)。然而,对于存在多个缺失的下颌牙齿,假体的固位变得更具挑战性。在剩余下颌骨内或骨瓣内放置骨内种植体,可大大提高假体修复的成功率[35]。切除的下颌骨通常应用腓骨瓣重建[48]。皮瓣的骨性结构是理想的放置种植体的位置。种植体通常需要分两个阶段放置,皮瓣才能完全愈合。种植体被放置到腓骨,愈合时间为 3~6 个月,然后将其暴露,置入修复基台。外科夹板也必须在暴露时放置以防止皮岛愈合后的皮肤超过基台(图 15.19)。基台周围的皮岛愈合并成熟后,就可以制作下颌骨切除假体了(图 15.20)。

■ 总结

头颈部肿瘤切除治疗后缺损的外科重建有时达不到功能与美学效果。口外与口内假体重建可增强功

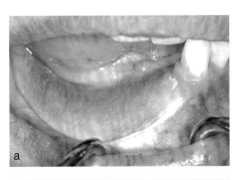
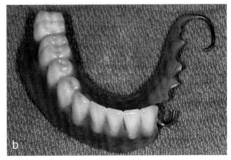
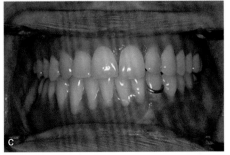

图 15.18 (a)下颌骨重建前无种植体时的口内观。(b)组织和牙支持式下颌骨切除假体。(c)下颌骨切除假体到位。

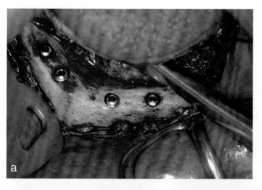
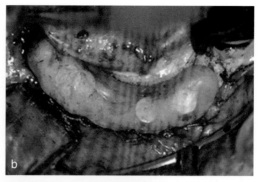
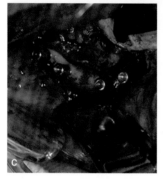
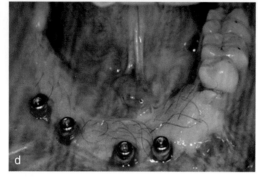

图 15.19   (a)骨内种植体置于腓骨瓣内重建下颌骨。(b)在充分愈合后,暴露种植体,并将修复基台拧入种植体内。(c)在术中制作手术夹板,它可以固定在基台上。这可以防止皮肤生长超过基台。(d)制作假体时,皮岛已充分愈合。

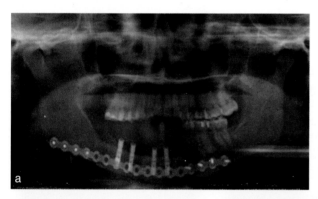
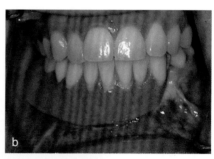
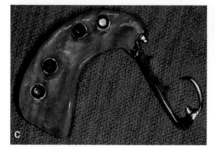
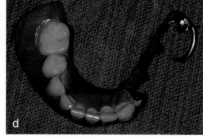

图 15.20   最终的下颌切除假体固定至种植体基台上,其固位良好,行使功能时其具有最小的活动度。(a)下颌骨重建的全景片显示种植体到位。(b)下颌切除假体到位的口内观。(c)容纳下颌骨切除假体的表面组织。(d)下颌切除假体的咬合面。

能与美学效果,并且为患者的生存质量及生存价值提供了关键的帮助。健全和健康的组织基础对于假体置入和固位的成功至关重要。皮瓣不应阻碍假体所占据的空间。头颈外科医生、重建外科医生、颌面部修复医生以及整形医生之间的多学科治疗计划与合作对于最优结果至关重要。在全部的计划与治疗阶段,只有这样的团队合作才能达到最佳效果。

(李岩峰 高全文 朱美抒 译)

参考文献

1. Karayazgan B, Gunay Y, Atay A, Noyun F. Facial defects restored with extraoral implant-supported prostheses. J Craniofac Surg 2007;18(5):1086–1090

2. Karayazgan-Saracoglu B, Zulfikar H, Atay A, Gunay Y. Treatment outcome of extraoral implants in the craniofacial region. J Craniofac Surg 2010;21(3):751–758

3. Cervelli V, Bottini DJ, Arpino A, et al. Orbital reconstruction: bone-anchored implants. J Craniofac Surg 2006;17(5):848–853

4. Karakoca S, Aydin C, Yilmaz H, Bal BT. Survival rates and periimplant soft tissue evaluation of extraoral implants over a mean follow-up period of three years. J Prosthet Dent 2008;100(6):458–464

5. Leonardi A, Buonaccorsi S, Pellacchia V, Moricca LM, Indrizzi E, Fini G. Maxillofacial prosthetic rehabilitation using extraoral implants. J Craniofac Surg 2008;19(2):398–405

6. Jensen OT, Brownd C, Blacker J. Nasofacial prostheses supported by osseointegrated implants. Int J Oral Maxillofac Implants 1992;7(2):203–211

7. Schoen PJ, Raghoebar GM, van Oort RP, et al. Treatment outcome of bone-anchored craniofacial prostheses after tumor surgery. Cancer 2001;92(12):3045–3050

8. Wright RF, Zemnick C, Wazen JJ, Asher E. Osseointegrated implants and auricular defects: a case series study. J Prosthodont 2008;17(6):468–475

9. Beumer J III, Curtis TA, Marunick MT, et al. Restoration of facial defects: etiology, disability, and rehabilitation. In: Beumer J III, Curtis TA, Marunick MT, eds. Maxillofacial Rehabilitation: Prosthodontic and Surgical Considerations. St. Louis, MO: Ishiyaku Euroamerica; 1996:377–436

10. Martin JW, Lemon JC, King GE. Oral and facial restoration with prosthetics. In Knoll SS, ed. Reconstructive Plastic Surgery for Cancer. Mosby; 1996:130–138

11. Lemon JC, Chambers MS. Conventional methods of retention of facial prostheses. Paper presented at: First International Congress on Maxillofacial Prosthesis,1994.

12. Brånemark PI, Albrektsson T. Titanium implants permanently penetrating human skin. Scand J Plast Reconstr Surg 1982;16(1):17–21

13. Higuchi KW. Surgical principles of osseointegration. In: Branemark PI, Tolman DE, eds. Osseointegration in Craniofacial Reconstruction. Carol Stream, IL: Quintessence Publishing Co.; 1998:111–126

14. Miles BA, Sinn DP, Gion GG. Experience with cranial implant-based prosthetic reconstruction. J Craniofac Surg 2006;17(5):889–897

15. Bergstrom K. Anaplastological technique for facial defects. In: Branemark PI, De Oliveira MF, eds. Craniofacial Prostheses: Anaplastology and Osseointegration. Carol Stream, IL: Quintessence Publishing Co.; 1997:101–110

16. Hofstede TM, Montgomery PC, Jacob RF, Wesley PJ, Martin JW, Chambers MS. Prosthetic Rehabilitation. Cutaneous Malignancy of the Head and Neck: A Multidisciplinary Approach. San Diego, CA: Plural Publishing; 2011:587–599

17. Nishimura RD, Roumanas E, Moy PK, Sugai T. Nasal defects and osseointegrated implants: UCLA experience. J Prosthet Dent 1996;76(6):597–602

18. Scolozzi P, Jaques B. Treatment of midfacial defects using prostheses supported by ITI dental implants. Plast Reconstr Surg 2004;114(6):1395–1404

19. Ihde S, Kopp S, Gundlach K, Konstantinović VS. Effects of radiation therapy on craniofacial and dental implants: a review of the literature. Oral Surg Oral Med Oral Pathol Oral Radiol Endod 2009;107(1):56–65

20. Granstrom G. Osseointegration in the irradiated patient. In: Branemark PI, Tolman DE, eds. Osseointegration in Craniofacial Reconstruction. Carol Stream, IL: Quinessence Publishing Co.; 1998:95–108

21. Haug SP, Andres CJ, Munoz CA, Bernal G. Effects of environmental factors on maxillofacial elastomers: Part IV—Optical properties. J Prosthet Dent 1992;68(5):820–823

22. Kiat-Amnuay S, Mekayarajjananonth T, Powers JM, Chambers MS, Lemon JC. Interactions of pigments and opacifiers on color stability of MDX4-4210/type A maxillofacial elastomers subjected to artificial aging. J Prosthet Dent 2006;95(3):249–257

23. Heller HL, Mckinstry RE. Facial Materials. Fundamentals of Facial Prosthetics. Arlington, VA: ABI Professional Publications; 1995:79–97

24. Chen MS, Udagama A, Drane JB. Evaluation of facial prostheses for head and neck cancer patients. J Prosthet Dent 1981;46(5):538–544

25. Kiat-amnuay S, Gettleman L, Khan Z, Goldsmith LJ. Effect of adhesive retention on maxillofacial prostheses. Part I: skin dressings and solvent removers. J Prosthet Dent 2000;84(3):335–340

26. Marunick MT, Harrison R, Beumer J III. Prosthodontic rehabilitation of midfacial defects. J Prosthet Dent 1985;54(4):553–560

27. The glossary of prosthodontic terms. J Prosthet Dent 2005;94(1):10–92

28. Beumer J III, Marunick M, Garrett N, et al. Rehabilitation of maxillary defects. In: Beumer J III, Marunick M, Esposito SJ, eds. Maxillofacial Rehabilitation: Prosthodontic and Surgical Management of Cancer-Related, Acquired, and Congenital Defects of the Head and Neck. 3rd ed. Hanover Park, IL: Quintessence Publishing Co.; 2011:155–213

29. Chambers MS, Lemon JC, Martin JW. Surgical techniques to enhance prosthetic rehabilitation. In: Bailey BJ, Johnson JT, Newlands SD, eds. Head and Neck Surgery—Otolaryngology. 4th ed. Philadelphia, PA: Lippincott Williams and Wilkins; 2006:1853–1865

30. Lemon JC, Martin JW, Jacob RF. Prosthetic rehabilitation. In: Weber RS, Miller MJ, Goepfert H, eds. Basal and Squamous Cell Skin Cancers of the Head and Neck. Baltimore, MD: Williams and Wilkins; 1996:305–312

31. Jacob RF, King G. Indirect retainers in soft palate obturator design. J Prosthet Dent 1990;63(3):311–315

32. Okay DJ, Genden E, Buchbinder D, Urken M. Prosthodontic guidelines for surgical reconstruction of the maxilla: a classification system of defects. J Prosthet Dent 2001;86(4):352–363

33. Aramany MA. Basic principles of obturator design for partially edentulous patients. Part I: classification. J Prosthet Dent 1978;40(5):554–557

34. McCord JF, Michelinakis G. Systematic review of the evidence supporting intra-oral maxillofacial prosthodontic care. Eur J Prosthodont Restor Dent 2004; 12(3):129–135

35. Eckert SE, Desjardins RP. The impact of endosseous implants on maxillofacial prosthetics. In: Taylor TD, ed. Clinical Maxillofacial Prosthetics. Chicago, IL: Quintessence Publishing Co.; 2000:145–153

36. King GE, Jacob RF, Martin JW. Oral and dental rehabilitation. In: E. JM, ed. Complications in Otolaryngology and Head and Neck Surgery. Philadelphia, PA: BC Decker; 1986:131

37. Tumerdem-Ulug B, Kuran I, Ozden BC, et al. Does hyperbaric oxygen administration before or after irradiation decrease side effects of irradiation on implant sites? Ann Plast Surg 2011;67(1):62–67

38. Martin JW, Jacob RF, Larson DL, King GE. Surgical stents for the head and neck cancer patient. Head Neck Surg 1984;7(1):44–46

39. Teichgraeber J, Larson DL, Castaneda O, Martin JW. Skin grafts in intraoral reconstruction. A new stenting method. Arch Otolaryngol 1984;110(7):463–467

40. Martin JW, Austin JR, Chambers MS, Lemon JC, Toth BB. Postoperative care of the maxillectomy patient. ORL Head Neck Nurs 1994;12(3):15–20

41. Fukuda M, Takahashi T, Nagai H, Iino M. Implant-supported edentulous maxillary obturators with milled bar attachments after maxillectomy. J Oral Maxillofac Surg 2004;62(7):799–805

42. Funk GF, Arcuri MR, Frodel JL Jr. Functional dental rehabilitation of massive palatomaxillary defects: cases requiring free tissue transfer and osseointegrated implants. Head Neck 1998;20(1):38–51

43. Peng X, Mao C, Yu GY, Guo CB, Huang MX, Zhang Y. Maxillary reconstruction with the free fibula flap. Plast Reconstr Surg 2005;115(6):1562–1569

44. Schusterman MA, Reece GP, Miller MJ, Harris S. The osteocutaneous free fibula flap: is the skin paddle reliable? Plast Reconstr Surg 1992;90(5):787–793, discussion 794–798

45. Marunick M, Tselios N. The efficacy of palatal augmentation prostheses for speech and swallowing in patients undergoing glossectomy: a review of the literature. J Prosthet Dent 2004;91(1):67–74

46. Beumer J III, Marunick M, Silverman S, et al. Rehabilitation of tongue and mandibular defects. In: Beumer J III, Marunick M, Esposito SJ, eds. Maxillofacial Rehabilitation: Prosthodontic and Surgical Management of Cancer-Related, Acquired, and Congenital Defects of the Head and Neck. 3rd ed. Hanover Park, IL: Quintessence Publishing Co.; 2011:61–154

47. Schramm VL Jr, Johnson JT, Myers EN. Skin grafts and flaps in oral cavity reconstruction. Arch Otolaryngol 1983;109(3):175–177

48. Hidalgo DA. Fibula free flap: a new method of mandible reconstruction. Plast Reconstr Surg 1989;84(1):71–79

第16章 机器人重建外科

Amir Ibrahim，Karim A. Sarhane，F. Christopher Holsinger，Jesse C. Selber

■ 引言

治疗口咽部与舌底恶性病变最大的挑战来自复杂的功能性解剖结构。临床上经常会遇到以放射治疗和化学治疗联合模式代替切除肿瘤组织的治疗方式（例如唇下颌劈开术）[1,2]（图 16.1）。但是，放射治疗和化学治疗联合的治疗方法毒性反应发生率非常高，而且治疗后的功能状态也可能比较差[3]。经口腔入路的机器人手术（TORS）微创切除口咽部的恶性病变具有局部控制的优点，同时不存在下颌骨切开术或者高剂量放化疗的并发症[4,5]。TORS 切除口咽部恶性肿瘤与传统放化疗治疗相比较，其肿瘤控制和治疗后的一系列功能改善效果相同，从而使其更容易被接受[6]。

许多 TORS 的手术缺损需要二期愈合，但当重要结构被暴露或功能解剖缺失时，重建在微创切除中就

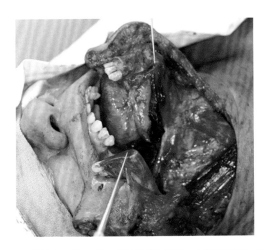

图 16.1 传统的唇切开与下颌骨劈开切除口咽部肿瘤，这种方法不仅毁损容貌，而且在下颌骨劈开的手术部位放射治疗增加了放射性骨坏死与骨折的风险。

起到了重要作用。这类或者其他微创切除手术面临的挑战是口咽部解剖的暴露限制和入路局限于口腔开口。对于这些患者，经口腔入路的机器人重建手术（TORRS）可提供有效的辅助。在本章节，我们将讨论 TORRS 的临床应用以解决 TORS 或者咽侧小切口拖出式切除这类微创手术术后的缺损。

本章节中我们将首先回顾探讨头颈部肿瘤不同治疗模式的转变，以及采用 TORS 技术切除肿瘤的指征和优势；其次，将会描述 TORRS 技术进行重建，以及临床应用的要点，并通过病例实例对手术技术进行简要阐述；最后，对该项医学创新的优势和不足之处进行总结，重点强调需要进一步改进之处。

■ 口咽肿瘤治疗模式的转变

头颈部肿瘤患者的治疗趋势在过去几十年里已经发生了很大变化，从广泛手术切除到放射治疗，然后到放化疗联合治疗，再到一些肿瘤中心开展的微创手术切除。这种转变主要是以减少治疗副作用和优化功能结果，同时确保肿瘤控制为导向。

口咽部肿瘤的手术切除以前都是由唇和下颌骨切开入路的，与放射治疗相比较，其常会导致急性并发症[7,8]；此外，这种方法需要大面积的修补（通常是以游离皮瓣重建的形式），并且经常需要辅助放射治疗[9]。因此，临床关注的治疗标准转移到初始放射治疗[8]，且通常会联合化学治疗[10,11]。虽然肿瘤取得了较好的局部控制，但较高的照射剂量和联合治疗导致急性并发症的发病率升高[12,13]；如调强放射治疗导致严重的黏膜炎，通过诱导化学治疗毒性增加，导致化学治疗急性毒性反应率≥3级的病例接近90%[14,15]。在一些研究中也发

现了一些迟发的毒性事件(如吞咽困难、饲管依赖)[1,16]。

TORS 的目的是为降低广泛开放性手术的发病率提供一种手术方案，同时可避免放化疗引起的弊端。该技术使外科医生能够选择性完全切除口咽、喉和下咽肿瘤，其功能损害比传统手术方法低得多。此外，该技术具有出血少、术后并发症少，而且比传统开放手术住院时间短[5]。早期及中期报告已显示出显著的肿瘤学和功能结果[17-19]。TORS 已在多个中心应用并在 2009 年获得 FDA 批准[20]。

■ TORS 的作用

尽管相比传统技术，TORS 的并发症的发生率等指标有所改善，但如果后续治疗中没有行合适的重建治疗，TORS 仍可能导致术后功能损害或缺损(取决于肿瘤的大小和解剖位置)。重建手术给微创切除带来的挑战是，口咽几乎完全闭合，严重限制了外科医生通过口咽入路对带血管蒂组织进行植入和修整。特别是在悬雍垂和会厌之间的解剖区域，在没有行下颌骨切除术或广泛咽切开术的情况下很难靠近术区。保存功能完全的腭咽括约肌、咽颈部之间的密闭，以及保留舌基底部充分的感觉和足够的容积，对口咽部生理功能保护和减少术后功能障碍是非常必要的[21,22]。暴露重要结构或功能区域的切除都需要审慎的操作以保存生理功能；这些技术包括对局部组织的调整和游离组织的移植闭合。

有最小功能限制的小缺损大部分不需要重建，可以二期愈合。其他缺损，例如在扁桃体深部或延伸到软腭的缺损，可能需要某种形式的组织覆盖，因为它们可能会导致颈动脉鞘或下颌升支暴露、口咽瘘或咽瘘，或者腭咽闭合不全。这些缺损有些可以用面动脉肌黏膜(FAMM)瓣、颊部旋转皮瓣，以及各种咽瓣修复(见病例1)。作者系统报道了通过机器人手术利用 FAMM 瓣修复病例中患者软腭、扁桃体柱和咽壁的缺损[23]。Bonawiz 等[6]报道了 5 例患者行机器人手术切除恶性病变，同时即刻用 FAMM 瓣重建成功闭合软腭缺损的病例。

因较大的肿瘤切除造成的缺损往往形态复杂，可能从舌尖一直延伸到会厌，涉及重要的咽结构。当经口入路无法完成切除手术，深部术区经常需要咽切开术。结合手动操作的 TORRS 可以用皮瓣修复咽部缺损。然而，在这些情况下暴露肿瘤的咽切开术通常明显小于传统的广泛咽切开术，因为进入上咽部的是机器臂而不是通过颈部暴露。这些较大的缺损修复得益于 TORRS(见病例 2)[24]。TORRS 的运用使得头颈部缺损的手术修复可行[25]而且高效[23]。此外，通过这种方法，整形外科医生能够为头颈部肿瘤外科医生利用机器人切除更大、更深、更复杂的肿瘤提供更可靠的支持。而以往通过传统的方法修复重建，这些手术都是非常有挑战性的。

■ 适应证和术前评估

目前对 TORRS 的报道集中在可行性、安全性、适用性方面；没有指南明确提出患者和肿瘤因素。作者最近提出了一种基于肿瘤部位、肿瘤范围和患者特异性因素的 TORRS 应用法则[17]。该法则可以在未来TORRS 应用指南制订中起到框架作用。

肿瘤部位

肿瘤部位可能是影响经口机器人手术进行切除与重建的最重要影响因素。口腔的病变常规手术易于暴露术区，TORRS 手术并没有太大的益处。在磨牙后三角区的手术是个例外，在这个区域较大的肿瘤邻近舌底(BOT)、扁桃体与下颌升支，由于位置特殊，机器人手术既有利于切除，又有利于重建。FAMM 瓣、颊脂肪垫瓣、颊黏膜转位皮瓣、咽黏膜转位皮瓣等邻近皮瓣对于这种病例是很好的修复方法，游离皮瓣很少在此部位的重建中使用，这不仅因为术区受限，而且游离皮瓣需要解剖和暴露从颈部到口咽部的术区，除非有游离组织移植的明确适应证(如先前的放射治疗或切除)，否则这种方法应尽量避免。

相反，位于口咽部的肿瘤(扁桃体、BOT、软腭)切除与重建可在 TORRS 的手术中受益。传统手术切除受限于操作空间和视野差的影响，TORRS 系统避免了这些问题[26,27]。随着机器人技术的提升，改进的可视化系统和更精确的仪器为切除更复杂的侵袭性肿瘤提供了条件。这种大的切除术(如颈动脉鞘或骨骼等重要结构被暴露)所造成的缺损最好用机器人游离皮瓣重建来解决[5,23]。对于累及软腭的肿瘤，通常通过游离皮瓣或口咽成形来解决；某些情况下，也可以通过假体修复达到相似的功能结果[28,29]。

对延伸到声门上肿瘤，重建的重点是下咽的受累及程度和病变与舌骨的位置关系。对张口度较大的患者,舌骨上下区域暴露充分,TORRS 手术不是必需的;游离组织移植在这个术区也难以开展。无论如何,如果缺损足够大,需要进行游离皮瓣重建[30],则需要行气管切开术。

肿瘤的切除范围

如前所述,小肿瘤切除(即 T1 期和 T2 期)可以通过二期愈合治疗,这种方法是安全的,预后功能也比较满意。对于较大的病变(如 T3 期、T4 期)或 T2 后期的肿瘤,或者出现颈动脉鞘暴露、手术瘘或腭咽闭合不全时,就需要带血管蒂组织重建以恢复正常的解剖结构并确保获得较好的功能结果。有些病变也可以采用"混合式手术"切除,即通过小切口经口入路进行咽切开;然后开展 TORRS 手术,通过颈部完成深部的处理。

预先治疗

放射治疗损伤局部微血管,使邻近皮瓣修复困难。此外,易复发的肿瘤常需要多疗程的放射治疗。在这种情况下,即便缺损比较小,仍具有使用游离组织移植的指征。这种重建带来了健康的带血管蒂组织,能耐受再放射治疗,以确保稳定的伤口覆盖[21,25]。

患者因素

患者状态是决定手术类型的主要因素之一。随着肥胖率上升[31],所有不同年龄组患者中的糖尿病、血管疾病等慢性疾病日益增多[31]。这种情况会影响灌注和伤口愈合,因此增加伤口裂开、感染和其他伤口并发症的发生风险。围术期严格的血糖控制是最基本的。然而与肥胖相比,头颈部肿瘤患者更易患营养不良、慢性恶病质和肌肉萎缩。除了这些因素,明确的吸烟史和心肺状况差也影响了患者的治疗过程,也增加了他们发生术后并发症的风险。术前同样需要考虑患者与术后恢复情况相关的症状,如贫血、冠状动脉或外周血管疾病、吞咽困难或反复误吸病史等[32,33]。

■ 手术技术

患者体位

TORRS 手术通常与 TORS 手术联合应用,其中患者体位和设置已经为机器人手术进行了优化。患者通常取仰卧位,有肩部挂臂支撑,以提供足够的颈部伸展,并用凝胶垫保护枕部头皮。上肢和下肢都有良好的衬垫,以防止神经损伤,尤其是超重和肥胖患者[34]。TED 长袜(抗血栓弹力袜)和连续加压装置也适用于下肢,以尽量减少下肢深静脉血栓形成。

机器人的设置

所有的机器人设置部分与 TORRS 类似[23],包括使用口腔牵开器。当不涉及舌底时,Dingman 牵开器放在口中保持稳定的颌间开放并使舌回缩[35]。当需要重建 BOT 时,舌头需要可移动;放置面颊牵开器以保持一个稳定的框架,张口器可用来稳定齿间开放,舌尖处固定缝线易于调整舌位置(图 16.2)。两个机器人手臂和内镜放置在口中,对准目标咽部解剖,手术医生坐在机器人控制台上切除肿瘤。偶尔,肿瘤太大不能完全经口入路切除时,需要行咽侧切开术增加暴露[17]。

机器人对接

患者侧推车的确切位置取决于病变的位置。便于机器人手臂操作的最好位置是工作区和基底平行,机

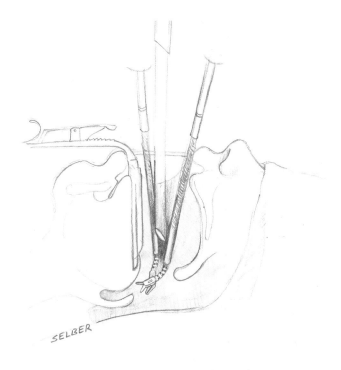

图 16.2　用于口咽肿瘤手术的机器人装置示意图,Dingman 口腔牵开器用于保持口腔开放。手术通过两个机器人手臂和可视化的内镜完成。

械手臂正背对着它。当缺损位于右侧扁桃体,建议机器人放置在操作手术床尾右侧45°的位置。当缺损位于左侧扁桃体,从左侧方向45°操作为佳。对于中央或后咽部缺损,这两个位置都可以接受。在任何情况下,患者侧推车都应该靠近床尾,使它尽可能靠近口腔。在腭部操作时,将机器人从手术床头伸出机器人手臂比较方便。

在设置中,两个机器人手臂围绕一个点会聚在口咽的解剖目标。机器手臂关节的角度应为90°,两臂应与内镜形成45°夹角。

机器人皮瓣植入

皮瓣掀起后,用两根8mm针和4-0或3-0可吸收缝线固定在口中。双针驱动比单针驱动和一个抓手更好,有时需要两只机器人手臂同时缝合(取决于在口腔内的角度和位置)。缝线被修剪到大约3英寸长(7.62cm),以避免口腔内留存多余的缝合材料。手动进行间断缝合。动作合理有效是很重要的,这样机械尖端的动作与操作动作更加一致。机器人手臂的活动被口腔牵开器限制在有限的区域内。有时,当空间太受限,如舌咽沟,可利用机器人进行缝合,利用可视化和灵活性进行缝合,然后通过手盲视打结。

机器人微血管吻合

一旦机器人操作部分实施完毕,机器人手臂可以从口中取出,更换仪器,然后放回靠近颈部血管的区域。1号和2号机器人手臂配备有黑色金刚石微钳,而非更大的颌骨驱动针。3号机器人手臂装有一个"细组织镊"作为固定助手,外科医生可以在1号和3号臂之间来回切换,这取决于使用哪一个来定位血管并用于缝合。通常使用9-0尼龙缝线吻合血管。

机器人微血管吻合是一种很有前景的技术。面动脉是最常利用的受区动脉。它在舌下神经和二腹肌下走行,通常位于下颌骨体之下。如果患者行气管切开术或气管插管,吻合的空间可能受限。在受限空间,机器人的精度和可视化可以解决这些问题,空间上为微血管吻合提供方便。

由于缺乏触觉反馈,视觉观察非常重要,特别是打结时。重要的是要保持缝线两端张力相当,并尽量减少打结时吻合处的晃动(这表示有张力差异),并只拉到空结消失。这些措施对于减少血管损伤至关重要。

设计不良的机器人显微外科手术器械带有宽而平的尖端和水晶涂层,应用时需要注意避免切断缝线。

■ TORRS 的优势

TORRS有着所有机器人平台的优势,使以前的技术困难或不可行的手术方法得以实施。下面进行简要概述。

高精准性

计算机增强的外科技术能够提供超常的精确性。机器人平台通过复杂的硬件和软件过滤彻底消除了手的抖动,并提供了5倍的运动缩放。这些特点,除了更好的人机工程学和提升视野以外,也使医生对仪器和组织的控制有了很大的提高,可以更可靠地进行有挑战性的操作[36]。

高灵活性

机器人仪器提供了更多的操作自由,增强了处理动脉、静脉、神经和其他组织的能力,而且创伤小。此外,不同于腹腔镜,机器人操作平台不需要支点;因此,操作机器人手臂比腹腔镜手术更自如[37]。

高手眼协调性

机器人视觉系统配有10倍放大的三维光学系统,提供高清晰图像。具有深度视觉的三维视图比传统的手术室照相机(例如,腹腔镜照相机)要先进得多。高分辨率的图像,再加上操作自由的增加和灵活性的提高,让医生可以仔细识别和进行精细的解剖;此外,可以提高微血管吻合的精确度和可视度。

符合人体工程学的定位

机器人的另一个亮点是人体工程学的定位。外科医生坐在设计舒适的远程位置,机器人技术避免了医生在尴尬的位置转体,尤其是在狭窄的视野下操作时(图16.3)。在显微外科手术中,外科医生们花了大量时间调整术区中手的姿势;机器人显微外科手术不需要在气管切开插管周围、下颌骨下方或大皮瓣上方操作。

患者术后恢复平稳

对于患者来说,机器人辅助手术是微创的,术后

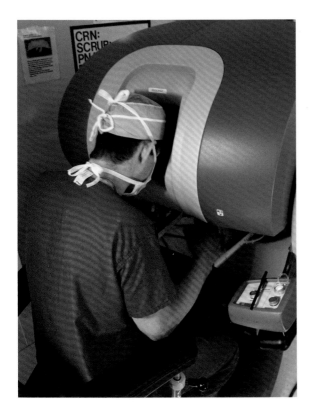

图 16.3 外科医生在操作手术机器人。姿势是符合人体工程学的,而且允许放大视野的机器人手臂可以在密闭空间内工作。

疼痛减轻、感染风险降低、失血减少。此外,患者住院时间更短,愈合更快,能更早恢复正常日常活动。特别是下颌骨切开术的并发症,如瘘、畸形愈合、骨不连、感染或暴露的硬组织和骨膜导致的骨坏死都可以最小化。

■ TORRS 的不足之处

机器人手术的一般限制

虽然技术发展迅速,但由于机器人平台的通常弊端,TORRS 技术一直没有充分发挥其潜力,包括其他技术之间的约束、缺乏触觉(力反馈)、设备的大小、仪器的局限性(规模和品种)、缺乏能源设备的灵活性。

获取机器人操作技术的限制

尽管技术一直在进步,但外科培训课程在一个多世纪里大致保持不变。医生在接受"在职培训"的过程中,学习手术的方法完全依赖于工作量,有时甚至会延长手术时间,影响患者的安全。这种方法不能扩展到机器人手术,因为目前除了泌尿科以外所有领域的病例量都非常有限,而且需要为机器人绘制学习曲线。在这方面,模拟中心是训练机器人手术技能较好的媒介。在这种情况下,学员可以使用手术机器人在三维下、虚拟现实视觉模拟和软组织模型上进行操作,这些模型通过力反馈(触觉)重建人体组织的纹理[38,39]。此外,远程监控可监测学员的操作。最后,标准化评估和能力培训在每一个领域都具有价值,在获得机器人手术技能方面尤其有用。这种方法有可能大大改善机器人手术的学习曲线,使受训者在相对较短的时间内学会机器人手术技能,同时最大限度地减少手术错误,从而提高患者的安全性。

成本

成本是机器人外科技术传播的一个障碍。达芬奇系统目前的价格是 220 万美元(约 1400 万元人民币),每年的维护费用是 138 000 美元(约 88 万元人民币)。应该认识到这不是使用设备的可变成本,而是希望患者数量增长的固定投资。设备本身的使用需要额外的手术室时间费用以及一次性(无菌布帘)和部分可处理的设备(设计为 10 例患者使用,所以成本必须分摊给使用的患者)。这些可变成本实际上并不庞大,虽然初看的成本似乎是重建外科的一大障碍,但当考虑到相比的优势,机器人辅助程序超越了传统手术的方法[40]。目前,还需要前瞻性研究来评估这项新技术在手术时间、恢复期、住院时间、并发症发生率等方面的成本效率。

■ 总结

机器人技术有望在重建外科手术中发挥越来越重要的作用。我们已经看到越来越多的机器人手术应用于各种重建过程[40-42]。采用机器人平台切除(TORS)和重建(TORRS)头颈部恶性肿瘤,在肿瘤学和功能效果方面均具有显著优势,同时可以提高患者的安全性、减少并发症的发生率、减少住院时间。这项技术的广泛应用依赖于降低成本和基于能力培养的培训计划。

■ 典型病例

病例 1

男性患者,74 岁, 右侧扁桃体 T2 N1 M0 期鳞状细胞癌,以往主要接受了放射治疗。随后又在左侧扁桃体发现了 T2 N0 M0 期鳞状细胞癌(图 16.4)。患者接受经口腔机器人切除肿瘤。患者的缺损包括扁桃体柱后部、软腭的一部分和后咽的一部分。虽然缺损很小,但颈动脉鞘暴露,并伴有腭咽闭合不全的问题。利用左侧下方的面动脉肌黏膜瓣(FAMM),皮瓣可从患侧磨牙后三角区延伸到颊沟系带,越过第三磨牙重建后扁桃体柱缺损(图 16.5)。用 Dingman 牵开器保持颌间打开以缩回面颊和舌头。机器人操作植入皮瓣,用

可吸收缝线缝合皮瓣,并用牙垫保护皮瓣蒂部。

病例 2

男性患者,62 岁, 放射治疗失败后, 后咽部复发 T3 N1 M0 期鳞状细胞癌(图 16.6)。患者接受了经口腔机器人切除术、咽侧切开术和左颈淋巴结清扫术。虽然切开术切口很小(约 15cm²),但咽的很大一部分(约 50cm²,如从会厌到软腭)都被切除了。获取一块 6cm×9cm 的前臂桡侧皮瓣(图 16.7),咽上部的部分通过机器人植入, 其余部分的植入通过咽切开术完成。患者侧推车术中调整了位置,并成功地完成了机器人动脉吻合操作(图 16.8)。然后静脉血管在放大镜下进行了吻合。患者 1 周内拔管并出院,3 周后通过改良钡餐试验(图 16.9)。患者讲话和吞咽均恢复正常,并能接受常规饮食而不依赖于管饲(图 16.10)。

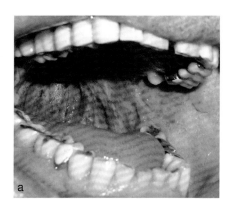
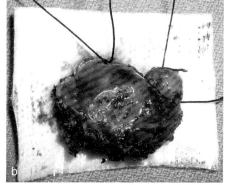

图 16.4　(a)左侧扁桃体癌。(b)机器人手术切除的标本组织。

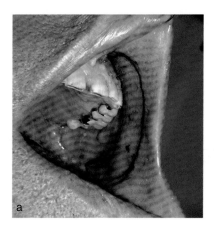
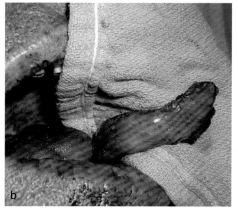

图 16.5　(a)扁桃体癌切除术后使用左面动脉肌黏膜瓣修复重建。(b)皮瓣植入过程中使用机器人操作可以提高可视性和灵活性。

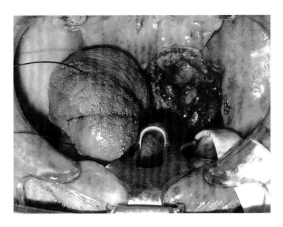

图 16.6　一例左侧复发咽癌补救切除后的手术缺损。

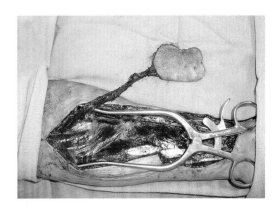

图 16.7　获取前臂桡侧筋膜游离皮瓣后准备应用机器人植入。

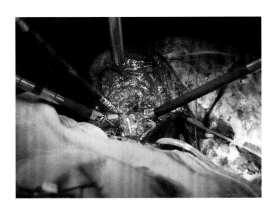

图 16.8　机器人操作下行桡动脉与左侧面动脉的微血管吻合。

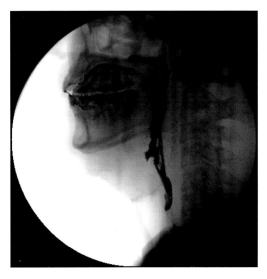

图 16.9　应用前臂桡侧游离皮瓣在机器人辅助下重建口咽,改良钡餐试验显示没有钡渗漏以及未吸入气道。

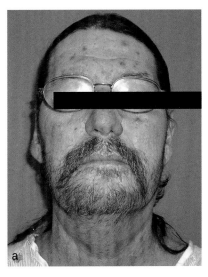
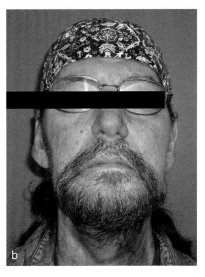

图 16.10　(a)左侧口咽部肿瘤切除和重建的术前照片。(b)左侧口咽部肿瘤使用手术机器人操作切除与重建的术后外观,这种方法可以避免切开下唇与下颌骨,而且提高了可视性与手术操作性。

(蔡震　武江　朱美抒　译)

参考文献

1. Machtay M, Moughan J, Trotti A, et al. Factors associated with severe late toxicity after concurrent chemoradiation for locally advanced head and neck cancer: an RTOG analysis. J Clin Oncol 2008;26(21):3582–3589

2. Walvekar RR, Li RJ, Gooding WE, et al. Role of surgery in limited (T1-2, N0-1) cancers of the oropharynx. Laryngoscope 2008;118(12):2129–2134

3. Nguyen NP, Vos P, Smith HJ, et al. Concurrent chemoradiation for locally advanced oropharyngeal cancer. Am J Otolaryngol 2007;28(1):3–8

4. Bhayani MK, Holsinger FC, Lai SY. A shifting paradigm for patients with head and neck cancer: transoral robotic surgery (TORS). Oncology (Williston Park) 2010;24(11):1010–1015

5. Genden EM, Kotz T, Tong CCL, et al. Transoral robotic resection and reconstruction for head and neck cancer. Laryngoscope 2011;121(8):1668–1674

6. Bonawitz SC, Duvvuri U. Robotic-assisted FAMM flap for soft palate reconstruction. Laryngoscope 2013;123(4):870–874

7. Mendenhall WM, Amdur RJ, Stringer SP, Villaret DB, Cassisi NJ. Radiation therapy for squamous cell carcinoma of the tonsillar region: a preferred alternative to surgery? J Clin Oncol 2000;18(11):2219–2225

8. Parsons JT, Mendenhall WM, Stringer SP, et al. Squamous cell carcinoma of the oropharynx: surgery, radiation therapy, or both. Cancer 2002;94(11):2967–2980

9. Amdur RJ, Parsons JT, Mendenhall WM, Million RR, Stringer SP, Cassisi NJ. Postoperative irradiation for squamous cell carcinoma of the head and neck: an analysis of treatment results and complications. Int J Radiat Oncol Biol Phys 1989;16(1):25–36

10. Fein DA, Lee WR, Amos WR, et al. Oropharyngeal carcinoma treated with radiotherapy: a 30-year experience. Int J Radiat Oncol Biol Phys 1996;34(2):289–296

11. Lee NY, de Arruda FF, Puri DR, et al. A comparison of intensity-modulated radiation therapy and concomitant boost radiotherapy in the setting of concurrent chemotherapy for locally advanced oropharyngeal carcinoma. Int J Radiat Oncol Biol Phys 2006;66(4):966–974

12. Adelstein DJ, Moon J, Hanna E, et al. Docetaxel, cisplatin, and fluorouracil induction chemotherapy followed by accelerated fractionation/concomitant boost radiation and concurrent cisplatin in patients with advanced squamous cell head and neck cancer: A Southwest Oncology Group phase II trial (S0216). Head Neck 2010;32(2):221–228

13. Vokes EE, Stenson K, Rosen FR, et al. Weekly carboplatin and paclitaxel followed by concomitant paclitaxel, fluorouracil, and hydroxyurea chemoradiotherapy: curative and organ-preserving therapy for advanced head and neck cancer. J Clin Oncol 2003;21(2):320–326

14. Adelstein DJ, Saxton JP, Lavertu P, et al. Maximizing local control and organ preservation in stage IV squamous cell head and neck cancer With hyperfractionated radiation and concurrent chemotherapy. J Clin Oncol 2002;20(5):1405–1410

15. Brizel DM, Albers ME, Fisher SR, et al. Hyperfractionated irradiation with or without concurrent chemotherapy for locally advanced head and neck cancer. N Engl J Med 1998;338(25):1798–1804

16. Denis F, Garaud P, Bardet E, et al. Final results of the 94-01 French Head and Neck Oncology and Radiotherapy Group randomized trial comparing radiotherapy alone with concomitant radiochemotherapy in advanced-stage oropharynx carcinoma. J Clin Oncol 2004;22(1):69–76

17. Longfield EA, Holsinger FC, Selber JC. Reconstruction after robotic head and neck surgery: when and why. J Reconstr Microsurg 2012;28(7):445–450

18. Iseli TA, Kulbersh BD, Iseli CE, Carroll WR, Rosenthal EL, Magnuson JS. Functional outcomes after transoral robotic surgery for head and neck cancer. Otolaryngol Head Neck Surg 2009;141(2):166–171

19. Cohen MA, Weinstein GS, O'Malley BW Jr, Feldman M, Quon H. Transoral robotic surgery and human papillomavirus status: oncologic results. Head Neck 2011;33(4):573–580

20. Ibrahim AE, Sarhane KA, Baroud JS, Atiyeh BS. Robotics in plastic surgery, a review. Eur J Plast Surg 2012;35(8):571–578

21. Song HG, Yun IS, Lee WJ, Lew DH, Rah DK. Robot-assisted free flap in head and neck reconstruction. Arch Plast Surg 2013;40(4):353–358

22. de Almeida JR, Park RCW, Genden EM. Reconstruction of transoral robotic surgery defects: principles and techniques. J Reconstr Microsurg 2012;28(7):465–472

23. Selber JC. Transoral robotic reconstruction of oropharyngeal defects: a case series. Plast Reconstr Surg 2010;126(6):1978–1987

24. Selber J. Discussion: robotic-assisted FAMM flap for soft palate reconstruction. Laryngoscope 2014; In press

25. Selber JC, Robb G, Serletti JM, Weinstein G, Weber R, Holsinger FC. Transoral robotic free flap reconstruction of oropharyngeal defects: a preclinical investigation. Plast Reconstr Surg 2010;125(3):896–900

26. Holsinger FC, McWhorter AJ, Ménard M, Garcia D, Laccourreye O. Transoral lateral oropharyngectomy for squamous cell carcinoma of the tonsillar region: I. Technique, complications, and functional results. Arch Otolaryngol Head Neck Surg 2005;131(7):583–591

27. Laccourreye O, Hans S, Ménard M, Garcia D, Brasnu D, Holsinger FC. Transoral lateral oropharyngectomy for squamous cell carcinoma of the tonsillar region: II. An analysis of the incidence, related variables, and consequences of local recurrence. Arch Otolaryngol Head Neck Surg 2005;131(7):592–599

28. Rieger J, Bohle Iii G, Huryn J, Tang JL, Harris J, Seikaly H. Surgical reconstruction versus prosthetic obturation of extensive soft palate defects: a comparison of speech outcomes. Int J Prosthodont 2009;22(6):566–572

29. Marsh JL, Wray RC. Speech prosthesis versus pharyngeal flap: a randomized evaluation of the management of velopharyngeal incompetency. Plast Reconstr Surg 1980;65(5):592–594

30. Mukhija VK, Sung C-K, Desai SC, Wanna G, Genden EM. Transoral robotic assisted free flap reconstruction. Otolaryngol Head Neck Surg 2009;140(1):124–125

31. Atiyeh B, Sarhane K. Overweight and obesity: a true global epidemic. In: Atiyeh BS, ed. Body Contouring

Following Bariatric Surgery and Massive Weight Loss Post-Bariatric Body Contouring. Bentham Science Publishers; 2012:3–11

32. Sarhane KA, Flores JM, Cooney CM, et al. Preoperative anemia and postoperative outcomes in immediate breast reconstructive surgery: a critical analysis of 10,958 patients from the ACS-NSQIP database. Plast Reconstr Surg Glob Open 2013;1(5):e30

33. Hill JB, Patel A, Del Corral GA, et al. Preoperative anemia predicts thrombosis and free flap failure in microvascular reconstruction. Ann Plast Surg 2012;69(4):364–367

34. Sarhane K, Kobeissy F. Anesthetic management in body countouring surgery. J Anesth Clin Res 2012;3(8):1000e106

35. O'Malley BW Jr, Weinstein GS, Snyder W, Hockstein NG. Transoral robotic surgery (TORS) for base of tongue neoplasms. Laryngoscope 2006;116(8):1465–1472

36. Camarillo DB, Krummel TM, Salisbury JK Jr. Robotic technology in surgery: past, present, and future. Am J Surg 2004; 188(4A, Suppl):2S–15S

37. Kim VB, Chapman WHH, Albrecht RJ, et al. Early experience with telemanipulative robot-assisted laparoscopic cholecystectomy using da Vinci. Surg Laparosc Endosc Percutan Tech 2002;12(1):33–40

38. Satava RM. Virtual reality, telesurgery, and the new world order of medicine. J Image Guid Surg 1995;1(1):12–16

39. Suzuki S, Suzuki N, Hayashibe M, et al. Tele-surgical simulation system for training in the use of da Vinci surgery. Stud Health Technol Inform 2005;111:543–548

40. Selber J, Pederson J. Robotic muscle harvest. In: Liverneaux PA, Berner SH, Bednar MS, Parekattil S, Ruggiero GM, Selber JC, eds. Telemicrosurgery: Robot Assisted Microsurgery. Paris: Springer-Verlag; 2012

41. Selber JC. Robotic latissimus dorsi muscle harvest. Plast Reconstr Surg 2011;128(2):88e–90e

42. Patel NV, Pedersen JC. Robotic harvest of the rectus abdominis muscle: a preclinical investigation and case report. J Reconstr Microsurg 2012;28(7):477–480

第17章 面部复合组织同种异体移植

Ericka M. Bueno，Ryan Michael Gobble，Bohdan Pomahac

■ 引言

面部可以提供一系列的复杂功能，包括口腔功能、言语、呼吸、吞咽、眨眼、表情及交流等多种功能，在社交中具有重要作用。面部的畸形及功能障碍会导致自我表达及认知感觉的障碍，因为这些原因，患者难以找到工作，饱受社会歧视、孤立和抑郁等问题的困扰[1]。因此所造成的生活质量下降如同肾病晚期或人免疫缺陷病毒(HIV)感染所带来的困扰一样[2]。

面部重建手术旨在恢复因创伤、烧伤、肿瘤和(或)先天性疾病等所致的患者功能障碍，以及尽可能恢复面部正常外观。但是，这些面部严重损伤的重建手术对于重建外科医生来说是一个巨大的挑战。考虑到面部的解剖和感觉运动功能非常复杂，若想在大面积缺损情况下完美地修复面部的功能及外形是几乎不可能的。总体而言，面部重建的复杂性与缺损的面积和累及软组织与骨组织的程度及范围有关。因为任何其他部位都难以模拟面部组织的形态、功能及解剖结构，当我们不得不应用其他不相关部位的组织代替高度特异性面部结构时，同时修复的创面损伤越复杂时，效果往往也越差。此外，修复全脸的缺损需要多处供区，增加了供区并发症发生的风险。其次，通过常规方法修复的面部及颈部复杂的感觉运动系统是不可能的，通常会导致面部和颈部静态且功能受限，往往效果不佳。更加困难的是，需要多次、多阶段的重建修复来处理瘢痕以改善外观，即使在多次修复之后，效果可能仍然无法达到最佳，尤其是面中部的结构(如唇部、鼻部、眼睑)，效果可能更差。

■ 局部解剖

面部组织是人体血供最为丰富的部位，这一特点对于面部同种异体移植非常重要。其动脉血管由颈内动脉(ICA)和颈外动脉(ECA)发出的多条血管构成。ICA 经由颈动脉管进入颅内，通过大脑中动脉和 Willis 环发出的大脑前动脉为大脑提供血供。眼动脉是海绵窦后 ICA 发出的第 1 条分支，其最终进入眶部，分出多个终末支，其中包括眶上动脉和滑车上动脉。这些动脉从眶上缘的各自切迹中穿出，为眶周内侧及前额部提供血供。筛前动脉供应鼻外侧壁和鼻中隔；鼻背动脉最终与角动脉吻合，为鼻部提供血供。这两支动脉均来自眼动脉[3]。

ECA 通过许多分支为除 ICA 范围之外的面部提供血供，并最终延续为颞浅动脉(STA)和颌内动脉(I-MA)。STA 为前额外侧提供血供并且最终与滑车上动脉和眶上动脉吻合。IMA 的主要分支包括下牙槽动脉和眶下动脉，下牙槽动脉通过颏下动脉供应下齿龈以及下唇，眶下动脉供应面中部及鼻背。ECA 的其他重要分支包括舌动脉及其分支，它们为舌头供血；而颌外动脉通过角动脉和鼻外侧动脉为鼻部提供血供。面动脉通过上唇动脉供应上唇、鼻小柱、鼻翼缘、膜性鼻中隔，通过下唇动脉供应下唇及颏部。面动脉延续为口角动脉，供应鼻背和颊部内侧并且与 ICA 的分支吻合[4]（译者注：国内教材中，面动脉与颌外动脉为同一根血管）。滑车上动脉、眶上动脉(颈内-眼动脉分支)、颞浅动脉以及耳后动脉、枕动脉、ECA 所有分支均为头皮提供血供。

大多数情况下,面部与头皮的静脉回流与动脉类似。眶上静脉及滑车上静脉汇入眶上静脉及眶下静脉,然后汇入海绵窦。所以,面部及头皮的感染有可能导致颅内的感染。上唇静脉及下唇静脉以及颏下静脉汇入口角静脉,再变成面前静脉,最终成为面总静脉。颞浅静脉沿着动脉的走行,延续为下颌后静脉,最终通过多种方式和面总静脉汇入颈内静脉及颈外静脉。

由于面部移植中供受体之间的免疫系统的交通非常重要,因此面部及头皮的淋巴回流起到了非常重要的作用。前额、额部、颞部外侧及眶周的淋巴汇入腮腺旁及腮腺内的淋巴结,并最终汇入颈上淋巴结。面中部包括眉间、鼻部、颊部内侧、上唇则汇入下颌下淋巴结,而下唇和额部汇入颏下淋巴结。下颌下淋巴结和颏下淋巴结最终汇入颈淋巴结系统。在所有包括颈部组织面部移植案例中,我们都观察到了在移植后的数周内淋巴结的肿大,且在 6 周之内逐渐消退,这可能与淋巴管的吻合再通有关。

面部的感觉神经由三叉神经及其分支支配,包括眼支(V_1)、上颌支(V_3)、下颌支(V_3)。眼支通过眶上神经和滑车上神经支配额部皮肤、头顶以及眶周皮肤的感觉,通过泪腺神经支配上眼睑感觉,通过鼻睫神经支配鼻背及眉间的皮肤感觉。上颌支通过颧面神经以及颧颞神经支配外眦部和颧部的感觉。眶下神经支配上牙槽、牙龈、腭部、鼻底、颊部、下睑、上唇和鼻前庭的感觉。下颌支通过颊神经支配颊黏膜及颊部外侧的感觉,通过耳颞神经支配耳前皮肤和颞部头皮的感觉,通过下牙槽神经支配下牙槽的感觉。头皮后方及外侧的感觉分别通过枕大神经和枕小神经支配,他们不是三叉神经的分支而是颈神经的分支。

面部的运动由面神经支配。同种异体面部移植之后运动神经的恢复要明显慢于感觉神经,且恢复的程度也较差。因为运动神经的恢复对于正常面部功能且面部美观更为重要,所以这也增加了面部移植的难度。面神经有 5 个分支(额支、颧支、颊支、下颌缘支、颈支),负责面部的表情、保护眼球以及维持口腔的正常形态及功能。耳后神经支配耳部周围头皮肌肉的运动,是面神经穿出茎乳孔后即发出的分支。面神经的额支支配额肌、眼轮匝肌、皱眉肌以及角膜反射的运动支。颧支支配眼轮匝肌,而颊支支配笑肌、颊肌、提上唇肌、口角提肌、提上唇鼻翼肌、鼻肌和口轮匝肌,

对于面部的表情和口腔正常功能都非常重要。下颌缘支则支配降下唇肌、降口角肌、颏肌,起到降唇和噘嘴的作用。颈支支配颈阔肌以及降口角肌。

以上所述的面部肌肉以及肌肉的神经支配在面部同种异体移植中非常重要,因为肌肉是作为较大的组织群的一部分移动的,包括皮肤、皮下组织、神经、动脉、静脉、骨性结构等。移植中所纳入的肌肉取决于面部重建具体部位和范围。

重建方法

重建面部及颈部缺损的方法包括皮片、局部皮瓣、远位带蒂皮瓣以及游离皮瓣[5]。游离皮瓣被认为是处理大部分头颈部缺损的主要方法,大多数面部缺损可以用多种游离皮瓣和带蒂皮瓣进行修复。游离皮瓣的缺点与其他重建方法类似:肤色和质地与面部存在差异、重建后的面部缺乏正常运动功能以及收缩功能。

面部一些具有特殊功能的美学单位非常难以重建。接近 80% 的唇部全层缺损可以用局部皮瓣修复,但常会导致小口畸形且需多次手术[6]。如果唇部缺损超过 80%,则基本不可能通过常规方法进行重建。此外,应用一期游离皮瓣重建往往无法使鼻部重建得到满意的效果。多次手术并联合局部以及游离皮瓣,同时加上软骨移植物可达到更好的鼻部外观,但重建所需的时间需达 2 年以上[7]。

总体而言,面部缺损是立体的,包括内胚层、中胚层、外胚层等多个胚层来源的组织,使用常规的方法很难重建。常规方法重建的目标往往只是为了防止损伤进一步发展。

■ 决策方法

图 17.1 描述了我们的决策方法,该方法建立在详细且个性化的风险评估之上。现在,美国重建移植学会(ASRT)关于面部移植医学必要性决定指南[8]确定的适应证是:患者 25% 以上的面部表面积缺损和(或)累及一个或多个面中部器官,即眼睑、唇部和(或)鼻部[8]。对于以上所述的缺损,需要进行骨移植,甚至是舌移植。临床标准如下:

1.整形重建外科医生和(或)颅面外科医生应当详细询问患者病史并进行详细的体格检查,以评估修复患者局部缺损的收益和风险。

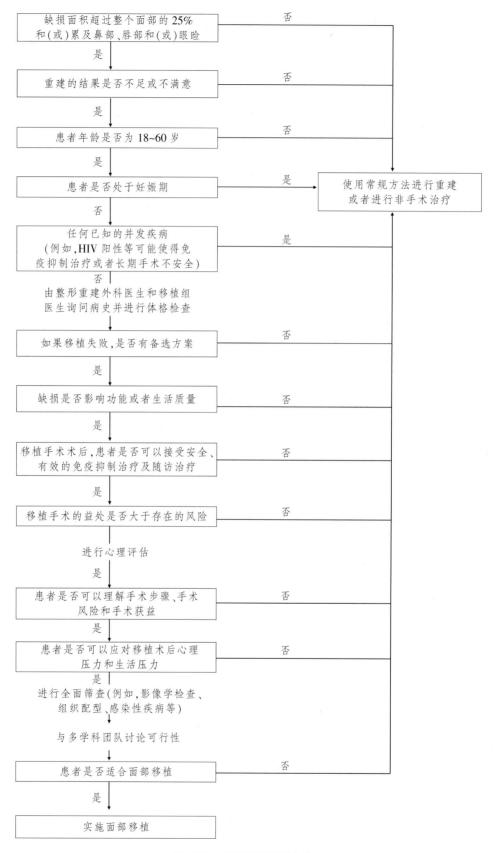

图 17.1   面部移植决策方法。

2.移植医生应当进行详细的病史询问和体格检查来评估患者接受必要的免疫抑制治疗是否安全有效。

3.进行详尽的心理评估以了解患者要求手术的动机,以及认识手术和其术后自我管理的能力。

4.确定患者有面部功能缺陷,具有由于面部缺损而导致的生活质量丧失的证据,并由心理医生进行评估。

5.确定常规重建方案是否有不足之处或效果不理想。

6.制订详细面部移植的手术治疗计划,计划应具有详尽的功能及外观目标。

布里格姆妇女医院的团队遵循 ASRT 的以上指南。因此,我们规定:患者如果处于妊娠期或者如果因为其依从性差和(或)无法得到第三方的帮助导致患者不具备全程护理的条件和免疫抑制治疗无法得到保证,那么则不考虑面部同种异体移植。对于盲人,或存在双上肢截肢、恶性肿瘤、自毁性损伤、HIV 阳性状态的患者,是否应当考虑进行面部移植治疗,各中心仍然没有达成共识[9]。我们团队认为,HIV 阳性是绝对禁忌证。我们根据各个患者的具体情况,通过多个专业团队的分析来确定一些心理疾病患者、肿瘤患者以及其他患者是否适宜手术。根据前文所描述的临床标准,我们把重点放在是否可以从面部移植中获得功能和美学效果。手术是否得当的评估标准取决于我们是否有能力确定一个安全的重建备选方案(以防异体移植物失败),让患者可以回到术前原有的状态而非更差。

■ 并发症

• 手术。
—血管性:良好的计划(术前影像学检查)[10]、有效的沟通、管径较粗的血管、良好的显微外科技术、术前制订手术失败的备选方案均可以预防血管相关并发症的发生。

• 感染:对于免疫抑制的患者来说,机会性感染的风险一直存在。术后早期的感染往往是因为某些手术操作问题导致的[11]。仔细的监测以及预防感染对于控制术后感染风险至关重要。

• 免疫排斥。
—急性排斥反应(图 17.2):遵循交叉配型的原则可以降低急性排斥反应的风险[12],同时可缩短移植物缺血时间和减少出血。移植团队

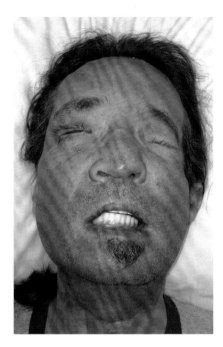

图 17.2　全面部移植患者发生急性排斥反应。面部同种异体移植物排斥反应相关的变化较易识别,包括皮肤发红和肿胀。

必须密切监测排斥现象,告知患者,建立社会支持网络。患者和支持团队必须了解和遵循免疫抑制方案,明白这项措施的重要性。

—慢性排斥反应:通过密切监测、遵循免疫抑制方案、早期治疗急性排斥反应,可以降低慢性排斥反应发生的风险。

• 心理:心理并发症的发生与患者无法适应新的或改变的外观、公众的关注、复杂而大量的药物治疗有关。我们通过对患者及支持团队进行详细的心理评估来降低患者心理并发症的发生风险。

■ 术后护理

手术后,患者立即被送入 ICU 监测面部皮瓣血运(适时采用前哨监测皮瓣)。患者在 ICU 中停留 24 小时,如果需要,可停留更长的时间。术后每小时用多普勒超声进行监测。头部需保持 45° 抬高以利于静脉的回流和防止误吸。通常,术后至少 24 小时之内禁食(除外药物治疗)。患者头颈部会留置引流管,但是不进行任何加压包扎。根据具体的部位以及药敏培养结果确定抗菌药物种类和剂量。常规的药物包括:5000 单位肝素皮下注射,每天 2 次;阿司匹林、霉酚酸酯 1g 口服,每天 2 次。手术后前 4 天每天进行胸腺球蛋白

1.5mg/kg 静脉注射(预先给予泰诺 650mg 口服和苯海拉明口服 25mg);甲泼尼龙逐渐减量(术后第 1 天、第 2 天和第 3 天剂量分别为每天 100mg、80mg 和 60mg);泼尼松(术后第 4 天每天口服 40mg,每天 2 次;之后减至每天口服 20mg,每天 2 次);他克莫司每天口服 2mg,每天 2 次,然后在第 2 次给药后 12 小时抽取血液测量药物浓度(谷值的目标为 10~15ng/mL);缬更昔洛韦 5mg/kg 静脉滴注,每天 2 次,直到患者能够耐受口服治疗,然后每天 1 次口服缬更昔洛韦 900mg。如果供体或患者是巨细胞病毒阳性者,抗病毒药物需使用至少 6 个月或更长时间。免疫抑制逐渐减量,但是必须终身服用[11,12]。

从术后第 2 天开始,持续监测皮瓣血运,然后频率逐渐降低(但在术后急性期,每隔 3 小时即应监测 1 次)。患者一般在术后第 2 天可离开 ICU,通过口服或者饲管进食。有部分患者可能在他们的住院期间都需要饲管的辅助。口腔护理、鼻部润滑以及切口线的相关处理需要根据具体情况而定。根据具体情况,患者每天或在需要时接受心理疏导和(或)社会支持。因为早期移植的面部是没有感觉且是僵硬的,我们将咨询语言病理学家、理疗师、职业治疗师以及吞咽治疗师以获得合理的建议。语言和吞咽治疗可以保证安全地经口进食、吞咽,并适时给予交流辅导。通过理疗和职业治疗帮助患者进行呼吸、走路、姿势、语调的锻炼,加快运动功能和面部对称性的恢复,减少增生性瘢痕以及面部肌肉的连带运动。住院期间每天进行这些治疗,通常从术后第 3 天开始(具体时间由手术团队确定)。治疗的频率和持续时间取决于每位患者的具体需要,术后的前几个月通常保证每周 2~5 次治疗,随后逐渐停止。术后 3 个月内大部分的面部皮瓣有保护性的感觉,患者感觉功能的恢复是一个逐渐的过程,而运动功能需要更长时间,通常在术后 6 个月,可以观察到首个运动迹象。

预计住院时间为 7~14 天,住院时间还取决于患者免疫抑制剂是否达到了稳定的血药浓度。患者需要在出院后第 1 个月每周来移植门诊 2 次以评估皮瓣情况、监测免疫抑制、检查有无感染以及进行药物治疗。对于没有并发症的患者,在术后 6 个月时进行 MRI 或 CT 的检查。在移植后的第 1 个月每周要做皮肤活检,在出院后的第 1 周、第 2 周和第 4 周进行活检,在术后第 3 个月、第 6 个月和第 12 个月进行活检,以及在怀疑有排斥反应或进行排斥反应治疗期间也要进行活检。对活检标本进行组织学检查并且根据 Banff 系统进行分级[13]。排斥反应通常可于门诊通过暂时调整免疫抑制药物进行治疗,但在某些情况下,需住院进行激素或抗体治疗。在面部移植术后 1 年,预计会发生至少 1 次急性排斥反应,2 次或者更多次的急性排斥反应也属正常。目前为止,所有的急性排斥反应在我们的机构中均得到了良好的控制。

■ 典型病例

病例 1

该病例已在之前进行过描述[9,14,15]。患者为 59 岁男性,有美国土著和日本血统。患者两年前遭受严重的电击伤,后遗留一个复杂的面中部缺损,缺损累及骨和软组织。就诊前患者已用股前外侧筋膜皮瓣来分隔口腔和鼻腔。虽已经尝试多种常规重建方法,但外观及功能均恢复不理想(图 17.3)。此外,患者口腔关闭不全,双侧溢泪,并需通过气管插管进行呼吸,发音浑浊不清。经过详细的筛查,患者面部缺损的面积超过了 25% 并累及鼻部、上唇、上颌骨,我们认为该患者符合面部同种异体移植的适应证。因此我们打算采用面部部分移植来恢复患者口腔正常的开闭功能,恢复经鼻呼吸,并改善其发音及社交功能。随后,患者被纳入当地器官移植处理机构等待名单,并在 2009 年 4

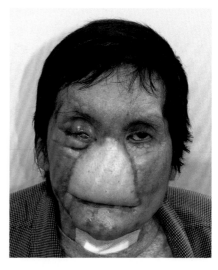

图 17.3　男性患者,59 岁,2 年前遭受电击伤,接受股前外侧筋膜皮瓣移植以分离口腔和鼻腔。外观及功能均不理想。

月与一位性别、血型、肤色或质地符合的脑死亡患者相匹配。异体移植物包括鼻部、口腔和上颌窦黏膜;颧部、鼻部和包含牙齿的上颌骨;鼻软骨;面部表情肌;神经;皮肤。血管吻合时间为 75 分钟。在腮腺前部,患者面部右侧进行了 5 根面神经的吻合,面部左侧则进行了 6 根面神经的吻合。此外,术中也吻合了颊神经和眶下神经。前臂桡侧皮瓣作为前哨皮瓣移植至患者右手虎口,并松解了右手虎口的挛缩。患者在术前服用 500mg 的甲泼尼龙,1000mg 的霉酚酸酯,1.5mg/kg 的兔抗胸腺细胞球蛋白。在免疫抑制维持期,患者每天 2 次服用 1000mg 霉酚酸酯,并将他克莫司调整至 10~15ng/mL 的谷值,激素在术后第 5 天降至 20mg。患者接受抗病毒治疗并使用头孢唑林、甲氧苄啶甲磺胺和缬更昔洛韦进行抗菌预防治疗达 6 个月至 1 年。

在术后早期,患者伤口愈合良好。由于重建了硬腭,患者言语功能有所改善。鼻通气功能也立即建立起来了。术后 21 天,面部水肿基本消退。术后 15 天患者出院,但在术后 17 天时,面部同种异体移植物及前哨皮瓣出现红肿,诊断为中度急性排斥反应,并给予甲泼尼龙 500mg 每天 3 次治疗。从此时直至 6 个月后,活检显示为轻度或中度的排斥反应。对于可能的急性排斥反应,在术后 74 天和 107 天再次进行了激素的冲击治疗,并在术后 27~35 天及术后 37~45 天局部涂抹氯倍他索软膏,在术后 107~113 天涂抹他克莫司软膏。局部红肿依然未见减退,我们继续探索皮肤发红的可能原因及是否有淋巴细胞的浸润,通过询问病史我们发现患者之前患有酒糟鼻。所以我们嘱患者使用甲硝唑治疗,面部发红立刻缓解。

患者在术后第 5 个月和第 35 个月时出现左侧的腮腺炎,在术后第 6 个月时出现右足皮下皮肤真菌病,并在术后第 15 个月出现巨细胞病毒血症。通过治疗,以上疾病均治愈。术后患者面部感觉缓慢恢复,直到术后 6 个月,患者整个面部的同种异体移植物均有了轻微的感觉。此外,在术后 6~12 个月,面部运动也逐渐恢复。术后 1 年,患者对结果非常满意。患者微笑对称,可以控制上唇,也重新融入社会。由于免疫抑制药物的副作用,患者被诊断患有 I 型糖尿病,但是患者术前糖耐量已减低。在术后第 3 年,给患者进行了轻微的术后修整:使用局部皮瓣修复右侧内眦的瘘口,去除多余的皮肤,取出已经坏死的供体牙齿,颊部填入假体,使用肌肉黏膜瓣修复下唇,植入假体为以后种植牙齿做准

备。术后第 3 年,患者的外观恢复非常好 (图 17.4)。92% 的面部移植皮肤区域感觉恢复,但鼻尖及双侧鼻翼仅有保护性的感觉。患者拥有几乎正常的感觉辨别能力和温触觉。患者甚至可以辨别食物的质地,区别口内是否填满或者排空。某些肌肉运动功能得到了恢复(例如颧肌和笑肌),而某些肌肉微微收缩(左侧口角提肌),但其他部位的肌肉收缩没有恢复或完全缺失(图 17.5)。并且免疫、感染、代谢相关的并发症较少。术后第 3 年时,患者的免疫抑制治疗包括他克莫司(谷浓度 3~5ng/mL)和霉酚酸酯(180mg,每天 2 次)。在术后 2 年 9 个月,患者再次发生急性排斥反应,通过暂时将他克莫司谷浓度升高到 8~10ng/mL 以及将霉酚酸酯升高到 360mg 每天 2 次,急性排斥反应得以控制。

病例 2

该病例在前文已有详细描述[9,16]。患者为 24 岁男性,白种人。14 个月前,患者被高压电击损伤整个面部,并延伸至头皮和左侧臀部。他的左眼球被摘除,右眼虽被保留,但是被肌瓣覆盖,没有光感。患者失去了骨以上的所有面部软组织。他没有鼻部、唇部、牙齿并伴有腭瘘(图 17.6)。患者接受双侧背阔肌及前锯肌肌皮瓣及皮片移植,舌头活动度正常,但是张口仅 2cm。患者因张口无力,无法经鼻呼吸和进行面部表情活动。重建的面部并无感觉和运动功能。在社交上,患者也逐渐被孤立。

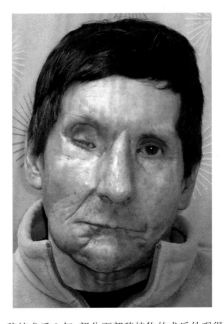

图 17.4　移植术后 3 年,部分面部移植物的术后外观得到改善。

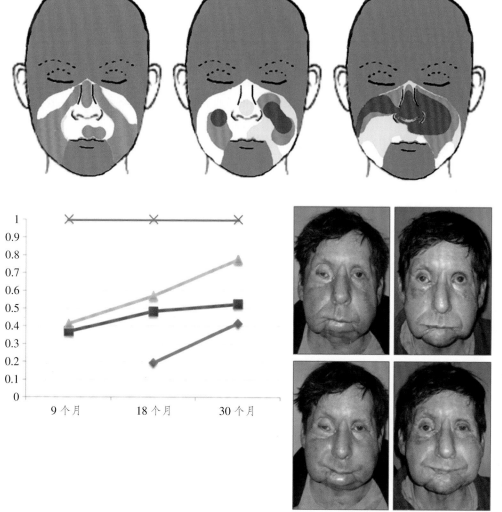

图 17.5 病例 1 中的患者在术后第 9 个月、第 18 个月和第 30 个月时在 15mm（黄色）、10mm（橘色）和 5mm（红色）两点辨别觉的准确感知范围（术后第 9 个月未进行 5mm 两点辨别觉检测）。图中以图形的方式展示了具有粗感觉和两点辨别觉的比例区域。在右图中展示了运动功能的恢复情况，照片分别为患者于术后第 10 个月和第 20 个月时，在无表情和微笑的情况下进行的拍摄。

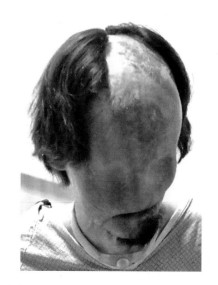

图 17.6 年轻患者缺失了大部分面部软组织，准备接受面部移植评估时的照片。左眼已摘除。所有面部软组织缺失均深及骨骼。患者缺失鼻部、唇部、牙齿并伴有腭瘘。

对于该患者我们进行了全面的筛查。虽然该患者视力受损且受伤严重，但是患者对于生活积极向上而且有家庭的支持。我们的团队认为全脸移植可以使其面部功能得到巨大改善并可能最终提高其生活质量和社交互动能力，但是患者视力受损，我们预计患者术后会面临更多的挑战。特别是在其恢复期间，自我监控和日常服药可能会受到影响。我们将以上可能出现的情况告知了他的家庭成员，他们非常愿意帮助患者应对这些挑战。所以我们将患者纳入当地器官获取机构，等待匹配的脑死亡面部供体。5 个月后，在 2011 年 3 月，性别、血型、皮肤颜色或质地相匹配的供体出现了。

全脸移植物包含面部和颈部的全部软组织，一部分的头皮、眼睑、鼻部、唇部、口轮匝肌、口内黏膜，以及包括左侧腮腺来提供足够的体积（图 17.7）。我们发现面神经主干已被切断，因此标记了左侧面神经，但仅有上下干可供吻合。我们保留了患者的口周区域和眼眶的周围组织,并含有足够的衬里。由于眼球已经摘除,我们不能定位患者左侧的眶下神经。在吻合术后,移植物血运恢复需要 5~10 分钟。术中使用了神经移植物来桥接神经断端之间的缺损。

术后,患者接受了 24 个单位的浓缩红细胞和 17 个单位的血(Cell Saver,Haemonetics)。面部移植手术持续了 17 小时。患者接受了全脸移植并将前哨皮瓣放置在不显眼的部位来监测排斥反应。患者在之后恢复良好。术后 3 天,患者开始恢复嗅觉。术后 4 天,患者离开 ICU。不久之后,因在缝线上检测到白色念珠菌和铜绿假单胞菌感染,患者接受了相关治疗。患者出现了反复的颏下积液,经过穿刺发现为无菌的唾液,通过向颌下腺注射肉毒杆菌毒素和抗菌治疗进行治疗。移植物的颏下淋巴结出现肿大。在术后 13 天,患者出院并在医院周边暂住。术后 4 周,患者因不明原因发热再次就诊。因为发现肌酐水平升高和脱水,在术后第 2 个月患者再次入院。术后患者分几次去除了颈部冗余的皮肤,安装了义眼及口腔种植体。

患者在术前接受了 500mg 的甲泼尼龙和 1000mg 霉酚酸酯以及兔抗胸腺细胞球蛋白(1.5mg/kg)。通过 1000mg 霉酚酸酯每天 2 次进行维持剂量的免疫抑制治疗。他克莫司谷浓度调整到 10~15ng/mL,在术后第 5 天激素减至 20mg。并使用头孢唑啉、甲氧苄啶-磺胺甲氧嘧啶和缬更昔洛韦进行 6 个月至 1 年的抗病毒及抗感染治疗。激素在术后第 55 天停止。术后第 1 年,患者虽然没有出现急性排斥反应,但是在面部移植后 22 个月,患者出现了上呼吸道症状和全身不适,应用非处方药物治疗,但改善有限。在没有疼痛和皮肤瘙痒的情况下,患者供体皮肤逐渐出现红斑。我们进行了皮瓣和前哨皮瓣活检,根据 Banff 分级证实为 3 级的急性排斥反应[13]。我们使用了 6 个剂量的甲泼尼龙冲击治疗(500mg/d),泼尼松减量(一开始为 80mg/d),抗胸腺细胞球蛋白[88mg/(kg·d)],增加他克莫司(1~4mg,每天 2 次)和霉酚酸酯(500~1000mg,每天 2 次)的剂量,改善并不明显。在 2 周后,口腔黏膜及上下唇出现了出血性溃疡和苔藓样变化,轻微疼痛。使用地塞米松对唇部和口腔黏膜进行冲击治疗并升高他克莫司浓度(0.1%),症状迅速得到了改善。面部的红斑和急性排斥反应的组织病理学诊断也慢慢消退。

术后 4 个月,可检测到患者右侧移植物的感觉和肌肉运动。但左侧面部的感觉仍然没有恢复,这可能与感觉神经未吻合有关。术后第 6 个月,移植区域超过 40% 的面积恢复了 15mm 的两点辨别觉,超过 20% 的面积恢复了 5mm 两点辨别觉,面部肌肉的粗运动功能也逐渐恢复。但是左侧面部出现了连带运动,可能与面神经近端粘连有关;这主要是因为在术中只有面神经的上下干得到了吻合(图 17.8)。术后 18 个月的外观恢复效果参见图 17.9。患者的生活质量得到了很大的改善。

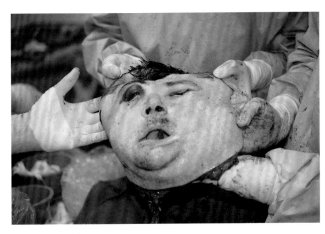

图 17.7　病例 2 中的年轻患者应用全脸同种异体移植物恢复面部的所有软组织,以及鼻部。获取供体后面部同种异体移植物的即刻照片。

> **要点**
>
> - 面部同种异体移植物的获取
>   - 从头皮向颈部,从外侧向内侧剥离皮瓣。
>   - 如果可以站在患者两侧,两位外科医生同时工作更有效率。
>   - 用器官保养液进行移植物灌注时,可能会有很大的阻力。
> - 皮瓣移植
>   - 与皮瓣获取的方向相反(即从颈部向头皮,从内侧向外侧)。
>   - 轻微的张力和近端提拉可以使得颈部皮肤更加紧致。
> - 颌下腺唾液积液(没有完全结扎的腺体导管)可以在皮瓣插入时通过向颌下腺注射肉毒杆菌毒素进行治疗。
> - 近端皮瓣插入时稍微施加张力可以避免术后肿胀面部的松弛、下垂。

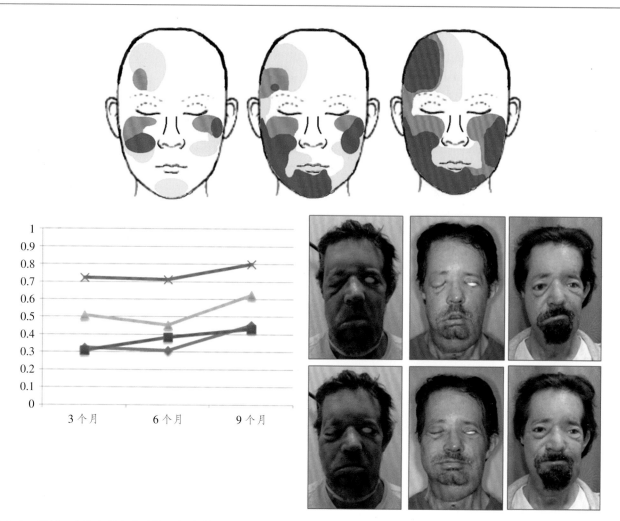

图 17.8 病例2中的患者在术后第3个月、第6个月和第9个月时在15mm(黄色)、10mm(橘色)和5mm(红色)两点辨别觉的准确感知范围。以图形的形式展示具有粗触觉感觉和10mm两点辨别觉比例区域。右图中展示运动功能的恢复,术后第3个月、第6个月和第9个月,患者分别在无表情(上方)和微笑(下方)的情况下进行拍摄。值得注意的是,左侧的眶上神经及眶下神经术中并未吻合,因为患者自身的这些神经是完好的。

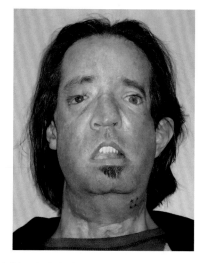

图 17.9 病例2患者全脸移植后18个月的恢复后外观。注意双眼均是义眼。

(易成刚 朱美抒 宋慧锋 译)

参考文献

1. Furr LA, Wiggins O, Cunningham M, et al. Psychosocial implications of disfigurement and the future of human face transplantation. Plast Reconstr Surg 2007;120(2):559–565
2. Sinno HH, Thibaudeau S, Duggal A, Lessard L. Utility scores for facial disfigurement requiring facial transplantation [outcomes article]. Plast Reconstr Surg 2010;126(2):443–449
3. Gray H, Williams PL, Bannister LH. Gray's Anatomy: The Anatomical Basis of Medicine and Surgery. 38th ed. New York, NY: Churchill Livingstone; 1995
4. Bentsianov B, Blitzer A. Facial anatomy. Clin Dermatol 2004;22(1):3–13
5. Liu R, Gullane P, Brown D, Irish J. Pectoralis major myocutaneous pedicled flap in head and neck reconstruction: retrospective review of indications and results in 244 consecutive cases at the Toronto General Hospital. J Otolaryngol 2001;30(1):34–40

6. Kroll SS. Staged sequential flap reconstruction for large lower lip defects. Plast Reconstr Surg 1991;88(4):620–625, discussion 626–627

7. Burget GC, Walton RL. Optimal use of microvascular free flaps, cartilage grafts, and a paramedian forehead flap for aesthetic reconstruction of the nose and adjacent facial units. Plast Reconstr Surg 2007;120(5):1171–1207, discussion 1208–1216

8. About Us. Chicago, IL. Accessed March 20 at http://www.a-s-r-t.com/aboutus3.html

9. Pomahac B, Diaz-Siso JR, Bueno EM. Evolution of indications for facial transplantation. J Plast Reconstr Aesthet Surg 2011;64(11):1410–1416

10. Soga S, Mitsouras D, Schultz K, et al. Pre-operative CT and MR angiography protocols for composite tissue allotransplantation of the face. (Received 2010 Certificate of Merit.) Paper presented at: Proceedings of the Radiological Society of North America 2010

11. Knoll BM, Hammond SP, Koo S, et al. Infections following facial composite tissue allotransplantation—single center experience and review of the literature. Am J Transplant 2013;13(3):770–779

12. Pomahac B, Nowinski D, Diaz-Siso JR, et al. Face transplantation. Curr Probl Surg 2011;48(5):293–357

13. Cendales LC, Kanitakis J, Schneeberger S, et al. The Banff 2007 working classification of skin-containing composite tissue allograft pathology. Am J Transplant 2008;8(7):1396–1400

14. Pomahac B, Pribaz J, Eriksson E, et al. Restoration of facial form and function after severe disfigurement from burn injury by a composite facial allograft. Am J Transplant 2011;11(2):386–393

15. Pomahac B, Lengele B, Ridgway EB, et al. Vascular considerations in composite midfacial allotransplantation. Plast Reconstr Surg 2010;125(2):517–522

16. Pomahac B, Pribaz J, Eriksson E, et al. Three patients with full facial transplantation. N Engl J Med 2012;366(8):715–722

第**18**章　头颈部重建中的成像及计算机建模

Matthew M. Hanasono，Roman J. Skoracki

■ 引言

　　近年来,外科医生已经开始利用各种技术辅助游离皮瓣重建手术。在本章中,我们将讨论使用计算机辅助设计(CAD)软件和快速原型建模(也称为医学建模)技术的虚拟手术设计方法,从而帮助术者更为有效、准确地进行头颈部血管化骨骼及非血管化骨骼的重建。我们将这项技术应用于特定的病例中,进行术中立体定向导航的辅助,准确地定位皮瓣,并在术野暴露受限的情况下进行皮瓣的插入,同时该技术可使皮瓣通过更小的切口插入。我们还解释了 CT 血管造影(CTA)不仅可用于术前确定血管通畅,也可用于定位穿支血管以辅助皮瓣设计。最后,我们评估了术中吲哚菁绿血管造影术用于识别穿支血管位置及评估组织灌注的可行性及局限性。

■ **虚拟手术设计及快速原型建模**

　　将二维断层图像(如 CT 图像)进行三维重建,已经成为观察头颈部各类创伤或侵及骨结构的肿瘤病变的常规辅助方法。除了产生面部骨骼三维图像外,CAD 软件还可以进行术前虚拟可视化切割及重建[1,2]。医学 CAD 软件最初用于神经外科手术及放射治疗,现在已被广泛用于先天性颅面部手术、正颌手术、牙种植手术以及头颈部重建手术中[3]。虽然计算机仿真技术在重建手术中的应用在不断延展,但其目前最广泛应用于下颌骨、上颌骨及其他颅面部缺损的骨性重

建(图 18.1)。

　　在软件发展的同时,通过 3D 打印实现的快速原型建模(一种计算机辅助制造技术,也称为 CAM)也被引入重建外科领域。该技术使得 CAD 数据转变为实体模型,这不仅有助于术者直接观察患者的实际解剖情况,同时还可以制作骨瓣、移植物、植入物固定部件的模板(图 18.2)。计算机生成的切割导航也可以使用相同的 3D 打印过程来完成术前模拟重建,以帮助进行长度和角度均精确的截骨术(图 18.3)。

　　3D 打印通常需要将薄材料层逐层连续平铺,再通过胶水、光或热的黏合或硬化来制造出所需的物体。3D 打印工艺可用于聚合物、陶瓷、玻璃和金属。因为该工艺不涉及制造模具,所以 3D 打印比常规制造工艺快得多,并且不太昂贵。"立体光刻技术"特指使

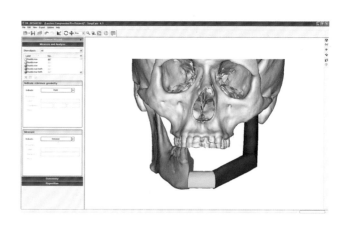

图 18.1　计算机辅助设计(CAD)模拟游离腓骨瓣重建下颌骨。头部可被任意角度旋转,以确保该设计的下颌重建形态理想且骨瓣连接闭合。

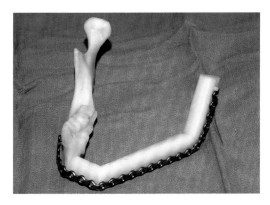

图18.2 丙烯酸聚合物制成的三维快速原型模型,用于指导手术,也可作为弯曲钛板的模板。这可在术前完成,从而节省手术时间,术前准备时可消毒。

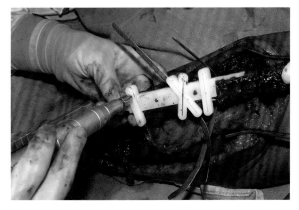

图18.3 可制作计算机生成切割导航器,简化截骨术的操作,使腓骨截骨的长度和角度更加精确,与术前模拟重建相一致。

用紫外光固化丙烯酸聚合物树脂来制造三维模型。紫外激光器追踪液体树脂表面区域,仅在其所追踪的地方固化或聚合。然后将厚度0.05~0.2mm的单层硬化后"浸渍"到液体树脂中以被新的液体层包覆。随后,激光在新的液体树脂层上扫描,使其固化并与之前的树脂层黏附。最后进行后处理,除去过量的液体树脂并完全固化所得到的部件。立体模型可以在手术使用时进行高温蒸汽灭菌。

对于头颈部重建,需进行水平位头颈部薄层CT扫描(层厚1.5mm或更薄)。数据以通用格式(医学数字成像和通信,DICOM)保存到计算机磁盘。然后将DICOM文件转换为立体光刻格式(STL),CAD软件用该格式文件可以创建在任何方向旋转的面部骨骼的虚拟三维模型。可对游离骨瓣的供区进行CT扫描,通过软件处理,进行理想化的重建。腓骨是临床上最常用的游离骨瓣重建的来源之一,几乎所有部位(例如

肩胛骨或髂嵴)都可以成像并导入CAD平台(见下文中的经典病例)。如果未获得患者供区CT扫描图像,则也可使用通用的供区数据进行重建。

如果重建和切除由不同医生来完成,则接下来负责重建的医生可与负责切除的医生探讨并模拟下颌骨或上颌骨截骨术。随后,根据蒂的方向和皮岛的位置选择左侧或右侧腓骨,并且根据需要模拟腓骨截骨术,从而重建缺失的下颌骨或上颌骨。原下颌骨或上颌骨可被部分透明化,以帮助指导腓骨进行重建。当下颌骨因为移位骨折或前期的切除手术而对位不准时,CAD软件可将其重新定位到它们的最佳位置。当面部骨骼出现部分严重扭曲或对位不准时,例如发生肿瘤浸润、遭遇创伤或经历前期的手术,CAD软件可以"擦除"这些部分,并通过产生健侧骨骼的镜像来替换。甚至可以导入另一个年龄、性别、种族和大小匹配的数据模板,以供手术参考。在确定最终计划之前,要从多个角度检查腓骨的重建设计。

虚拟设计完成后,可使用3D打印技术打印重建的下颌骨或上颌骨模型。切割导航器是可用于上颌骨、下颌骨、腓骨或其他游离骨瓣供区,它贴合现有的骨轮廓,利用给定区域的独特表面特征进行匹配,就像拼图一样。在手术期间,切割导航器利用钛螺钉临时固定于下颌骨、上颌骨或腓骨上,锯片可插入切割引导槽中。更新一代的切割引导器在引导槽中增加了金属部件,从而减小了锯片活动范围并增加了截骨的准确度。下颌骨或上颌骨模型可用于弯曲钛板,在手术之前或手术期间由助手完成,从而节省手术时间。

根据我们的经验,使用虚拟计算机设计和具有切割导航的三维模型节省了操作时间,并提高了重建手术精度(图18.4)[2]。预弯曲的金属植入物以及切割导航器简化了截骨术,节省了操作时间,特别是当需要多处截骨术时。虚拟设计可以看作是一种实际手术的彩排,术前计划可以通过优化手术设计、减少获取皮瓣及皮瓣塑形时尝试及发生错误的可能,来增加手术效率。我们已经发现,与传统的沿着上颌骨或下颌骨弯曲模板的方法,以及在必要时进行"肉眼"重建的方法相比,计算机辅助虚拟设计可以增加手术的准确性,且最终重建效果与术前设计高度一致。有人认为,虚拟设计和医学模型使得应用游离骨皮瓣经验不足的医生更容易进行头颈部骨性重建手术[3]。即便对于经验丰富的医生来说,计算机设计和三维模型对于下

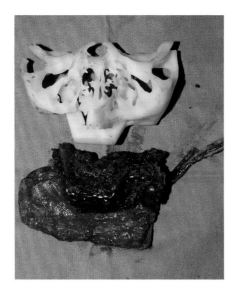

图 18.4 三维快速原型模型（上）与实际游离腓骨骨皮瓣（下）对比。游离腓骨瓣在切割导航器的辅助下截取，并与在模型上弯曲好的钛板进行固定。

颌骨或上颌骨的原始结构不容易识别的患者也是有利的，包括巨大外生肿瘤的患者、移位或粉碎性病理性骨折的患者以及骨骼切除后进行了或未进行重建的患者。在这些患者中，根据原下颌骨或上颌骨的轮廓制作重建模版常常是很困难或不可能的。

这些技术的劣势包括设计和制造模型的成本，而这也许能被节省手术时间和增加手术准确性的优势所抵消。虚拟设计还需要医生与软件工程师进行30~60分钟的网络会议，还需要时间来打印和运送模型。虽然这通常仅需要1~2天的运输时间，但是如果与患者的初次评估距离手术时间很近或者是在术中时，该技术就不可行了。这项技术最大的局限性可能在于，当手术计划发生改变，如肿瘤进一步生长时，虚拟设计和医学建模所带来的好处将大大减少。为尽可能减少切除和重建过程可能发生的变化，建议使用最近期的影像学数据，且负责切除和重建的医生要密切沟通。

快速原型建模和CAD软件不断发展。这些技术已经被口腔外科医生普遍用于引导骨内种植体置入下颌骨和上颌骨中[4]。Levine等[5]已经开始在游离瓣重建手术时即刻放置种植体，应用计算机设计及定制钻孔导航技术，精确地将种植体放置于金属植入物螺钉之间。能够即刻放置种植体得益于骨重建手术精确性的增加，因为种植体如果放置在了错误的角度，将不

可再使用。另一个步骤可能很大程度上增加了手术的精度，那就是患者个体化钛板的制作并不是预先弯曲的，而是直接由整块钛金属磨削而成，使其具有更高的强度。这种患者个性化钛板允许外科医生根据特定缺陷情况，选择最优化的螺孔数量、位置以及角度（图18.5）。还可进行独特的板材设计，可以根据预选参数（例如力分布、表面设计要求和最小化的应力遮挡）优化金属植入物使用。

除了下颌骨和上颌骨的重建，虚拟手术设计和医学模型也可用于眼眶的重建[6]。眼眶需要非常精确的修复，以避免眼球内陷、眼球突出或垂直异位（两眼高度不同）。眼眶重建可像下颌骨或上颌骨一样进行虚拟游离骨瓣设计。在我们的实践中更常见的是，使用钛网或骨移植物进行眼眶重建，并由软组织瓣支持。在这些情况下，我们发现使用三维模型作为模板对骨移植物和网状植入物进行塑形，比使用患者的实际眼眶更为容易，因为术野暴露通常是有限的，并且眼球的回缩可能导致对眼球的损伤、对视神经的牵拉，或者由于眼心反射而引起心动过缓。金属或网状植入物可根据快速原型模型的轮廓进行弯曲（图18.6），以便准确恢复眼眶形态。在原始解剖结构扭曲或缺失（例如由于肿瘤或创伤）的情况下，可以通过在CAD平台上生成健侧眼眶的镜像，获得重建的骨性轮廓的虚拟模板，并用CAM打印[7]。

CAD软件在重建手术中的其他用途包括制作患

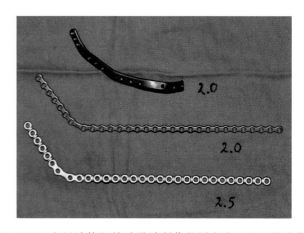

图 18.5 应用计算机辅助设计制作的厚度为2.0mm的个性化定制钛板（上），用于游离腓骨瓣重建。中、下为标准2.0mm、2.5mm厚度的重建用钛板。计算机辅助制作的钛板为直接磨削而成，而非打印，其强度更大。螺孔的位置和角度由医生在计算机模拟时确定。（Photo courtesy of Patrick Garvey，MD.）

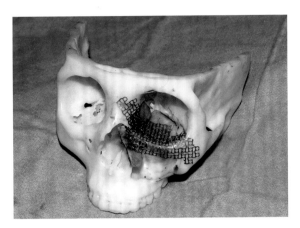

图 18.6　三维快速原型模型用于辅助眼眶重建,指导钛网和骨移植物准确重建眶底,这对避免眼球内陷、眼球突出和(或)眼球异位至关重要。

者个体化种植体。商业化的患者个体化种植体由钛、丙烯酸树脂、陶瓷或聚醚醚酮(PEEK,一种热塑性塑料)制成,用于替代颅面骨骼,最常见的是颅骨[8]。这些种植体最适用于已知缺损的精确尺寸,并已获得影像学数据的情况,因为术中塑形可能会抵消掉个性化定制所节省的时间。因此,它们主要用于延迟重建。此外,预成形钛网板是根据整合的正常眼眶数据(Synthes,Paoli,Pennsylvania),使用 CAD 软件制造的。

■ 术中立体导航

图像引导的术中立体定位导航在神经和鼻窦手术中已有很长的应用历史。最近,立体定位导航已开始用于颅面手术以确保眶壁在创伤手术后复位准确,也应用于肿瘤手术中,确保颌面部纤维发育不良的患者患侧术后与健侧对称。在重建手术中,用于神经和鼻窦手术的立体定位导航系统可以用于辅助插入游离瓣组织,特别是手术路径狭窄并且精确定位至关重要时[9-12]。

所有立体定向导航系统通过计算机在三维空间中追踪仪器和患者的位置。目前已经开发了几种不同的追踪系统,包括光学、电磁、机电和超声波系统[9]。光学追踪系统是目前最常用的,包括主动和被动设计。主动追踪系统使用附接到患者和外科器械的红外发光二极管(LED)进行追踪。只要 LED 保持在数字照相机的视线内,则可以在计算机监视器上准确呈现仪器和患者的位置。在被动追踪系统中,反射球而不是

LED 将红外光从发射源反射回接收器。发射器和接收器都位于相机单元结构内。

所有导航系统都需要执行配准过程以准确地确定患者的位置。在手术开始之前,用导航探头识别放置在患者面部的各个基准点,从而使得系统能够将患者身上的 x、y、z 坐标与导航工作站系统中图像上的 x′、y′、z′ 坐标进行整合。这些图像(CT 或 MRI)是术前患者佩戴相同的基准点标记时进行采集的。在此配准过程中,头戴式耳机或导航阵列取代了基准点标记(图 18.7)。耳机方便、无创,但在面中部和眼眶手术时有局限。导航阵列允许手术期间头部自由移动,而不需要重复配准过程,这非常利于进行游离瓣重建手术,但是导航阵列必须通过小切口和螺钉固定到患者的颅骨上。配准精度通常在 1mm 以内。

在手术期间,探头可用于确保游离瓣处于正确的空间位置。一些 CAD 程序(例如 SurgiCaseCMF,MaterialiseLeuven,Belgium)能够将虚拟改变的图像转换回 DICOM 格式文件。然后这些文件可以与术前 CT 数据组合或叠加,并上传到导航系统。在手术期间,实际重建的位置可以与虚拟重建设计的位置进行比较。这使得外科医生可以确保游离瓣的位置与设计的位置相匹配。在面部重建中,一个血管化骨瓣的位置偏离仅几毫米就可导致畸形、眼眶异位或面部标志线的扭曲,尽管这可能在一定程度上被软组织或后期轮廓塑形而掩盖。

■ CT 血管造影

使用多排 CT 扫描仪的 CT 血管造影(CTA)是一种成像模式,可用于评估受区、蒂部和穿支血管。由于微创,CTA 比数字减影血管造影(DSA)更受欢迎,而 DSA 存在动脉穿刺、假性动脉瘤和出血的额外风险。CTA 不仅提供动脉和静脉系统的高分辨率图像,而且同时可以检查周围的骨和软组织结构。除了验证血管疾病、术前、创伤和先天性畸形等情况下主要血管的通畅性外,在重建手术中,CTA 还可用于描绘腹壁下深动脉穿支(DIEP)皮瓣、股前外侧游离皮瓣、游离腓骨瓣及头颈部重建手术的其他皮瓣的穿支情况。CTA 的缺点包括有一定的辐射暴露、成本高以及血管造影剂过敏的风险。

DIEP 皮瓣通常比腹直肌游离肌皮瓣更受欢迎,

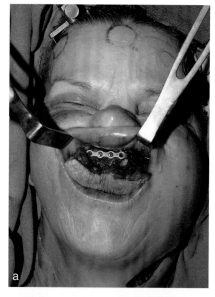

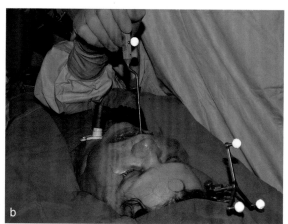

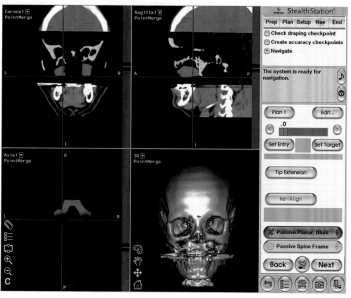

图 18.7 (a)应用游离腓骨瓣进行面中部重建,皮瓣经口插入,面部没有切口。(b)牢固固定前使用立体导航调整皮瓣位置。立体导航需要固定的阵列,使得系统能够在三维空间中定位面部骨骼。(c)使用手持导航探头确定皮瓣位置正确。探头的顶端可在多个层面的患者 CT 数据上定位。注意,模拟的腓骨瓣已叠加在 CT 数据上。

因为二者同样可靠,但 DIEP 皮瓣供区潜在发病率更低。在头颈部软组织重建中,若所需组织体积较小,也可优选 DIEP 皮瓣。成功获取 DIEP 皮瓣的关键在于获取充足的穿支(通常中等尺寸至大尺寸)以供应皮瓣,这些穿支可能不总是存在,并且其定位和解剖可能相当耗时。此外,当因需要解剖曲折的穿支(通常位于肌间)而广泛离断腹直肌及其支配神经时,DIEP 皮瓣的供区发病率与肌皮瓣相当,从而减少了其理论上的优势。

CTA 已被多位研究者用于在术前定位 DIEP 皮瓣最佳的皮肤穿支(图 18.8)。在理论上,这可以节省手术时间,因为这让外科医生结扎较小的、无关紧要的穿支时,可以集中精力在有优势的穿支上。它还可以让外科医生术前选择穿支情况更好的一侧腹壁。CTA 还可用于术前评估血管蒂分支的路径(尤其是肌间),以确定是否可以直接解剖,而避免大范围损伤腹直肌。对于获取 DIEP 皮瓣需要医生牺牲大量肌肉组织来解剖穿支的病例,可放弃使用 DIEP 皮瓣,而改用标准的或保留肌肉的腹直肌肌皮瓣。

患者进行多排螺旋 CT 扫描,通过外周静脉以每秒 4~6mL 的速率注射 100~150mL 的造影剂。轴向的 CT 数据可用于重建矢状和冠状图像,也可以重建水平或垂直旋转的腹壁血管的三维图像。还可以观察皮瓣蒂部血管和穿支血管的分支情况,评估其在肌肉内路径的长短或是走行于皮下。小至 0.3mm 的穿支血管可以通过 CTA 显示。

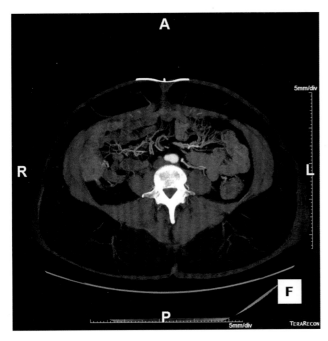

图 18.8　腹部 CTA 检查,用于获取 DIEP 皮瓣术前设计。皮下脂肪层内可见多条从双侧腹壁下深动脉放射状发出的穿支。

Rozen 等[14]对 42 例进行了 DIEP 皮瓣手术的患者进行了研究,他们绘制了所有>1mm 的穿支。42 例患者中 CTA 鉴别出 280 支主要穿支,其中 1 支假阳性、1 支假阴性,其敏感性为 99.6%,阳性预后值为 99.6%。Casey 等[15]对 DIEP 和腹壁上浅动脉(SIEA)乳房重建进行回顾性研究,对比了 100 例经过 CTA 检查获取的皮瓣和 186 例经手持多普勒获取的皮瓣在手术时间上的差异。他们发现采用前种方法,单侧和双侧病例的手术时间均缩短,且差异有统计学意义(370 分钟对 459

分钟;515 分钟对 657 分钟;$P<0.01$)。Smit 等[16]进行了一项类似的研究,发现 CTA 辅助的手术时间比使用多普勒更短(264 分钟对 354 分钟,$P<0.001$)。

Garvey 等[18]研究了 CTA 显示 ALT 游离皮瓣穿支的准确性。在 16 个皮瓣中,CTA 确定了 54 支穿支(术中证实)中的 40 支,敏感性为 74%。穿支实际位置距离 CTA 预测的位置平均为 3.5mm。此外,CTA 在 77.5%的情况下能够区分肌间隔穿支和肌内穿支。如上所述,CTA 可能在皮下脂肪充足的情况下最有用,因为在低密度脂肪组织的背景下,穿支可以清晰地被显示出来。在大腿很瘦的患者中,手持多普勒或 ICG 血管造影(见下文)可能对识别穿支位置更具敏感性。

在另一项研究中,Garvey 等[19]研究了 CTA 用于检查游离腓骨骨皮瓣的皮肤穿支的效果(图 18.9)。在 40 例患者中,根据术中验证的结果,CTA 准确显示了 94.9%的皮瓣穿支。穿支位置与预测位置平均相差 8.7mm。在大腿中应用 CTA 预测穿支位置的准确性略低,穿支在小腿肌肉间显示更清晰,而在菲薄的皮下脂肪中则显示不清,因为在此处穿支可能会改变路径并斜行至皮肤。CTA 能够在 93%的情况下区分肌间隔穿支和肌皮穿支走行。

除了用于皮瓣设计外,CTA 还可以有效地评估下肢的血流,尤其是在病史或体格检查不明确的情况下,例如当足背动脉和胫后动脉搏动触诊不清时。因此,在进行游离腓骨瓣重建前,如果下肢血供情况不明,或需要精确定位皮岛位置时,我们可选择进行小腿 CTA 检查。未来可将 CTA 与 CAD 和医学建模相结

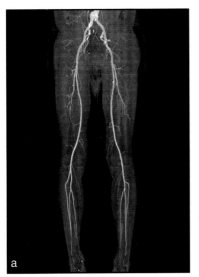

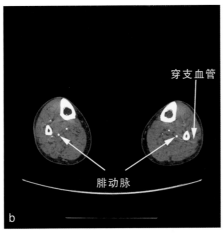

图 18.9　(a)一位患者双下肢的三维血管重建图像,显示胫前动脉、胫后动脉、腓动脉通畅。(b)横断面可见从胫动脉发出的皮肤穿支的走行。

合,从而可以在精确设计骨骼重建的同时精确定位皮岛穿支的位置。

■ 吲哚菁绿血管造影

吲哚菁绿(ICG)是一种无毒造影剂,它可与血浆中的蛋白质结合。激光辅助ICG血管造影(Spy Elite System,LifeCell Corp.,Branchburg,NJ)是一种成像模式,可提供组织灌注的实时图像,其使用806nm激光光源诱导蛋白质结合的ICG染料产生荧光,荧光可被近红外相机捕获,相机上的滤镜阻挡周围环境和激光(图18.10)。临床上ICG血管造影可用于评估局部皮肤和游离皮瓣的血供,还可以评估穿支血管位置以辅助穿支皮瓣的设计。ICG血管造影可用于乳房重建中评估乳房切除术后皮肤的活力,还可以用于头颈部重建,以确定因肿瘤原因切除的组织周围那些被切断血供的组织是否需要切除或重建。例如,颈部肿瘤切除后局部放射治疗的皮肤可能会发生缺血及伤口愈合不良,可能需要二次游离皮瓣或带蒂皮瓣关闭创面,以避免暴露颈动脉和颈内静脉。

ICG具有很高的安全性,已被用于测量心排血量、评估肝脏功能,已经用于眼部血管造影超过40年之久。少数(0.17%)药物不良反应包括注射溶液中存在的碘化物会导致碘过敏患者发生过敏反应[20,21]。ICG由肝脏排泄,半衰期为3~5分钟。由于其血浆半衰期短,因此可以在同一手术中多次应用。使用Spy Elite系统(LifeCell Corporation,Bridgewater,NJ)进行术中血管造影通常需要10~15分钟。

早期文献描述了使用ICG血管造影评估第一次心脏搭桥,后来用于评估游离皮瓣的吻合情况。当用于验证可疑吻合口血管的通畅性时,ICG血管造影非常准确。染料通过外周静脉注射,可以快速地通过吻合动脉,随后通过吻合静脉。医生可以很容易地发现吻合口缝合是否不佳或阻塞。临床实践中,大多数时候不需要通过这种方法,因为吻合情况可以通过检查皮瓣而得知。然而,当吻合口或内膜破口周围由于逐渐增多的血栓导致部分阻塞时,ICG血管造影可能有益于预测皮瓣的情况,此时临床体征往往不明确。

ICG血管造影更常用于评估带蒂皮岛和游离皮瓣血流情况。如果静脉注射后2分钟以内,ICG染料没有在皮岛的某一部分积聚,则该部分皮肤最终可能无法存活。注射5~10mL ICG,随后可在成像系统显示器上观察皮肤,相机对准皮瓣。在黑白图像上的提示认为可疑灌注不佳的组织通过临床检查有低灌注的迹象。通过这种方式,可减少局部皮瓣坏死。

另一种相关技术是使用ICG血管造影来确定需要哪些穿支或多少支穿支来避免局部皮瓣坏死或脂肪坏死。在这种情况下,除了计划使用的穿支外,医生可剥离多个穿支,并用血管夹单独临时阻断。随后用ICG成像分析皮瓣血流。如果皮瓣灌注良好,则临时阻断的穿支可以切断。如果皮瓣灌注不佳,可松开其他血管夹,直到整个皮瓣灌注良好。第二种技术主要用于评估DIEP皮瓣穿支血流,也已报道用于头颈部重建中的各种皮瓣,例如股前外侧皮瓣和游离腓骨皮瓣[22]。

除了由电荷耦合摄像机捕获的黑白图像之外,Spy Elite系统还附带了分析软件(SPY-Q)。该软件具有两个选项,用于定量测量图像上记录的荧光。第一个选项是相对分辨率技术,其显示图像上多个区域相对于用户定义为100%灌注的基点荧光差异(图18.11)。第二个选项是绝对测量,使用255级灰度,基于对应于信号强度的灰度,对图像上的各个点分配灰度值(0~250)。在该灰度值中,6.0的值被认为是可接受的灌注的下限[22]。

Wu等[23]报道了14%的假阴性率(ICG血管造影

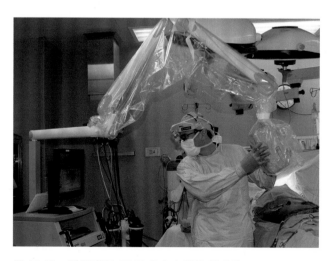

图18.10　吲哚青绿(ICG)术中血管造影系统(Spy Elite System,LifeCell Corp.,Branchburg,NJ)。无菌罩使医生可以调整激光源的位置。

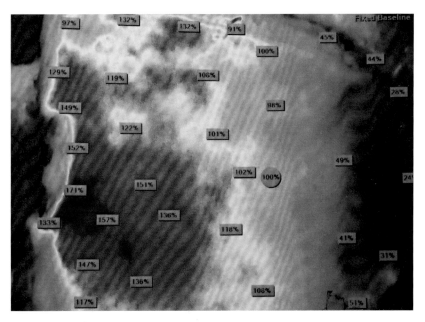

图 18.11　左腹部游离 DIEP 皮瓣剥离后 ICG 血管造影捕获图像。用户选择看上去灌注最理想的位置,并定义为"100%"灌注区域。系统中的软件分析图像其他区域的信号强度,标注相对灌注率以增加研究的客观性。注意,有些区域的信号强度高于用户标注的参考点,因此,有些区域的灌注值高于 100%。

显示可行的皮瓣区域,最终发生坏死)和 9%的假阳性率（ICG 血管造影显示皮瓣区域不可行,但最终存活）。虽然他们得出的结论是, 在大多数患者中,ICG 血管造影在评估皮瓣灌注方面并不优于临床判断,但他们认为 ICG 血管造影更适用于评估深肤色患者的皮瓣血供,因为这些患者的临床评估更加困难。使用 ICG 评估皮瓣活性需要注意染料注射时的皮肤灌注情况可受多种因素影响,包括血压、容量状态、是否使用血管升压素、患者温度、继发于手术切除的血管痉挛以及其他影响微循环中的血流阻力的因素。

尚无使用 ICG 血管造影诊断静脉阻塞的标准。当皮瓣静脉受损时,荧光染料将延迟清除,但尚未明确多久被视为延迟。专家建议,如果担心皮瓣剥离、转移或插入后静脉阻塞,可在静脉注射 ICG 5~20 分钟后再次成像观察[24]。

ICG 血管造影也已被用于定位穿支,在皮肤切开前即可将皮瓣以这些穿支为中心设计。如果准确,ICG 血管造影可帮助选取供区,避免在未显示有穿支的部位做不必要的皮肤切口。切开前准确定位穿支有助于减小切口长度,避免为寻找穿支而延长切口,改善了供区不美观的情况。

在薄皮瓣中,ICG 评估穿支的准确性更高, 因为其可视的深度只有 1cm。在更厚的皮瓣中,ICG 变得非常不利于观察,因为它沿穿支走行越来越远,其较小的分支血管又将 ICG 携带到皮肤。因此,ICG 血管造影被用于帮助设计薄皮肤穿支皮瓣,如非肥胖患者的股前外侧皮瓣。随着皮下脂肪量的增加,例如大多数患者的腹直肌肌皮瓣,ICG 血管造影定位深部穿支的精确度也随之降低。

Onoda 等[25]比较了 ICG 血管造影和 CTA。ICG 血管造影使用了日本的另一种系统, 称为光动力眼 (Hamamatsu Photonics K.K.,Hamamatsu,Japan)。他们发现,在 50 例患者中,ICG 血管造影具有 84%的阳性预测值,CTA 具有 100%的阳性预测值,这些患者使用了多种不同的带有皮岛的游离带蒂皮瓣。当皮瓣厚度>20mm 时,ICG 血管造影术难以检测到穿支,在 50 个皮瓣中仅有 12 个检测穿支(敏感性 24%)。相比之下,当皮瓣厚度<8mm 时,CTA 的检测效果不佳,在这些患者中仅显示出 30%的敏感性。在皮下脂肪层走行路径长的穿支最容易通过多排 CTA(MDCTA)显现。当皮瓣厚度≤8mm 时,作者建议将 ICG 血管造影与手持式多普勒超声结合使用;当皮瓣厚度≥20mm 时,建议将 CTA 与手持式多普勒超声组合使用定位穿支,从而最大限度地减少时间和费用,同时保持合适的精度。对于中等厚度的皮瓣,作者建议 3 种方式联合应用。

■ 总结

近年来,外科医生利用技术进一步改善了游离皮瓣重建。诊断和设计技术是良好的判断及手术技术的补充,且不能取代。适当地使用这些技术,可以提高重建的可靠性、准确性以及有效性。

■ 典型病例

女性患者,48岁,有右下颌成釉细胞瘤病史,曾进行部分下颌骨切除术,曾两次尝试使用游离腓骨骨皮瓣重建,但均失败。后曾应用钛板和右胸大肌皮瓣进行重建。随后,她因口内钛板外露就诊(图18.12),游离腓骨瓣损失的病因未知。作为诊疗的一部分,她进行了盆腔CTA以评估深部环髂动脉的质量(图18.13)。深部环髂动脉双侧显示良好,计划选用右侧髂嵴游离皮瓣。将CTA数据导出为DICOM格式,用于进行右下颌CAD重建(图18.14)。根据计算机生成数据制作的切割导航器帮助进行骨瓣截骨术,这使得截取的骨瓣与术前模拟重建相一致(图18.15)。前臂桡侧游离筋膜皮瓣用于口内软组织重建。术后,她的下颌对称性恢复,并可通过牙科假体来修复其牙齿(图18.16)。

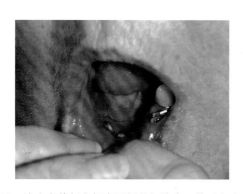

图18.12 该患者曾行右侧半下颌骨切除术,曾两次尝试使用游离腓骨骨皮瓣重建,但均失败。钛板用于重建,但现在口内钛板暴露。

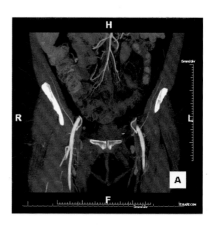

图18.13 因为担心血管病变导致皮瓣坏死,在计划行游离髂嵴皮瓣重建前进行了盆腔CTA检查。CTA显示双侧旋髂深血管通畅。

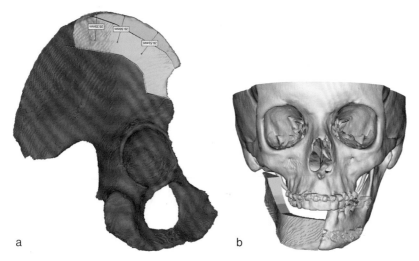

图18.14 (a)CTA获取的骨骼数据。(b)应用CAD软件进行重建手术设计。

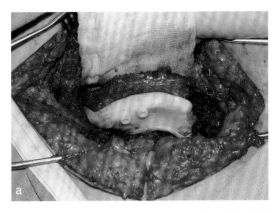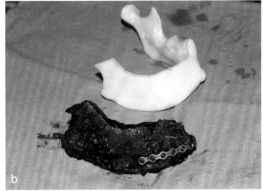

图 18.15 (a)使用计算机生成切割导航器辅助截骨。(b)所获得的游离髂嵴皮瓣与计算机模拟的相一致。

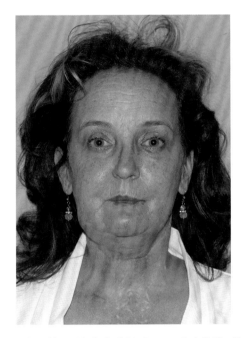

图 18.16 术后外观,该患者进行了 CAD 重建设计,并应用计算机生成下颌骨模型和髂嵴切割导航器。

(安阳 武江 朱美抒 译)

参考文献

1. Levine JP, Patel A, Saadeh PB, Hirsch DL. Computer-aided design and manufacturing in craniomaxillofacial surgery: the new state of the art. J Craniofac Surg 2012;23(1):288–293

2. Hanasono MM, Skoracki RJ. Computer-assisted design and rapid prototype modeling in microvascular mandible reconstruction. Laryngoscope 2013;123(3):597–604

3. Antony AK, Chen WF, Kolokythas A, Weimer KA, Cohen MN. Use of virtual surgery and stereolithography-guided osteotomy for mandibular reconstruction with the free fibula. Plast Reconstr Surg 2011;128(5):1080–1084

4. Okay DJ, Buchbinder D, Urken M, Jacobson A, Lazarus C, Persky M. Computer-assisted implant rehabilitation of maxillomandibular defects reconstructed with vascularized bone free flaps. JAMA Otolaryngol Head Neck Surg 2013;139(4):371–381

5. Levine JP, Bae JS, Soares M, et al. Jaw in a day: total maxillofacial reconstruction using digital technology. Plast Reconstr Surg 2013;131(6):1386–1391

6. Gellrich NC, Schramm A, Hammer B, et al. Computer-assisted secondary reconstruction of unilateral posttraumatic orbital deformity. Plast Reconstr Surg 2002;110(6):1417–1429

7. Golfinos JG, Fitzpatrick BC, Smith LR, Spetzler RF. Clinical use of a frameless stereotactic arm: results of 325 cases. J Neurosurg 1995;83(2):197–205

8. Hanasono MM, Goel N, DeMonte F. Calvarial reconstruction with polyetheretherketone implants. Ann Plast Surg 2009;62(6):653–655

9. Roessler K, Ungersboeck K, Dietrich W, et al. Frameless stereotactic guided neurosurgery: clinical experience with an infrared based pointer device navigation system. Acta Neurochir (Wien) 1997;139(6):551–559

10. Strong EB, Rafii A, Holhweg-Majert B, Fuller SC, Metzger MC. Comparison of 3 optical navigation systems for computer-aided maxillofacial surgery. Arch Otolaryngol Head Neck Surg 2008;134(10):1080–1084

11. Pham AM, Rafii AA, Metzger MC, Jamali A, Strong EB. Computer modeling and intraoperative navigation in maxillofacial surgery. Otolaryngol Head Neck Surg 2007;137(4):624–631

12. Hanasono MM, Jacob RF, Bidaut L, Robb GL, Skoracki RJ. Midfacial reconstruction using virtual planning, rapid prototype modeling, and stereotactic navigation. Plast Reconstr Surg 2010;126(6):2002–2006

13. Masia J, Clavero JA, Larrañaga JR, Alomar X, Pons G, Serret P. Multidetector-row computed tomography in the planning of abdominal perforator flaps. J Plast Reconstr Aesthet Surg 2006;59(6):594–599

14. Rozen WM, Ashton MW, Stella DL, Phillips TJ, Grinsell D, Taylor GI. The accuracy of computed tomographic angiography for mapping the perforators of the deep inferior epigastric artery: a blinded, prospective cohort study. Plast Reconstr Surg 2008;122(4):1003–1009

15. Casey WJ III, Chew RT, Rebecca AM, Smith AA, Collins JM, Pockaj BA. Advantages of preoperative computed tomography in deep inferior epigastric artery perforator flap breast reconstruction. Plast Reconstr Surg 2009;123(4):1148–1155

16. Smit JM, Dimopoulou A, Liss AG, et al. Preoperative CT angiography reduces surgery time in perforator flap reconstruction. J Plast Reconstr Aesthet Surg 2009;62(9):1112–1117

17. Tong WMY, Dixon R, Ekis H, Halvorson EG. The impact of preoperative CT angiography on breast reconstruction with abdominal perforator flaps. Ann Plast Surg 2012;68(5):525–530

18. Garvey PB, Selber JC, Madewell JE, Bidaut L, Feng L, Yu P. A prospective study of preoperative computed tomographic angiography for head and neck reconstruction with anterolateral thigh flaps. Plast Reconstr Surg 2011;127(4):1505–1514

19. Garvey PB, Chang EI, Selber JC, et al. A prospective study of preoperative computed tomographic angiographic mapping of free fibula osteocutaneous flaps for head and neck reconstruction. Plast Reconstr Surg 2012;130(4):541e–549e

20. Takahashi M, Ishikawa T, Higashidani K, Katoh H. SPY: an innovative intra-operative imaging system to evaluate graft patency during off-pump coronary artery bypass grafting. Interact Cardiovasc Thorac Surg 2004;3(3):479–483

21. Benya R, Quintana J, Brundage B. Adverse reactions to indocyanine green: a case report and a review of the literature. Cathet Cardiovasc Diagn 1989;17(4):231–233

22. Green JM III, Thomas S, Sabino J, et al. Use of intraoperative fluorescent angiography to assess and optimize free tissue transfer in head and neck reconstruction. J Oral Maxillofac Surg 2013;71(8):1439–1449

23. Wu C, Kim S, Halvorson EG. Laser-assisted indocyanine green angiography: a critical appraisal. Ann Plast Surg 2013;70(5):613–619

24. Gurtner GC, Jones GE, Neligan PC, et al. Intraoperative laser angiography using the SPY system: review of the literature and recommendations for use. Ann Surg Innov Res 2013;7(1):1–14

25. Onoda S, Azumi S, Hasegawa K, Kimata Y. Preoperative identification of perforator vessels by combining MDCT, Doppler flowmetry, and ICG fluorescent angiography. Microsurgery 2013;33(4):265–269

第 2 篇　皮瓣图谱

第 **19** 章　股前外侧皮瓣和股前内侧皮瓣

Peirong Yu

■ 引言

股前外侧皮瓣(ALT)的解剖最早在中国文献中报道[1,2]。1984 年,宋业光教授等首先在《英国整形外科杂志》(*British Journal of Plastic Surgery*) 进行了英文报告[3]。此后超过 20 年,ALT 皮瓣一直未能得到普及应用。最主要的原因在于该皮瓣血管蒂解剖结构的复杂性和不确定性。随着对其解剖结构,尤其是穿支结构的深入了解[4],目前 ALT 皮瓣已成为软组织重建的主力皮瓣。股前内侧皮瓣(AMT)较少为人所知。1984 年,该皮瓣与 ALT 皮瓣一起,也是由宋业光教授等首次报道[3]。AMT 皮瓣的相关文献很少,关于其血管蒂解剖的描述也不够清晰。2011 年,作者系统阐述了 AMT 皮瓣的穿支结构[5]。

ALT 皮瓣的主要优点包括供区并发症发生率小,血管蒂长度长且管径较粗。其主要缺点在于穿支解剖较为复杂,有时穿支解剖结构不恒定,在某些患者中该皮瓣可能较为臃肿。

■ 解剖

ALT 皮瓣血管解剖

在绝大多数患者(96%)中,ALT 皮瓣的主要血管是旋股外侧动脉的降支,而旋股外侧动脉直接起源于股深动脉。旋股外侧动脉有 3 个主要分支:升支、横支和降支。降支通常走行于股直肌、股中间肌和股外侧肌之间的肌间隙里。该血管从旋股外侧动脉发出不久,即发出股直肌分支滋养股直肌。股直肌分支发出的皮肤穿支是 AMT 皮瓣的供血血管,并沿股外侧肌的内缘向下走行。该血管还发出数个分支滋养股外侧肌,并发出 1~3 条皮肤穿支供血 ALT 皮瓣的皮肤(I 型)(图 19.1a 和图 19.2)。旋股外侧动脉降支的血管管径较粗,发出股直肌分支前,其管径通常为 2.5~3.5mm,而发出股直肌支后,其管径仍有 2~2.5mm。

在 2% 的病例中,皮肤穿支自旋股外侧动脉的横支发出(II 型)(图 19.1b 和图 19.3)。这些穿支在浅出于筋膜皮肤之前,全程纵向走行于股直肌肌肉内,术中需进行较长距离的肌肉内分离。为了获得更大的血管蒂管径,需要将旋股外侧动脉的横支包含在内。

在另外 2% 的病例中,皮肤穿支穿过股直肌,从旋股外侧动脉降支的股直肌分支发出(III 型)(图 19.1c 和图 19.4)。实际上这是 AMT 皮瓣中,穿支位置偏向外侧的一种不常见类型。

穿支动脉均有两支伴行静脉,与旋股外侧动脉降支全程伴行。两支伴行静脉间有数个 H 形吻合;因此,选择其中任何一支均可提供充分的静脉回流。伴行静脉管径为 2~3.5mm。在股直肌分支以上水平,两支伴行静脉汇合为一支,汇合支的直径为 3~5mm。

ALT 皮瓣神经解剖

股外侧皮神经(L2~L3)可被包含在皮瓣内用于感觉功能重建。该神经经腹股沟韧带外侧进入股部,紧贴深筋膜浅面走行 (图 19.5)。腹股沟韧带下 10cm 处,该神经分为外侧支和内侧支。前者沿着髂前上棘(ASIS)与髌骨外上缘的连线(AP 线)或者其外侧下行,而后者转向内侧,沿着 AP 线内侧 2~3cm 下行。外侧支位于 ALT 皮瓣之内,可以同时切取用于感觉功能重建,而内侧支可以予以完整保留。股前外侧皮神经的直径在分叉之前通常为 1.5~2mm。

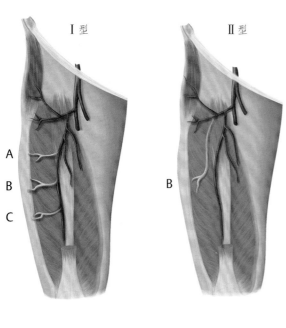
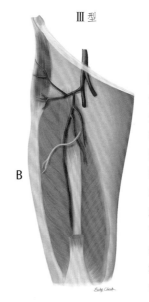

图 19.1 ALT 皮瓣的血供类型。主要供血血管为旋股外侧动脉,该动脉发出升支、横支和降支。根据皮肤穿支的起源,ALT 皮瓣的血供可以分为 3 种类型。Ⅰ型:穿支起源于旋股外侧动脉的降支。Ⅱ型:穿支起源于旋股外侧动脉的横支,走行于股外侧肌内。Ⅲ型:穿支起源于旋股外侧动脉的股直肌支,走行于股直肌内。皮肤穿支的数量多达 3 条。穿支 B 位于髂前上棘与髌骨外上缘连线的中点附近。穿支 A 和穿支 C 位于穿支 B 上下各约 5cm 处。

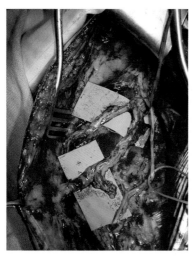

图 19.2 ALT 皮瓣Ⅰ型血供,皮肤穿支自旋股外侧动脉的降支发出。

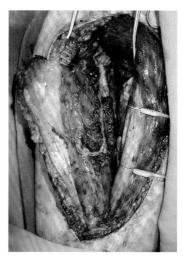

图 19.3 ALT 皮瓣Ⅱ型血供,皮肤穿支自旋股外侧动脉的横支发出,全程纵向走行于股外侧肌内,导致穿支分离更加困难。

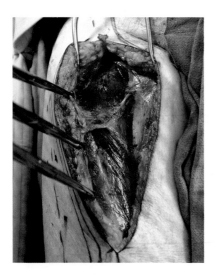

图 19.4 ALT 皮瓣Ⅲ型血供,皮肤穿支起自旋股外侧动脉降支的股直肌支,全程纵向走行于股直肌内,自股直肌内发出。

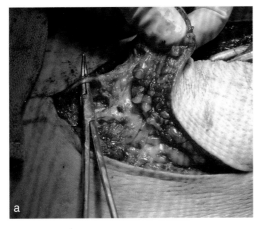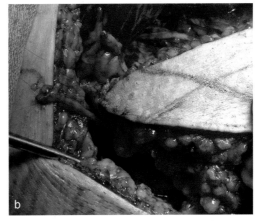

图 19.5 股外侧皮神经是支配 ALT 皮瓣的感觉神经,可被包含在皮瓣内用于感觉功能重建。(a)该神经位于皮下组织深面,紧贴深筋膜表面,走行于髂前上棘和髌骨外上缘的连线上。(b)向近端皮下进行分离,可额外获得约 5cm 长度的神经纤维。

如果需要,股外侧肌的部分或者全部可以包含在 ALT 皮瓣之中。股外侧肌的主要运动神经走行与 ALT 皮瓣血管蒂关系密切。在股近侧端,该神经走行于旋股外侧动脉降支的外侧(图 19.2)。旋股外侧动脉降支进入股外侧肌之前,运动神经下行(有时上行)走行于降支深面,然后沿着旋股外侧动脉降支的内侧与之共同下行。运动神经分出数个细小分支与血管蒂伴行并支配股外侧肌。

穿支解剖:皮肤穿支体表定位—"ABC 系统"

ALT 皮瓣皮肤穿支的体表定位存在规律。穿支最常出现在 ASIS 与 AP 线的中点上。此点的远端 5cm 和近端 5cm,为第 2 穿支和第 3 穿支穿出点。基于此种模式,ALT 皮瓣的皮肤穿支被命名为穿支 A(最近端穿支)、穿支 B(中间穿支)和穿支 C(最远端穿支),这就是"ABC 系统"的理论基础[4]。在西方人中,从 ASIS 至 A、B、C 3 个穿支点的垂直距离分别为 (18.4±2.2)cm、(23.5±2.0)cm 和 (28.6±2.3)cm。因此,3 个穿支点之间依次相距 5cm。

ASIS 距离皮肤穿支点的测量距离与身高关系密切。每个穿支点距离 ASIS 与髌骨外上缘的相对距离也具有实际意义。ASIS 定为点 0,髌骨外上缘定为点 1.0,其中点定为点 0.5。位置、数量、直径和穿支类型的总结见表 19.1 和图 19.6。水平方向上,皮肤穿支约位于 AP 线的外侧 1.5cm 处。26% 的皮瓣只有一条穿支;49% 的皮瓣有两条穿支,这是最常见的;而 25% 的皮瓣具有 3 条穿支。

表 19.1 ALT 皮瓣穿支解剖

穿支	A	B	C
穿支出现率	53%	87%	59%
肌间隔穿支率	46%	19%	12%
y 轴位置*	(18.4±2.2)cm	(23.5±2.0)cm	(28.6±2.3)cm
	(点 0.4)*	(点 0.5)*	(点 0.6)*
x 轴位置	(1.4±0.6)cm	(1.4±0.7)cm	(1.5±0.6)cm
小型穿支 (<0.5mm)	18%	17%	72%
中等穿支 (0.5~1mm)	27%	37%	19%
大型穿支 (>1mm)	55%	46%	9%

* 上方为距髂前上棘的测量距离(cm),下方为髂前上棘和髌骨外上缘连线的相对位置(距髂前上棘)。

AMT 皮瓣的解剖

AMT 皮瓣的主要供血血管是旋股外侧动脉降支的股直肌分支(图 19.7a)。该血管沿股直肌内缘下行,并发出皮肤穿支(图 19.7b)。但仅有 51% 的病例存在 AMT 穿支(其中,43% 的病例有一条穿支,8% 的病例有两条穿支,另外 49% 的病例无 AMT 皮肤穿支)。穿支最常出现在 AP 线的中点附近,而在该中点的近端或者远端出现较少,这与 ALT 皮瓣的"ABC 系统"类似[5]。穿支在 y 轴和 x 轴的位置如表 19.2 所示。

ALT 皮瓣与 AMT 皮瓣穿支的关系

ALT 和 AMT 皮瓣的穿支数量和直径之间存在负

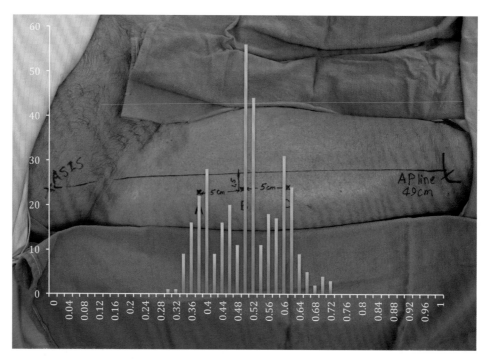

图 19.6　ALT 皮瓣穿支的体表位置。依据穿支位置,将其命名为穿支 A、穿支 B 和穿支 C。穿支 B 位于髂前上棘与髌骨外上缘连线的中点附近。

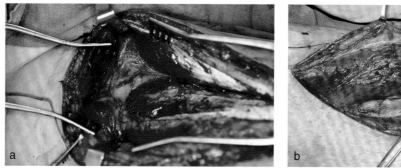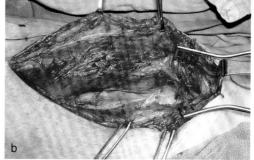

图 19.7　(a)股前外侧动脉降支发出股直肌分支,支配股直肌。(b)发出皮肤穿支,支配 AMT 皮瓣。

表 19.2　股前内侧皮瓣穿支解剖(基于 100 只大腿解剖)

穿支	出现数量	y 轴 *	x 轴 **	穿支直径 ***
A	12	18.4±1.5 0.40±0.01	3.3±1.4	小 17%,中 42%,大 42%
B	33	23.2±2.3 0.50±0.04	3.2±1.6	小 12%,中 55%,大 33%
C	14	27.8±3.3 0.60±0.06	3.2±1.7	小 43%,中 50%,大 7%

* 上方为距髂前上棘的测量距离(cm),下方为髂前上棘和髌骨外上缘连线的相对位置(距髂前上棘)。

** 距 AP 线内侧水平距离(cm)。

*** 小:直径<0.5mm;中:直径为 0.5~1mm;大:直径>1mm。

表 19.3　ALT 皮瓣和 AMT 皮瓣穿支数量之间的关系

ALT 皮瓣穿支数量	AMT 皮瓣穿支数量		
	2	1	0
3	0(0%)	5(24%)	16(76%)
2	2(4%)	24(49%)	23(47%)
1	2(11%)	12(63%)	5(26%)
0	3(60%)	1(20%)	1(20%)

相关的关系[6]。绝大多数没有 ALT 穿支的患者会出现一条甚至更多 AMT 穿支,而绝大多数有 3 条 ALT 穿支的患者通常没有 AMT 穿支(表 19.3)。因此,当手术中穿支解剖时发现 ALT 皮瓣穿支不利手术时,应该经由同一切口,继续解剖 AMT 皮瓣穿支。此时,出现一条或两条 AMT 穿支的概率很高。

■ 术前注意事项

ALT 皮瓣的唯一禁忌证为严重的外周血管疾病。正常情况下,股浅动脉闭塞后,股深动脉可代偿进行下肢的供血。但在严重外周血管疾病的患者,切取旋股外侧动脉降支形成 ALT 皮瓣时,同时结扎股中间肌分支和股直肌分支,可能会影响下肢血供。即使目前并没有直接证据证实这一观点,也应该引起注意。

术前影像学检查并不是必需的。CTA 检查可能对评估优势穿支和优势侧下肢有一定帮助。

■ 患者体位和皮肤标记

患者平卧位,下肢处于自然位置无旋转。这对于肥胖患者尤其重要。

关键解剖标志为 ASIS 和髌骨外上缘。此两点之间画一条直线(AP 线),并且标记其中点。穿支 B 最可能的位置位于 AP 线中点外侧约 1.5cm 处 (图 19.8)。而穿支 A 和穿支 C 位于穿支 B 近端和远端各 5cm 处。超声多普勒可用来确定穿支 B 的位置,这对初学者和教学有一定意义,但其准确度不高,尤其在肥胖患者中,准确度更低。然后以穿支 B 为中心,标记皮瓣范围,但必须谨记在术中应按照穿支真正的位置调整其切取范围。

■ 手术技术—ALT 皮瓣

首先切开约 15cm 长的皮瓣内侧切口,该切口需涵盖所有 3 个可能的穿支点,切开深度至筋膜下股直肌的浅层。当皮瓣宽度为 7~10cm 时,前方切口通常位于 AP 线的内侧 1.5~2.0cm,大约是大腿的前正中线。筋膜切开后,进行向外侧的筋膜下分离。筋膜下分离对于初学者来说较为简单,因为筋膜下层次更容易辨识股直肌和股外侧肌之间的间隙。使用 3 把 Allis 钳将筋膜向外侧牵拉,每把钳子对应一个穿支点的位置(图 19.9)。肌间隔内有一层浅棕色脂肪组织,在两块肌肉之间钝性分离即可进入该间隔内。向内侧牵拉股直肌,暴露旋股外侧动脉降支。在这一肌肉间隙内,可以看到肌间隔皮肤穿支走行,并可逆向追溯至旋股外侧动脉降支。或者,可沿旋股外侧动脉发出肌皮穿支处向外侧进行分离。使用 5-0 聚丙烯缝线标记该穿支在皮肤上的位置,如有需要,可以此为中心,重新设计皮瓣。

然后,分离沿着股外侧肌的内侧缘下行的旋股外侧动脉降支。肌间隔穿支的解剖比较直接。旋股外侧动脉降支可能发出数个分支支配股直肌。小的运动神

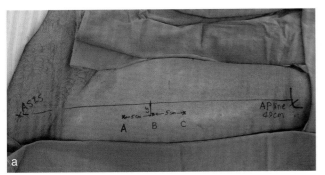
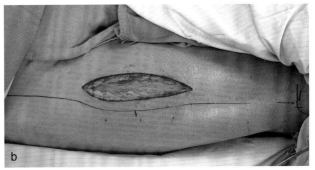

图 19.8　(a)基于"ABC 系统"标记 3 个皮肤穿支的位置,穿支 B 位于 AP 线中点外侧 1.5cm 处。穿支 A 和穿支 C 各位于穿支 B 近端和远端 5cm 处。(b)术中首先切开的只有前方位于股直肌上方的切口,该切口必须足够长以涵盖所有 3 个穿支。

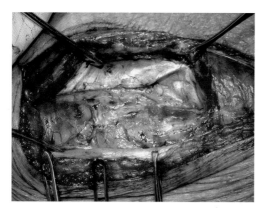

图 19.9　筋膜下分离时,使用 3 把 Allis 钳将筋膜向外侧牵拉。每一把钳子对应一个穿支点的位置。进入股直肌和股外侧肌之间的间隙,将股直肌向内侧牵拉,以显露旋股外侧动脉降支。

取替代皮瓣,如 AMT 皮瓣。

　　根据缺损区域的大小和穿支的真实位置设计皮瓣供区。如果需要感觉皮瓣,从切口近端解剖股外侧皮神经。在皮瓣近端的皮下进行分离,可获得额外约 5cm 长的皮神经长度。受区血管准备妥当后,可根据需要,在旋股外侧动脉降支发出股直肌分支之前或者之后离断血管。供区放置 19Fr 引流管。绝大多数情况下,供区可以直接关闭。

经分支可能与这些穿支伴行。解剖所有穿支,直至其在旋股外侧动脉降支的发出点。最后一条穿支远端的旋股外侧动脉降支离断并结扎(图 19.10)。分离过程注意辨识与保留旋股外侧动脉降支伴行的运动神经。有时运动神经走行于两条穿支之间,为了解剖穿支,必须切断神经并重新吻合。所有血管解剖完成,运动神经也已经分离后,皮瓣的解剖实质上已经完成。所有这些解剖可以通过皮瓣内侧切口完成。

　　对于肌皮穿支来说,需要从筋膜层之下穿支穿出肌肉处开始,进行逆向的肌肉内分离。术者佩戴放大镜,使用解剖分离剪,仔细分开肌肉纤维,逆行向旋股外侧动脉的降支分离。使用双极电凝仔细离断细小的肌支。在绝大多数病例,只有薄层肌肉(2~3cm 宽,不到 1cm 厚)覆盖穿支。小的肌肉可以直接离断以分离穿支。必须注意在穿支的辨识和分离结束前,不要切开皮肤形成皮瓣。如无合适的皮肤穿支,应该考虑获

■ 手术技术—AMT 皮瓣

　　由于 AMT 皮瓣穿支出现率仅 50% 左右,该皮瓣不应作为首选皮瓣,ALT 皮瓣应该是第一选择。当 ALT 皮瓣区域内无合适穿支可用时,应经由同一切口向内侧继续进行筋膜下分离(图 19.11)。分离经过股直肌,进入股直肌和缝匠肌之间的间隙,在 AMT 皮瓣区域内探查皮肤穿支。该皮瓣的主要供血血管为旋股

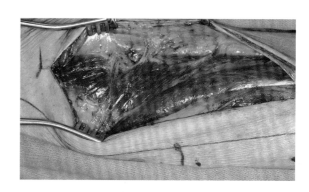

图 19.11　ALT 皮瓣区域无合适的穿支可用时,经由同一切口,沿筋膜下层向内侧分离,越过股直肌后,进入股直肌和缝匠肌之间的间隙,探查 AMT 皮瓣的皮肤穿支。

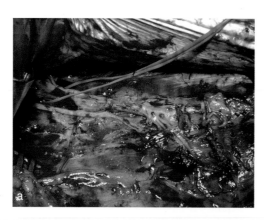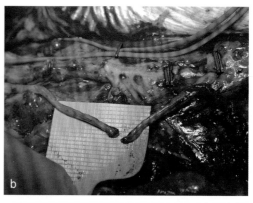

图 19.10　(a)支配股外侧肌的运动神经走行于两条穿支之间。(b)为了解剖穿支,离断运动神经并重新进行吻合。

外侧动脉的股直肌分支,沿股直肌内侧下行。根据需要,皮瓣内可包含不同体积的股直肌。一旦确定了缺损的最终面积后,可以切开皮瓣的内侧切口。由于股直肌分支起源于旋股外侧动脉降支,因此可以设计多成分或复合皮瓣,例如皮瓣可包含一个 ALT 皮瓣、一个 AMT 皮瓣,也可以包含部分股外侧肌,或者部分股直肌(图 19.12)。

■ 供区护理

对于绝大多数患者,供区只需放置一根引流管,然后直接关闭。从脚趾到腹股沟,整个下肢缠绕弹力绷带数天。只要可以耐受,应鼓励患者术后第 1 天即开始独立负重行走。24 小时引流量<30mL 时,可以拔除引流管。如果供区需应用皮片移植关闭,膝关节需制动 6 天,直到移植皮片敷料去除。同时,需告知患者,在移植皮肤完全成活之前,行走时都应保持膝关节制动。

根据我们的临床经验,不管术中是否切取部分股直肌,也不管供区是否进行皮片移植,除了供区小范围的麻木感之外,没有严重的供区并发症。所有患者都可恢复到术前的下肢运动水平。切取全部股外侧肌时,25%的患者出现下肢力量的减弱。切取一半股直肌则不会影响下肢肌力。供区皮片移植和切取一根甚至更多运动神经也不会导致下肢肌力减弱的发生[7]。

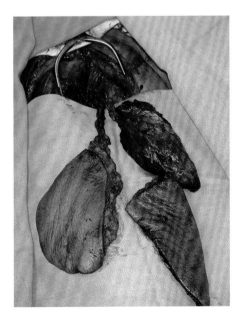

图 19.12　包含 ALT 皮瓣、AMT 皮瓣和部分股直肌的嵌合皮瓣,共同的血管蒂是该皮瓣形成的解剖基础。

要点

- ALT 皮瓣的穿支位于髂前上棘和髌骨外上缘连线(AP 线)的外侧。
- 穿支 B 是最常出现的穿支,它位于 AP 线中点外侧约 1.5cm 处。
- ALT 皮瓣的穿支通常走行于股直肌和股外侧肌之间的间隙内,而 AMT 皮瓣的穿支则常走行于股直肌和股内侧肌之间的间隙内。二者均可能为肌间隔穿支或者肌皮穿支。
- AMT 皮瓣的血供来源为旋股外侧动脉的降支的近端分支。
- 若 ALT 皮瓣区域内无满意的穿支可用,术者可经同一切口向内侧探查 AMT 皮瓣区域,此时常可发现满意的穿支,而无须探查其他的供区。
- AMT 皮瓣穿支的出现率仅有 51%。
- 股外侧皮神经可被包含在皮瓣内进行感觉功能重建。该神经紧贴于深筋膜浅面走行。
- ALT 皮瓣可以切取为单纯穿支皮瓣或肌皮瓣,也可以携带部分甚至全部股外侧肌形成肌皮瓣。
- 绝大多数 ALT 和 AMT 皮瓣的供区,只要皮瓣宽度不超过 10cm,都可以直接关闭。

(朱琳　陶然　许明火　译)

参考文献

1. Zhou CM, Zhong SZ, Liu MZ. Anatomy of the anterolateral leg flap. Chin J Appl Anat 1983;1:97
2. Xu DC, Zhong SZ, Kong JM, Lou LS, Gao GH. Anatomy of the anterolateral thigh flap. Chin J Appl Anat 1984;2:158–160
3. Song YG, Chen GZ, Song YL. The free thigh flap: a new free flap concept based on the septocutaneous artery. Br J Plast Surg 1984;37(2):149–159
4. Yu P. Characteristics of the anterolateral thigh flap in a Western population and its application in head and neck reconstruction. Head Neck 2004;26(9):759–769
5. Yu P, Selber J. Perforator patterns of the anteromedial thigh flap. Plast Reconstr Surg 2011;128(3):151e–157e
6. Yu P, Selber J, Liu J. Reciprocal dominance of the anterolateral and anteromedial thigh flap perforator anatomy. Ann Plast Surg 2013;70(6):714–716
7. Hanasono MM, Skoracki RJ, Yu P. A prospective study of donor-site morbidity after anterolateral thigh fasciocutaneous and myocutaneous free flap harvest in 220 patients. Plast Reconstr Surg 2010;125(1):209–214

第20章 前臂桡侧游离皮瓣

Edward I. Chang，Matthew M. Hanasono

■ 引言

前臂游离皮瓣最先由中国的杨果凡等[1]介绍使用，其作为筋膜皮瓣可以修复各类缺损，因此也被命名为中国前臂皮瓣，但是现在更多作为前臂桡侧皮瓣而被广为认识。自开始使用以来，这个皮瓣成为修复头颈部最常用的皮瓣之一，尤其当我们需要应用较薄的柔软的皮瓣时。前臂桡侧游离皮瓣的其他优势还包括容易分离、血管蒂较长、供区损伤小及供区准备和皮瓣获取可以分两组同时进行。前臂桡侧皮瓣也可以包含部分桡骨而形成游离骨皮瓣，也可以包含前臂外侧皮神经而形成感觉皮瓣。

■ 适应证

当需要较薄的柔软的皮瓣时，前臂桡侧筋膜皮瓣成为常选。尤其适合修复口腔内黏膜缺损，如口底及颊黏膜，也可以用于部分舌切除术或半舌切除术缺损。当创面有骨质外露不宜于皮片移植，或皮片移植后挛缩可能导致局部功能限制（如影响舌或下颌骨运动）时，可以用前臂桡侧皮瓣进行修复。它还可以修复咽部、颈段食管及气管缺损，以及重建面部、头皮的皮肤缺损。由于其皮肤色泽和质地与鼻部较相近，前臂桡侧游离皮瓣可作为衬里，联合前额旁正中皮瓣一起重建鼻部缺损。

前臂桡侧皮瓣也可携带部分桡骨而形成骨皮瓣。骨性结构的灌注需要保护骨性穿支，这些穿支或者直接来自桡动脉，或者通过拇长屈肌供应骨膜。为最大限度减少桡骨骨折的可能，切取桡骨瓣时不超过桡骨直径的50%，因此只能修复较小的骨性缺损[2]。尽管有人报道可用桡骨固定骨结合种植体重建上颌骨及下颌骨，但我们认为桡骨的量是不够的。因此我们临床中应用带桡侧骨皮瓣，仅用于修复颅面骨骼非负重区域的缺损以便维持软组织的形态。

当需要感觉皮瓣时，如舌部重建，前臂桡侧皮瓣可以携带前臂外侧皮神经，通过与受区神经的外膜吻合以重建皮瓣感觉功能。

■ 解剖

前臂桡侧皮瓣血供来自桡动脉的穿支，而桡动脉与尺动脉一样是肱动脉的终末支。皮瓣的静脉回流主要靠伴行静脉，头静脉可以作为皮瓣的替代回流静脉。只要管径合适，我们首选伴行静脉进行微血管吻合[3,4]。一般来说，直径超过2mm的静脉足以满足皮瓣的静脉回流。伴行静脉通常和头静脉在靠近肘窝处汇合形成肘深静脉，此静脉直径足以满足微血管吻合[4,5]。

在前臂上1/3处，桡血管位于旋前圆肌及肱桡肌之间，随着血管延伸至手腕，就走行于肱桡肌及桡侧腕屈肌之间（图20.1）。远端桡动脉位置很表浅，很容易在肱桡肌筋膜外侧及桡侧腕屈肌肌腱间的肌间隔外触摸到。

前臂外侧皮神经来自臂丛神经发出的肌皮神经的一个分支，支配前臂外侧区域皮肤感觉。它分为掌支和背侧支，可以携带皮岛形成感觉皮瓣。神经走行于头静脉的内侧浅面，中止于大鱼际区域，并与桡侧感觉神经交通。皮瓣掀起时，桡侧感觉神经可以保留，前臂外侧皮神经可以包含在皮瓣里。

除了尺侧后面的一小块皮肤区域，桡动脉足够供

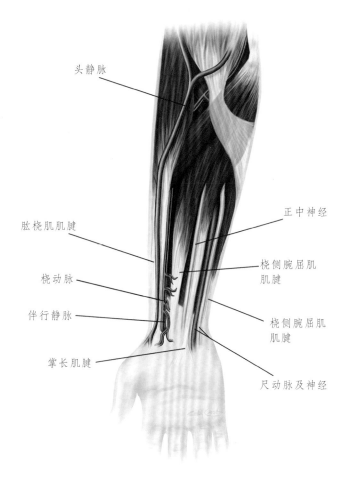

头静脉

肱桡肌肌腱

桡动脉

伴行静脉

掌长肌肌腱

正中神经

桡侧腕屈肌肌腱

桡侧腕屈肌肌腱

尺动脉及神经

图 20.1　前臂桡侧筋膜皮瓣及骨皮瓣的解剖。

应几乎整个前臂。皮瓣纵行方向可从肘关节的褶皱处到腕部。但大部分情况下,皮瓣一般设计在前臂远端的 1/2 或 1/3,因为这个区域皮肤最薄且穿支血管最丰富。越靠近近端,桡血管越位于肌腹深面,因此分离皮肤穿支时就要分开肌腹,这导致分离过程相对困难。我们在设计皮瓣时倾向于稍微远离腕部褶皱横纹,这样不会影响手腕的活动和腕部佩戴手表或手链。设计皮瓣时以桡动脉为中心,范围限于前臂掌侧,这样供区瘢痕比较隐蔽同时可避免皮片移植在桡侧感觉神经上,也可保留头静脉以方便输液(或做静脉移植)。

■ 术前注意事项

获取前臂桡侧皮瓣需牺牲来自肱动脉的终末分支桡动脉,其可为前臂和手提供灌注。尽管对 Allen 试验的敏感性及特异性还存在争议,但是这个试验仍然有必要执行,以确定皮瓣掀起后是否可以通过手掌血管网满足手的血运。要确定患者的用手习惯,选择从

非优势手臂获取皮瓣,这样可最大限度保证患者的功能。此外,与护理人员、静脉穿刺小组及麻醉师沟通非常关键,避免供区静脉输液、动脉输血和抽血以减少对血管蒂部的损伤。如果患者曾经四肢受伤或非优势手臂已经取过皮瓣,那么就只能利用优势手臂。如果怀疑桡动脉或尺动脉灌注存在障碍,则需做血管造影明确。

■ 患者体位及皮肤标记

患者平卧位,一侧或两侧手臂外展以便皮瓣分离。消毒范围从手指到肩关节,可以使用无菌止血带,也可根据医生的喜好不用止血带。

将缺损组织大小的印样模片放在前臂进行皮瓣设计。如上面所述,我们在前臂的掌侧设计皮瓣,使桡动脉位于设计皮瓣的中央,同时避免将皮瓣延伸到腕横纹(图 20.2)。当动脉较为表浅时,可通过触摸远端的桡动脉搏动标记桡血管的路径,但随着越靠近前臂近端,其越深入肌肉,桡动脉的搏动很难触及。在这种情况下,可借助多普勒超声,或者在肘窝处触摸肱动脉搏动。在肱动脉及桡动脉搏动处画一条直线,这样可以估计血管蒂的长度,医生可以将皮瓣设计在偏远端,或者需要时可以计划行静脉移植。

■ 手术技术

在掀起前臂桡侧皮瓣时,我们发现止血带有一定帮助。手臂不要驱血,否则很难看到细小的血管穿支。只需要在应用止血带前抬高手臂一段时间即可。放大

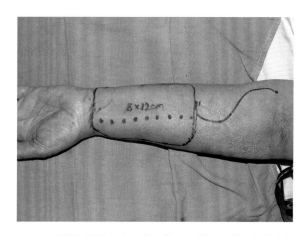

图 20.2　前臂桡侧游离皮瓣的皮肤标记线。选择 S 字形皮肤切口分离血管蒂,这样可防止术后瘢痕挛缩畸形。

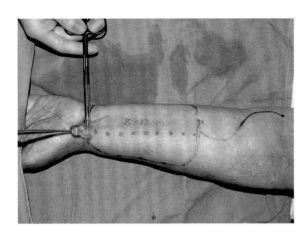

图20.3　首先切开皮瓣蒂部远端，将桡动脉及伴行静脉离断并结扎。如果伴行静脉直径<1mm，则需探查血管蒂近端以明确近端静脉直径是否适合做微血管吻合，或重新设计包含头静脉的皮岛。

镜下皮瓣游离过程可以快速进行，应用双极电凝对细小血管电凝或结扎时要格外小心。

首先切开皮瓣的远端（图20.3）。可见到小的皮下静脉并将其结扎。暴露桡动脉及伴行静脉。如远端伴行静脉直径>1mm，近端的直径足够满足微血管吻合。假如远端伴行静脉直径<1mm，那么可靠外侧重新设计皮瓣位置，从而将头静脉包括在内。在此处，将桡动脉及伴行静脉结扎并离断。其余的皮肤切口则根据所需皮瓣大小确定。

我们倾向于在筋膜上获取前臂桡侧皮瓣，通过改善移植皮片存活率及减少肌腱外露来降低供区并发症发生率，同时不以任何方式降低皮瓣的可靠性[6,7]。

向下分离至覆盖屈肌的筋膜，然后在筋膜上平面继续分离，包含内侧（尺侧）的桡侧腕屈肌和外侧（桡侧）的肱桡肌。注意保留覆盖肌肉的肌膜和包裹肌腱的腱膜。当分离桡侧皮瓣时，尤其要注意保护脑神经的感觉支。这些神经通常从肱桡肌肌腱穿出，与此不同的是，前臂外侧皮神经要在远端离断。

在肱桡肌内侧缘和桡侧腕屈肌外侧缘之间的肌间隙中游离血管，使皮瓣包含桡血管及其皮肤穿支。至此，桡动脉及伴行静脉从肱桡肌肌腱及桡侧腕屈肌肌腱间隙分离出来，注意仔细结扎并离断至周围肌肉及桡骨的分支，继续从远至近分离，直到整个皮瓣掀起。

假如需要切取骨皮瓣，注意保留桡动脉穿过筋膜隔至下面桡骨的穿支血管，可携带部分拇长屈肌的肌袖，以最大限度保证骨膜至骨的血运。可切取的骨质范围从旋前圆肌的止点到桡骨茎突，这段区域无肌肉附着。可以切取长度不超过10cm、厚度<50%的桡骨，这样可尽量降低术后骨折可能。应用电锯行截骨术。通过行船形截骨术获取骨，而非行与骨成直角的截骨术获取骨，避免过度截骨导致剩余的桡骨强度过低（图20.5）。一些医生建议为防止骨皮瓣切取后供区骨折，可以预防性使用钛板固定，我们一般不这样做。

在前臂掌侧沿预期的桡血管轨迹做S字形切口，然后继续在肌肉浅面分离。在肱桡肌和桡侧腕屈肌间隙内寻找并游离桡血管（图20.6）。在进行近端分离时，如果需要获取神经支配的皮瓣，应将前臂外侧皮神经从皮下软组织中剥离出来。否则，离断神经。然后，尽可能近地向近端游离桡血管，以获得最大的血管蒂长度和管径。动脉的最大长度由肱动脉向桡动脉和尺动

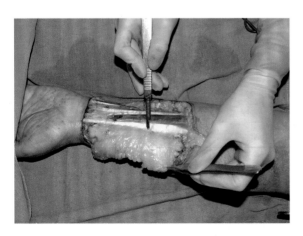

图20.4　从内至外于筋膜上掀起皮岛。在桡侧腕屈肌肌腱外侧缘及肱桡肌肌腱的内侧缘切开筋膜，向深部分离掀起血管蒂及其供应皮岛的细小穿支血管。

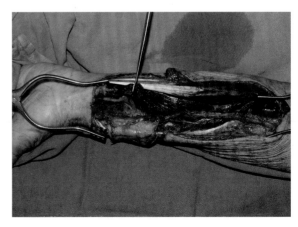

图20.5　在不同类型的游离骨皮瓣中，皮瓣内可包含部分厚度的舟形桡骨，以维持骨膜与桡血管的连接。

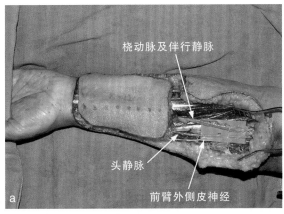

桡动脉及伴行静脉

头静脉

前臂外侧皮神经

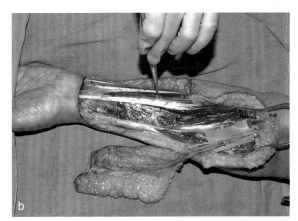

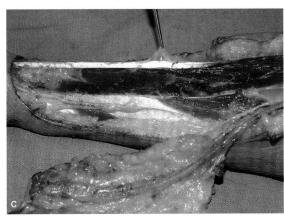

图 20.6　(a)分离出血管蒂近端,所有的侧支血管应用血管夹结扎,皮瓣分离完毕。(b,c)屈肌肌腱上的筋膜予以保留,注意头静脉及前臂外侧皮神经被包含在皮瓣内。

脉发出的分支决定。然而,这些静脉可以在更靠近肘深静脉处进行分离,在此处,两条伴行静脉可汇聚成一条静脉。

　　然后释放止血带,观察皮瓣的血运充盈情况。医生也要检查整个手部的血运充盈情况,确定有无正常的毛细血管充盈反应。如果怀疑手的血运存在问题,则必须通过静脉移植重建桡动脉血运。

■ 供区护理

　　前臂桡侧皮瓣切取后前臂掌侧会形成开放性伤口,会有肌腹、肌腱外露,一些病例甚至会有桡侧感觉神经的暴露。前臂近端切口可以一期分层缝合,并放置小引流条。皮瓣远端伤口可以先进行荷包缝合以减少缺损面积,然后进行皮片移植覆盖供区。应用可吸收缝线固定中厚(>0.012 英寸)皮片或全厚皮片,然后根据医生的选择用敷料固定5~7 天(图 20.7)。在此期间,前臂掌侧用夹板固定,远端至掌指关节,同时轻柔地伸展腕部。一旦去除敷料,患者即可以开始活动,并可进行功能活动锻炼。皮片应用凡士林纱条、吸水垫

和轻压膜包裹。每日更换敷料,直至皮片愈合,通常需要 7 天以上的时间。此后,患者局部可用保湿霜,无须其他敷料换药(图 20.8)。

　　通常皮片的某一小部分区域会发生愈合不佳。根据我们的经验,几乎所有这些伤口都可自发愈合,不会发生长期后遗症,如肌腱粘连。如果皮片发生延迟愈合,一般情况下,应用抗生素软膏和每天应用凡士林浸渍的纱

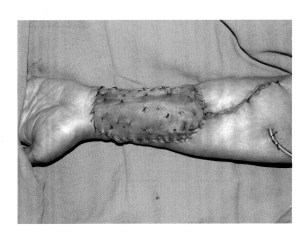

图 20.7　全厚皮片或较厚的中厚皮片(>0.012 英寸)覆盖供区创面。在伤口深处放置 10Fr 负压引流。

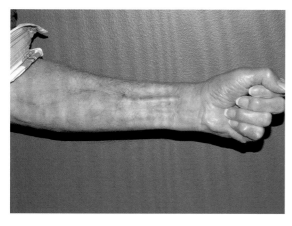

图 20.8   前臂桡侧游离筋膜皮瓣切取后,供区应用较厚的中厚
皮片进行重建,图为术后外观。

条进行局部伤口护理已足够,直至伤口完全愈合。

■ 典型病例

病例 1

男性患者,45 岁,患有左侧颊黏膜鳞状细胞癌。在行局部广泛切除及颈淋巴结清扫术后应用前臂桡侧游离筋膜皮瓣进行重建。为防止移植皮片挛缩导致开口受限,应用前臂桡侧筋膜皮瓣取代皮片移植(图 20.9)。皮瓣蒂部的桡动脉及伴行静脉一直分离至其起始处, 这样可获得足够粗的血管便于微血管吻

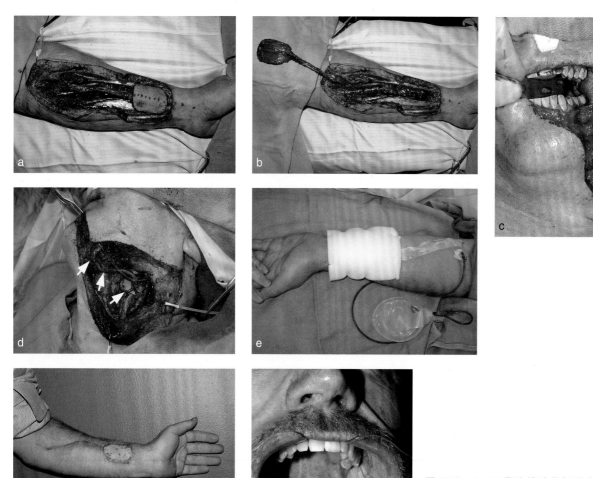

图 20.9   (a,b)获取前臂桡侧游离筋膜皮瓣修复颊黏膜缺损。(c)用可吸收缝线将皮瓣与缺损周边缝合, 皮瓣血管蒂与面动脉及静脉行端-端吻合。(d)小心摆放血管蒂(箭头所示)以防止血管扭转或打折。(e)供区应用全厚皮片覆盖, 然后其上用泡沫敷料及不粘的透明敷料固定。(f)供区顺利愈合。(g)张口活动很好。

合。但是这样会导致血管蒂较长，要注意防止血管扭曲或打折而导致血管栓塞及皮瓣坏死。手术切除时应用唇劈裂切口，但此类切除通常无须切除唇部，这可以改善术后外观的美学效果。供区应用全厚皮片闭合，术后在不粘的透明敷料上面放置一泡沫敷料，连续敷 5 天。术后患者张口自如。

病例 2

男性患者，79 岁，眉间真菌样生长的基底细胞癌术后复发，影像学资料显示病变侵及鼻骨皮质，并随之侵入额窦。患者行局部广泛切除，并切除额窦，术后从非优势手臂获取前臂桡侧游离骨皮瓣重建缺损（图 20.10）。桡骨用于鼻背支撑，皮肤结构用于覆盖软组织。

要点

- 当需要较长血管蒂及较薄的柔软的皮瓣时，前臂

桡侧游离筋膜皮瓣是个常用的选择。

- 进行舌重建时，切取的皮瓣携带前臂外侧皮神经，可以与受区的舌神经断端吻合。
- 首先切开皮瓣的远端探查桡动脉及伴行静脉，如伴行静脉直径>1mm，我们认为这足以满足皮瓣静脉回流的需要。
- 在桡动脉提供血供的基础上，当需要获取整个前臂作为皮岛时，设计皮瓣需要避开腕横纹，并只限于前臂的掌侧，保留桡侧感觉神经及头静脉，这样可减少供区的损伤。
- 可以通过提高皮片存活率及避免肌腱外露和脱水，以最大限度减少供瓣区并发症的发生。
- 切取游离骨皮瓣时，在旋前圆肌与桡骨茎突间，包括拇长屈肌肌袖，要注意保护桡动脉发出的供应桡骨的血管分支。
- 较厚的中厚皮片或全厚皮片有助于改善供区术后的美学效果。

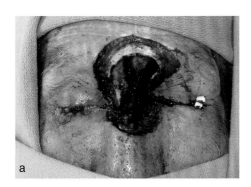
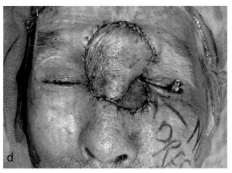
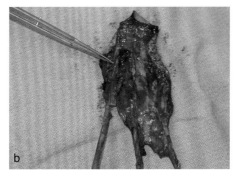
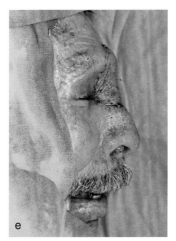
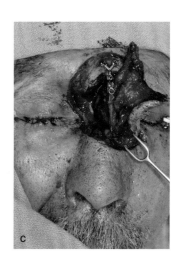

图 20.10　(a)复发的基底细胞癌局部切除后和前额窦切除后形成的缺损。(b)切取了前臂桡侧游离骨皮瓣。(c) 桡骨瓣用于鼻背支撑。(d,e)完全重建后外观。

（王先成　陶然　许明火　译）

参考文献

1. Yang GF, Chen PJ, Gao YZ, et al. Forearm free skin flap transplantation: a report of 56 cases. 1981. Br J Plast Surg 1997;50(3):162–165

2. Cormack GC, Duncan MJ, Lamberty BG. The blood supply of the bone component of the compound osteocutaneous radial artery forearm flap—an anatomical study. Br J Plast Surg 1986;39(2):173–175

3. Demirkan F, Wei FC, Lutz BS, Cher TS, Chen IH. Reliability of the venae comitantes in venous drainage of the free radial forearm flaps. Plast Reconstr Surg 1998;102(5):1544–1548

4. Selber JC, Sanders E, Lin H, Yu P. Venous drainage of the radial forearm flap: comparison of the deep and superficial systems. Ann Plast Surg 2011;66(4):347–350

5. Gottlieb LJ, Tachmes L, Pielet RW. Improved venous drainage of the radial artery forearm free flap: use of the profundus cubitalis vein. J Reconstr Microsurg 1993;9(4):281–284, discussion 284–285

6. Chang SC, Miller G, Halbert CF, Yang KH, Chao WC, Wei FC. Limiting donor site morbidity by suprafascial dissection of the radial forearm flap. Microsurgery 1996;17(3):136–140

7. Lutz BS, Wei FC, Chang SC, Yang KH, Chen IH. Donor site morbidity after suprafascial elevation of the radial forearm flap: a prospective study in 95 consecutive cases. Plast Reconstr Surg 1999;103(1):132–137

第**21**章 尺动脉穿支皮瓣

Peirong Yu

■ 引言

前臂桡侧皮瓣是一个被认可的皮瓣,有很多优点,包括血供丰富、易于分离、皮瓣薄且柔软、血管蒂长,且可用于感觉神经移植。然而,它也有一些缺点,如需要牺牲一条供应手部的主要动脉、前臂供区需要皮片移植,经常发生皮片坏死和肌腱暴露、粘连、僵硬,大鱼际的感觉缺失,可能损伤桡感觉神经,某些患者多毛,以及前臂存在明显的瘢痕。前臂的另外一个皮瓣是尺动脉皮瓣(或前臂尺侧皮瓣)。尺动脉皮瓣一直没得到普遍应用,因为传统理论认为尺动脉是手部的主要血供。

1984 年,Lovie 等第一次描述了尺动脉皮瓣[1]。1987 年,尺动脉皮瓣的第二次报告由 Koshima 发表[2]。此后,英文文献就很少有关于尺动脉皮瓣的报道。以前关于皮瓣分离的描述主要是与前臂桡侧皮瓣相似的前臂皮瓣,而非真正的穿支皮瓣,因为皮瓣远端边缘设计位于腕横纹附近。很多与前臂桡侧皮瓣相关的问题,例如皮片坏死,肌腱暴露、肌腱粘连,都是因为皮瓣取自前臂的远端靠近腕横纹处。在前臂的近端,尤其在尺侧,可以获取的皮瓣,而且不会或者很少发生肌腱暴露。2012 年,我们报道了真正尺动脉穿支(UAP)皮瓣设计和解剖的文章[3]。

相比前臂桡侧皮瓣,尺动脉皮瓣的优点包括:①前臂瘢痕不明显;②通常没有皮瓣远端的感觉缺失;③皮肤少毛发;④供区有一期闭合的可能性;⑤很少或者没有肌腱暴露;⑥通常比前臂桡侧皮瓣有更好的供区皮片移植效果。尺动脉皮瓣的缺点包括:①皮瓣的切取更加困难,因为它是真正的穿支皮瓣;②尺

神经走行靠近血管蒂,因此增加了损伤的风险;③血管蒂更短,但这在大多数的头颈部重建手术中可能不是缺点,因为它通常离受区血管较近。事实上,前臂桡侧皮瓣的血管蒂因为过长,经常需要弯成环形。显然,当需要长的血管蒂的时候,UAP 皮瓣不是一个好的选择。

■ 解剖

尺动脉皮瓣的血供来自分出前臂骨间总动脉后的尺动脉末端。在肘平面,肱动脉分出桡动脉及尺动脉。在这个平面,尺动脉直径明显大于桡动脉(4.3mm 对 3.5mm)[4]。然后,尺动脉分出骨间总动脉,骨间总动脉进一步分出骨间前动脉和骨间后动脉,为前臂的肌肉和骨头提供血供(图 21.1)。尺动脉主干继续走行于前臂尺侧直至手部,很少有侧支分出。分出骨间总动脉后,在这个平面,尺动脉直径明显小于桡动脉(3.0mm 对 3.5mm)。在腕平面,尺动脉直径为 2.6mm,桡动脉直径为 3.3mm。在前臂近端,尺动脉走行于指浅屈肌(FDS)和指深屈肌(FDP)之间(图 21.2),并且固定在距离骨间总动脉起始端 3~4cm 处发出分支供应尺侧腕屈肌(FCU)。然后在前臂远端 1/2 处,尺动脉走行于 FDP 和 FCU 的肌腱之间,并且靠近尺神经(图 21.3)。

基于临床 20 例患者的穿支图[3],我们发现 60% 的患者在 UAP 皮瓣区域内有 3 条穿支,从远端到近端,分别命名为穿支 A、穿支 B、穿支 C。以豌豆骨和肱骨内上髁连线为腕肘线(WE),两点间平均距离是(25.8±1.0)cm。从豌豆骨到穿支 A、穿支 B 和穿支 C 的平均距离分别是(7.4±1.0)cm、(11.8±1.0)cm 和(16.3±1.6)cm(图 21.3)。或者假定豌豆骨为 0,内上髁为 1.0 的时候,A、B 和 C 点分别在 WE 线上的 0.29、0.46、0.64 的点上。这些穿

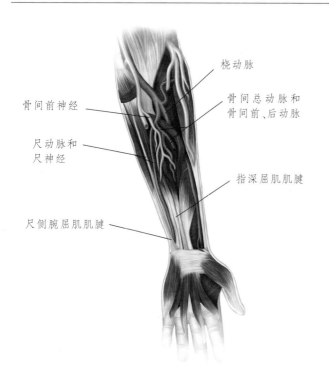

骨间前神经

桡动脉

骨间总动脉和
骨间前、后动脉

尺动脉和
尺神经

指深屈肌肌腱

尺侧腕屈肌肌腱

图 21.1　尺动脉解剖。尺动脉穿支位于尺动脉在骨间总动脉起始处的远端部分。

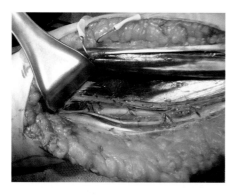

图 21.2　在前臂近端，尺动脉走行于指浅屈肌(FDS)和指深屈肌(FDP)肌肉间，并发出一个分支供应尺侧腕屈肌(FCU)。

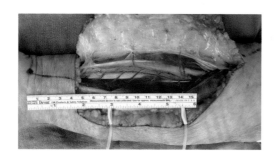

图 21.3　在前臂远端，尺动脉走行于指深屈肌(FDP)和尺侧腕屈肌(FCU)的肌腱之间，并且非常靠近尺神经。

支分别在 WE 线内侧 (尺侧)6mm、9.7mm 和 11mm 的部位。穿支 A、穿支 B 和穿支 B、穿支 C 间的平均距离分别是(4.5±0.9)cm 和(4.5±1.6)cm。所有的穿支都是肌间隔穿支。穿支的直径分为小（<0.5mm）、中等（0.5~1.0mm）和大（>1mm）。大部分穿支为小穿支(51%)或中等穿支(41%)，只有 7% 为大穿支。尺动脉的直径在骨间总动脉起始处下方为 2.0~2.5mm。在一半的病例中，两条尺寸相似的伴行静脉不会汇入一个共同的主干，但是在它们之间有大量的"H 字形"连接（图 21.2）。因此，使用其中的任意一条静脉即可提供足够的血液回流。在一些病例中，一条伴行静脉是明显小于另外一条的。从前臂褶皱到骨间总动脉起点的平均距离为(5.3±1.0)cm，蒂的平均长度是 5cm（图 21.4）。

支配前臂尺侧皮肤的神经主要是前臂内侧皮神经，包括感觉神经。

■ 手术技术

从腕部的豌豆骨到肱骨内上髁的皮肤上画一条直线(WE 线)。3 条皮肤穿支 A、穿支 B、穿支 C 的位置，在 WE 线内侧，距豌豆骨分别为 7cm、12cm 和 16cm (或者 17cm)（图 21.5）。穿支的位置根据手臂的长度调整。皮瓣的远端通常在腕横纹上 5cm，皮瓣的宽度以 WE 线为中心。

上止血带后，首先在前臂远端切开皮瓣外侧(桡侧)皮肤，然后在筋膜上向尺侧分离，直到在 FDS 和 FCU 之间看到穿支（图 21.6）。然后切开桡侧筋膜至穿支，牵开 FDS 肌肉和肌腱，并显露尺神经血管束（图 21.7）。在皮瓣的远端，将尺动脉和静脉分离、结扎、离

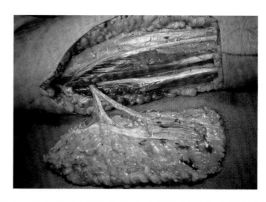

图 21.4　从前臂褶皱到骨间总动脉的起始处的平均距离是(5.3±1.0)cm，血管蒂的平均长度是 5cm。

断。小心地从尺神经分离血管蒂,离断供应邻近肌肉的小血管分支。在前臂近端,血管蒂离开尺神经转向桡侧,走行在 FDS 和 FDP 肌肉间(图 21.3)。牵开 FDS 肌肉,血管流向骨间总动脉的分叉处,此处骨间前神经在 FDP 上,正中神经应该被保护(图 21.8)。

一旦血管蒂分离完毕,在皮瓣后部做切口,在筋膜下分离 FCU 和 FDP 肌间隔的尺动脉。在分离时,需要特别小心保护穿支。在 FCU 肌肉中,穿支被小心地

分离出来(图 21.9),然后皮瓣血管蒂被完整地分离出来。贵要静脉通常位于皮瓣后缘,或者不包括在皮瓣内。然而,如果皮瓣的位置更靠后的话,贵要静脉可以作为回流静脉。如果需要,可以包括在皮瓣中 FCU 肌肉的一部分(图 21.10)。皮瓣也能根据独立的穿支被制成两个独立的岛状皮瓣(图 21.11)。

供区护理和发病率

前臂供区用全厚皮片或者中厚皮片覆盖。腕部用一个短的夹板固定。夹板和皮片的敷料在术后 6 天开始功能治疗时去除。小的供区缺损可以一期缝合,特别是有大量松弛皮肤的老年患者(图 21.12)。

很少发生皮片坏死和肌腱暴露。手和前臂轻微、暂时的无力通常可在几周内恢复[3]。虽然传统上认为尺动脉是手部的主要供血管,但近来更多的研究显示,桡动脉和尺动脉同样重要,甚至更重要[4-6]。因此,尺动脉皮瓣可以安全地切取而不用担心影响手的血流灌注。未见尺动脉皮瓣切取后发生手部缺血的报道。

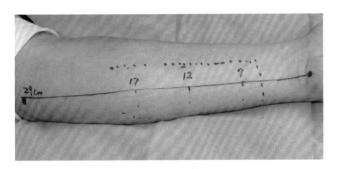

图 21.5 在皮肤上画一条从豌豆骨到肱骨内上髁的直线(WE 线)。3 条皮肤穿支 A、穿支 B、穿支 C 的位置,在 WE 线上稍内侧,距豌豆骨的距离分别为 7cm、12cm、16~17cm。

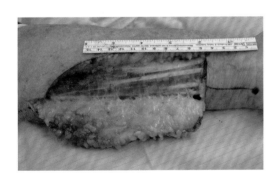

图 21.6 在尺侧筋膜上进行分离,直到在 FDS 和 FCU 之间可以看到穿支。

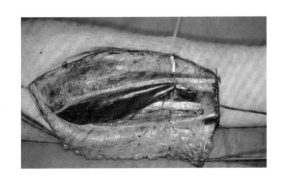

图 21.7 在穿支筋膜的桡侧切开,牵开 FDS 肌肉和肌腱,显露尺侧神经血管束。

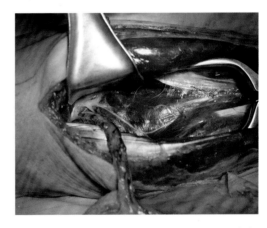

图 21.8 牵开 FDS 肌肉,看到血管蒂转向骨间总动脉的分叉处,骨间前神经在 FDP 上,并且可以看到正中神经。

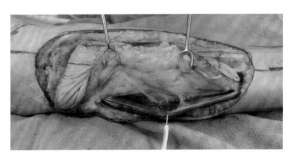

图 21.9 最后做皮瓣后侧切口,在 FDP 和 FCU 肌间隔的筋膜下分离。小心地从 FCU 中分离出穿支。

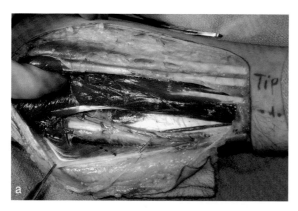
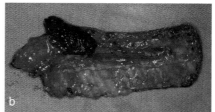

图 21.10 FCU 肌肉的一部分包括在 UAP 皮瓣中。(a)在尺动脉处,可以看到一条肌支进入 FCU 肌肉中。皮瓣中包括的肌肉量被标记出来。(b)FCU 肌肉中的小部分随 UAP 皮瓣一起切取。

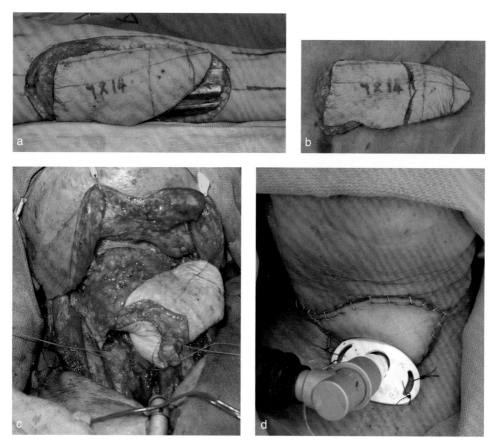

图 21.11 (a,b)在独立的穿支基础上,皮瓣可以被分成两个皮岛。(c,d)例如,第二个皮岛可以被用作颈部覆盖,而主要的皮岛被用来重建咽食管的缺损。

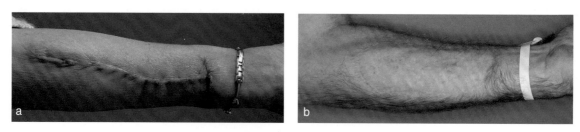

图 21.12 UAP 皮瓣供区术后照片。(a)在前臂近端获得小的 UAP 皮瓣后,供区可以一期闭合。(b)在前臂供区获取大的皮瓣后需要应用皮片移植。因为前臂尺侧端的大量肌肉没有肌腱暴露,所以皮片移植效果较好。

要点

- 虽然通常认为尺动脉是手部的主要血供,但近来更多的研究显示,桡动脉和尺动脉同样重要,甚至在部分患者中,桡动脉更重要。

- 相比前臂桡侧皮瓣,UAP 皮瓣的优点包括:①前臂瘢痕不明显;②通常没有皮瓣远端的感觉缺失;③皮肤少毛发;④供瓣区有可能一期闭合;⑤很少或者没有肌腱暴露;⑥通常比前臂桡侧皮瓣有更好的供区皮片移植。

- 尺动脉皮瓣的缺点包括:①皮瓣切取更困难,因为它是真正的穿支皮瓣;②尺神经走行靠近血管蒂,因此有损伤的风险;③血管蒂更短。

- 当需要薄的、柔软的筋膜皮瓣时,例如半舌切除术或者口底重建手术,或者不需要长的血管蒂时,可考虑应用 UAP 皮瓣。

- 在前臂远端,尺动脉走行在 FDP 和 FCU 肌肉的肌腱之间,与尺神经伴行。

- 尺动脉穿支经常在从豌豆骨到肱骨内上髁的连线(WE 线)内侧。

- 在 WE 线上,穿支的位置通常位于距离豌豆骨近端 7.4cm、11.8cm、16.3cm 处。

- 支配前臂尺侧皮肤的神经主要是前臂内侧皮神经,包括感觉神经。

(朱美抒　陶然　许明火　译)

参考文献

1. Lovie MJ, Duncan GM, Glasson DW. The ulnar artery forearm free flap. Br J Plast Surg 1984;37(4):486–492
2. Koshima I, Iino T, Fukuda H, Soeda S. The free ulnar forearm flap. Ann Plast Surg 1987;18(1):24–29
3. Yu P, Chang EI, Selber JC, Hanasono MM. Perforator patterns of the ulnar artery perforator flap. Plast Reconstr Surg 2012;129(1):213–220
4. Haerle M, Häfner HM, Dietz K, Schaller HE, Brunelli F. Vascular dominance in the forearm. Plast Reconstr Surg 2003;111(6):1891–1898
5. Tonks AM, Lawrence J, Lovie MJ. Comparison of ulnar and radial arterial blood-flow at the wrist. J Hand Surg [Br] 1995;20(2):240–242
6. Dumanian GA, Segalman K, Buehner JW, Koontz CL, Hendrickson MF, Wilgis EF. Analysis of digital pulse-volume recordings with radial and ulnar artery compression. Plast Reconstr Surg 1998;102(6):1993–1998

第**22**章 腹直肌皮瓣

Geofrey L. Robb

■ 引言

历史上,头颈部重建通常选择与创面毗邻或附近的皮肤及皮下组织作为皮瓣。由于这类随意皮瓣(也称皮肤皮瓣)血液供应有限,因此部分组织存在不容易完全存活的风险;在头颈部,细菌感染所致的伤口感染,甚至可能会导致部分或全部的皮瓣坏死。随着头颈外科的发展,许多知名动脉血管蒂在相对表浅的软组织等局部解剖结构中被认知,并为皮瓣提供良好的血液供应,因此这类较随意皮瓣具有更大旋转维度的轴型皮瓣逐渐应用于组织重建,这些皮瓣可取自胸部、背部、前额、头皮和颞区等皮肤,血供可靠,而且皮瓣面积较大,在头颈部重建术中具有显著的优势,但轴型皮瓣固定的旋转弧度和特定的解剖位置也限制了它们的应用范围。20世纪中期,肌皮瓣的应用对伤口覆盖和缺损修复来说是革命性的进步。

肌肉组织可取材于几乎所有的解剖区域,由于每块肌肉特定的血管蒂位置恒定,因此将肌肉从起始点或附着点分离,或两端均分离,转移到重建部位,同时可维持良好的血液供应[1]。随着肌皮瓣的广泛应用,因肌皮瓣的血液循环具有为其表面覆盖皮肤供血的能力,由此产生了新的修复方法。学者逐渐认识到,肌肉通过穿支血管与覆盖的软组织和皮肤相贯通,从而构成由肌肉和皮肤所组成的复合皮瓣[2]。游离皮瓣移植和复合肌皮瓣技术的进步再一次为头颈外科的发展带来了革新。1951年,Zeiss最早建造了手术显微镜,为显微外科重建手术提供了适宜的放大倍数和照明系统,进而促进了远位皮瓣转移修复的发展,例如将腹直肌肌皮瓣应用于头颈部皮肤的重建术中。

显然,应用复合肌皮瓣重建头颈部的主要优势是组织来源广泛及血液供应充沛。而局部或邻近皮瓣移植所引起的旋转弧度限制问题,也很快随着远位游离皮瓣移植的全面应用而解决,包括复合肌肉、皮肤、骨组织瓣用于修复头颈部的缺损,尤其是难以修复的较大面积或立体结构缺损(图22.1)。较大皮瓣即刻转移的应用,如腹直肌游离肌皮瓣,使得头颈部肿瘤手术切除范围更为广泛。幸运的是,许多复合皮瓣能被用来设计、覆盖肿瘤切除术后的大面积创面[3]。

■ 适应证、优势和局限性

头颈部重建要求皮瓣具有即刻、多样、可靠和一期修复的特点,作为游离组织移植,腹直肌皮瓣可以满足上述需求。腹直肌皮瓣游离移植具有很多独特优势,尤其是,皮瓣的血管蒂腹壁下动脉管径相对粗大且管径恒定,直径为2.5~3.0mm,大大方便了显微外科的应用。此外,腹壁下动脉血管蒂比较长,可向下游离至髂动脉或者向上至肌肉内,从而便于将皮瓣吻合于受区血管而无须插入移植静脉。同时,腹直肌存在多条皮肤穿支,因此可形成多种皮岛,增加了皮瓣的多样性,可应用于封闭复杂的多个创面[4]。腹直肌皮瓣可提供相当可观的肌肉量(伴或不伴皮肤),是修复许多复杂头颈部深层缺损的理想材料,例如颅底缺损(图22.2)、全舌切除术后缺损、应用或不应用钢板重建骨骼的下颌骨后壁缺损(图22.3)、多维上颌骨和咽部缺损,以及外部皮肤缺损,如颊部缺损(图22.4)、眶部缺损、外侧颞区缺损及头皮缺损。

一般而言,显微重建头颈部缺损时,较大尺寸的皮瓣是十分必要的,但某些特殊部位的缺损,肌皮瓣

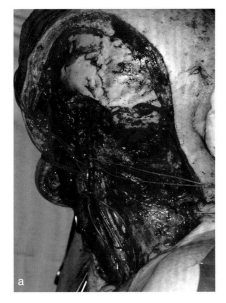
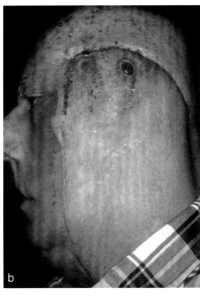

图 22.1　(a)广泛切除侧面部、颈部鳞状细胞癌,造成了相当大的皮肤缺损。(b)选择横行腹直肌肌皮瓣(TRAM)修复面、颈部缺损,因为不但可以切取长而且宽的皮岛,而且供区皮肤可以一期缝合。

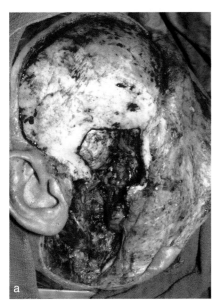
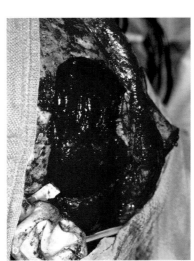
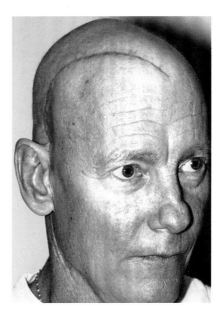

图 22.2　(a)切除来源于侧颅底的滑膜细胞肉瘤后遗留骨性缺损,硬脑膜外露,但是皮肤无缺损。(b)应用腹直肌游离皮瓣保护硬脑膜,并可提供较大软组织量。(c)避免外形畸形。

中肌肉的方向对于重建来说也很有帮助,如全舌切除术中,皮岛长度可为整个腹壁全长。扩大的腹壁下动脉皮瓣也可以沿肋弓下缘斜形设计,以提供血运丰富、柔软的皮肤。另一方面,横行应用垂直走向肌肉表面的皮岛,通常又被称为横行腹直肌肌皮瓣(TRAM 皮瓣),可提供大量的皮肤覆盖组织,以修复头颈部表面缺损,如侧面部、颞部、颈部以及大面积头皮缺损(图 22.5)。

　　腹直肌皮瓣最大的缺点是,对于肥胖患者,由于其皮瓣臃肿,通常不适合进行口内或者咽内的重建。为改善功能,后期需要行皮瓣修薄术。对于具有较高体重指数(BMI)的患者,即使是用于颞部、颈部和侧面部外表面覆盖,臃肿的皮瓣仍旧会影响美观。但是,由于该皮瓣易于切取,并且面积较大,可以覆盖大面积的组织缺损,所以尽管皮瓣较厚,腹直肌皮瓣依旧是一个不错的选择,皮瓣耐受力强,尤其适用于术后需要放射治疗的患者[5]。

　　对于皮下组织较厚的患者,可选择在腹直肌表面

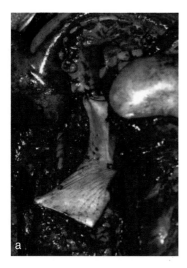
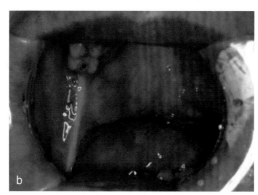
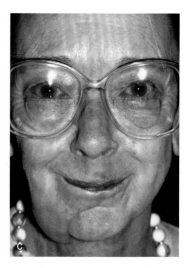

图 22.3　(a)下颌骨外侧部分缺损,应用腹直肌游离肌皮瓣只进行软组织重建。(b)保证了张口功能,避免牙关紧闭,同时应用游离皮瓣的皮岛闭合口内创面。(c)皮瓣提供的组织量减少了外观畸形的发生,而且避免下颌偏向术侧,因此获得了可以接受的外观。

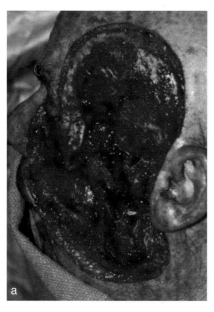
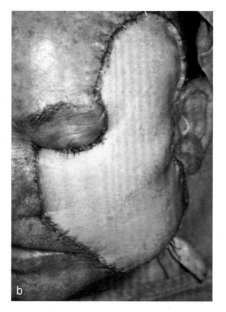
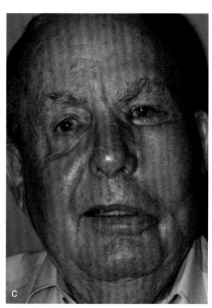

图 22.4　(a)广泛切除侵袭性复发基底细胞癌,遗留巨大左面部软组织和颧骨缺损。(b)应用腹直肌游离肌皮瓣重建大面积复合缺损。(c)放射治疗后的术后效果。

行皮片移植(图 22.6)。1991 年,Koshima 等[6]报道了一种不含肌肉组织的更薄的皮瓣, 皮瓣切取于脐旁,血供来自腹壁下动脉的肌皮穿支;他们的文章第一次描述了腹壁下深动脉穿支(DIEP)皮瓣。Urken[7]描述了利用腹直肌皮下组织较厚的解剖学特点,通过使用弓状线以上的腹直肌前鞘作为口腔衬里,折叠肌肉修复口颊贯穿性缺损。

　　腹直肌皮瓣的应用可导致腹部供区膨出或疝形成,往往引起患者不适并需要二次修复。此外,某些情

况下,头颈部恶性肿瘤患者往往伴有基础疾病,如合并肺功能受损,若选择腹直肌皮瓣,关闭供区创面后易导致腹腔内压力增高,影响肺功能,不利于患者术后的康复[8]。在可行的情况下,使用保留肌肉的皮瓣或者 DIEP 皮瓣可避免供区并发症[9]。

　　另一方面,基于大量的头颈部游离皮瓣修复重建的数据库显示,腹直肌皮瓣游离移植修复头颈部缺损的成功率位于各类皮瓣修复成功率的前列[10]。一般而言,腹直肌皮瓣无论在取材难度上,还是在分离时间

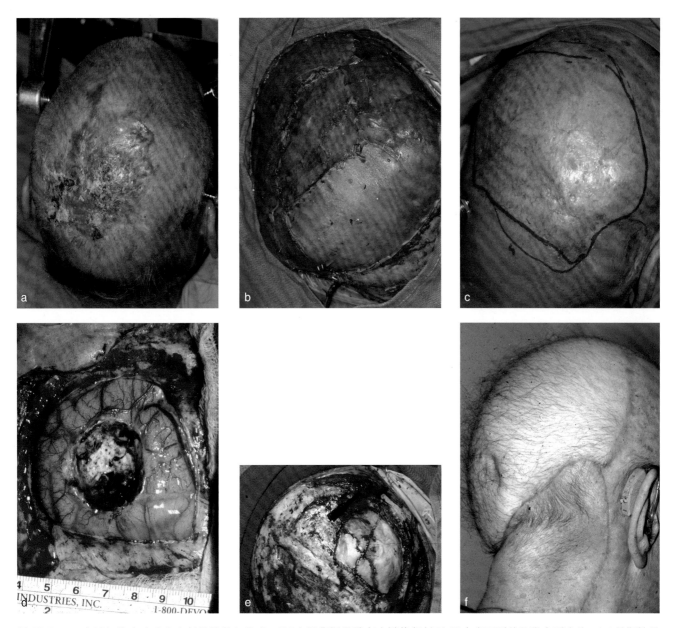

图 22.5 (a)广泛切除头皮后多个复发鳞状细胞癌。(b)应用背阔肌游离皮瓣修复创面,肌肉表面覆盖整张中厚皮片。(c)早期结果令人非常满意。不幸的是,肿瘤在头顶部复发。(d)切除颅顶和游离皮瓣。(e)硬脑膜外露。(f)将腹直肌游离肌皮瓣血管蒂吻合于早期移植的背阔肌游离皮瓣的血管断端。

上,都优于其他修复头颈部的皮瓣。腹直肌皮瓣现在的竞争对手主要是股前外侧皮瓣。

■ 解剖

腹直肌是扁而长的肌肉,多个腱划横行穿过肌肉,包裹于腹直肌前鞘和后鞘内。腹直肌前鞘覆盖整个前腹壁,上起于肋下缘内侧水平,下至耻骨水平。在下段,从耻骨联合到脐之间的下 1/3,腹直肌后鞘缺如。

起点

腹直肌有两个头:外侧头起于耻骨嵴;内侧头起于耻骨联合。

止点

腹直肌的 3 个滑动点附着于第 5、6、7 肋骨的肋软骨上, 这些特殊的肌肉滑动位于胸大肌的更深层面。第 7~12 肋间神经运动支从外侧进入深面以刺激

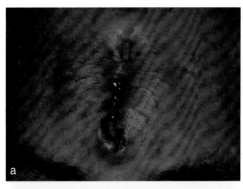
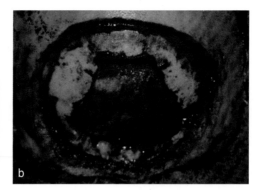
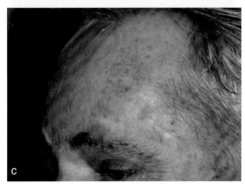

图 22.6　(a)切除前额鳞状细胞癌。(b)切除术后形成复合颅骨和皮肤缺损。颅骨缺损应用钛网重建,表面覆盖腹直肌游离肌皮瓣和中厚皮片。本病例中,若应用腹直肌游离肌皮瓣会显得太臃肿。(c)游离肌瓣表面植未打孔的皮片,术后效果非常好,厚度合适,不需二次修整。

肌肉,节段性支配腹直肌。

功能

腹直肌收缩时使脊柱前屈,并令腹壁紧张,它的功能可以被其他肌肉所替代,因此被认为是相对不重要的肌肉。

血供

腹直肌的两条主要血管蒂:一条上蒂,毗邻肌肉止点;一条下蒂,靠近肌肉起点(图 22.7)。每个血管蒂供应大约 1/2 长度的肌肉,上蒂是胸廓内动脉的延续,下蒂是髂外动脉分支。在上胸壁,胸廓内动脉于第 6 肋间分为腹壁上动脉和肌膈动脉两支,前者下行进入腹直肌鞘。腹壁下动脉在腹股沟韧带内侧自髂外动脉分出,沿腹股沟内环内侧壁屈曲上行,穿过腹横筋膜和腹直肌鞘后壁直接进入肌肉。在肌肉中央部(脐区),腹壁下动脉和腹壁上动脉分支之间有广泛的交通支[11]。两条血管蒂在起始处均位于肌肉深面,即位于肌肉与腹直肌后鞘间,但很快进入肌肉,平行于肌肉走行。

因此,包含皮肤和腹壁脂肪的腹直肌肌皮瓣具有大量的肌皮穿支血管,其从肌肉穿出止于表面皮肤。一般情况下,脐水平以下有两条穿支血管从肌肉穿出:内侧穿支和外侧穿支,为肌肉表面皮肤提供血运,

内侧穿支的血供范围可超过正中线一定距离,外侧穿支供血至腹外侧皮肤,甚至超过腹外斜肌达腋前线水平。保留腹直肌,以来源于腹壁下动脉主干的小穿支为蒂的皮瓣,被称为 DIEP 皮瓣。

■ 患者体位和皮肤标记

腹直肌游离皮瓣移植的一个主要优势为,选择患者体位时,可采用与头颈部手术一致的平卧位,避免了患者术中更换体位。此外,两个术区距离较远,头颈部的肿瘤切除和腹部皮瓣切取可同时进行。若需切取较大腹壁横行皮岛,手术台有时需要屈曲一定角度,以减少腹壁切口缝合张力。

皮肤标记与肌肉表面的皮岛位置相关,平行或垂直于肌纤维走行的方向。不同方向的皮肤标记与修复的受区特殊需求相关:例如消除无效腔需要更多垂直方向的肌肉,或者皮岛插入时的合适大小也可去表皮后成为皮瓣的一部分。

■ 手术技术

当明确了肌肉表面皮岛的方向后,若需要保留皮岛,沿设计线用手术刀切开皮肤至真皮层。更深层次

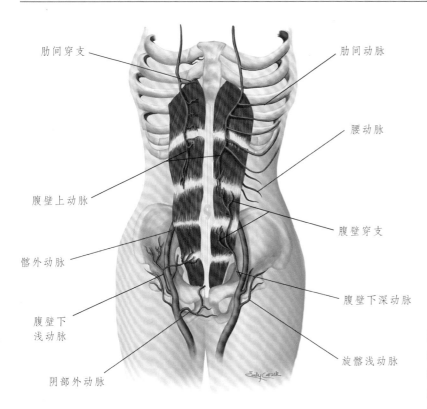

肋间穿支

肋间动脉

腰动脉

腹壁上动脉

腹壁穿支

髂外动脉

腹壁下深动脉

腹壁下浅动脉

阴部外动脉

旋髂浅动脉

图 22.7　腹直肌血管解剖。肌肉主要由腹壁下深动脉和腹壁上动脉供血。还有一些滋养小血管来源于下方的 6 条肋间动脉。肌肉表面的皮肤血供来自腹壁下深动脉和腹壁上动脉的穿支,以及腹壁浅动脉。

的解剖通常需要应用电凝止血,细致分离皮下组织,识别解剖结构,如神经和走行于腹直肌和皮岛之间的穿支血管。一旦腹部深层脂肪组织完全切开后,向外侧解剖可见腹外斜肌筋膜,向内侧中线位置可见腹白线。为了减少腹外斜肌筋膜的损伤,从皮瓣内、外侧深筋膜表面分离皮下组织,直到暴露穿出腹直肌的穿支血管为止。一般情况下,外侧穿支容易识别,为保护穿支,于血管蒂外侧 1cm 处切开前鞘,暴露下面的腹直肌。可切取整块的肌肉组织,或只切取外侧肌肉组织,腹直肌外侧接受来自肋间血管终末支的血供,切取外侧肌肉组织可以保留这些血管,或者选择内侧肌肉组织作为首选皮瓣。

若要保留肌肉的外侧部分,就需要特别仔细鉴别、保护肌肉的血管蒂,即腹壁下动脉,将其保留在皮瓣的主体内。在分离肌肉的内、外侧缘过程中应用双极电凝是非常有帮助的,它能显著地降低电刺激,避免肌肉痉挛。在这一解剖步骤中,关键点是沿腹直肌深面腹壁下动脉向下分离,直至髂外血管。整个解剖、分离过程中止血至关重要,对于小血管支,尽可能应用双极电凝和手术钳夹止血。仔细解剖血管可以减少血管蒂周围形成小血肿,同时,避免由于松开主干血

管蒂侧支血管夹后而引起血管痉挛。

通常,除非需要更长的肌肉组织进行重建,否则可在稍高于皮瓣最上端皮肤的位置切断腹直肌。若希望保留更多的肌肉,在腹直肌内侧穿支外切断肌肉。接着向下切开血管蒂表面的前鞘,沿着血管的走行游离至髂外血管,在与髂外血管汇合处游离整个血管蒂,包括一条动脉和两条静脉。对皮瓣及其蒂部小心操作以避免游离皮瓣对血管的过度牵拉,同时皮瓣可在腹内继续灌注。通常跨过血管蒂放置血管环,有助于从深层及周围的软组织中分离血管蒂,而且,在静脉和动脉周围放置单独的血管环,方便最终血管结扎及随后的皮瓣移植,即吻合血管蒂至受区血管。

血管吻合之后,腹部供区缺损的修复就是首要的问题。筋膜的修复通常需要较厚的缝合(根据外科医生的偏好来决定)。缝合腹内斜肌筋膜可以最大限度地降低腹壁膨出或腹壁疝的形成。应用深层缝合闭合筋膜外软组织,可防止皮肤下无效腔的形成,也可减少皮肤的直接张力。大多数外科医生会在最终闭合前于供区放置引流管。

腹直肌皮瓣插入头颈部受区完成后要进行特别护理,以避免闭合时的软组织张力,同时要消除缺损

内的任何无效腔。伤口最终闭合前放置引流管,闭合时确定血管蒂位置是否有张力、压力和扭曲。

■ 供区护理

术后早期,应用任何类型的腹直肌重建后,患者均应轻度曲腹,以减轻腹部张力。简单包扎,引流管需缝合固定。简单的皮肤敷料,抗生素软膏、凡士林纱条和 3% 的三溴酚铋纱条 (Xeroform gauze;Coridien, Mansfield, MA)可应用于外部敷料支持,或简单应用氰基丙烯酸盐黏合剂,主要根据外科医生的喜好进行选择。可应用永久性缝合固定引流管。若条件允许,在患者能耐受的前提下,建议患者 24 小时后活动,注意保护供区引流的安全,通常引流需放置 1 周。在某些病例中,应用带有软敷料的腹带压迫供区对于患者活动时的舒适度可提供一定帮助。

要点

- 腹直肌游离皮瓣以腹壁下动脉为蒂,因其血管蒂管径大,并形成多种形式的组织瓣,如肌皮瓣、肌瓣以及穿支皮瓣(DIEP 皮瓣)等,已成为头颈部修复重建的重要皮瓣。
- 腹直肌皮瓣及其变形形式对于需要应用较厚皮瓣修复的缺损来说最有价值,如全舌切除术的术后缺损、上颌骨切除术的术后缺损和颅部骨缺损。
- 腹直肌游离皮瓣可以被设计为多个皮岛,每个皮岛由单独的肌皮穿支血管供血。
- 垂直方向的皮岛因其长轴有多个穿支血管,血供最佳。而横行方向的皮岛最适合大面积缺损的修复,因为横行皮瓣可提供更大体积的皮肤和脂肪组织,同时供区可以一期闭合。
- 对于肥胖患者,腹直肌皮瓣的缺点是其较臃肿,不适合修复小面积缺损。
- 当缺损部位不需要大量的肌肉组织时,保留部分

- 或全部腹直肌(DIEP 皮瓣)可减少供区并发症。
- 切取最少量的腹直肌前鞘有益于闭合供区腹壁切口,这就要求术者仔细解剖从腹直肌前鞘穿出的穿支血管,然后切取最少量的前鞘筋膜。

(郭伶俐 陶然 许明火 译)

参考文献

1. Mathes SJ, McCraw JB, Vasconez LO. Muscle transposition flaps for coverage of lower extremity defects: anatomic considerations. Surg Clin North Am 1974;54(6):1337–1354
2. McCraw JB, Fishman JH, Sharzer LA. The versatile gastrocnemius myocutaneous flap. Plast Reconstr Surg 1978;62(1):15–23
3. Boyd JB, Morris S, Rosen IB, Gullane P, Rotstein L, Freeman JL. The through-and-through oromandibular defect: rationale for aggressive reconstruction. Plast Reconstr Surg 1994;93(1):44–53
4. Patel NP, Matros E, Cordeiro PG. The use of the multi-island vertical rectus abdominis myocutaneous flap in head and neck reconstruction. Ann Plast Surg 2012;69(4):403–407
5. Suh JD, Sercarz JA, Abemayor E, et al. Analysis of outcome and complications in 400 cases of microvascular head and neck reconstruction. Arch Otolaryngol Head Neck Surg 2004;130(8):962–966
6. Koshima I, Moriguchi T, Fukuda H, Yoshikawa Y, Soeda S. Free, thinned, paraumbilical perforator-based flaps. J Reconstr Microsurg 1991;7(4):313–316
7. Urken ML. Rectus abdominis. In: Urken ML, Cheney ML, Sullivan MJ, Biller HF, eds. Atlas of Regional and Free Flaps for Head and Neck Reconstruction. New York, NY: Raven Press; 1995:119–138
8. Lo JO, Weber SM, Andersen PE, Gross ND, Gosselin M, Wax MK. Atelectasis after free rectus transfer and abdominal wall reconstruction. Head Neck 2008;30(10):1339–1343
9. Guerra AB, Lyons GD, Dupin CL, Metzinger SE. Advantages of perforator flaps in reconstruction of complex defects of the head and neck. Ear Nose Throat J 2005;84(7):441–447
10. Kroll SS, Schusterman MA, Reece GP, et al. Choice of flap and incidence of free flap success. Plast Reconstr Surg 1996;98(3):459–463
11. Mathes SJ, Nahai F. Rectus abdominis. In: Mathes SJ, Nahai F, eds. Clinical Atlas of Muscle and Musculocutaneous Flaps. St. Louis, MO: The CV Mosby Company; 1979:347–361

第 **23** 章　腓骨瓣

Matthew M. Hanasono

■ 引言

许多外科医生认为游离腓骨瓣是上颌骨和下颌骨骨性重建的首选[1-4]。由于其丰富的血液供应,它可截成多个约 1.5cm 的骨段,模拟组合成原始面部结构并可良好愈合。当牙科修复需要应用骨结合种植体时,常常利用游离腓骨皮瓣进行骨性重建。游离腓骨瓣与游离髂骨瓣均具备足够的高度和厚度,更有利于骨结合种植体的稳定,以保持骨性结合种植体位置的稳定。桡骨瓣和肩胛骨皮瓣正相反,所有患者的这两种骨瓣都没有足够的骨量进行种植体植入,尤其是小骨架或骨质减少的患者[1]。

■ 解剖

腓动脉与胫前动脉和胫后动脉一起走行,为小腿提供血供(图 23.1)。这 3 条血管均发自腘动脉。首先分出胫前动脉,腓动脉和胫后动脉从胫腓干分叉,位于腓骨头水平下 5~7cm。从胫后动脉分出后,腓动脉行横向转弯,紧贴于腓骨,周期性地产生穿透骨皮质的营养血管,以及骨膜血管和肌肉、肌皮、肌间隔穿支血管,为小腿肌肉和皮肤提供血供。腓动脉的两支伴行静脉,于腓动脉胫后动脉的分叉水平处回流入胫后静脉。

我们和其他研究者都已经研究过腓骨表面皮肤穿支血管的解剖[5-8]。起源于腓动脉、腓静脉的穿支血管沿腓骨后表面走行,最终到达皮肤表面,或沿着外侧肌群与后侧肌群之间的肌间隔,走行于腓骨头与外踝连线平行线后 2cm。这些血管都是腓动脉肌皮、肌间隔穿支血管。

我们发现有一条恒定的近端穿支血管出现于腓骨头下 12cm 处,或是腓骨头与外踝连线中上 1/3 处。近端穿支血管通常来自肌皮支,偶尔来自胫腓干,而非来自腓动脉。还有一组穿支多来自远端,一般有 1~3 条,从第 1 条到第 3 条,分别位于腓骨头与外踝连线处 1/2、3/5、3/4 的位置。在 80 组游离腓骨瓣解剖过程中,我们发现 49% 的患者都有一条独立的远端穿支血管,36% 的患者有两条,15% 的患者有 3 条。这些远端的穿支血管几乎都是肌间隔支。

■ 术前注意事项

对于头颈部肿瘤切除手术,为了缩短手术时间,我们会请专门的外科小组获取腓骨瓣。该手术部位远离头颈部,非常有利于两个团队共同协作完成。对于头颈部重建手术,腓骨瓣与其他游离骨瓣相比较,更有优势。

术前,我们需要对患者的两条小腿进行全面仔细的检查,包括检查足背动脉和胫后动脉的搏动是否可触及,是否存在由于血管功能不全引起的一些病症,如四肢发冷、毛发稀疏以及皮肤萎缩或溃烂[9]。同时,应该询问患者有无下肢创伤史或者是否进行过外科手术,以及有哪些病症,比如间歇性跛行,这可能表明患者患有外周血管性疾病。若患者的下肢血管状态不明,我们需要对患者进行血管造影或者选择其他的皮瓣。传统的血管造影、磁共振血管造影术(MRA)以及 CT 血管造影(CTA)可以很好地诊断远端血流到下肢以及脚部的状态。我们更倾向于使用 CTA,因为 CTA 还能提供其他有用的数据,比如皮肤穿支血管的位置及数量,这对于设计包含一个或者更多皮岛的骨皮瓣

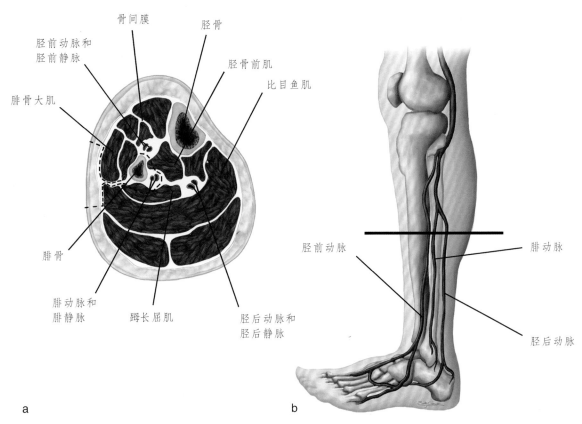

图 23.1　(a)小腿胫骨和腓骨血管解剖图。(b)小腿的断面解剖图。游离腓骨骨皮瓣包括腓骨、腓动脉、腓静脉，并且邻近皮岛的穿支血管穿过了后肌间隔的背侧面，图示中用短线标注。

是非常有用的[10]。

　　如果患者双腿的血液供应非常充足，我们通常选择下颌骨缺损的对侧腿用于游离腓骨瓣的获取，而缺损同侧的受体血管则进行微血管吻合术。这样定位可以让血管蒂位于重建下颌骨的深面，邻近舌部组织，并在外侧腓骨的表面，也是钛重建板固定的表面，且刚好位于重建下颌骨的浅面。这种定位方式，刚好可以让皮岛自然地位于重建下颌骨的上面，使得口内黏膜缺损重新构建。后方出现的血管蒂，邻近颈外动脉和颈内静脉的分支，常被用作受体血管。如果皮岛需要用于颊部外侧或者颈部的重建，或者选择对侧颈部血管作为受体血管时，那么我们就选取同侧腿的腓骨进行移植。同样的，如果需要重建上颌骨，皮岛通常用于腭黏膜的重建，我们取材的方向则刚好相反，更倾向于选择同侧腿的腓骨。

■ 患者体位及皮肤标记

　　截取腓骨时我们通常让患者采取侧卧位。将打击

制作的轧制板或者医用毛巾弯曲成马蹄形的形状，并绑在位于手术布帘下方的手术台上，使脚后跟远离取腓骨的部位，同时保持臀部以及膝盖弯曲。也有一些外科医生选择利用止血带造成局部缺血，从而在减少出血的情况下解剖获取腓骨。但是需要注意的是，组织缺血的时间必须<2 小时。

　　一旦患者被消毒铺单后，术者可用记号笔大致标记出腓骨的位置(图 23.2)。在截取游离腓骨骨皮瓣的手术当中，我们会发现皮岛位于腓骨前后平面的后缘中心部分，或者是在腓骨头部与外踝连接线后 2cm 左右的位置，因为穿支血管供血的皮岛会沿着这条线从腓血管内出现。虽然每位患者的情况并不相同，但可以通过抓捏患者的皮肤评估皮肤松弛度的方式来进行更加精确的估算，一般皮岛最大宽度可达 4cm。

　　如果需要获得最大长度的血管蒂，那么皮岛应该位于最远端穿支血管的次上层面中间。如上所述，1~3 条的远端穿支血管出现在腓骨头部与外踝之间 3/4 的长度与中点之间。假使我们需要获得双皮岛游离腓骨瓣，第二块皮岛的位置可以根据近端穿支血管的位置

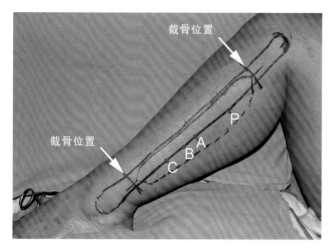

图 23.2 游离腓骨骨皮瓣的皮肤标记。截骨术在腓骨头以下 5~7cm,外踝以上 5~7cm 进行。皮岛主要在腓骨后缘中心位置,距连接腓骨头和外踝的连线后 2cm 左右。如果近端穿支血管(P 点)出现在腓骨头与外踝连线的 1/3 处,那么为了获取最长的血管蒂长度,设计游离腓骨骨皮瓣的皮岛通常需要包含上述标记的 1~3 条远端穿支(标记的 A、B、C),通常这 3 条穿支分别会在腓骨头与外踝连线大约 1/2、2/3 和 3/4 的位置出现。

来选择,而近端穿支血管通常出现在腓骨头部与外踝之间 1/3 长度的位置。如果仅需要获取游离骨瓣,则只需要在腓骨位置的上侧皮肤做切口即可。

为了保护脚踝的稳定性,我们应该优先为外踝保留大致 7cm 左右长度的骨头。同时,我们也限制了术者截骨的程度,需要确保腓骨的截骨术是在距离腓骨头约 5cm 的位置进行的。这样可以保护腓浅神经的完整性,因为腓浅神经穿过腓骨颈刚好位于腓骨头的下方,同时也是考虑到自胫后血管分叉而来的腓骨血管起始位置的显露。

■ 手术技术

首先切开皮岛的前缘部分。切口应该完全切开包裹着小腿侧部肌肉的深筋膜。将皮岛从腓骨肌于无血管的疏松网状平面掀起,直到确定腓骨后肌间隔。透过半透明的后肌间隔我们可以清楚地看到穿支血管(图 23.3)。

紧接着,我们将腓骨长肌和腓骨短肌从腓骨向两侧分离(图 23.4)。通过在腓骨上保留一小块肌肉的方式来保证骨膜的血供。分离靠近腓骨的前侧肌间隔时需要小心谨慎,避免在进入小腿前肌群时无意中损伤胫前血管。然后,再解剖分离小腿前部肌肉(趾长伸肌

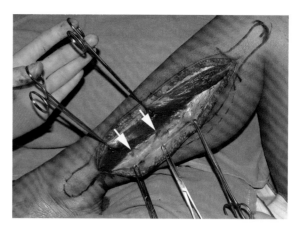

图 23.3 首先从皮岛的前缘位置做切口,直到能够看到后肌间隔。通过隔膜我们可以清楚地看到穿支血管(箭头所示)。

和拇长伸肌)直到显露出胫骨和腓骨之间的小腿骨间膜。

在解剖位于截骨术上下位点之间的腓骨周围组织时,我们需要用到大量的直角剥离器。使用剥离器小心夹住骨头,避免损伤位于小腿骨间膜后侧的腓骨血管。细长的可伸展牵开器弯成曲线状,放置在腓骨周围,以保护腓骨血管(图 23.5)。我们使用摆锯或者 Gigli 锯实施截骨术。当小腿骨间膜分离后,我们用骨夹缩进腓骨,注意不要损伤到位于胫骨后肌和小腿骨间膜下方(后侧)的腓骨血管(图 23.6)。

随后,从腓骨上分离胫骨后肌,并显露出位于半透明筋膜薄膜层下的腓骨血管。为了获得最大长度的血管蒂,我们需要将腓骨血管从胫后血管分离至其分叉处。在腓骨血管中存在着大量的动脉和静脉血管分支,用于比目鱼肌的供血,这些分支通常有几厘米长。

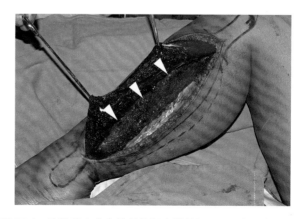

图 23.4 从腓骨上分离腓骨长肌和腓骨短肌,显露出前肌间隔膜(三角箭头所示)。

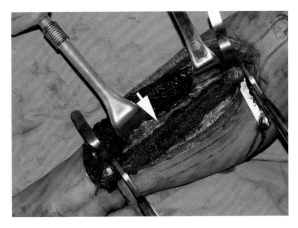

图 23.5　在前肌间隔隔膜被切开后，随后在从腓骨上分离出趾长伸肌和拇长伸肌，并暴露骨间膜（箭头所示）。可伸展牵开器放置在实施截骨术预定位置腓骨的上下。通过两个牵开器伸展开小腿部外侧和前侧的肌肉，我们可以看见部分胫前血管。

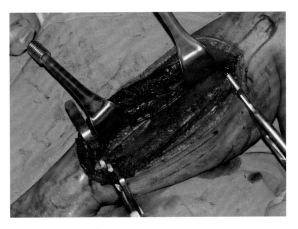

图 23.6　在做完上、下截骨术后，骨夹可以提供侧面的牵引力，并从纵向切开小腿骨间膜。从腓骨上剥离胫后肌肉，显露出腓骨血管。腓骨血管的远端需要进行结扎和离断。

因此我们需要将这些血管结扎；如果当嵌入的骨瓣带有一半比目鱼肌时，则予以保留。

接下来，再切开皮岛的后缘。我们需要完全切开小腿深筋膜以及皮岛组织，暴露出存在于后肌间隔后表面的穿支血管。也有一些外科医生会选择将穿支血管周围的比目鱼肌和足部屈肌整合成袖口的形状，从而避免损伤这些血管。我们倾向于单个解剖剥离穿支血管。这需要非常娴熟的技巧，因为这些穿支血管附着在后群肌肉上，在结扎大量的细小肌支血管时需要非常小心。而且，一些肌支也会导致我们错误地将肌间穿支血管当成肌皮穿支血管。当观察到肌支时，我们需要进行进一步的解剖直到能够清楚地看到隔膜

中的近端肌间隔穿支血管，这样我们才能更加安全地进行血管结扎以及肌支的分离手术。

一旦穿支血管被完全解剖分离，后肌间隔将会非常容易地从后群肌肉组织中于无血管的疏松网状组织样的平面分离出来。到此为止，腓骨的获取就完成了（图 23.7）。如果术中有使用到止血带，这时就可以松开止血带并通过烧灼或者血管结扎的方法止血。

用于骨重建的腓骨长度需要经过测量，同时我们需要将血管蒂从腓骨上解剖分离出来。可通过额外的截骨术将腓骨修整成更短的长度，而且，当腓骨血管仍连接在小腿腓骨上时，可以在独立的手术台上进行一次甚至多次的闭合式楔形截骨术为腓骨塑形，这需要对近端血管蒂进行结扎和离断，或者通过对受体血管进行微血管吻合使血管再生。虽然对具有完整供血系统的骨瓣进行截骨术可以延缓组织局部缺血的时间，但是也可能出现因拉力过大而引起的血管蒂内膜撕裂的风险，而且如果治疗不及时，还会进一步导致血栓的形成。

■ 供区护理

如果创面张力太大，应该在腓骨肌表面通过中厚皮片移植或全厚皮片移植来闭合供区位置的伤口（图 23.8）。不管采取什么样的伤口闭合方法，我们均需要在伤口深处放置闭合引流管，直到每 24 小时引流量＜30mL。植皮的区域需要使用垫板或者负压伤口敷料进行包扎，持续 5 天。在此期间，后侧夹板以 90°的方式固定在脚踝处并且在脚后跟放入充足的敷料。夹板和垫板可以在术后 5 天移除。当垫板移除时，我们需要在供皮区创面使用含有抗生素的药膏进行治疗，并且用不粘连纱布和可吸收敷料覆盖创面，并用弹性绷带加压包扎。敷料必须每天更换直到伤口完全愈合。即使行一期闭合，支架也应使用几天，保证患者恢复期的舒适度，当然，这不是必需的。在所有的病例中，不仅要在获取骨瓣后检查患者的血管状态，而且当我们撤去患者的支架和垫板时，还应该暴露出患者的脚趾，这有助于我们观察血管状态，且在术后的头几天需要每隔 1~2 小时检查一次。当伤口完全愈合好以及供皮区创面修复好后，我们推荐患者穿弹力袜，直到下肢水肿的症状明显改善。

术后，不管患者是在床上还是在椅子上，都需要

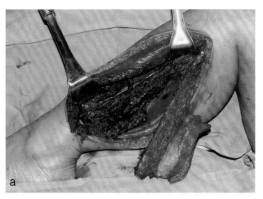
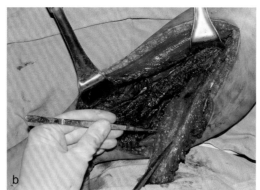
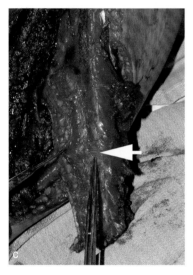

图 23.7 (a)腓骨完整分离图。透过创面我们可以看到胫后血管,位于拇长屈肌切缘的内侧。(b)在后肌间隔的后部表面,可见皮肤穿支血管。(c)右侧镊子的尖端指示了穿支血管的位置(箭头所示),在近摄图上可以更容易看到。

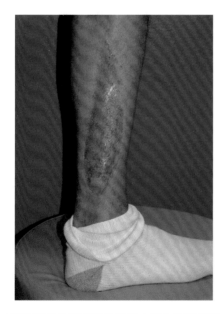

图 23.8 获取游离骨皮瓣后并应用中厚皮片移植后的供区外观。

保持患者的供体小腿处于抬高的状态。如果伤口为一期闭合,通常在术后 2~3 天,患者即可开始步行训练;如果患者行皮片移植,在将支架和垫板移除后 5 天,患者可开始步行训练。允许患者进行最大负重量的步行,并且在康复后的头几天,辅以物理治疗及职业治疗方案。初始康复治疗时,我们限制患者每天只能进行 3~4 次,每次 15~20 分钟的步行及摇摆训练,并要求患者在其他时间都必须保持供体小腿处于抬高的状态。根据患者下肢水肿的情况,在接下来的几周逐渐增加步行的时间以及频率。如果患者腿部的水肿消散并且步行训练进展顺利,那么可以尝试更快速的步行。若患者下肢水肿仍未改善和(或)考虑到伤口愈合的进程,那么增加患者步行时间及频率的决策需要更加保守。

此外,供区并发症的发病率也不容忽视,根据现有文献报道,供区并发症的发病率高达 38%。在 157 例连续病例中,我们发现游离腓骨瓣获取手术后,供区并发症的发病率高达 31%,其中包括皮片坏死

(15%)、蜂窝组织炎(10%)、伤口裂开(8%)、伤口脓肿(1%),还有一些患者同时出现了多种并发症[11]。并且在供区并发症的发病率上,一期缝合关闭供区创面和通过皮片移植关闭创面,并没有太大的区别。并且,上述两类患者进行步行训练的时机,对于围术期并发症的发生并没有太大的影响,这也是我们提倡相对较早进行活动训练的原因。17%的患者出现了长期并发症,包括小腿无力(8%)、踝关节不稳(4%)、大脚趾屈曲挛缩(9%)以及踝关节移动能力下降(12%)。在术后3~6个月里,大部分患者能够恢复正常行走,最终所有的患者都能恢复到他们术前的行走水平。

要点

- 获取游离腓骨瓣之前,当足动脉搏动不明显、小腿发冷以及缺乏毛发,或者存在其他一些症状或征象表明患者可能患有血管功能不全的情况下,我们应该利用血管造影术确认远端的小腿以及足部是否具有充足的血液供应。
- 多达5%的患者具有解剖的变异,腓动脉是足部供血的主要或者唯一来源,对于获取游离腓骨瓣来说,这是手术的绝对禁忌证。
- 截骨术主要在腓骨头5cm以下,以及外踝7cm以上进行,这样可以保护腓浅神经并保持脚踝的稳定性。
- 胫后动脉和腓动脉的血管分支主要出现在腓骨头下5~7cm的位置。
- 为了获得最大的血管蒂长度,我们需要将腓动脉和其伴行静脉从胫后血管分离至其分叉处,并利用腓骨末端的血管,如果骨瓣中含有皮岛,那么还要整合最远端的皮肤穿支血管。
- 用于游离腓骨骨皮瓣的皮岛通常被设计在1~3条肌间隔穿支血管周围,这几个位置穿过了腓骨后肌间隔,并出现在腓骨头部与外踝连接线的中点和下3/4处的中间。
- 近端的皮肤穿支血管通常出现在连接腓骨头与外踝直线的下1/3处。这条穿支血管对于设计腓

骨瓣的第二块皮岛非常有用。
- 近端的皮肤穿支血管通常伴随着完整的肌皮神经,并且偶尔也会直接从胫腓干中出现。
- 为了更好地捕捉到供应血液的穿支血管,皮岛通常位于腓骨后缘的中心区域,或者沿着腓骨的垂直轴的中线后2cm处。
- 当皮岛的宽度超过3~4cm,我们需要使用皮片移植来闭合供区创面。

（陶然　朱美抒　许明火　译）

参考文献

1. Chen ZW, Yan W. The study and clinical application of the osteocutaneous flap of fibula. Microsurgery 1983;4:11-16
2. Hidalgo DA. Fibula free flap: a new method of mandible reconstruction. Plast Reconstr Surg 1989;84(1):71-79
3. Wei FC, Seah CS, Tsai YC, Liu SJ, Tsai MS. Fibula osteoseptocutaneous flap for reconstruction of composite mandibular defects. Plast Reconstr Surg 1994;93:294-304
4. Hidalgo DA, Rekow A. A review of 60 consecutive fibula free flap mandible reconstructions. Plast Reconstr Surg 1995;96:585-596
5. Taylor GI, Miller GD, Ham FJ. The free vascularized bone graft. A clinical extension of microvascular techniques. Plsat Reconstr Surg. 1975;55:533-544
6. Wei FC, Chen HC, Chuang CC, Noordhoff MS. Fibular osteoseptocutaneous flap: anatomic study and clinical application. Plast Reconstr Surg 1986;78(2):191-200
7. Schusterman MA, Reece GP, Miller MJ, Harris S. The osteoseptocutaneous free fibula flap: Is the skin paddle reliable? Plast Reconstr Surg 1992;90:787-793
8. Yu P, Chang EI, Hanasono MM. Design of a reliable skin paddle for the fibula osteocutaneous flap: perforator anatomy revisited. Plast Reconstr Surg 2011;128(2):440-446
9. Disa JJ, Cordeiro PG. The current role of preoperative arteriography in fibula free flaps. Plast Reconstr Surg 1998;102;1083-1088
10. Garvey PB, Chang EI, Selber JC, et al. A prospective study of preoperative computed tomographic angiographic mapping of free fibula osteocutaneous flaps for head and neck reconstruction. Plast Reconstr Surg 2012;130(4):542e--550e
11. Momoh AO, Yu P, Skoracki RJ, Liu S, Feng L, Hanasono MM. A prospective cohort stud of fibula free flap donor-site morbidity in 157 consecutive patients. Plast Reconstr Surg 2011;128(3):714-720

第 **24** 章　髂嵴瓣

Peirong Yu，Geofrey L. Robb

■ 引言

　　髂嵴瓣或旋髂深动脉(DCIA)皮瓣携带髂骨，是重建下颌骨的常用组织瓣之一，但是随着腓骨瓣的引入，该组织瓣临床应用逐渐减少。1979年，Taylor等[1,2]首先报道了该组织瓣的血管解剖。髂嵴瓣提供的带血管蒂髂骨恰好与单侧的下颌骨形状相似。

　　传统的髂嵴瓣包括骨骼、肌肉及皮肤，它有3大主要缺点：①它包含"强制性肌袖"使得大部分患者皮瓣外形臃肿；②当皮瓣从肌肉分离时，皮岛常不可靠；③切取组织瓣时分离腹部肌肉或者大腿肌肉易导致腹壁薄弱或行走障碍。20世纪90年代以来，几种改良的方法克服了上述问题。1997年，Safak等[3]提出了髂嵴瓣的全新设计，不包含"必须"的肌肉以减少臃肿的软组织外观。这一设计后来被Kimata等[4]进一步推广为旋髂深动脉穿支皮瓣；另外，进一步的改进保留了附着于髂骨的大腿肌肉，从而减少了供区的并发症。1992年，Shenaq等[5]描述了髂嵴内侧皮质的应用，从而可以保留附着于髂嵴外侧皮质的大腿肌肉。近年来，随着对DCIA穿支解剖的进一步研究，使不带肌肉的皮岛更加可靠[6]。

■ 解剖

血管解剖

　　在大多数情况下，DCIA起于腹股沟韧带水平的髂外动脉后外侧及腹壁下动脉的内侧(图24.1)。其还可能起于腹股沟韧带稍下方的股动脉处。在65%的病

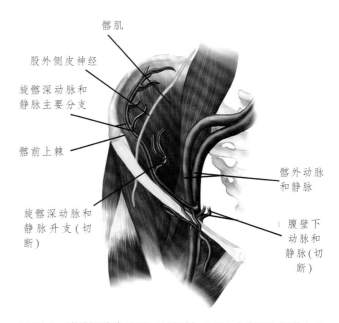

图24.1　旋髂深动脉(DCIA)的解剖。DCIA在腹股沟韧带上方2cm处穿行，股外侧皮瓣神经穿过DCIA前部至髂前上棘(ASIS)。

例中，DCIA在髂前上棘(ASIS)内侧1cm处部位发出一条单独上升的肌支，直径在1mm以内。该动脉穿过了腹横肌和腹内斜肌。其余病例中，该升支被一些小的分支所取代。在穿过腹横肌、腹横筋膜之后，该升支止于腹内斜肌的底部，同时升支也支配腹内斜肌。

　　DCIA主干(DCIA横支)沿着髂嵴外侧在腹内斜肌和腹横肌之间走行。距髂骨边缘之下约数厘米，该动脉在纤维骨性管道内紧贴髂骨内表面(深面)走行。该动脉在纤维骨性管道内发出数条穿支进入髂骨内侧面，且发出数条分支供应腹壁肌肉和髂肌。沿着髂骨平滑的曲线，DCIA最终穿过腹横肌并供应髂嵴周围12cm×18cm的皮肤范围。

DCIA 及其升支往往有解剖变异。DCIA 可能有两条。它的升支也许来源于髂外动脉的主干,可能有多条;也可能来源于 DCIA,是髂骨主要供应血管,仅供应很少区域。

DCIA 与两条旋髂深静脉伴行,两条旋髂深静脉在髂外动脉旁 2~3cm 处汇成一条静脉。这条静脉在到达髂静脉前,有可能位于髂外动脉的前方或后方。这条静脉直径为 2~3mm,相比之下,旋髂深动脉直径更小,通常为 1~1.5mm,蒂部长度为 4~5cm。

获取包括骨和皮肤而不包括肌肉的 DCIA 皮瓣,可进一步增加其在口内下颌重建中的应用,并且克服了放置于口内时皮瓣过于臃肿的问题。尽管 DCIA 宏观血管解剖及其对覆盖髂嵴皮肤的供血已经有很好的认识,但是目前关于穿支血管解剖的描述仍然是有争议的。Taylor 等[1]发现了每侧髂嵴附近平均有 6 条穿支,Safak 等[2]发现 70% 的标本存在肌皮穿支,30% 的标本存在单一的主穿支。Bergeron 等[6]在最近的研究中发现 DCIA 皮肤穿支的出现率为 92%,平均数量为 1.6 条(穿支数范围为 0~5 条)。穿支位于 ASIS 外侧 5~10.5cm(平均 7.4cm),以及髂嵴上 0.1~3.5cm(平均 0.8cm)。应该注意该区域内还有除了来源于 DCIA 的其他穿支血管,比如来源于肋间动脉、腰动脉、旋髂浅动脉、髂腰动脉的穿支。术中解剖应该将这些穿支与 DCIA 的穿支区分开。

神经解剖

掀起皮瓣时,腹股沟区域重要的感觉神经应当被保留。股外侧皮神经及髂腹股沟神经穿行在皮瓣供区,应当仔细辨别。在髂外血管与 ASIS 之间的腹股沟区域内,股外侧皮神经位于髂腹股沟神经的外侧(图24.2)。在 ASIS 侧方约 1cm,股外侧皮神经(L2,L3)穿过腹股沟韧带。该神经沿着 ASIS 与髌骨上外侧角的连线下行并支配大腿前外侧皮肤的感觉。该神经卡压后也许会产生大腿及腹股沟区域的神经性疼痛,它的损伤将会在其大腿支配区产生永久性麻木。

髂腹股沟神经源自 L1 腹支,它首先穿过腹横肌及腹内斜肌,接着穿过男性精索或女性的圆韧带下方的腹股沟管。在男性中,该神经伴随精索穿过腹股沟浅环支配大腿近端内侧、阴茎根部及阴囊上部的皮肤;在女性中,则伴随子宫圆韧带,支配阴阜及相邻的大阴唇。如果在术中导致神经卡压也许会产生复发性疼痛。

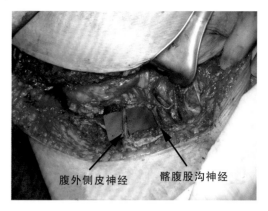

腹外侧皮神经　　　　髂腹股沟神经

图 24.2　股外侧皮神经直接穿行至 ASIS 内侧,而髂腹股沟神经在进入腹股沟管之前的穿行更靠近股外侧皮神经内侧。这些神经应在术中保留。

■ 手术方法

髂嵴瓣的选择

下颌骨切除的后部缺损包括髁突、升支及后部下颌骨体等的缺损,重建宜选择同侧髂嵴瓣。骨瓣的外面,即与血管位置相反的一面应对着口外侧面,重建板固定在该面上。骨瓣的内面应朝向口内。ASIS 成为下颌角,而髂前下棘成为下颌骨的髁突,面向颞下颌关节。髂嵴则被用于重建下颌骨体部。血管蒂将位于新的下颌角后面(图 24.3)。

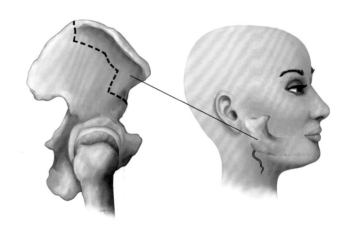

图 24.3　同侧的髂嵴可以用来行下颌骨重建。ASIS 会成为新的下颌骨角度,髂嵴会成为新下颌骨体部。垂直翻转这个皮瓣以便于内皮质和血管蒂在口腔内相对,钛板被用来固定骨皮瓣的外侧表面。

传统髂嵴瓣切取

在髂嵴前部上 2/3 和髂嵴前部下 1/3 处标记皮岛 (图 24.4)。内侧皮肤切口位于腹股沟韧带上 1cm,并沿着皮瓣的外部轮廓上缘横向延伸。精索或者圆韧带向上和向内回缩以显露腹股沟区域。髂外血管及旋髂深血管的起始部就能很好显露(图 24.5)。如果血管向外侧延伸,则从腹股沟韧带分离腹内斜肌和腹横肌。邻近 ASIS 的位置,可发现升支及股外侧皮神经。如果不需要腹内斜肌,则可离断升支。分开腹壁的 3 层肌肉,血管蒂在悬垂的腹横肌与髂肌之间显露。髂肌可在血管下分离 (图 24.6)。沿着髂骨内侧皮质走行的 DCIA 显而易见,或可用多普勒装置发现该血管。

接下来设计下外侧切口,以分离附着于髂嵴的大

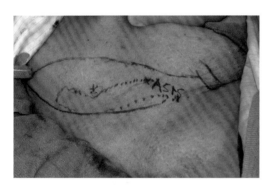

图 24.4　髂嵴外侧至髂前上棘设计的皮岛。

腿肌肉。此时应当小心保留一些附着于髂嵴的肌肉或肌腱,尽量减少对其功能的破坏。腹股沟韧带从 ASIS 处分离,注意分离并保留股外侧皮神经及髂腹股沟神经。利用摆锯切开髂骨外皮质,接着分离髂肌并切开内皮质,切割应于血管蒂以下约 2cm 处进行。

改良髂嵴瓣——内皮质髂嵴瓣

全层髂嵴获取的同时使腹壁肌肉及大腿肌肉附着点损害,肌肉离断会导致腹疝的形成及行走障碍。为了最大限度地减少这些并发症,内层皮质可沿着髂嵴上缘切开并保留大腿肌肉。沿设计线切开下外侧皮肤,髂嵴外表面的骨膜被剥离约 1cm 且保留大腿肌肉及肌腱附着其上。外层皮质用垂直摆锯切开,内层皮质切到血管蒂以下 2~3cm,接着行后路截骨术。使用大的骨膜剥离器使骨从内外层皮质之间分开,内层皮质骨较薄,厚度约为 5mm。1cm 的全层髂嵴可为骨瓣增加强度。

旋髂深动脉穿支皮瓣

传统髂嵴瓣的一个主要缺点是,如果要切取皮岛,则需包含全层腹壁肌肉组织,结果会导致皮肤软组织体积太大不能放入口内,同时会阻碍舌的活动性以及影响口腔功能。随着对 DCIA 穿支理解深入,使切取不带肌肉的带有穿支皮岛髂嵴瓣成为可能。此外,皮岛穿支血管与骨瓣穿支血管是独立的,这样对于穿

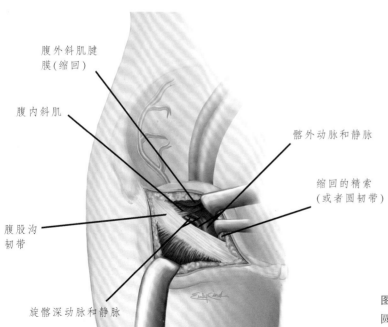

腹外斜肌腱膜(缩回)

腹内斜肌

髂外动脉和静脉

腹股沟韧带

缩回的精索(或者圆韧带)

旋髂深动脉和静脉

图 24.5　皮肤切开后,男性患者的精索或女性患者的圆韧带向上和向内回缩以显露腹股沟底部以及 DCIA 起始处。

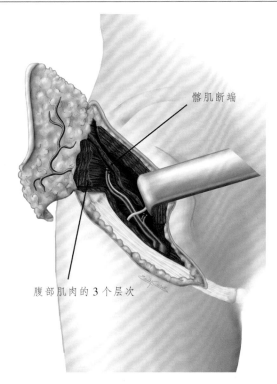

图 24.6　在血管蒂上方切开腹壁的 3 层肌肉，分离血管蒂下方的髂肌，以显露内层皮质。然后，在血管蒂下方 2cm 应用摆锯行截骨术。

支皮瓣的植入提供了更大的自由度。

　　ASIS 后 5cm 在髂嵴上缘设计一个 4cm×6cm 的矩形区域(图 24.7)，穿支常位于该矩形区域内。可用便携式多普勒装置探测该穿支，但多普勒检测并不总是准确的。尝试将皮岛的设计以穿支为中心，皮岛的上边缘切口沿腹股沟韧带上向内侧延伸，解剖浅筋膜向

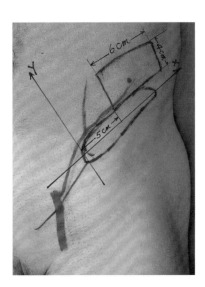

图 24.7　DCIA 穿支皮瓣皮岛的设计，穿支位于 ASIS 外 5cm 的矩形区域内。

下至髂嵴直到皮肤穿支血管被确定(图 24.8)。用 5-0 聚丙烯缝线在皮肤表面标记穿支(图 24.9)，再以该标记为中心设计皮瓣。

　　沿着穿支切开腹外斜肌筋膜，沿着肌肉内解剖追踪穿支回溯到主蒂部，DCIA 升支被离断(图 24.10)。然而，这个区域会有其他动脉的穿支出现，比如肋间

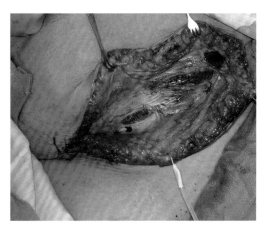

图 24.8　最初只做上部皮肤切口，然后向下在筋膜上进行剥离以发现皮肤穿支血管。

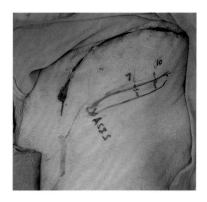

图 24.9　皮肤穿支的准确位置，用 5-0 聚丙烯缝线在皮瓣皮肤表面标记穿支。

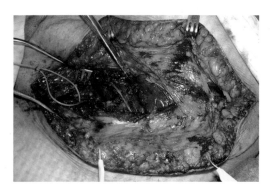

图 24.10　一旦发现穿支，切开外斜肌筋膜以进一步显露穿支，沿肌肉内解剖追踪每条穿支至其起始部，离断升支。

动脉、腰动脉及髂腰动脉。DCIA 的穿支没有伴行神经,因此易与肋间动脉、腰动脉的穿支相鉴别。DCIA 及髂腰动脉的穿支能够通过分布在穿支血管上的腹外斜肌纤维予以鉴别。DCIA 穿支起源于前方,而髂腰动脉穿支源自后侧。一旦穿支明确并且追溯到 DCIA,位于皮肤穿支及髂外血管之间的腹壁肌肉及筋膜应该得以分离。位于血管蒂之下的髂肌肉也需分离。皮瓣剩余部分的切取类似于传统皮瓣或者内皮质髂骨瓣。DCIA 穿支皮瓣有着最小的皮肤软组织体积,可容易地植入皮岛(图 24.11)。

供区护理

传统的髂嵴瓣中,移除髂骨翼会破坏腹壁肌肉及大腿肌肉的附着。小心闭合供区对防止腹壁疝及行走障碍非常重要。将腹横肌重新固定于髂肌或残留的髂骨上是必要的。在髂骨切缘上钻几个孔把腹横肌固定其上是有帮助的。对于腹壁薄弱的患者,网孔加强是必要的。第二层的闭合是将腹外斜肌与大腿上部肌肉及肌腱组织缝合。弯曲同侧膝关节有助于降低供区缝合张力。缝合应采用坚固的永久性缝线,比如 1-0 聚丙烯缝线。切取髂骨内皮质髂嵴瓣,腹壁的肌肉及筋膜可被缝合到大腿肌肉及髂骨骨膜上。髂骨断端可用骨蜡封闭止血。术后可采用封闭式负压引流。鼓励早期下床活动,但应避免拉伤。

要点
- 在术中,剥离皮岛穿支而不包括腹壁肌肉的肌袖,可以大大减少游离髂嵴骨皮瓣软组织的体积。
- 大多数患者有来自 DCIA 多条皮肤穿支,常常位于 ASIS 的外侧 5~10.5cm,以及髂骨上方 0.8cm。
- 获取髂嵴作为内皮质劈裂骨瓣可以最大限度地减少供区发病率,包括减小疝形成的风险和对于步态的影响。
- DCIA 的升支位于 ASIS 的前方 1cm 处,可作为腹内斜肌的血供来源,这有助于修复口腔黏膜缺损,尤其是肥胖患者,否则他们可能会出现无法接受的臃肿的皮肤外观。
- 肥胖是行游离髂骨瓣的相对禁忌证,因为术后的暴露是十分的棘手的。
- 需要注意不要损害股外侧皮神经(起源于 ASIS 1cm 范围内,腹股沟韧带的下方或者直接穿过)或者髂腹股沟神经(走行于精索旁,因为它位于腹股沟浅环),若有损害会导致疼痛感。
- 骨蜡可以用来控制供区剩余骨的出血,因为血肿的形成是常见的。
- 为防止疝的形成,需对多层供区部位进行细致的修复。

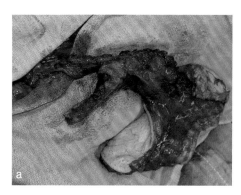
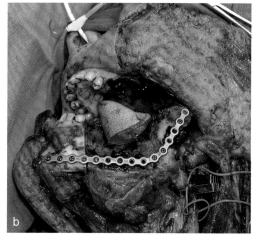

图 24.11 (a)DCIA 穿支皮瓣没有腹部肌肉的臃肿,可提供合适的皮肤组织量,因此其更适于修复口腔衬里。(b)DCIA 穿支皮瓣修复左侧下颌骨后部缺损。

(魏在荣 陈保国 许明火 译)

参考文献

1. Taylor GI, Townsend P, Corlett R. Superiority of the deep circumflex iliac vessels as the supply for free groin flaps. Plast Reconstr Surg 1979;64(5):595–604
2. Taylor GI, Townsend P, Corlett R. Superiority of the deep circumflex iliac vessels as the supply for free groin flaps. Clinical work. Plast Reconstr Surg 1979;64(6):745–759
3. Safak T, Klebuc MJ, Mavili E, Shenaq SM. A new design of the iliac crest microsurgical free flap without includ-ing the "obligatory" muscle cuff. Plast Reconstr Surg 1997;100(7):1703–1709
4. Kimata Y, Uchiyama K, Sakuraba M, et al. Deep circum-flex iliac perforator flap with iliac crest for mandibular reconstruction. Br J Plast Surg 2001;54(6):487–490
5. Shenaq SM. Refinements in mandibular reconstruction. Clin Plast Surg 1992;19(4):809–817
6. Bergeron L, Tang M, Morris SF. The anatomical basis of the deep circumflex iliac artery perforator flap with iliac crest. Plast Reconstr Surg 2007;120(1):252–258

第 **25** 章　背阔肌皮瓣/胸背动脉穿支皮瓣

Goo-Hyum Mun

如果将经典的背阔肌肌皮瓣的肌肉部分留在原位,而单独切取其被覆的皮肤皮下组织所形成的背阔肌穿支皮瓣,称为胸背动脉穿支(TDAP)皮瓣。TDAP皮瓣首先被Angrigiani等报道,他最初用的名字是不含肌肉的背阔肌肌皮瓣[3]。自从TDAP皮瓣被报道以来,引起了相关学者的广泛关注,它已经成为修复重建中主要的皮瓣之一。

TDAP皮瓣由于其明显的优点而成为一个非常有用的皮瓣,如其血管蒂长、皮瓣厚度均匀、切取面积大,且背阔肌的功能不受影响。另外,供区瘢痕也位于相对隐蔽的位置。TDAP皮瓣由肩胛下血管树、胸背血管蒂供血,因此它的另一个优势是组织选择的多样性。背阔肌作为一个组成部分,可以与前锯肌、胸背筋膜、肩胛骨和(或)肩胛皮瓣或肩胛旁皮瓣形成组合皮瓣。由于源自胸背动脉降支和横支的穿支血管可以有多条,因而可以将皮瓣设计成双皮岛组织瓣用于复杂的修复重建。

TDAP皮瓣的主要缺点在于穿支血管位置不恒定,穿支血管解剖费时费力。如果术中穿支血管的尺寸、数量或位置选择不当,会造成皮瓣灌注不足,从而导致局部或者远端坏死。对于头颈部的修复,由于供区、受区手术区域太近,两组人员同时进行手术会比较困难。

在头颈部区域,TDAP皮瓣常用于因肿瘤切除、外伤、继发畸形矫正所导致的头皮、前额、颊部、颈部缺损的修复(图25.1)。去表皮后的真皮脂肪皮岛可用于面部区域软组织轮廓的充填,如半侧面萎缩畸形的修复。带胸背神经的部分背阔肌联合TDAP皮瓣同时转移,可用于轮廓畸形矫正和面部运动功能重建。

■ 解剖

背阔肌功能是肱骨后伸、内收和内旋。腱膜起自第7胸椎至髂嵴中间外侧缘,肌肉旋绕大圆肌肌腱四

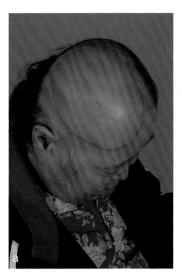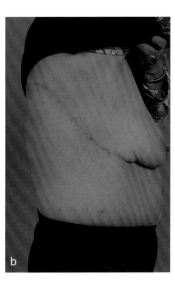

图25.1　(a)72岁女性患者,因头皮血管肉瘤行切除术,术后采用游离胸背动脉穿支(TDAP)皮瓣修复创面。(b)切取TDAP皮瓣后的供区瘢痕。尽管的皮瓣尺寸较大,但供区依然可一期闭合,留下可接受的线性瘢痕。

周嵌于肱骨结节间沟内侧唇。

背阔肌血供属于第V型,以胸背血管系统作为主要血供,后肋间穿支作为节段性血供(图25.2)。

胸背动脉和静脉作为背阔肌的主要血管蒂,源自肩胛下血管,它是腋动脉和腋静脉第三段分出的血管。在它们从头至尾的走行过程中,胸背血管发出角分支到肩胛骨的下角,还有分支到肩胛下肌、大圆肌和前锯肌。胸背动脉和静脉从背阔肌深面的神经血管门进入,分成降支(外侧支)和横支(内侧支)。降支走行始终平行于背阔肌的外侧缘。横支近乎平行于背阔肌的内侧(上)缘。不到10%的病例中,胸背血管分成3条或4条主要肌肉分支。

来自臂丛后束的胸背神经,支配背阔肌的活动,伴行胸背血管形成血管神经门,胸背神经然后分为肌肉分支与血管并行。

大体来说,2~7条胸背动脉穿支起源于胸背动脉

的降支(外侧支)和横支(内侧支)两者之一[4]。多数情况下,来自降支最近端的穿支被选为TDAP皮瓣的血管蒂,曾有报道它的位置在腋后皱襞下8~10cm、肌肉外侧缘后2~3cm,但是由于其解剖位置不恒定(垂直方向可能会有10cm的误差),上述数据仅供参考。在该穿出点的远端还可以找到胸背动脉降支的其他穿支。胸背动脉横支也提供可靠的穿支,有时最大的穿支来自这条分支。来自横支的穿支平均位置位于背阔肌内侧缘切线上距离腋后皱襞11.5cm,切线下1.5cm。肩胛下角的轴心水平对于来自两种分支中任何一个的穿支血管的定位是有用的标志(图25.3)。

位于背阔肌外侧缘之前的穿支来自不同的血管。在近端区域,接近60%的患者被发现其穿支来自胸背动脉直接皮支,但是这些穿支的尺寸和质量不如真正的肌皮穿支。穿支也可以来自胸背动脉的前锯肌支和外侧肋间动脉,但它们很少穿过背阔肌外侧区域,导致其与胸背动脉肌皮穿支难以鉴别。

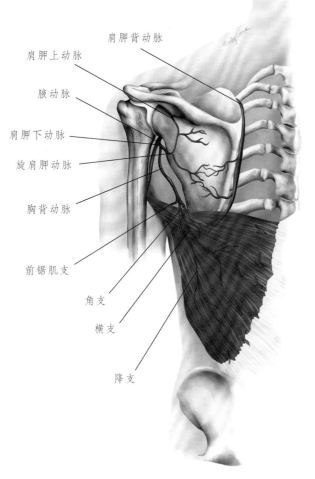

肩胛背动脉
肩胛上动脉
腋动脉
肩胛下动脉
旋肩胛动脉
胸背动脉
前锯肌支
角支
横支
降支

图25.2 背阔肌是Mathes-Nahai V型肌肉,以胸背血管系统作为主要血供,后肋间穿支作为节段性血供。

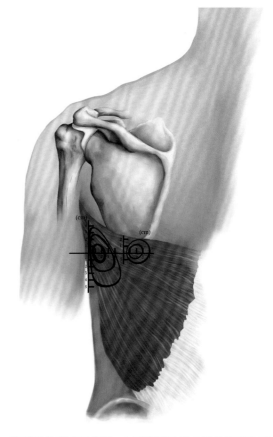

图25.3 胸背动脉穿支示意图。小圆圈显示穿支最常出现的区域。肩胛下角轴心水平也可作为一个标志,即该条水平线上,腋后皱襞下8~10cm,肌肉外侧缘后2~3cm。

肋间后动脉穿支的穿出点位于背阔肌后侧,靠近背阔肌远端,从后下方进入肌肉组织。

胸背动脉穿支有两条伴行静脉,当它们与胸背动脉前锯肌支伴行静脉相遇时,通常会融合成一条静脉。在背阔肌外侧边缘前部,胸外侧静脉纵向走行于皮下深层,回流胸外侧区域的血液。TDAP 皮瓣设计时不需要胸外侧静脉,因为皮岛设计大多靠后,穿支伴行静脉完全可以引流皮岛区域。

TDAP 皮瓣的感觉神经来自肋间神经外侧皮分支的后段。它们发自前锯肌和位于背阔肌外侧缘之前的腹外斜肌之间,而后横向走行于浅表面。神经分支经常伴行穿支血管进入皮下组织。设计时,根据皮岛的大小和设计,可以带 1~3 条神经分支,从而形成一个可进行感觉重建的 TDAP 皮瓣。

背阔肌皮瓣平均最大尺寸为长 35cm、宽 20cm,只含一条穿支的 TDAP 皮瓣的安全尺寸是长 25cm、宽 15cm[5]。

■ 术前注意事项

由于胸背血管解剖稳定可靠,背阔肌皮瓣术前不需要特殊准备。但是,术前需用手持多普勒、彩色多普勒超声和计算机体层扫描血管成像来确定胸背动脉穿支的位置。由于穿支变异性大,术前穿支测绘对进行 TDAP 皮瓣切取很有帮助。

之前的手术所导致的供区瘢痕,如后外侧开胸术,提示背阔肌胸背血管可能已经被切断,需要特别关注。但是,当靠近旧的瘢痕区域有足够的正常皮肤时,肌瓣或者 TDAP 皮瓣仍然可以切取。当计划切取肌瓣时,需要考虑皮瓣切取对肩部功能的影响,这需要与患者讨论,特别是那些喜欢各种体育运动的患者。

设计 TDAP 皮瓣时,应该在供区进行"提捏试验",来初步判断皮下组织厚度及皮瓣切取的最大宽度,从而保证切取后供区伤口能一期闭合。相比垂直方向的皮瓣设计,笔者更倾向于平行于肋骨的横向设计,当切取相同皮肤宽度时,闭合伤口时的皮肤张力会更少。

■ 患者体位和皮肤标记

切取肌瓣或者穿支皮瓣通常采取侧卧位。同侧手臂与肩部屈曲 90°~100°。最好能将手臂放于铺置无菌单的支撑平台上,以便皮瓣切取过程中手臂可以移动。供区应选择在受区的同侧,以便术中尽量减少体位更换。当只需要切取少量肌肉或穿支皮瓣沿着背阔肌的外侧缘垂直设计时,患者可以取仰卧位,手臂外展。将棉垫放于身体同侧背部下方,以便背部被轻轻抬起。

背阔肌的外侧缘,相当于腋后线的位置,可以被触及并标记。背阔肌的上缘,相当于肩胛下角的位置,也被标记。皮肤切口设计取决于肌肉切取的大小及位置。一般情况下,切口设计在肌肉的中心,成 S 字形,并延伸至腋窝。当只切取部分肌肉时,应设计横向切口,目的是让供区瘢痕更美观些。如果切取带肌肉的皮岛,皮岛设计在肌肉近端,以保证胸背动脉穿支位于皮岛内。术中可用笔形手持多普勒定位胸背动脉穿支的位置。首先标记源于胸背动脉降支的穿支参考点,大致位于低于腋后皱襞下 8~10cm,肌肉外侧游离缘后 2~4cm。由于穿支位置多变,邻近的区域需要仔细探测。笔者采用分区方法按顺序从 I 区到 IV 区寻找最佳穿支(图 25.4)。选择声音最响的部位为最佳穿支点,其他点标记备用,或设计为含多条穿支的皮瓣。

TDAP 皮瓣的皮岛设计有两种方法。其他作者首先提议垂直方向设计皮岛,并超过肌肉外侧游离边缘,但是笔者更倾向于横向设计皮岛,因为这样设计

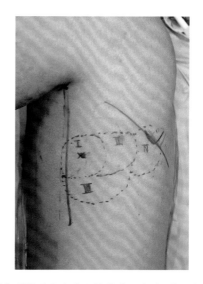

图 25.4　寻找到最适合穿支血管的分区方法。分区的数量显示作者寻找穿支血管的顺序。如果在 I 区没有发现合适的穿支血管,就探寻下一个区域(II 区),诸如此类。

供区关闭更容易且瘢痕外观更美观[6]。皮岛设计要位于穿支动脉中心或适当偏离。由于穿支穿出肌肉后会在肌肉筋膜层内穿行一段距离，且距离不定，因而横向设计皮岛时，应适当偏离皮岛轴线水平，使标记的穿支更靠近皮岛上缘。这种设计是为了确保穿支走行于皮岛的皮下组织层内(图 25.5)。

■ 手术技术

当切取带肌肉的皮岛时，切口开始于腋下，先切开外侧部分。通过切口首先找到背阔肌外侧缘上部，此时可以对皮岛的位置进行随意调整。切开皮岛全部边缘，充分暴露肌肉。通过掀起背阔肌外侧缘，从前锯肌表面分离背阔肌。随后用电刀切断肌肉远端部分，肌瓣被从远到近掀起。当剥离靠近血管和神经入肌点(肌门)时，肌肉下方血管蒂分叉清晰可见，可以看到被较多脂肪组织包绕的胸背血管主干。分离前锯肌分支并切断，继续分离血管蒂，直到获得足够长度的血管蒂。此时，为了便于血管蒂的解剖，应切断嵌入肱骨部分的肌肉组织(图 25.6)。如考虑功能重建，可沿着胸背神经剥离至臂丛神经后束，以获取全部的胸背神经。当该皮瓣作为带蒂皮瓣用于头颈部重建时，皮瓣从腋窝通过上胸部皮肤下部，越过锁骨进入颈部(图25.7)。

当设计切取横向 TDAP 皮瓣时，首先切开皮瓣上

缘的中部切口，暴露胸背筋膜上的疏松浅筋膜层。剥离皮岛时，在这一疏松浅筋膜层中探寻穿支血管非常重要(图 25.8)。常会看到走行于肌肉表面的肋间神经外侧皮支后段，可以顺着该神经寻找穿支血管，因为这些神经分支常与穿支血管一起进入皮肤。切取时带一根肋间神经分支，可以使获取的 TDAP 皮瓣用于感觉功能重建。为了获得足够的长度，向前沿着前锯肌表面追踪神经。当标记的穿支血管得到确认后，完全切开皮瓣边缘皮肤，与此同时，如果皮岛区域还有多条穿支，外科医生需要确定包含在皮瓣内的穿支数

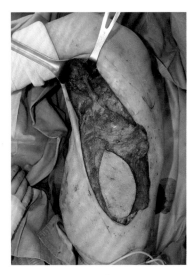

图 25.6　背阔肌肌皮瓣。为了获得足够长度的血管蒂，切口向近端延伸。切断嵌入肱骨部分的肌肉以便近端血管蒂的解剖。

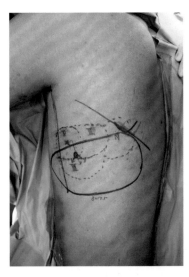

图 25.5　TDAP 皮瓣术前设计。为了涵盖穿支，皮岛设计适当偏离轴线，使标记的穿支更靠近皮岛上缘。这种设计是为了确保穿支走行于皮瓣的皮下组织层内。

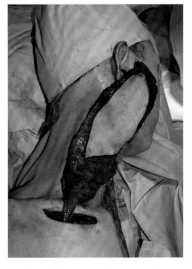

图 25.7　带蒂背阔肌肌皮瓣移植。当作为带蒂皮瓣用于头颈部缺损重建时，皮瓣从腋窝通过上胸部皮肤下部，越过锁骨到达头颈部区。

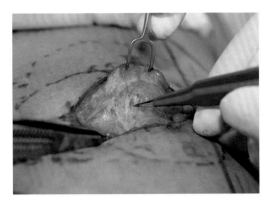

图 25.8　胸背筋膜上疏松的浅筋膜层。剥离皮瓣时，停留在这一疏松浅筋膜层中探寻穿支血管非常重要，能最大限度减少不必要的出血。

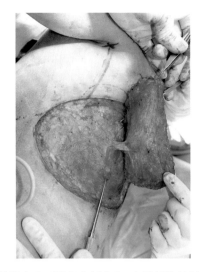

图 25.9　从肌肉表面掀起全部皮岛。在肌间隙解剖之前全部掀起皮岛，调整皮岛的位置以便于肌间隙的解剖。

量。尽管已经有很多含一条穿支的大皮瓣成功移植的报道，但是笔者认为，当皮瓣长度超过 20cm 时，皮瓣应包含多条穿支。TDAP 皮瓣的安全尺寸取决于多个因素：穿支尺寸、数量、在皮瓣中的位置，以及去脂的程度。当一个大的皮瓣需要大量去脂时，应该考虑包含额外的穿支，因为去脂会降低皮瓣的安全尺寸。有时，我们会发现穿支血管管径较细，为避免静脉淤血，在这种情况下，推荐切取皮瓣时应包含多条穿支血管。

　　首先从肌肉表面充分掀起皮岛，然后开始在肌肉内解剖穿支血管（图 25.9）。为了便于蒂部分离，剥离靠近穿支近端的背阔肌表面至皮瓣上部边缘的皮下组织。分离穿支周围的肌纤维，形成间隙，并将胸背神经肌间分支与血管穿支剥离。多种剥离工具可被用于肌间隙解剖，但是笔者更倾向于应用双极电钳，可以同时进行精准剥离和止血（图 25.10）。

　　完全掀起皮岛后，在解剖蒂部时可以调整皮瓣位置，以便从肌肉组织中分离穿支血管和胸背神经支（图 25.11）。当获得足够长度的血管蒂后，蒂部在近端被切断，从肌肉间隙中抽出血管蒂（图 25.12）。依据穿支的位置和近端解剖分离的程度，蒂部的长度可以有 8~18cm。当包括多条穿支血管时，中间的肌肉需要被切断，稍后再修复。

　　如果被设计成两个包含不同肌内胸背动脉分支的部分，TDAP 皮瓣可以与带神经血管的部分背阔肌联合移植进行功能重建（图 25.13）。

　　在蒂部微脉管吻合成功后，皮瓣去脂可以减少皮瓣厚度。保存穿支周围几厘米直径的脂肪，用剪刀去

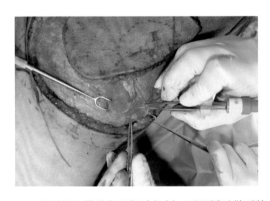

图 25.10　用双极电钳进行肌间隙解剖，可以同时做到精准的剥离和同步止血。

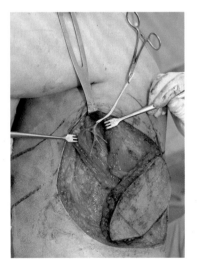

图 25.11　从皮瓣蒂部分离胸背神经分支。一个能自由移动的皮岛更易于解剖，便于从邻近肌纤维中分离穿支血管和神经分支。

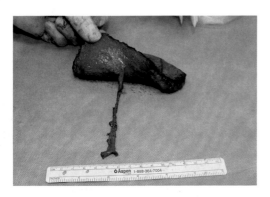

图 25.12　切取的游离 TDAP 皮瓣。

除其周围的深部脂肪层和部分浅层脂肪，适当止血后，将皮瓣与周围组织进行缝合。

■ 供区护理

　　尽管存在个体差异，但皮瓣宽度在 12cm 内通常可以一期闭合伤口(图 25.14)。当切取穿支皮瓣时，引流管通常在手术后的几天内被移除，如果切取的是肌瓣时，引流管放置时间会显著延长。术后伤口简单包扎，肩部需要制动一周或者保持制动直到引流管被移除。在移除引流管后，肩部可以开始活动，在术后几周内运动范围可逐渐加大。在切取 TDAP 皮瓣时，由于肌肉和神经被保留下来，患者术后恢复特别迅速，相对于皮瓣取自下肢的患者，切取 TDAP 皮瓣的患者术后很早就能下地活动[7]。在切取 TDAP 皮瓣后，背阔肌强度似乎没有受到影响。

　　供区时常发生血清肿，通常需要不断抽吸，这是背阔肌皮瓣切取时明显的不足。如果只是切取穿支皮

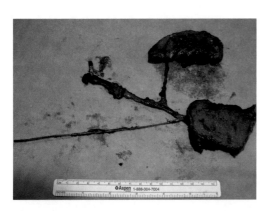

图 25.13　带胸背神经的背阔肌嵌合 TDAP 皮瓣用于功能重建。肌肉部分和皮岛设计包含不同的胸背血管分支。

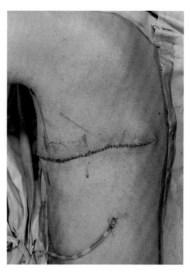

图 25.14　横向 TDAP 皮瓣切取后的供区修复。即便皮岛宽达 12cm，伤口依然可以一期闭合。引流管可在几天内拔除。

瓣，血清肿却很少发生。皮岛的垂直设计会导致术后供区瘢痕变宽，甚至出现瘢痕增生，这种情况在亚洲裔和小儿患者中尤其多见。一般来讲，皮瓣横向设计术后瘢痕外观更容易被接受。

要点

- 游离背阔肌皮瓣常用于头皮缺损的重建，单纯的肌瓣移植常用于面部运动功能重建。
- TDAP 皮瓣常用于头皮、前额、颊部、颈部缺损的修复。
- 当胸背动脉进入背阔肌深面时分成降支和横支，切取肌瓣时，既可以只含有外侧支(降支)，也可以只包含内侧支(横支)。
- 一般情况下，来自降支最近端的穿支常被选作 TDAP 皮瓣的供应血管，它通常位于腋后皱襞下 8~10cm，肩胛下角水平线上肌肉外侧缘后 2~3cm。
- 背阔肌皮瓣的平均最大尺寸为长 35cm、宽 20cm。而对于含单独穿支的 TDAP 皮瓣，安全尺寸为长 25cm、宽 15cm。
- 背阔肌皮瓣或者 TDAP 皮瓣都可以作垂直或者横向的设计。横向设计的皮瓣供区一般更容易关闭，瘢痕也较少变宽。
- TDAP 皮瓣可以去脂，但在穿支周围需要保留几

厘米脂肪组织,以防损伤穿支血管。

- 由于供区容易形成血清肿,如果需要,可适当延长闭式引流时间。我们发现褥式缝合和止血制剂对于缩短引流时间并没有明显帮助。

（宋保强　侯健　许明火　译）

参考文献

1. Quillen CG. Latissimus dorsi myocutaneous flaps in head and neck reconstruction. Plast Reconstr Surg 1979; 63(5):664–670
2. Harii K, Asato H, Yoshimura K, Sugawara Y, Nakatsuka T, Ueda K. One-stage transfer of the latissimus dorsi muscle for reanimation of a paralyzed face: a new alternative. Plast Reconstr Surg 1998;102(4):941–951
3. Angrigiani C, Grilli D, Siebert J. Latissimus dorsi musculocutaneous flap without muscle. Plast Reconstr Surg 1995;96(7):1608–1614
4. Mun GH, Lee SJ, Jeon BJ. Perforator topography of the thoracodorsal artery perforator flap. Plast Reconstr Surg 2008;121(2):497–504
5. Kim JT. Latissimus dorsi perforator flap. Clin Plast Surg 2003;30(3):403–431
6. Lee SH, Mun GH. Transverse thoracodorsal artery perforator flaps: experience with 31 free flaps. J Plast Reconstr Aesthet Surg 2008;61(4):372–379
7. Hamdi M, Decorte T, Demuynck M, et al. Shoulder function after harvesting a thoracodorsal artery perforator flap. Plast Reconstr Surg 2008;122(4):1111–1117, discussion 1118–1119

第26章 肩胛皮瓣和肩胛旁皮瓣

Sydney Ch'ng, Roman J. Skoracki

■ 引言

有关肩胛筋膜皮瓣解剖学研究的文章，最早于1980年由dos Santo[1]根据35例尸体解剖数据而发表。1982年，Gilert和Teot[2]发表了第一项系列临床研究，利用该皮瓣成功修复了4例踝部皮肤缺损。1986年，Swartz等[3]介绍了带外侧骨瓣的肩胛皮瓣，随后Coleman和Sultan将这种游离骨皮瓣进一步做了改进[4]。最近，Seneviratne等[5]描述了肩胛骨尖端可作为潜在的骨成分的变异体。

在无法获得游离腓骨瓣的情况下，游离肩胛骨骨皮瓣是修复上颌骨或下颌骨骨性缺损的良好选择[5-9]。将该骨皮瓣与背阔肌联合应用时也可以修复颅骨和头皮的复合缺损[10]。

优点

1.供区瘢痕隐蔽。

2.如果蒂部包含肩胛下血管，那么蒂部血管又长又粗。

3.可从肩胛获得较多的骨量，包括肩胛内侧缘、肩胛外侧缘和肩胛下角骨组织。

4.根据修复部位的需要，提供多种复合组织(皮瓣、骨瓣、肌瓣等)。

5.皮肤表面无毛或极少毛发生长。

缺点

1.骨量有限，不利于骨结合。

2.部分患者切取皮瓣后肩外展受限。

■ 解剖

解剖标志

肩胛部位的筋膜皮瓣可以形成水平方向的肩胛皮瓣，也可以形成垂直方向的肩胛旁皮瓣，甚至可以同时形成包含各自旋肩胛动脉终末支两个方向的双皮岛。

肩胛皮瓣皮岛从三角区向水平方向延伸(三角区由外侧的肱三头肌长头、下方的大圆肌、小圆肌和上方的肩胛下肌为界)，其定位是肩胛骨外侧缘从肩胛冈到肩胛骨下角2/5处，至后侧中线。肩胛皮瓣垂直方向的尺寸跨越了肩胛冈与肩胛下角之间的距离，肩胛旁皮瓣的皮岛垂直或斜向沿着三角区与髂后上棘之间的连线居中。皮瓣尺寸为宽5~7cm、长10~15cm，通常可直接一期闭合创面。

肩胛外侧骨瓣可以单独切取，也可以联合筋膜皮瓣共同切取，其血运直接来源于旋肩胛动脉或者间接来源于供应大圆肌和小圆肌的肌肉骨膜分支。骨瓣切取范围从肩胛下角顺肩胛骨外侧缘直到肩关节囊下1cm(尺寸为3cm×11cm)。如果以胸背动脉为蒂的话，可以切取肩胛下角分支供血的肩胛下角骨瓣(3cm×20cm)。还可以切取肩胛内侧骨瓣(3cm×12cm至3cm×14cm)，但该骨瓣并不常用[6]。

血管解剖

肩胛下动脉(外径5~6mm)来源于腋动脉，约走行2.2cm后，分成旋肩胛动脉(外径2.5~3.5mm)和胸背

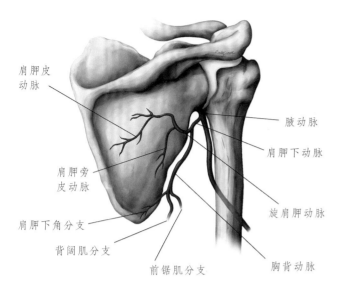

图 26.1　肩胛下血管系统,显示肩胛骨、肩胛皮瓣、肩胛旁皮瓣、背阔肌和前锯肌的供血动脉。

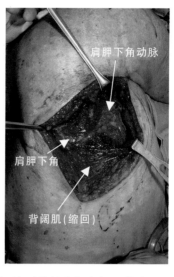

图 26.2　肩胛下角动脉是胸背动脉(和静脉)的分支,在背阔肌深面的脂肪垫前行滋养肩胛下角,可以在该患者右肩胛骨解剖中看到。

动脉(外径 3~4mm)(图 26.1)。

　　旋肩胛动脉向后走行进入三角区,长度为 3~4cm。在三角区,旋肩胛动脉发出肩胛下分支、下肩胛分支和多支肌肉分支。其中肌肉分支直接供血于大圆肌和小圆肌。肩胛下分支走行于肩胛下肌和肩胛骨之间。下肩胛分支走行于冈下肌和肩胛骨之间,与来源于甲颈干分支的肩胛上动脉形成广泛吻合。除了这些分支,旋肩胛动脉继续前行,形成旋甲胛动脉降支,从三角区发出,分成两条终末支:肩胛动脉皮支(水平走行)和肩胛旁动脉皮支(垂直向下走行)[6]。

　　为肩胛骨外侧缘供血的动脉是旋肩胛动脉进入三角区之前发出的肌肉骨膜分支;而为肩胛骨下角供血的肩胛下角分支来源于胸背动脉(见下文)。肩胛骨内侧缘的血供来源于肩胛动脉皮支走行于冈下肌表面时发出的筋膜肌肉骨膜分支。

　　胸背动脉在分成前锯肌分支和背阔肌分支之前平均走行 8.4cm。肩胛下角分支来源于背阔肌分支的占 51%,来源于前锯肌分支的占 25%,来源于胸背动脉远端终末分支的占 20%,另有 4% 来源于近端分支,作为胸背血管的分支,其位于背阔肌分支和前锯肌分支分叉处的近端。它走行于背阔肌深面的脂肪层中,与背阔肌头缘(内侧缘)平行。当到达肩胛骨下角后,其在软组织内分为 2~3 条终末支,与肩胛下角相连(图 26.2)。在其起始处,它的直径可达 2~2.5mm,平均长度为 7cm。

　　静脉与动脉伴行。

■ 术前注意事项

　　迄今未发现切取肩胛骨瓣后出现明确的长期并发症。有个别患者在切取骨性部分后 6 个月内出现肩外展受限,但以后肩部运动均逐渐恢复正常[7,8]。

　　一些特殊患者,如一侧身体需应用拐杖的,则更倾向于先切取对侧肩胛骨。同样地,有腋窝部手术史的,如腋窝淋巴结切除术、腋窝行过放射治疗、上肢淋巴水肿的患者,也应切取对侧肩胛骨。此外,同侧肩胛骨通常用于方便患者的体位和皮瓣的构形。

下颌骨重建

　　对于下颌骨的重建,肩胛骨外侧由于沿着外侧缘的骨质更厚而更受欢迎。当将皮瓣放置于下方外侧缘时,下颌外部形态可达到较好的美观效果。在这一方向上,锥形的新牙槽骨较为适合常见义齿的固位,但骨结合程度较差。当外侧缘被置于上方时,结果则相反。为了增加新下颌骨的垂直高度,尽可能向更内侧切取骨瓣以与自体下颌骨匹配。如果保留了额外的骨支,则可以行闭合式楔形截骨术。

　　如果重建双侧的下颌骨缺损,特别是合并全舌切除后,含肩胛骨下角的骨瓣是较好的选择。骨瓣的方向是横向的,这样肩胛骨的角度就与切除颏骨的角度相近,肩胛骨背面朝向头侧(图 26.3)。应用榫卯技术

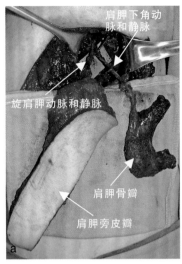

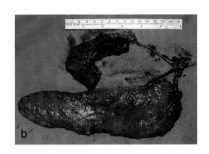

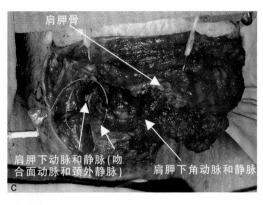

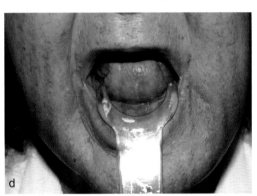

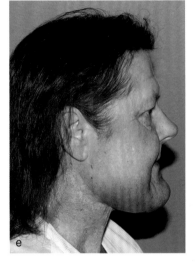

图 26.3 (a)基于胸背动脉肩胛下角分支的肩胛下角骨瓣和基于旋肩胛动脉的肩胛旁皮肤分支的肩胛旁皮瓣。(b)基于肩胛下动脉和静脉的嵌合皮瓣解剖完毕。(c)肩胛下角骨瓣重建下颌骨前端缺损。(d)肩胛旁皮瓣重建口底和舌头腹侧面。(e)术后效果。

在两侧下颌骨体部切开 1.0~1.5cm 深的凹槽，凹槽应足够大，以精确容纳肩胛骨内侧和外侧的宽度[9]。

上颌骨重建

重建上颌骨优先选用血管蒂较长的肩胛下角骨瓣，根据缺损情况既可以水平放置也可以垂直放置[9]。

当水平放置时，肩胛下角骨瓣特别适合下部骨组织缺损的重建，可以替代全部的硬腭齿龈复合体，无须轮廓截骨。不幸的是，如果不事先进行骨移植，肩胛下角和肩胛内侧缘的骨量并不足以放置骨结合种植体。

当垂直放置时，同侧肩胛下角骨瓣用来重建半侧上颌骨切除术后的缺失，其凸面与牙槽骨相匹配，其蒂部从后侧进入角内。在这样的放置下，较宽的外侧缘朝向下方，较厚的皮质骨在切牙至前磨牙区结束，这更有利于牙科种植体的骨结合。在这一平面上保留骨膜和肌袖，可以实现再黏膜化，这样可以提供一个适于义齿的固定表面。更薄、更内侧的肩胛骨可以折断以模拟颧肌外形。可以应用水平方向的大圆肌或背阔肌重建腭部软组织。

颅骨重建

宽大的肩胛骨略微弯曲，与颅骨厚度非常相似。与背阔肌及其上的皮片联合应用，该嵌合皮瓣特别适合头皮和颅骨全层缺损的修复(图 26.4)。

■ 患者体位和皮肤标记

为了便于从切除手术过渡至重建手术，患者一开始应为侧卧位。骨盆用束缚带捆绑，便于术中来回转动。

在手术切除过程中，手术台旋转 45°，从而使患者回到接近水平的位置。然后在重建阶段时，将手术台反向旋转约 60°，以便获取皮瓣，从而消除了手术期间患者重新换位的需要。为了获取皮瓣，肩胛角必须是容易触及的。整个同侧上肢消毒至肘部，并保持在手术区域，以便根据需要弯曲和外展肩部。

这种患者定位方法的一个需要考虑的实际因素是，它无法完全切取水平的肩胛皮瓣。因此，除非是需

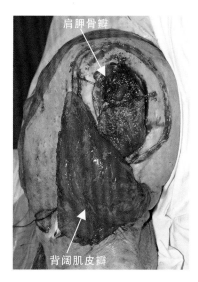

图 26.4　包含肩胛骨外侧和背阔肌的嵌合皮瓣重建头皮和颅骨联合缺损。

肩胛骨瓣

背阔肌皮瓣

要二次皮岛，否则应选择副肩胛皮瓣。

体瘦患者很容易摸到三角区，三角区上方为小圆肌，下方为大圆肌，外侧为肱三头肌长头。它对应于肩胛骨外侧缘从肩胛冈到肩胛下角方向 2/5 的地方(图 26.5)。肩胛皮瓣从三角区水平向后侧中线延伸，而肩胛旁皮瓣则从三角区沿肩胛外侧缘向髂后上棘延伸。肩胛皮瓣的皮肤区域从腋后线外侧向内侧中线延伸，而肩胛旁皮瓣则从三角区正下方向肩

胛下角与髂后上棘之间的中点延伸。两种皮瓣的宽度都可以使供区一期闭合。

■ 手术技术

肩胛旁皮瓣

患者体位摆放如上所述，上肢准备并于术野铺巾。通过触摸或者经皮多普勒超声检查确定三角区。从三角区沿肩胛骨外侧缘向下画的线代表肩胛旁皮肤血管的走行。该皮瓣位于这条线的中心，长度可达 30~35cm。

皮瓣的切取从蒂部的识别开始。首先在皮瓣的上外方做切口，直到冈下肌、大小圆肌和肱三头肌长头的筋膜，这个平面非常疏松，分离时基本无出血。可以看见旋肩胛血管的降支从三边孔出来，根据血管走行可以适当调整皮瓣的方向和大小。然后再做内侧切口，进一步游离皮瓣和肌肉，并在三边孔内结扎一些营养肌肉和骨膜的分支。一旦结扎肩胛下分支，就可以暴露旋肩胛血管了。

在另一种由远端到近端的游离方法中，需要仔细设计岛状皮瓣。先做远端切口，深达背阔肌。剥离深入胸背筋膜，直至大圆肌和小圆肌，在三边孔中可以看到旋肩

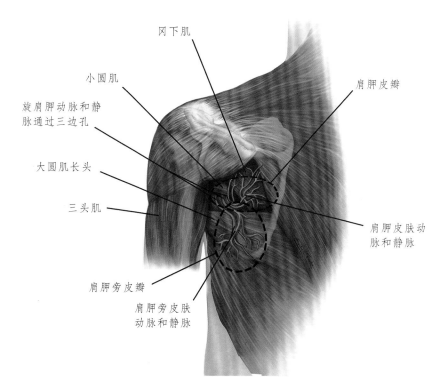

图 26.5　基于肩胛皮肤动脉和静脉的横行肩胛皮瓣可于肩胛骨上分离，或基于肩胛旁皮肤动脉和静脉的斜行肩胛旁皮瓣沿肩胛外侧缘分离，两者均起源于旋肩胛动脉和静脉，可于三边孔内找到。

胛血管及其分支,然后做近端切口直至蒂部血管。

通过肩部的外展和屈曲,剥离旋肩胛血管近端血管干可以使血管长度增加 4~6cm,另外也可通过腋窝反切口得到进一步改善,从而更好地暴露腋窝血管。

肩胛皮岛

沿三角区向后中线平行于肩胛冈画一条直线,代表肩胛动脉皮支走行路径,以此线为轴线设计肩胛皮瓣,范围从后腋窝线至后中线。

如前所述做上外侧切口,以确定旋肩胛血管皮支从三边孔显露。在皮瓣下方做切口,便于在这一点外的剥离和肌肉回缩。然后,继续进入三边孔进行剥离,结扎大量肌肉和骨膜分支血管。其余的剥离过程如前一部分所述。

为了尽量减少皮瓣缺血,特别是如果患者需要重新定位,应该在分离皮瓣血管之前关闭大部分供区。这也只能通过血管蒂对皮瓣灌注情况进行观察。如果肩胛皮瓣或肩胛旁皮瓣与其他嵌合皮瓣结构联合,通常需要分割大圆肌,将皮肤结构与剩下的皮瓣合并在一个蒂上。

外侧肩胛骨瓣

患者定位和术前准备如前文所述。根据缺损重建范围,决定是否需要包含皮肤岛状皮瓣,具体情况如前文所述。首先,在三边孔出口处暴露旋肩胛血管,然后在三边孔内仔细分离进入肩胛骨外侧边缘的几个小的肌肉和骨膜分支(图 26.6),这些小分支必须保护好。沿着肩胛骨外侧缘勾勒出要切取的骨质范围,一般切取范围为宽 3cm、长 11cm。为了更好地显露这一区域,可使冈下肌向外侧回缩。然后,切口向下延伸至骨头,分离肩胛骨上方的小圆肌和下方的大圆肌的肌肉纤维,并沿着需要的轮廓分离骨膜。该骨瓣并不包括肩胛骨尖端。应用摆锯或往复锯沿着轮廓行截骨术。将肩胛骨尖端抬高有利于行截骨术。锯骨时近端需要保留肩关节囊下方至少 1cm 骨组织,以避免因不慎进入导致关节损伤。然后,骨段向外侧回缩,显露下方的肩胛下肌纤维,离断,保留薄层肌肉组织,以避免损伤骨膜血供。最后,继续向近端分离血管,直到血管蒂达到所需长度。同时,为了达到这一点要求,腋窝反切口可能是必要的,相关内容如前文所述。

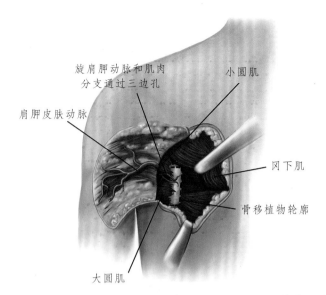

图 26.6　滋养外侧肩胛骨的血供来自始于三边孔的旋肩胛动脉的肌肉骨膜分支。以肩胛皮肤动脉为基础的皮岛也被剥离,肩胛皮肤动脉为旋肩胛动脉的终末支。

内侧肩胛骨瓣

如前文所述勾勒出肩胛皮瓣或肩胛旁皮瓣,做外侧切口。皮瓣内侧部分在左侧附着,位于肩胛内侧缘上方。血管蒂分离过程如前文所述。皮瓣的内侧部分或远端部分通过筋膜或肌肉附着在内侧肩胛骨上,可通过切开位于该区域上下方的皮岛显露出来。需要的骨段可围绕这些附着点进行勾勒。在肩胛冈和肩胛尖端之间可获取宽 3cm、长 12cm 的骨段。通过分离菱形肌触诊并确认骨的内侧边缘。将肩胛骨提离胸壁,同时沿骨的内侧缘分离前锯肌。在冈下肌和肩胛骨之间,皮瓣附着点外侧 3~4cm 到肩胛骨内侧缘,形成一条隧道。然后,沿着这条线切开肌肉,显露出下面的肩胛骨膜(图 26.7)。应用摆锯或往复锯行截骨术,并分离大菱形肌、肩胛下肌和前锯肌附着处,只保留薄层肌肉组织,最后使骨瓣组织游离出来。

以内眦动脉为基础的肩胛骨下角骨瓣

与外侧和内侧肩胛皮瓣一样,可通过肩胛旁皮肤游离皮瓣或背阔肌游离肌皮瓣获取切口显露肩胛骨下角骨瓣。若仅以游离肩胛骨皮瓣重建缺损,则应于肩胛外侧缘做切口。掀开背阔肌,可见胸背动脉发出供血肩胛下角的细小分支(图 26.2)。从肩胛骨外侧缘剥离大圆肌,从肩胛骨内侧缘剥离菱形肌。部分冈下

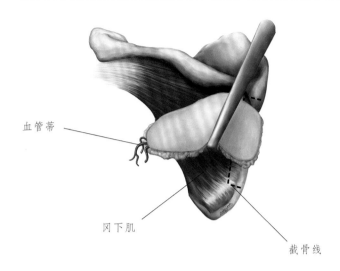

血管蒂

冈下肌

截骨线

图 26.7　肩胛皮肤动脉是旋肩胛动脉的终末支,滋养肩胛骨瓣内侧。这里显示的是横向抬高的皮岛,但也可以通过从皮下脂肪组织中分离肩胛皮肤动脉形成单纯的骨瓣。

肌也从肩胛骨表面提起,从而确保显露所需的骨量。截骨术完成后,分离肩胛下肌的下层纤维。

　　一旦该皮瓣及外侧和内侧肩胛皮瓣获取完成,离断的肌肉组织必须缝回到肩胛骨,可以钻孔,也可以直接用缝合针穿过肩胛骨(骨板较薄)。

■ 供区护理

　　上述供瓣区一般都可以一期闭合。用"捏提试验"来评估一期闭合的可能性,该试验特别适合于背部等植皮不易成活的部位。如前所述,切取骨瓣时离断的肌肉重新缝合固定于残留肩胛骨上,钻孔或直接用锋利的缝合针穿过薄的肩胛骨中部。术后需密闭负压引流。肩关节一般不需要制动,术后几天就可以开始活动,只要伤口闭合完全和愈合良好就可逐渐增加活动幅度,一般 1 个月后活动基本正常。对于依从性差的患者,必须有理疗师明确告知注意事项。

要点

- 肩胛骨瓣很实用,常作为二线选择用来重建上颌骨和下颌骨,在腓骨瓣无法切取时作为首选。同时,其也可作为嵌合皮瓣重建头皮和颅骨复合缺损。
- 嵌合肩胛骨瓣联合肩胛骨或肩胛旁皮肤及背阔

肌和(或)前锯肌应用单吻合方式对复合组织进行重建,特别适合受区血管缺乏的颈部。

- 与外侧肩胛骨瓣和内侧肩胛骨瓣一样,肩胛皮岛(横肌)或肩胛旁皮岛(斜方肌)的血供均来源于旋肩胛动脉,而肩胛下角骨瓣的血供来源于胸背动脉的肩胛下角分支。
- 由于解剖相对容易,血供更好,外侧肩胛骨瓣或肩胛下角骨瓣比内侧肩胛骨瓣更常用。
- 旋肩胛动脉从肱三头肌长头、大小圆肌组成的三边孔穿出,其定位是肩胛骨外侧缘从肩胛冈到肩胛下角连线的 2/5 处。
- 肩胛下角血管分支来源于背阔肌下方脂肪组织内的胸背动脉。
- 弯曲的肩胛下角骨瓣适合重建下颌骨前段和上颌骨,但它们并不能提供足够的骨组织,我们建议用榫卯技术方法来更稳定地与原下颌骨固定。
- 离断的肌肉,如大圆肌外侧和斜方肌,必须重新缝合固定在残留的肩胛骨上,或以打孔的方法或用锐利的缝针穿过肩胛骨进行固定。

（许明火　朱美抒　宋慧锋　译）

参考文献

1. dos Santos LF. The scapular flap: a new microsurgical free flap. Rev Bras Cir 1980;70:133–144
2. Gilbert A, Teot L. The free scapular flap. Plast Reconstr Surg 1982;69(4):601–604
3. Swartz WM, Banis JC, Newton ED, Ramasastry SS, Jones NF, Acland R. The osteocutaneous scapular flap for mandibular and maxillary reconstruction. Plast Reconstr Surg 1986;77(4):530–545
4. Coleman JJ III, Sultan MR. The bipedicled osteocutaneous scapula flap: a new subscapular system free flap. Plast Reconstr Surg 1991;87(4):682–692
5. Seneviratne S, Duong C, Taylor GI. The angular branch of the thoracodorsal artery and its blood supply to the inferior angle of the scapula: an anatomical study. Plast Reconstr Surg 1999;104(1):85–88
6. Urken ML, Bridger AG, Zur KB, Genden EM. The scapular osteofasciocutaneous flap: a 12-year experience. Arch Otolaryngol Head Neck Surg 2001;127(7):862–869
7. Miles BA, Gilbert RW. Maxillary reconstruction with the scapular angle osteomyogenous free flap. Arch Otolaryngol Head Neck Surg 2011;137(11):1130–1135
8. Clark JR, Vesely M, Gilbert R. Scapular angle osteomyogenous flap in postmaxillectomy reconstruction: defect, reconstruction, shoulder function, and harvest tech-

nique. Head Neck 2008;30(1):10-20

9. Hanasono MM, Skoracki RJ. The scapular tip osseous free flap as an alternative for anterior mandibular reconstruction. Plast Reconstr Surg 2010;125(4):164e-166e

10. Ch'ng S, Clark JR. The scapular angle adds versatility to the latissimus dorsi free flap in complicated scalp reconstruction. J Plast Reconstr Aesthet Surg 2011; 64(9):e248-e249

第27章 游离空肠瓣和超增压空肠瓣

Peirong Yu

■ 引言

1947年,Longmire[1]改良了Roux空肠食管重建的技术,他通过将肠系膜血管和胸廓内动脉进行吻合增加远端肠管的血供, 并在动物实验中完全重建了肠道的血运。1959年,Seidenberg[2]报道了第一例游离空肠瓣进行食管重建的临床病例, 这是人体首次进行游离皮瓣移植。游离空肠瓣于20世纪80年代早期在咽食管重建术中广泛应用[3,4]。由于空肠是节段性的血供,应用游离空肠瓣进行食管重建仅限于颈段食管的缺损。一旦食管缺损长度超过20cm,就需要基于超增压技术的多个肠系膜血管的空肠节段进行修复。采用超增压空肠瓣能够修复全食管和咽喉部一直到舌的基底部[5]。

■ 解剖

小肠大约有7m长, 在Treitz韧带处从十二指肠转变为空肠,空肠和回肠由肠系膜连接在腹腔后壁,肠系膜中有为肠管提供血供的血管。小肠的血供主要来源于肠系膜上动脉(SMA),只有十二指肠近端部分是由腹腔动脉供应。SMA起源于腹主动脉,其位置在腹腔动脉下1cm处。然后从胰静脉和脾静脉后穿过,并提供众多的肠系膜分支供应小肠(图27.1)。肠系膜分支形成弓形血管与相邻分支吻合的网络。肠系膜分支伴行静脉回流至肠系膜上静脉,最终与脾静脉汇合进入门静脉系统。

■ 术前注意事项

术前需要对患者的心肺功能、肾功能和营养情况

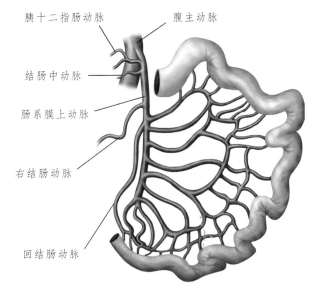

图27.1 小肠的血管解剖。小肠的血供来自肠系膜上动脉(SMA)的节段性的肠系膜血供。

进行综合评价。许多头颈部肿瘤患者常伴有心血管和肺部疾病。全面的医学评估,包括肺功能检查,通常是必要的。患者的心肺功能也应在术前调整到最佳状态。多种基础疾病和既往腹腔内手术是获取空肠瓣的相对禁忌证。术前1天,患者只能进流食。灌肠并不是术前常规。通常需要3个外科团队参加手术:头颈外科组、重建外科组、普通外科组。因此,各手术组间术前需要进行充分讨论。合理安排手术顺序以尽量缩短手术时间,皮瓣切取和肿瘤切除可同时进行。一旦肿瘤切除完成,重建外科组可以转移皮瓣至头颈部,而普通外科可以重建小肠的连续性,必要的时候放置胃肠营养管;最后完成腹部伤口缝合。

■ 手术技术

游离空肠瓣

取上腹部中线切口入路，在准备切取空肠瓣之前仔细检查腹腔内的器官和全部小肠。切取的空肠节段一般选择距离 Treitz 韧带 40cm 的第 2(最常用)或者第 3 肠系膜分支部分。空肠瓣的长度一般在 15~20cm。采用无菌光纤作为光源透照肠系膜可以通过背光看到肠系膜血管弓的走行(图 27.2)。一旦选择第 2 或者第 3 肠系膜分支，就能够确定切取的肠系膜节段的范围(图 27.3)。靠近肠道的肠系膜上的窗口是在切取的空肠段末端弓形血管之间产生的。同样，在肠系膜主要分支的两侧，即血管蒂上开一个更大的窗口。

肠系膜主要分支血管之间的肠系膜是无血管的，可以用电刀离断。肠系膜弓形血管可用 3-0 丝线结扎并一直分离到靠近肠壁的部分(图 27.4)。必须细致小心地控制血管，即使很小的血管也能够形成严重的肠系膜血肿，从而威胁空肠瓣的安全性。血管蒂的主干包括宽约 2cm 的腹膜衬里、淋巴管和脂肪组织。肠系膜静脉极薄且细，它们应该非常小心处理，以避免伤害到它们。

一旦血管蒂分离好，对应空肠瓣的扇形肠系膜血管也被分离，肠管的分离通过胃肠吻合器进行(图 27.5)，在空肠瓣的近端缝合标记线用于标志定位。血管蒂切断后用 2-0 丝线结扎，将空肠瓣放在台上。两侧的肠管订好后切断使肠腔的内容物清空，然后用冷生理盐水灌洗肠腔直到清洁为止。处理好后，空肠瓣可以用于游离移植。普通外科组进行肠吻合术以恢复小肠的连续性，放置空肠内营养管至吻合口的远端(或者行胃造口术)，在关闭腹部切口的同时，重建外科组进行

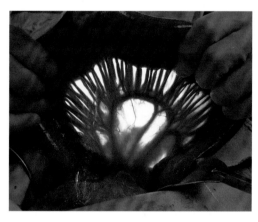

图 27.2　可以通过光纤的背光透光实验确定肠系膜血管的解剖。

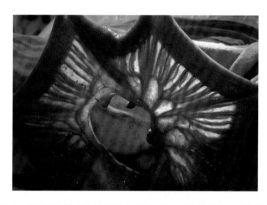

图 27.4　肠系膜分支的两侧分离之后，血管弓用 3-0 丝线进行结扎。

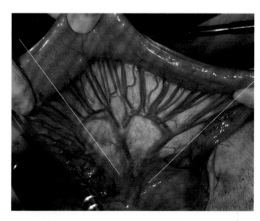

图 27.3　空肠瓣的长度基于肠系膜主要分支，通常为第 2 支或第 3 支。

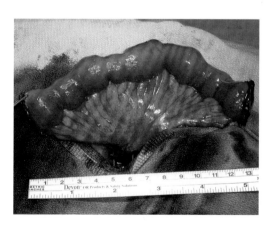

图 27.5　血管蒂分离好之后，通过胃肠吻合器切取所需要的空肠节段。

颈部重建。

超增压空肠瓣

术前计划

　　采用超增压空肠瓣进行全食管重建是极为复杂的过程并具有很大的手术风险。患者一般高龄并伴有一些心肺疾病。手术范围涉及两个重要腔隙(胸腔和腹腔)和颈部,并且长时间的手术会导致体液明显转移至第 3 间隙。因此,术前的细致规划以及术中的小心操作至关重要。为了最大限度地减少操作时间,各个团队之间建立协调的流程十分重要。如果需要进行开胸手术,则患者应首先取侧卧位,然后转换至仰卧位。当切除手术组在腹部操作时,重建外科医生可以开始准备颈部的受体血管。这之后两组医生交换位置,重建外科组医生准备空肠瓣,切除手术组医生可以通过颈部切口暴露食管近端,如果可以,从胸骨下入路切除部分胸骨柄和锁骨头。然后空肠导管通过胸部进入颈部,两组医生再次换位。重建外科医生重建近端空肠血运及完成颈部食管–空肠吻合术,并形成监测段,同时其他外科医生恢复腹部的胃肠连续性。当合理统筹整个过程时,不会浪费所有参与手术团队的时间。手术医生和麻醉师需要就液体复苏和血管加压药物的使用方式进行必要沟通,因为不同学科在处理这些问题的时候规定不同。

超增压空肠瓣的切取

　　一旦切取完成,测量食管缺损的长度,估计所需要肠管的长度[5]。通常,超增压空肠瓣包括蒂部和超增压部,蒂部主要基于第 4 肠系膜分支,超增压部主要基于第 2 肠系膜分支。通过背光透照,在 Treitz 韧带前的第 1 肠系膜分支需要确定并保留以维持远端十二指肠和空肠近端部分的血液供应。分离出第 2 肠系膜分支用于随后的超增压吻合。在最简单的情况下,第 2 肠系膜分支和第 3 肠系膜分支能够分离到浆膜层边界并能够使空肠段完全展开(图 27.6)。这一步有助于矫正小肠的自然弧度并减少冗余组织。如果需要更长的长度,则需要结扎并分离第 3 肠系膜血管分支(图 27.7)。存在于第 3 肠系膜分支和第 4 肠系膜分支之间的第 2 弓形血管交通支需要保留,这样可以使得通常由第 3 肠系膜分支供应的肠段现在由第 4 肠系膜分

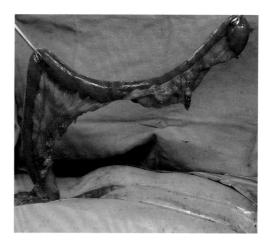

图 27.6　在超增压空肠瓣的制备中,第 2 肠系膜分支和第 3 肠系膜分支之间的肠系膜分离至浆膜层的边界,这样能使空肠游离展开。第 2 肠系膜血管一般与颈部的血管或者胸廓内动脉血管进行吻合。第 3 肠系膜血管一般作为空肠瓣的血管蒂进行保留。

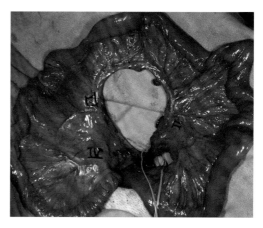

图 27.7　当需要更长的肠管时,结扎并分离第 3 肠系膜分支。第 2 肠系膜分支和第 3 肠系膜分支之间的肠系膜被分至空肠的浆膜边界,而第 3 肠系膜分支和第 4 肠系膜分支间的弓形血管保持完整,使得通常由第 3 肠系膜分支灌注的小肠可以通过这些吻合支由第 4 肠系膜分支供应。

支通过交通支供应。这种方式最为常见。如果需要更长的长度,如在身高较高或伴有全咽喉切除的患者中,也可以将第 4 肠系膜分支结扎并分离。在这样的病例中,只需要将第 3 肠系膜分支和第 4 肠系膜分支分离至肠浆膜边界,而在第 2 肠系膜分支和第 3 肠系膜分支之间及第 4 肠系膜分支和第 5 肠系膜分支之间则保持血管的弓形交通支。第 3 肠系膜血管段支配的肠段从超增压的第 2 肠系膜血管段获得血供,第 4 肠系膜血管段从第 5 肠系膜血管蒂部获得血供。一旦可以获得足够的长度,空肠可以在 Treitz 韧带远端

30~40cm 处，用线性切割吻合器切取。

超增压空肠瓣的转移

　　通常有两种途径将空肠瓣转移至颈部：①心脏后途径，也就是原位途径；②胸骨下途径，也就是异位途径[5]。前者常用于手术中即刻重建的患者，后者常用于之前进行过食管重建失败的患者或者延迟进行食管重建的患者。如果需要使用胸廓内动脉作为受区血管，也可进行即刻重建。在这样的病例中，需要切除部分胸骨柄、锁骨头和第 1 肋骨以加大胸腔的入口便于空肠瓣的转移。不管采用何种路径，一般在转移的过程中采用无菌塑料袋保护肠管，避免在转移的过程中牵拉弓形血管(图 27.8)。当空肠瓣转移到颈部后，进行空肠瓣血管的吻合，通常在胸骨下入路与胸廓内动静脉吻合，在心脏后途径一般与颈横动静脉吻合。切除多余的空肠肠管，使颈部的组织适合。保留长 3~5cm 的含有一个或者两个终末血管弓支配的空肠窗口作为术后检测血供的观察窗。使用单层 3-0 聚乳糖缝线在颈部进行端-端吻合或者使用胃肠吻合器在颈部进行食管-空肠吻合。在进行全咽喉切除术的患者中，需将空肠瓣缝合到舌根部(图 27.9)。

供区关闭

　　如果行胃切除术，肠道的连续性一般是由胸外科手术组或者普通外科手术组在腹腔内应用胃后壁通过胃空肠吻合术或者 Roux-en-Y 空肠-空肠吻合术完成。空肠空肠吻合术后空肠造口营养管通常放置在吻合口的远端。

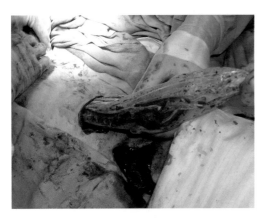

图 27.8　小肠和肠系膜放在塑料袋中通过胸部的切口拉至颈部。塑料袋可保护肠系膜血管避免撕裂损伤。

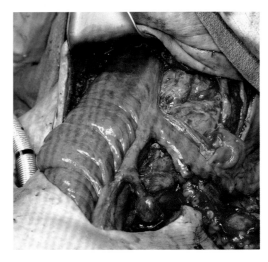

图 27.9　一旦血管吻合完成后，将空肠瓣缝合到剩余的食管残端或全咽喉切除术后的舌根。

供区护理

　　术后胃造口管需要保持间歇性吸力，直到肠鸣音恢复。可在术后第 2 天开始通过空肠造口进食。手术后 7~14 天进行改良钡餐试验以确认手术切口是否愈合良好并评估吞咽功能，这取决于之前是否进行过放射治疗。如果检查发现愈合和吞咽功能良好，患者可以先进流食，几天后再进食普食。肠内营养管的拔除一般在术后放射治疗后几周，当患者连续经口进食获得足够的营养的情况下。

要点

- 游离空肠瓣是咽食管重建的第二选择，而管状筋膜游离皮瓣(如股前外侧皮瓣)是首选，而在采用直接修复或胃上提不能满足需要时，采用超增压空肠瓣是我们首选的食管重建手术方式。
- 游离空肠瓣通常基于上段肠系膜动脉第 2 或第 3 分支及其伴行的静脉。
- 由于同向运动的空肠节段转移是首选，需在空肠瓣的近端缝合标记线以进行定向标记。
- 在超增压空肠瓣中，第 2 肠系膜分支通常与胸部或者颈部的受区血管进行吻合，而第 3 肠系膜分支被结扎，并保留第 4 肠系膜血管的完整以作为蒂部的血供来源。
- 第 3 肠系膜分支和第 4 肠系膜分支之间的弓形血管交通被保留，而在第 2 肠系膜分支和第 3 肠系膜分支之间的肠系膜和弓形血管需要分离以便展开空肠,使其延伸肠管的上段更直,这样有利于通过重力引流作用,保持食物的通畅。

- 当需要更长的超增压空肠瓣时,第 3 肠系膜分支和第 4 肠系膜分支被结扎且它们之间的肠系膜通常被分离开,第 2(重新吻合的)、第 3、第 4 及第 5 肠系膜血管间的弓形交通血管则被保留。
- 颈部及纵隔部分的空肠管应尽可能更直,以便基本依靠重力引流作用的食物通过。
- 可保留血管弓支配的远端长 3~5cm 的空肠瓣以观察血供,可在术后的几天或者出院前结扎或者分离这部分肠管。

(张文俊　朱美抒　许明火　译)

参考文献

1. Longmire WP Jr. A modification of the Roux technique for antethoracic esophageal reconstruction. Surgery 1947;22(1):94–100
2. Seidenberg B, Rosenak SS, Hurwitt ES, Som ML. Immediate reconstruction of the cervical esophagus by a revascularized isolated jejunal segment. Ann Surg 1959;149(2):162–171
3. Coleman JJ III, Searles JM Jr, Hester TR, et al. Ten years experience with the free jejunal autograft. Am J Surg 1987;154(4):394–398
4. Reece GP, Schusterman MA, Miller MJ, et al. Morbidity and functional outcome of free jejunal transfer reconstruction for circumferential defects of the pharynx and cervical esophagus. Plast Reconstr Surg 1995;96(6):1307–1316
5. Poh M, Selber JC, Skoracki R, Walsh GL, Yu P. Technical challenges of total esophageal reconstruction using a supercharged jejunal flap. Ann Surg 2011;253(6):1122–1129

第 **28** 章　胸大肌皮瓣

Matthew M. Hanasono

■ 引言

Ariyan 在 1979 年首次报道了胸大肌皮瓣用于头颈部重建[1,2]。胸大肌皮瓣比以往使用的技术,如任意皮瓣和胸三角皮瓣,表现出更为通用和可靠的优越性,它彻底革新了头颈部的重建手术方式。胸大肌皮瓣通常以肌瓣或肌皮瓣的形式获取,在显微游离皮瓣广泛应用前,胸大肌皮瓣被认为是修复大多数头颈部肿瘤缺损的主力皮瓣。如今,胸大肌皮瓣以其相当大的旋转角度和简单的分离技术,仍然是重建外科医生手术中非常重要的工具[1]。

■ 适应证

胸大肌肌瓣及胸大肌带蒂肌皮瓣常用于重建颈部及下面部皮肤缺损,以及下咽部、口腔基底、颊黏膜、下颌骨后部及口咽的缺损。在一些患者中,胸大肌的延伸范围可以应用于重建眶−上颌骨和颧骨缺损。对于贯通缺损的重建,胸大肌肌皮瓣(PMMC)的皮岛可以用于一侧缺损的表面重建,在肌肉底面移植皮片可以重建另一侧的表面缺损。

近年来,对于不适合行显微游离皮瓣修复的患者,或者是那些曾经出现游离皮瓣重建后并发症的患者,例如伤口裂开、瘘管形成或者游离皮瓣坏死,胸大肌皮瓣往往被当作第二选择。胸大肌皮瓣也用于与游离皮瓣联合修复广泛缺损,如贯通缺损,需要同时修复黏膜及皮肤的缺损。与游离皮瓣相比,胸大肌皮瓣手术操作更快,但它可延伸修复的区域有限,加之沿皮瓣蒂部可能会出现颈部挛缩、皮瓣近端区域可能会

导致颈部臃肿以及供区不美观这些因素都使胸大肌皮瓣不是理想的修复选择。此外,虽然胸大肌肌瓣被认为是非常可靠的,但是有报道称 PMMC 的皮岛出现部分或全部坏死的概率很高。下面讨论的技术要点可以帮助减少这些负面的结果。

胸大肌皮瓣的变体包括携带第 5 肋或胸骨外表面的肌骨瓣或肌皮骨瓣[3,4]。这样的皮瓣可用于下颌骨的重建,避免游离组织的转移。不常用的肌骨瓣或肌皮骨瓣变体包括通过胸肩峰联结携带外侧胸骨及胸廓内动脉的穿支,或通过由胸肩峰动脉锁骨分支供血的胸大肌锁骨部携带锁骨头[5]。由于现在游离骨皮瓣的常规使用,胸大肌的肌骨瓣和肌皮骨瓣已很少使用,但它仍是复合下颌骨重建的备选方案之一,通常可应用于不能使用游离皮瓣重建的患者。

尽管胸大肌也可用做游离的肌瓣或肌皮瓣,但由于其他游离皮瓣有较大的管径和更长的血管蒂可用,且供区并发症更少,所以在实践中较少使用胸大肌游离皮瓣[6]。有时,如发生了伤口裂开或远端皮瓣坏死时,需要离断蒂部并与备选的受区血管相吻合来重新移植胸大肌皮瓣。获取胸大肌游离皮瓣的技术与获取带蒂皮瓣相同,所以在此不单独描述。

■ 解剖

胸大肌是宽厚的扇形肌肉,使肱骨外展和内旋。它起自锁骨内半侧的前表面、胸骨柄外半侧的前表面、第 2 到第 6 肋软骨以及腹外斜肌腱膜。胸大肌向外聚集成扁平的肌腱止于肱骨大结节嵴。胸小肌与肋间肌位于胸大肌深面。头静脉位于胸大肌外侧部外的三角胸肌间沟内,在掀起皮瓣时应当保留。

　　按照 Mathes 和 Nahai 的皮瓣分类方式,胸大肌为 V 型肌,由胸肩峰动脉作为主要血供,次要血供有胸外侧动脉(外侧)、胸廓内动脉的分支(内侧)以及前肋间动脉穿支血管(图 28.1)[7]。胸肩峰动脉起于腋动脉的第 2 段,穿过锁胸筋膜,在锁骨中 1/3 下方分为胸肌支、锁骨支、肩峰支和三角肌支。胸肌支是胸大肌的主要血供,位于胸小肌内侧,在胸大肌胸肋部深面向下走行。锁骨支供应胸大肌锁骨头部。胸外侧动脉同样起于腋动脉的第 2 段,沿胸小肌外侧缘走行,为胸大肌外侧部供血。胸大肌皮瓣可以设计为两个单独的皮瓣,一个为基于传统血供的胸肩峰动脉胸肌支,另一个基于胸外侧动脉[8]。静脉回流是通过动脉的伴行静脉完成。胸肩峰动脉和胸外侧动脉的伴行静脉均回流至腋静脉。

　　大部分胸大肌表面的皮肤血供来自第 2~6 肋间隙内侧的胸廓内动脉穿支,以及外侧的第 3~6 前肋间动脉穿支。胸廓内动脉穿支血管为胸三角皮瓣及胸廓内动脉穿支皮瓣供血。胸肩峰动脉的胸肌支沿其走行也发出小的穿支血管到表面的皮肤,但是这条动脉在大约第 4 肋软骨和肋骨水平消失。

　　为了设计一个从胸肩峰动脉起始处开始且能够使皮岛有最大延伸范围的肌皮瓣,通常将皮岛置于胸大肌下部的中间、胸肩峰动脉肌皮穿支血管区域的外侧。皮岛通常由第 4、5、6 肋间隙内的前肋间血管的肌皮穿支供血,它们通过吻合支与胸肩峰动脉相交通,当主要血供中断时这些吻合支会反应性扩张。皮岛也可以位于胸大肌内侧部的表面,主要由胸廓内动脉的穿支供血,同样通过血管吻合与胸肩峰动脉相连接[9,10]。第 7 肋软骨水平以下的皮肤由腹壁上动脉供血,属于另一个血管体区(也就是另一个血管区域),与胸肩峰动脉的胸肌支相隔较远,因此,将这个区域纳入皮瓣通常不可靠。

　　第 2~7 肋间神经的前皮支支配前胸壁的皮肤。胸外侧神经和胸内侧神经是支配胸大肌的运动神经。它们以其从臂丛神经的起始得名,而不是它们所支配肌肉部位的解剖学位置。胸外侧神经起于臂丛神经的外侧束但支配肌肉的锁骨头和胸骨头的前内侧部分,而胸内侧神经起于臂丛神经的内侧束但支配肌肉胸骨头的后外侧部分以及胸小肌。它们相距约 3cm,均从胸大肌的深面进入胸大肌。

■ 术前注意事项

　　在肥胖患者和女性患者(由于乳房的存在)中,皮

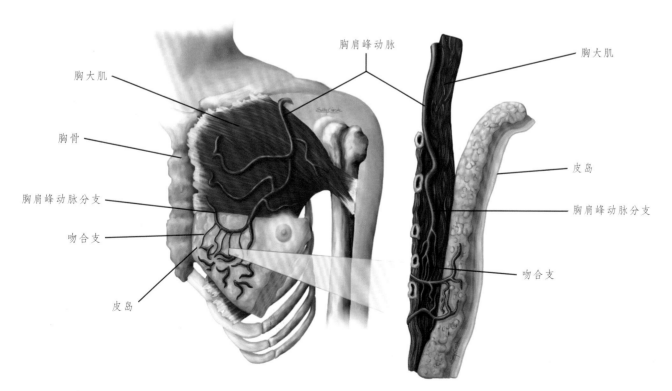

图 28.1　胸大肌和表面皮肤的血管解剖。

岛可能会非常的臃肿。不同于那些皮岛血供较强的游离皮瓣，PMMC 皮瓣难以耐受皮瓣修薄或者脂肪抽吸，但是这些操作在几个月后二期进行通常是安全的。乳房下垂非常严重的女性患者中，皮岛的血供可能不太可靠，而且获取 PMMC 也会明显破坏乳房形态，导致术后供区不美观。这种情况下，可以考虑使用胸大肌肌瓣，同时表面移植覆盖中厚皮片或全厚皮片。还有一种替代方法是将位于皮瓣中间的皮岛向上移，置于乳头-乳晕复合体上方的上半部乳房，此处通常腺体较少。这种皮岛设计时要包括第 3 肋间隙内主要起源于胸廓内动脉的血管，这些血管也通过吻合支与胸肩峰动脉相连。对侧乳房为了对称，可以在患者恢复后且确信不需要二次使用对侧皮瓣时，行对侧乳房上提术。然而，将皮岛设计在更靠近皮瓣近端的位置缩小了皮瓣能延伸修复的范围，限制了它的应用。

■ 患者体位与皮肤标记

用胸大肌皮瓣行头颈部重建时患者通常为仰卧位。胸部术区准备到肋缘。从肩峰到剑突画一条线可以用于估计胸肩峰动脉的走行。胸肩峰动脉在跨过胸骨上切迹与乳头之间的假想线后消失，这条假想线常与动脉走行垂直。如果要掀起胸大肌肌瓣，女性的切口常设计在乳房下皱襞内，男性的切口常沿胸大肌下缘。掀起 PMMC 皮瓣时，通过皮肤切口进行肌肉的剥离。

除了乳房下皱襞切口（在胸大肌肌瓣中）或皮岛切口（在 PMMC 皮瓣中）外，在平行于锁骨下方做一个相对应的切口常常对手术有帮助。这个切口易于剥离跨锁骨和颈部的皮肤通道。在近端胸大肌的表面可以做垂直或者斜行切口，但是横行的切口更受欢迎，因为它保留了第 2、3 肋间隙表面的皮肤，可以用于胸三角皮瓣或胸廓内动脉穿支皮瓣。

如果获取的肌皮瓣需要达到最大延展范围，皮岛要设计在第 4、5 肋间隙水平，必要时甚至要到第 6 肋间隙（图 28.2）。穿支血管在乳头内侧第 4 肋间隙格外粗大，为了使皮岛的可靠性达到最大，将它们设计在皮岛内尤为重要。皮岛可向外侧延伸 2~3cm 至胸大肌外侧缘。第 7 肋软骨以下的皮肤血供不太可靠，将它设计入皮岛要十分谨慎。

如果女性患者乳房较小且无下垂，PMMC 皮瓣的

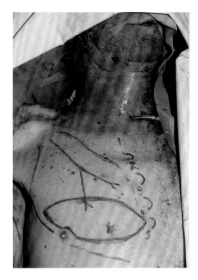

图 28.2 胸大肌带蒂肌皮瓣皮肤标记。

皮岛可像男性一样设计在第 4 肋间隙的乳房下皱襞内。反之，如果女性患者乳房较大或有下垂，由于皮肤穿支血管走行不确定，皮岛设计在这个区域则很不可靠。在这些患者中，皮岛位置选取可以偏向内上方，位于胸廓内动脉第 3 肋间穿支血管正上方。通过 Z 成形术在内侧第 3 肋间穿支表面获取一个较小的皮岛，将外侧松弛的胸部皮肤转移到供区皮肤缺损处，可以避免乳房的严重变形。虽然可以直接在胸肩峰动脉近端表面设计可靠的皮岛，但是这样的皮瓣修复范围非常有限。

■ 手术技术

沿皮岛（如果有的话）周围切开之后，将皮岛外围的皮肤与下方的肌肉相分离，然后将肌肉与胸壁分离并掀起。在无血管层面可较为容易地将胸大肌与胸小肌相分离。起源于肋间隙的肌皮穿支血管需要小心结扎而不要灼烧，因为这些穿支血管在穿过肌肉之后直接为皮岛供血。胸肩峰动脉的蒂部位于肌肉下方，应尽早找出并予以保护。

在皮岛（如果有的话）上方将肌肉近端用电刀分离，使覆盖于蒂部的皮瓣肌肉较窄（图 28.3）。这使得皮瓣与外侧的肱骨和内侧的胸骨相分离。在近端，尽量减少留在蒂上的肌肉，实际上，运用精细的技术可将血管蒂从肌肉上完全分离下来，以最大限度减少上胸部和下颈部的臃肿。胸外侧血管位于胸肩峰血管的外侧，如果需要最大限度旋转皮瓣以修复缺损时，并

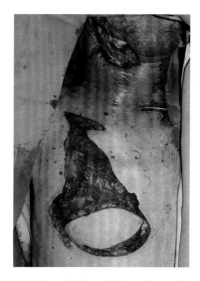

图 28.3　掀起的胸大肌带蒂肌皮瓣。注意到皮瓣只携带了非常少的近端肌肉以最大限度减少转移到颈部后近端的臃肿。

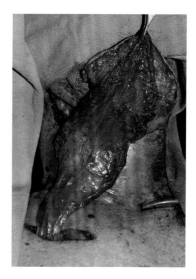

图 28.4　旋转胸大肌带蒂肌皮瓣行口内重建。

不需要将胸外侧血管包含在皮瓣内。胸内侧神经和胸外侧神经也可分离开，以最大限度增加皮瓣的旋转弧度。

　　在掀起供区切口和头颈部缺损之间的皮肤时，可以使用照明牵开器。当分离颈部皮肤与其下的颈外静脉和锁骨下血管时，需要注意避免意外损伤血管，尤其是颈部做过放射治疗的患者。胸大肌的锁骨头可以沿着皮瓣旋转的路径予以分离，这样可最大限度增加皮瓣的延展距离并尽量减少皮瓣近端的臃肿。单纯肌瓣以及带皮岛的用于重建口内或咽腔内缺损的肌皮瓣可以翻转到缺损处，这就使肌肉的深面转移到了表面（图 28.4）。如果皮岛用于修复外部缺损，通常将肌皮瓣向内旋转 180°从而到达头颈部缺损处（图 28.5）。当使用肌皮瓣时，要固定缝合几针以减少皮岛的张力。必须检查皮瓣近端是否被覆盖的皮肤压迫。

肌骨瓣或肌皮骨瓣变体

　　胸大肌和覆盖其上的皮肤连同第 5 肋和胸骨外表面一起用以重建下颌骨复合缺损。当使用胸骨的变体时，皮岛是沿着胸骨在其表面设计的。附着于胸骨前部的胸大肌要予以保留。利用往复锯和骨刀在胸骨外表面和胸骨的松质骨部分做一纵向切口。保留胸骨的内表面可最大限度降低气胸发生的风险。

　　可以通过类似的方法保留所有胸大肌在第 5 肋上的附着点，可将第 5 肋纳入胸大肌皮瓣中。将肋间

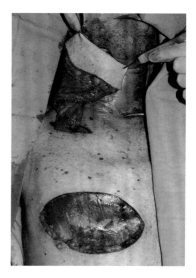

图 28.5　旋转胸大肌带蒂肌皮瓣行颈部皮肤重建。

肌与肋骨分离，沿着肋骨上缘和下缘切开肋骨骨膜。行内侧和外侧截骨后，从骨膜下掀起肋骨。这样可获取长约 18cm 的一段骨。骨膜下剥离可降低气胸发生的风险。如果发生小的胸膜撕裂，气体进入肺，可从裂口插入一小导管并连接负压，在导管拔出时尝试一期修复。对于较大的裂口，应放置胸腔引流管。术后需要监测患者呼吸并行胸部 X 线片检查。

■ 供区护理

　　当皮瓣的皮岛较宽时（>5cm），通常需要充分的皮下分离（图 28.6）。要留置一个或多个负压引流管，并可能需要保留一周以上，直到引流量降至每天 30mL

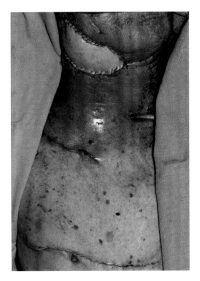

图 28.6   口腔皮肤瘘患者,行颈部皮肤重建。图示手术结束时胸大肌带蒂肌皮瓣植入及供区创口闭合情况。口腔黏膜一期闭合。

以下。如果供区切口无法做到一期闭合,可能需要对供区进行植皮修复。在肋软骨和肋骨上的皮片移植成活较差,并且愈合时间较长。为减少对血管蒂的压迫,要避免气管切开的固定带过紧。

■ 典型病例

男性患者,64 岁,左侧磨牙后三角区鳞状细胞癌,T4 N0 M0 期。既往病史包括冠状动脉疾病和严重的外周血管疾病,做过腹主动脉瘤修复术、主动脉双股动脉旁路移植术和左颈动脉内膜剥脱术。鉴于此,我们希望避免行显微游离皮瓣手术。行复合下颌骨切除和颈淋巴结清扫术后,予以胸大肌肌皮瓣修复(图28.7 至图 28.10)。术后,患者恢复顺利,张口活动良好(图 28.11 和图 28.12)。

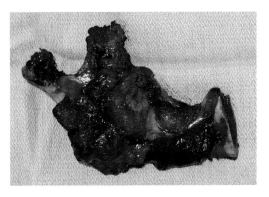

图 28.7   磨牙后三角区鳞状细胞癌患者复合下颌骨切除的标本,该患者不适合行显微游离皮瓣重建。

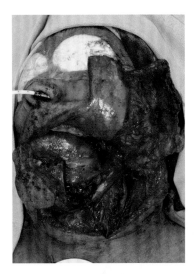

图 28.8   磨牙后三角区鳞状细胞癌患者行复合下颌骨切除术后形成的口-下颌骨缺损,该患者不适合行显微游离皮瓣重建。

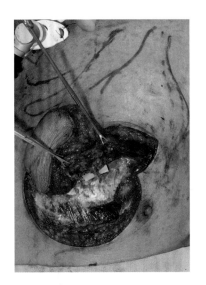

图 28.9   掀起胸大肌带蒂肌皮瓣,可显示邻近乳头、起源于第4 和第 5 肋骨之间肋间隙的肋间穿支血管。为避免损伤皮岛的血供,这些穿支血管应予以结扎而不要灼烧。

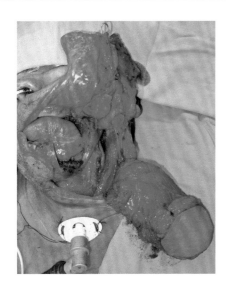

图 28.10　旋转带蒂胸大肌肌皮瓣到复合下颌骨切除术后缺损处。可以看到,设计在第4肋间上的皮岛,使皮瓣可延伸到较远的位置。

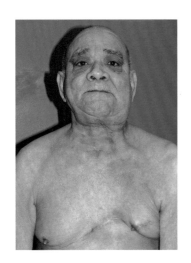

图 28.11　患者术后外观。术中在皮瓣血管蒂周围仅保留少量肌肉组织,最大限度减少了近端颈部的臃肿。

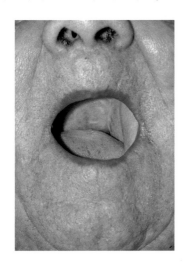

图 28.12　术后患者口内胸大肌带蒂肌皮瓣的皮岛愈合良好,张口活动充分。

(吉恺　朱美抒　陶然　译)

参考文献

1. Ariyan S. The pectoralis major myocutaneous flap. A versatile flap for reconstruction in the head and neck. Plast Reconstr Surg 1979; 63:73–81

2. Ariyan S. Further experiences with the pectoralis major myocutaneous flap for immediate repair of defects from excisions of head and neck cancers. Plast Reconstr Surg 1979; 64:605

3. Green MF, Gibson JR, Bryson JR, Thomson E. A one-stage correction of mandibular defects using a split sternum pectoralis major osteomusculocutaneous transfer. Br J Plast Surg 1981; 34:11–16

4. Lam KH, Wei WI, Siu KF. The pectoralis major costo-myocutaneous flap for mandibular reconstruction. Plast Reconstr Surg 1984; 73:904-910

5. Robertson GA. The role of sternum in osteomyocutaneous reconstruction of major mandibular defects. Am J Surg 1986; 152:367-370

6. Yeh JT, Chen HC, Laverty LA, Wei FC, Lin CH. Conversion of pedicled to free flap for salvage of the compromised pectoralis major myocutaneous flap in head and neck reconstruction. Plast Reconstr Surg 2004; 114:152–157

7. Freeman JL, Walker EP, Wilson JSP, Shaw HJ. The vascular anatomy of the pectoralis major myocutaneous flaps. Br J Plast Surg 1981; 34:3-8

8. Yuen APW, Ng, RWM. Surgical techniques and results

of lateral thoracic cutaneous, myocutaneous, and conjoint flaps for head and neck reconstruction. Laryngoscope 2007; 117:288–294

9. Rikimaru H, Kiyokawa K, Inoue Y, Tai Y. Three-dimensional anatomical vascular distribution in the pectoralis major myocutaneous flap. Plast Reconstr Surg. 2005; 115:1342–1352

10. Rikimaru H, Kiyokawa K, Watanabe K, Koga N, Nishi Y, Sakamoto A. New method of preparing a pectoralis major myocutaneous flap with a skin paddle that includes the third intercostal perforating branch of the internal thoracic artery. Plast Reconstr Surg 2009; 123:1220–1228

第**29**章　锁骨上动脉岛状皮瓣

Michael W. Chu, Ernest S. Chiu

■ 引言

锁骨上动脉皮瓣已经在许多复杂的面部重建手术中得到成功应用,收到了满意的结果而且无须进行显微外科操作。1949 年,Kazanjian 和 Converse 首先描述了该筋膜皮瓣,称为肩峰皮瓣[1]。这个皮瓣也被称之为颈浅动脉皮瓣、Charretera 皮瓣、Dermagasso 皮瓣和外侧扩展肱骨颈皮瓣。1978 年,Mathes 和 Vasconez 第一次进行了锁骨上动脉皮瓣的解剖学研究,他们将其命名为肱骨颈皮瓣[2]。他们描述了血管的支配范围、皮瓣的大小以及在头颈部重建中的临床应用。1983 年,Lamberty 和 Cormack 描述了锁骨上动脉,该血管在锁骨的头侧进入斜方肌[3]。这种皮瓣的使用存在争议,因为曾有报道发生了皮瓣远端坏死[4]。1997 年,Pallua 和 Noah 再次报道了该皮瓣在烧伤后颈胸部瘢痕挛缩畸形修复中的应用,同时进行了详细的解剖学和血管支配范围的研究[5,6]。通过许多独立的外科单位将该皮瓣用于烧伤后的瘢痕挛缩和头颈部肿瘤术后的缺损修复,他们的发现在临床和血管研究中得到了证实[7-19]。作者喜欢称该皮瓣为锁骨上动脉岛状皮瓣(SCAIF),因为它基本准确地描述了涉及的手术技术。

在重建手术中,近年来努力致力于最大限度减少供区的并发症以及穿支皮瓣的出现,使得 SCAIF 应用更加广泛。对于面颈部、肩胛区和前胸部区域的缺损,它是一种应用非常广泛的皮瓣,有着薄而且质地柔软、旋转角度大和皮肤颜色匹配良好等特点。尽管 SCAIF 不需要显微外科技术,不需要较长的手术时间和住院时间,但是仍需要注意一些细节和掌握合适的患者选择标准。之前对于皮瓣远端缺血坏死的担心已

经可以通过手术技术的改进和尸体灌注的研究[14]、放射影像学研究(例如 CTA 技术)得到解决[19]。

■ 适应证

对于需要薄和质地柔软皮瓣的头颈部缺损,即使是肥胖的患者,SCAIF 也被认为是非常理想的局部筋膜皮瓣。对于面颈部和前胸部缺损,该皮瓣的皮肤颜色非常匹配。这个皮瓣供血动脉的位置和旋转角度可以使皮瓣修复绝大部分颈部缺损和下面部缺损,以及舌部、口底和下咽部的缺损。尽管它可以作为一个局部皮瓣(旋转皮瓣、转位皮瓣、插入皮瓣)或者显微外科的游离皮瓣,但是考虑到其血管蒂的长度和血管直径,我们更倾向于将其作为游离皮瓣使用。

■ 解剖

SCAIF 是一个基于锁骨上动脉的轴型皮瓣,锁骨上动脉是来源于甲状颈干的颈横动脉的一条分支(图 29.1)。锁骨上动脉很少起源于肩胛上动脉[8]。锁骨上动脉血管直径细小,在锁骨上三角内恒定存在,位于锁骨、胸锁乳突肌和斜方肌之间。

一些研究报道中详细描述了锁骨上动脉的解剖学研究和特点[5,8,10,14]。Abe 等[8]在研究了 55 具尸体后发现,锁骨上动脉出现的概率为 80%,直径为 1.1~1.5mm,功能性血管长度为 1~7cm。对于锁骨上动脉皮瓣来说,做成带蒂筋膜皮瓣或者管形岛状皮瓣,其旋转角度可以达到 180°[7]。在血管灌注的研究中,Chan 等[14]描述了平均的血管灌注范围,长度为 24.2cm,宽度为 8.7cm。与其他研究一致的是,锁骨上动脉的平均

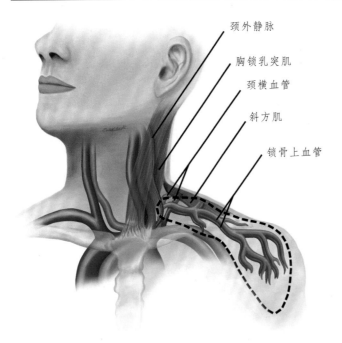

图 29.1 锁骨上动脉岛状皮瓣(SCAIF)的解剖。

颈外静脉
胸锁乳突肌
颈横血管
斜方肌
锁骨上血管

直径为 1.33mm,平均位于锁骨上 3.6cm,距离胸锁关节 8.6cm。在 10 例尸体的解剖学研究中,他们的研究揭示了有 9 例的皮瓣灌注范围超过了三角肌。

颈部的感觉神经可以包含在锁骨上动脉皮瓣中,从而可使被修复的区域产生感觉。专家们在早期的一些病例中发现,有 20% 的病例在触摸皮瓣皮岛时肩部出现感觉。尸体解剖研究开始对这一现象进入深入调查。作为来自颈丛 C3 和 C4 的锁骨上神经的分支,从深筋膜穿出后从血管蒂部的一个独立区域发出[20]。主要的神经根部存在于胸锁乳突肌的深面、肌腹近中点的部位。神经分支靠近蒂部,其中一个分支从皮瓣前端穿出,另外一个分支沿皮瓣的长轴走行。在这项研究中,10 例皮瓣有 9 例的主要皮下神经位于皮瓣蒂部前端 1~2cm,另外 1 例皮瓣的主要皮下神经位于皮瓣蒂部后端 1~2cm,走向斜方肌。对于位置较远的皮瓣,皮瓣蒂部后端也发现了细小的皮下神经。这些解剖学发现表明,在头颈部重建中,可以将 SCAIF 作为感觉皮瓣来应用。

■ 术前注意事项

锁骨上动脉皮瓣的相对禁忌证是先前有颈部切除史和颈部放射治疗史,因为锁骨上动脉或者其源血管可能已经受到损伤或者被放射性纤维化而堵塞。潜

在的缺点和并发症包括皮瓣远端缺血、在切取皮瓣时不小心损伤蒂部、刺激皮岛时肩部感觉迟钝和供区伤口裂开或者形成瘢痕[12]。需告知患者在穿某些衣服时会使肩部瘢痕可见,尤其是喜欢条纹背心和无肩带上衣的女性。然而,患者常常可以接受瘢痕,供区的延迟愈合很少见。

对于 SCAIF,术前常规的放射影像学检查是不需要的,但是如果担心,可以用血管造影来明确血管蒂长度、血管通畅度和锁骨上动脉的直径[19]。

■ 患者体位和皮肤标记

在术前评估中,可以使用手持多普勒超声设备在诊室里明确锁骨上动脉的路径。该血管位于颈后三角内,它的边界是胸锁乳突肌、斜方肌和锁骨,走向胸肩峰区域。血管在用多普勒检查时显示垂直走向的颈横动脉,颈横动脉向后斜方肌方向走行(图 29.1)。在手术当天,在全身麻醉诱导之前,蒂部的位置需要再次确认。在旋转点可以缝合一针,皮瓣旋转的半径和皮岛的长度可以估计出来,用外科标记笔进行标记,然后根据缺损区的大小设计椭圆形的皮岛,需要考虑接近蒂部时需额外留出 2~3cm 的长度。椭圆形皮岛宽度需根据肩部皮肤松弛程度决定,为保证一期闭合,最宽可达 6~8cm;长度可以向胸肩峰远端延伸 3cm。通过皮瓣延迟获取,切开及掀起皮瓣并将其放回原来的位置,而不进行旋转,7 天后再行手术,可以扩大 SCAIF 皮岛的面积。文献曾报道的最大的 SCAIF 皮岛通过皮瓣延迟术后可以达到 12cm×35cm[7]。

在术中,患者取仰卧位,折叠的无菌巾垫高肩部使得颈部能够延伸以暴露锁骨上区域。颈部、胸部和上臂(肘部外周)消毒准备好;手部、前臂、肘部用袜套和无菌棉垫包裹,然后将上臂置于身体的一侧。

■ 手术技术

切开皮肤、皮下组织及三角肌前的筋膜。然后分离 SCAIF,在筋膜下层从远端向近端用单极电凝切开并进行止血。随着掀起的皮瓣越靠近近端,需要用消毒的手持多普勒在皮瓣底部明确血流。皮瓣的血流信号在皮瓣的最侧面仍然可以获得。当皮瓣切取至蒂部 2~3cm 范围内,为了避免对血管的热损伤,需要进行

钝性分离并使用双极电凝止血。在皮瓣的内侧 1/3 处可以通过透视皮肤而看见血管蒂。如果皮瓣有大量的血管进行灌注，小的血管钳可以用来阻塞侧支血管以确保皮瓣有足够的血流。在确定从源血管向远端有足够的血流之前，侧支血管不要进行结扎和离断。

在皮瓣近端，需要保留 1~2cm 围绕在蒂部的袖套状的软组织或者脂肪，以避免损伤源血管。如果想要一个带有感觉的皮瓣，在分离时可以将感觉神经包括在皮瓣内，但是常常为了增加皮瓣的旋转角度而把神经离断。留下这些附属的神经可以使肩部有所需要的感觉。一旦在蒂部的一侧完成皮瓣的分离，需要将剩余的内侧皮肤切开来完成皮岛的准备。

■ 供区护理

供区皮肤皮下广泛分离后，可以进行一期愈合，

最宽可达 6~8cm。如果张力过大，需要进行中厚皮片移植，外用负压吸引。在充分止血后不需要进行引流。需避免因气管切开后造成供区和血管蒂部周围组织的紧张和压力，需要用干燥的外敷料来阻挡从气管切开处流出的分泌物。

■ 典型病例

老年男性患者，70 岁，口内鳞状细胞癌和继发于放射性纤维化的牙关紧闭。他接受了肿瘤切除术、下颌冠状突切除术以及重建术。之后口内形成 4cm×6cm 的缺损，下颌骨暴露（图 29.2）。设计左侧锁骨上动脉岛状皮瓣，大小为 28cm×7cm。标记多普勒探测到的血管信号（在皮瓣基底从侧面向中央方向）。用单极电凝从远端掀起皮瓣，在皮瓣蒂部附近时用双极电凝和钝性分离来完成皮瓣的切取。

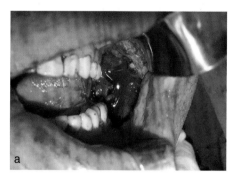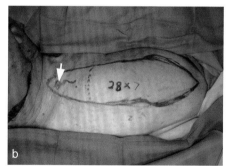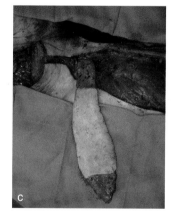
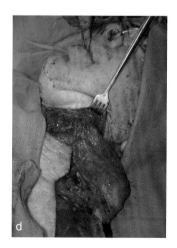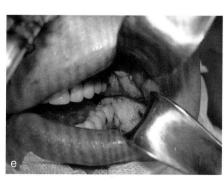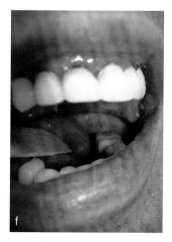

图 29.2　(a)复发肿瘤切除后形成的口内缺损，伴下颌骨暴露。(b)在左肩部区域设计一个 SCAIF。多普勒探测到的血流信号从侧面向中间走行（箭头所示）。(c)SCAIF 被切取，并进行选择性的去表皮。(d)该皮瓣在侧面通过隧道到达下颌骨再至口内缺损。(e)口内照片显示皮瓣最终的放置位置。(f)12 个月的随访显示，皮岛成活良好，患者张嘴功能得到改善。

该皮瓣在侧面通过隧道到达下颌骨再至口内缺损。随访 12 个月后,该患者的疾病未见复发,皮岛成活良好,张嘴功能得到改善。

要点

- 对于头颈部局部皮瓣的修复选择来说,作者更喜欢应用锁骨上动脉岛状皮瓣(SCAIF)。对于覆盖颈部、面部下 1/3 以及侧面的颅骨缺损来说,这个皮瓣是一个合理的选择。

- 男性很少关心肩部的瘢痕。对于那些喜欢穿无吊带的女性来说,术前需告知供区的瘢痕。

- 术前 CT 血管造影可以确定锁骨上动脉的位置和通畅性。

- 血管蒂部起源于软组织或者脂肪组织中。不需要对血管进行骨骼化。

- 形成一个完全的岛状皮岛可以使皮瓣的自由旋转度更大。

- 当进行皮瓣表面去表皮化时,为了保护供应远端皮肤的微循环,需要避免对真皮形成不必要的纽扣孔样的损伤。

- SCAIF 可以耐受术后的放射治疗。皮瓣的修薄和修整应该在结束放射治疗至少 6 个月后。

- 岛状皮岛仍然被锁骨上神经支配,可以观察到肩部的相应感觉。感觉迟钝不常见,这种感觉会随着时间逐渐消失。

- 患者有时可能有轻微的颈部活动限制。

（陈保国 朱美抒 宋慧锋 译）

参考文献

1. Kazanjian VH, Converse JM. The Surgical Treatment of Facial Injuries. Baltimore, MD: Williams & Wilkins; 1949

2. Mathes SJ, Vasconez LO. The cervicohumeral flap. Plast Reconstr Surg 1978;61(1):7-12

3. Lamberty BG, Cormack GC. Misconceptions regarding the cervico-humeral flap. Br J Plast Surg 1983;36(1):60-63

4. Blevins PK, Luce EA. Limitations of the cervicohumeral flap in head and neck reconstruction. Plast Reconstr Surg 1980;66(2):220-224

5. Pallua N, Machens HG, Rennekampff O, Becker M, Berger A. The fasciocutaneous supraclavicular artery island flap for releasing postburn mentosternal contractures. Plast Reconstr Surg 1997;99(7):1878-1884, discussion 1885-1886

6. Pallua N, Magnus Noah E. The tunneled supraclavicular island flap: an optimized technique for head and neck reconstruction. Plast Reconstr Surg 2000;105(3):842-851, discussion 852-854

7. Di Benedetto G, Aquinati A, Pierangeli M, Scalise A, Bertani A. From the "charretera" to the supraclavicular fascial island flap: revisitation and further evolution of a controversial flap. Plast Reconstr Surg 2005;115(1):70-76

8. Abe M, Murakami G, Abe S, Sakakura Y, Yajima T. Supraclavicular artery in Japanese: an anatomical basis for the flap using a pedicle containing a cervical, non-perforating cutaneous branch of the superficial cervical artery. Okajimas Folia Anat Jpn 2000;77(5):149-154

9. Vinh VQ, Ogawa R, Van Anh T, Hyakusoku H. Reconstruction of neck scar contractures using supraclavicular flaps: retrospective study of 30 cases. Plast Reconstr Surg 2007;119(1):130-135

10. Vinh VQ, Van Anh T, Ogawa R, Hyakusoku H. Anatomical and clinical studies of the supraclavicular flap: analysis of 103 flaps used to reconstruct neck scar contractures. Plast Reconstr Surg 2009;123(5):1471-1480

11. Liu PH, Chiu ES. Supraclavicular artery flap: a new option for pharyngeal reconstruction. Ann Plast Surg 2009;62(5):497-501

12. Chiu ES, Liu PH, Friedlander PL. Supraclavicular artery island flap for head and neck oncologic reconstruction: indications, complications, and outcomes. Plast Reconstr Surg 2009;124(1):115-123

13. Chiu ES, Liu PH, Baratelli R, Lee MY, Chaffin AE, Friedlander PL. Circumferential pharyngoesophageal reconstruction with a supraclavicular artery island flap. Plast Reconstr Surg 2010;125(1):161-166

14. Chan JWH, Wong C, Ward K, Saint-Cyr M, Chiu ES. Three- and four-dimensional computed tomographic angiography studies of the supraclavicular artery island flap. Plast Reconstr Surg 2010;125(2):525-531

15. Pointer DT Jr, Friedlander PL, Amedee RG, Liu PH, Chiu ES. Infratemporal fossa reconstruction following total auriculectomy: an alternative flap option. J Plast Reconstr Aesthet Surg 2010;63(8):e615-e618

16. Chen WL, Zhang DM, Yang ZH, et al. Extended supraclavicular fasciocutaneous island flap based on the transverse cervical artery for head and neck reconstruction after cancer ablation. J Oral Maxillofac Surg 2010;68(10):2422-2430

17. Anand AG, Tran EJ, Hasney CP, Friedlander PL, Chiu ES. Oropharyngeal reconstruction using the supraclavicular artery island flap: a new flap alternative. Plast Reconstr Surg 2012;129(2):438-441

18. Alves HR, Ishida LC, Ishida LH, et al. A clinical experience of the supraclavicular flap used to reconstruct head and neck defects in late-stage cancer patients. J Plast Reconstr Aesthet Surg 2012;65(10):1350-1356

19. Adams AS, Wright MJ, Johnston S, et al. The use of multislice CT angiography preoperative study for supraclavicular artery island flap harvesting. Ann Plast Surg 2012;69(3):312-315

20. Sands TT, Martin JB, Simms E, Henderson MM, Friedlander PL, Chiu ES. Supraclavicular artery island flap innervation: anatomical studies and clinical implications. J Plast Reconstr Aesthet Surg 2012;65(1):68-71

第 **30** 章　胸廓内动脉穿支皮瓣

Peirong Yu

■ 引言

穿支皮瓣的出现已经成为皮瓣重建外科领域目前最新的进展和改良。许多穿支皮瓣以游离皮瓣的方式用于远端重建。当穿支皮瓣设计成带蒂岛状皮瓣时，其同样具有重要的临床应用价值，可用于躯干和肢体缺损的修复和重建。这些局部穿支皮瓣通常可以在为受区提供良好覆盖的同时直接闭合供区创面，从而获得很好的外观和功能。带蒂穿支皮瓣在头颈部极少应用，因为该区域缺少有效的穿支血管。不过最新发现的胸廓内动脉穿支(IMAP)皮瓣可能是个例外。

IMAP 皮瓣于 2006 年首次在文献中报道用于气管瘘口的重建[1]。Neligan 等[2]在 2007 年进行了血管灌注研究并报道了该皮瓣的临床应用情况。最近，Wong 等[3]在尸体标本中通过灌注实验和 CT 三维重建的方式报道了穿支血管的三维解剖结构。此后关于该穿支皮瓣的解剖和临床报道就越来越多了[4-6]。

IMAP 皮瓣作为带蒂皮瓣具有很大的临床应用价值。但作为游离皮瓣则失去了较多优势，除了将其置于面部时，IMAP 皮瓣的皮肤颜色具有更加匹配的优点之外，其他筋膜皮瓣因血管蒂更长且可提供更大面积的皮肤组织而更具优势。在颈部下段或胸壁上段的中小面积缺损，以及气管瘘口的修复中，IMAP 皮瓣可提供快速且简捷的皮肤覆盖。更重要的是，该皮瓣具有相对较薄的优点，是气管瘘口修复的最理想选择。

■ 解剖

正如其名称所提示一样，胸廓内动脉穿支来自胸廓内动脉。胸廓内动脉起源于锁骨下动脉，沿双侧胸骨缘走行，在上腹部成为腹壁上动脉，为腹直肌上段提供血供。在沿胸骨缘走行过程中，胸廓内动脉发出若干穿支通过肋间隙穿出至胸部皮肤。

IMAP 的优势穿支一般位于第 2 肋间[3-7]，尸体解剖发现，第 1 肋间穿支的平均直径为 1.50mm(1.0~2.2mm)，第 2 肋间为 1.83mm(1.3~2.4mm)，第 3 肋间为 1.47mm(1.3~1.7mm)[3]。临床系列研究中也有相似的发现[8]。我们的临床经验显示，IMAP 动脉在第 2 肋间的直径为 1~1.5mm，穿支静脉直径为 1.5~2mm。

基于血管灌注研究[3]，第 1 肋间 IMAP 的灌注范围在所有样本中都达到了锁骨和乳房外侧皱襞水平，其中 1/3 达到胸骨剑突水平。第 2 肋间 IMAP 灌注试验中，6 例中有 4 例达到了锁骨和胸骨剑突水平，所有样本都达到了乳房外侧皱襞水平。第 3 肋间 IMAP 灌注试验中，仅有 40% 的样本达到锁骨水平，60% 达到胸骨剑突水平，80% 达到乳房外侧皱襞水平。在上方的 IMAP 中(第 1、2 肋间)注入灌注液后，可观察到交联的血管为横向走行，但下方的 IMAP(第 3~7 肋间)灌注时，交联的血管更多为沿外下方走行[3]，这对于皮瓣的设计十分重要。如果使用第 2 肋间的 IMAP，皮瓣设计应该为水平向，但使用第 3 或第 4 肋间的 IMAP 时，皮瓣应该设计为斜向。在临床实践中，第 2 肋间 IMAP 是最常用的，因为该血管为优势血管，且更容易到达颈部，同时，水平向设计可减少供区瘢痕的形成。

■ 手术技术

术前影像学检查一般没有必要。除了冠状动脉搭桥手术史外,该手术没有其他禁忌证。患者取仰卧位,使用手持型超声多普勒装置沿两侧胸骨边缘探查位于第2和第3肋间的IMAP。在头颈部修复和重建中,一般使用第2肋间的穿支作为皮瓣的血管蒂,因为该穿支距离受区更近。如果第2肋间血管的多普勒信号明显弱于第3肋间,则考虑使用后者。第1肋间的IMAP可能是太靠近锁骨的原因,一般管径都很细小。选择使用哪侧的血管需要根据缺损的部位来确定。位于中央的颈部缺损,一般选择使用多普勒信号更强一侧的血管。IMAP一旦选定之后,则可沿平行于肋间隙的方向为长轴设计皮瓣。皮瓣的内侧界为胸骨正中线,皮瓣的长度取决于皮瓣远端到达受区缺损部位的旋转弧,但不应超过皮瓣外侧极限,即略微超过腋前皱襞(图30.1)。如果选择第2肋间的IMAP,则皮瓣长轴应为水平方向。皮瓣不应超过锁骨水平或延伸至三角肌区域,因为这些区域的血供不可靠。

首先切开皮瓣上缘内侧一半的皮肤直至深筋膜层,使用组织剪沿深筋膜向下剥离直至确认胸廓内动脉穿支血管(图30.2)。除非用于游离移植,否则穿支血管不必剥离得过度显露。穿支血管位置确定后,则可切开皮瓣剩余的部分(图30.3)。如果需要增加血管蒂的长度,可将位于穿支血管头侧的胸大肌附着点分开。下一步可通过供区与受区之间皮下隧道或切开桥接的皮肤后,将皮瓣旋转以修复颈部缺损。通过皮瓣远端皮缘活动性出血可确认皮瓣的血供和活性。供区

可一期闭合。皮瓣外侧可能遇到胸外侧动脉和肋间动脉的穿支血管,这些穿支血管可以安全离断而不会影响皮瓣的血运。如果需要肌肉组织,可将胸大肌单独分离掀起(图30.4),这可以增加皮瓣移植的自由度和维持IMAP皮瓣较薄的优点,以避免气管瘘口周围臃肿,这比胸大肌肌皮瓣更加具有优势,尤其是对女性患者来说。

如果皮瓣用于游离移植,可能需要携带胸廓内动脉和静脉以获得更长的血管蒂和直径更粗的血管(图30.5)。去除穿支血管上方的肋软骨以便于分离胸廓内血管。如果需要切取较大的皮瓣,供区不能一期闭合时,可使用胸背动脉穿支皮瓣闭合胸部供区(图30.6)。

尽管上文提到的灌注研究提示单个穿支可供应上至锁骨、外至乳房外侧皱襞及下至乳头乳晕复合体和胸骨剑突水平的大面积胸壁皮肤[3],但IMAP皮瓣的最大界限尚未明确界定。与临床相关更重要的一点

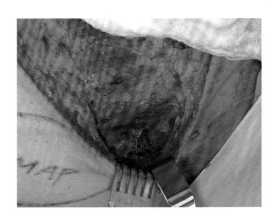

图30.2 切开皮瓣上缘,在环形切开皮瓣之前,于深筋膜下剥离确认穿支血管。

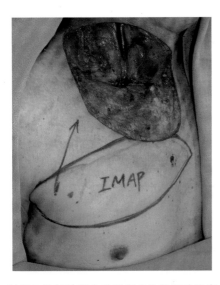

图30.1 以第2肋间胸廓内动脉穿支为蒂设计胸廓内动脉穿支(IMAP)皮瓣。Prolene缝线标记的为穿支血管。皮瓣长轴平行于肋间隙,皮瓣的远端可延伸至腋前线外。

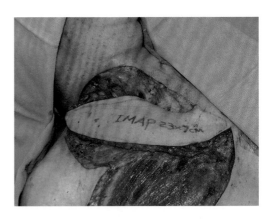

图30.3 穿支定位后将皮瓣剩余部分切开,旋转皮瓣以覆盖受区缺损。

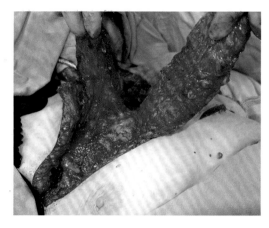

图 30.4　如果需要肌肉组织修复缺损,可将胸大肌分离掀起。两个独立的组织瓣可为皮瓣的植入提供更好的自由度,在覆盖大血管的同时保持 IMAP 皮瓣薄的优点,避免气管瘘口周围臃肿。

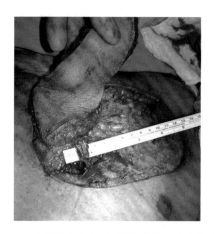

图 30.5　IMAP 皮瓣游离移植时,可携带胸廓内血管的主干,以获得更长的血管蒂和更粗的血管直径。

是皮瓣的长宽比。一个窄而长的皮瓣更易于到达和修复供区,作者的个人经验是单个 IMAP 可携带一个窄(5cm)而长(距离血管蒂 13cm)的皮瓣,其远端可向腋窝内侧延伸至腋前皱襞外侧 2cm 处。

> **要点**
>
> - 带蒂的 IMAP 皮瓣在颈部下段或胸壁上段的中小缺损,以及喉切除术后气管瘘口的修复中具有十分重要的作用。
> - IMAP 皮瓣用于面部重建时可游离移植,因为其

与面部皮肤肤色较为匹配。

- IMAP 皮瓣通常以第 2 肋间的胸廓内动脉穿支为蒂,该穿支血管为优势血管。
- 使用胸廓内动脉的冠状动脉搭桥手术史是该皮瓣的禁忌证。
- 以位于第 2 肋间的穿支血管为蒂的 IMAP 皮瓣,为了获得最大长度,应该以水平方向为长轴。
- 来自胸外侧动脉或肋间动脉的穿支血管可安全结扎和离断。在这一相对较薄的皮瓣分离过程中,勿使用电刀以保留真皮下血管丛的血流。

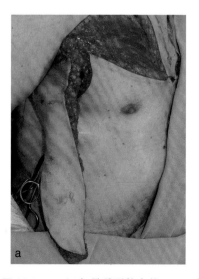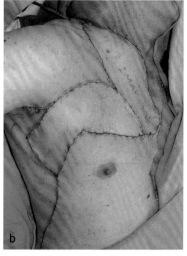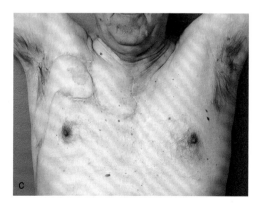

图 30.6　(a,b)如果需要较大的 IMAP 皮瓣,供区无法一期闭合时,可将胸背动脉穿支(TDAP)皮瓣作为带蒂岛状皮瓣来覆盖 IMAP供区,以减少供区损伤。(c)术后最终效果。

(郭科　朱美抒　陶然　译)

参考文献

1. Yu P, Roblin P, Chevray P. Internal mammary artery perforator (IMAP) flap for tracheostoma reconstruction. Head Neck 2006;28(8):723–729

2. Neligan PC, Gullane PJ, Vesely M, Murray D. The internal mammary artery perforator flap: new variation on an old theme. Plast Reconstr Surg 2007;119(3):891–893

3. Wong C, Saint-Cyr M, Rasko Y, et al. Three- and four-dimensional arterial and venous perforasomes of the internal mammary artery perforator flap. Plast Reconstr Surg 2009;124(6):1759–1769

4. Schmidt M, Aszmann OC, Beck H, Frey M. The anatomic basis of the internal mammary artery perforator flap: a cadaver study. J Plast Reconstr Aesthet Surg 2010;63(2):191–196

5. Schellekens PP, Paes EC, Hage JJ, van der Wal MB, Bleys RL, Kon M. Anatomy of the vascular pedicle of the internal mammary artery perforator (IMAP) flap as applied for head and neck reconstruction. J Plast Reconstr Aesthet Surg 2011;64(1):53–57

6. Schellekens PP, Hage JJ, Paes EC, Kon M. Clinical application and outcome of the internal mammary artery perforator (IMAP) free flap for soft tissue reconstructions of the upper head and neck region in three patients. Microsurgery 2010;30(8):627–631

7. Munhoz AM, Ishida LH, Montag E, et al. Perforator flap breast reconstruction using internal mammary perforator branches as a recipient site: an anatomical and clinical analysis. Plast Reconstr Surg 2004;114(1):62–68

8. Hamdi M, Blondeel P, Van Landuyt K, Monstrey S. Algorithm in choosing recipient vessels for perforator free flap in breast reconstruction: the role of the internal mammary perforators. Br J Plast Surg 2004;57(3):258–265

第 **31** 章　局部皮瓣在头颈外科重建中的应用

Edward I. Chang, Matthew M. Hanasono

■ 引言

游离组织移植逐渐与"重建阶梯"的传统理念相悖，局部组织和带蒂皮瓣治疗方案在头颈外科重建中仍然值得应用。有些缺损需要应用游离皮瓣进行修复，而根据大小、部位、暴露的关键结构，以及术后外形和功能的最优化，有些缺损最好用类似组织以局部皮瓣的形式重建。包括口腔在内的较小的缺损可以用面动脉肌黏膜瓣修复，外部或口腔内的缺损可以用颏下皮瓣重建，包括耳周区或眶部区域更大的缺损可以用颞肌或筋膜瓣重建。

■ 面动脉肌黏膜皮瓣

面动脉肌黏膜（FAMM）皮瓣是由 Pribaz 等[1]描述并推广应用于口腔内缺损的重建，取代了同类组织的使用。这种皮瓣是基于面部动脉的轴型皮瓣，并带有黏膜和部分颊肌。FAMM 皮瓣可以应用于多种缺损，包括口鼻黏膜缺损、腭部、牙槽、鼻中隔、上颌窦、上唇、下唇和口底的缺损。FAMM 皮瓣最常用于同侧的缺损。皮瓣的大小取决于一期闭合的程度。它对于修复唇部、鼻部衬里、口腔部位较小的缺损较为理想，并可提供血管化组织，比皮肤或黏膜移植更耐受挛缩，特别是在术后放射治疗中[2]。根据皮瓣是上蒂型还是下蒂型，FAMM 皮瓣的应用有所不同。任何一位患者身上都可以获取 4 块 FAMM 皮瓣，而之前如果患者做过颈淋巴结清扫术，则不可取术侧的下蒂型 FAMM 皮瓣。面动脉的结扎消除了顺行血运；然而，仍然可以获得从与眼动脉吻合的内眦动脉到面动脉的 FAMM 逆流皮瓣。

解剖

面动脉起自颈外动脉，经下颌下腺深面绕过下颌骨下缘进入颊肌，并深入笑肌、颧肌和其他面部表情肌。面动脉继续沿头侧走行，然后又继续以内眦动脉与眼动脉远端吻合。FAMM 是一种轴型皮瓣，因此，它必须带有面动脉以维持活性。面动脉为其和黏膜之间的颊肌供血。虽然 FAMM 皮瓣没有明确的相关静脉，但却有丰富的静脉丛保证足够的血液循环，将皮瓣充血的风险降到最低。FAMM 皮瓣有一定的体积和厚度，通常为 8~10mm，可以顺着面动脉的走向获取，最长可达 8cm。常规可以获取最宽 3cm 的皮瓣，并保证供区可一期闭合。

术前注意事项

在获取 FAMM 皮瓣前，缺损部位的大小需要确定，确保 FAMM 皮瓣能够完全覆盖缺损处且供区能够一期愈合。下蒂型（顺行血流）皮瓣的支点靠近磨牙后三角，而上蒂型（逆行血流）皮瓣的支点靠近龈唇沟附近的鼻翼缘。需要注意的是患者是否行过颈淋巴清扫术，因为手术侧无法获取顺行皮瓣。面动脉及其走向的识别需要应用多普勒进行检查，来保证皮瓣的获取以动脉为中心。

手术技术

皮瓣的获取要以面动脉为中心,面动脉的位置用手持式多普勒超声诊断仪来确定。获取皮瓣必须要在腮腺管前方并且取皮瓣时注意不要损伤到腮腺管口。切口应从远端及近,远离支点或蒂部,并确定面动脉的位置。这就要求切开颊肌,并将其作为皮瓣的一部分(图 31.1)。然后取皮瓣可以朝着支点进行,确保皮瓣中含有面动脉。面动脉是弯弯曲曲的,这样在蒂部可以获得额外的长度,便于皮瓣的嵌入。然后可以旋转皮瓣,将其放在缺损处并嵌入,供区可直接一期闭合。

典型病例

该患者为口咽部鳞状细胞癌患者,有放射治疗史,伴有长期的牙龈缺损及下颌骨外露。钻磨骨骼后发现其仍然是有活性的。可获取一块 2cm 宽的下蒂型 FAMM 皮瓣来修复缺损(图 31.2)。供区可直接一期闭合。

■ 颏下皮瓣

虽然公认 Martin[3]是在 1993 年描述了颏下皮瓣,但是有更早的报告记录了基于颏下动脉的皮瓣,包括颈阔肌肌皮瓣[4]。颏下皮瓣是基于面动脉的分支并为

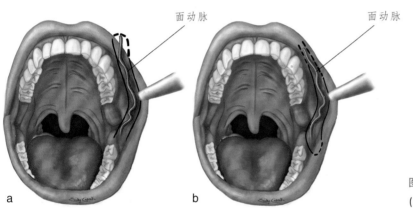

图 31.1　面动脉肌黏膜(FAMM)皮瓣解剖图。(a)下蒂型 FAMM 皮瓣。(b)上蒂型 FAMM 皮瓣。

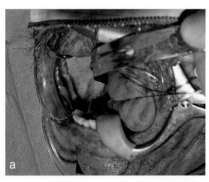
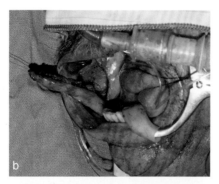
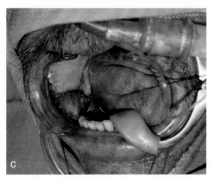
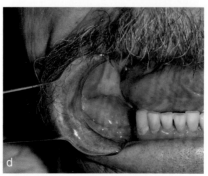

图 31.2　(a)面动脉外形及右侧颊黏膜上计划获取的 FAMM 皮瓣。(b)切取下来的下蒂型 FAMM 皮瓣。(c)FAMM 皮瓣用于下颌骨牙龈缺损重建,供区一期闭合。(d)术后外观。

颏下区组织提供轴向的血液供应。该组织可以从口腔内获取用于口底缺损或用于置换伴有下颌骨暴露的外部皮肤缺损[5]。颏下皮瓣的支点靠近下颌角,也是颏下动脉起源于面动脉之处,但有方法可以扩大皮瓣面积(见下文)。如果患者接受过颈淋巴清扫术,则颏下皮瓣不可从术侧获取。

解剖

颏下动脉起源于面动脉,在二腹肌后腹面与舌骨连接处发出,在下颌角下方走行于下颌舌骨肌表面,然后穿行至下颌下腺内侧。70%病例的颏下动脉深入到二腹肌的前腹,30%位于其浅表部位[6]。在第 1 和第 4 穿支皮瓣之间穿过颈阔肌供应颏下颈部皮肤。引流静脉是颏下静脉,最终汇入面静脉,或是偶尔汇入颈外静脉。

术前注意事项

与 FAMM 皮瓣一样,需要注意的是患者之前是否接受过颈淋巴清扫术,因为该手术术侧无法获取颏下皮瓣。皮瓣应设计在下颌弓下方处的皮肤,因为即使年轻患者的这个部位也会有多余的皮肤。切口位置过高会留下明显的瘢痕。获取皮瓣的大小取决于供区可达到一期闭合要求的程度。而 5~7cm 宽度的皮瓣正常可以达到一期闭合。越过颏下动脉起始处分离面动脉远端也可以增加皮瓣的灵活性和蒂部的长度。

手术技术

缺损处的模板将置换到颏下皮肤,根据缺损的部位选择蒂部。通过捏提试验的估计,可根据现有的多余皮肤量设计皮瓣下缘,同时供区可一期闭合。然后在颈阔肌下平面从健侧向蒂部获取皮瓣。颏下动脉并不总是直接肉眼可见的,可确定为朝向二腹肌前腹面的切口位置。许多外科医生认为,就减少误伤颏下动脉的概率而言,皮瓣上带有二腹肌前腹面会更加安全,因为它可能非常小而纤细(图 31.3)。通过朝向下颌角的下颌下腺最近端切开蒂部,可以增加蒂部的长度和转动弧度。在颏下动脉起源上端结扎和离断面动脉并剥离面动脉至其颈外动脉分支处,可进一步增加其长度。需要注意术中不要损伤面神经下颌缘支,然后经口内或者皮下隧道植入皮瓣并嵌入到缺损处。通过负压引流的作用,供区可以分层一期闭合。最后,颏

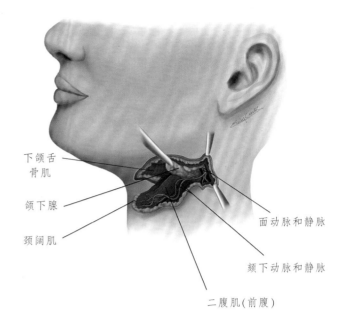

图 31.3　颏下动脉皮瓣解剖图。

图中标注:下颌舌骨肌、颌下腺、颈阔肌、面动脉和静脉、颏下动脉和静脉、二腹肌(前腹)

下皮瓣取下后,面动脉和面静脉可以离断,或与更近的受区血管吻合,或通过自体静脉移植来增加长度。

典型病例

该患者因颏部复发性基底细胞癌接受过 Mohs 手术,术后遗留 3cm×4cm 的缺损(图 31.4)。基于右侧颏下动脉设计一颏下皮瓣。皮岛上附有颈阔肌以保证能够包含不能肉眼可见的颏下穿支,皮岛的近端部分不包括上皮,供区很容易一期闭合。

■ 颞肌瓣

颞肌瓣用途广泛,不论是作为肌瓣还是较薄时作为筋膜瓣,均能满足修复缺损软组织的需要。最早描述它的使用可以追溯到 19 世纪后期,用于颞下颌关节强直的治疗和眶内容摘除术后缺损的修复。在其早期的应用中,颞肌被用于修复眶部缺损和颅底缺损、乳突切除术术后缺损和颞骨缺损、腭部和口咽部缺损以及面瘫[7]。颞肌可以用于腮腺切除术后缺损的修复,以减轻面部轮廓畸形,同时可作为副交感神经异常支配的屏障,预防 Frey 综合征的发生。

解剖

颞肌是由三叉神经支配的咀嚼肌。它起自颞窝止于下颌骨冠突,有两层筋膜包裹。颞浅筋膜(也称

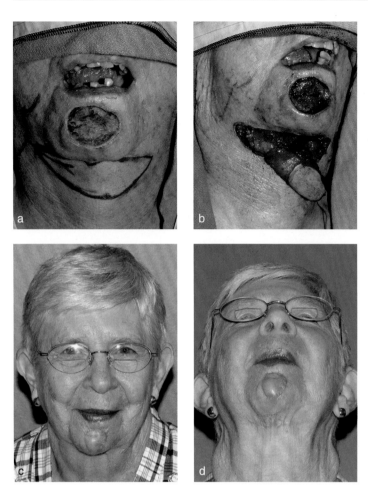

图 31.4 (a)皮肤癌切除术后的颏下缺损和备用的颏下动脉皮瓣。(b)取下的颏下动脉皮瓣。(c)皮瓣的术后外观。(d)供区瘢痕。

为颞顶筋膜)深入头皮皮肤并与面部浅表肌腱膜系统(SMAS)和帽状腱膜相延续。颞深筋膜(又称为颞肌筋膜) 从浅筋膜的疏松结缔组织无血管平面分离出来,包裹颞肌至颧弓。在颧弓水平,颞深筋膜紧密附着于颧骨骨膜。颞深筋膜主要由颞中动脉供血,而颞肌供血来自颞深前、后动脉, 这些血管是上颌内动脉第 2 段的分支(图 31.5)[8]。

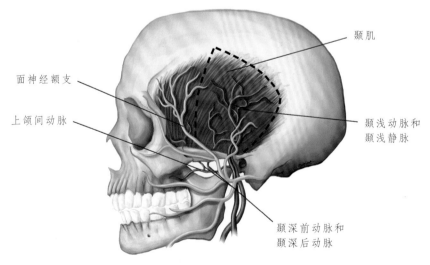

颞肌

面神经额支

上颌间动脉

颞浅动脉和
颞浅静脉

颞深前动脉和
颞深后动脉

图 31.5 颞肌瓣解剖图。

术前注意事项

　　切取颞肌瓣的患者应当知晓术后可能发生明显轮廓畸形[9]。保留部分颞前肌可以减少外侧眶缘的部分畸形,这个部位无法用头发遮挡,会更明显。为增加皮瓣的灵活性,用于修复下面部 1/3 或乳突区的缺损,可移除颧弓来增加 2~3cm 的长度。皮瓣旋转后,可以把颧弓放回原位并用钛板修复。面神经额支通常沿着 Pitanguy 线走行,即耳屏下 0.5cm 到眉外侧上 1.5cm 处连线,在切取颞肌瓣时要小心保护。

手术技术

　　延伸至耳前区的头皮冠状切口可提供最佳的术野,头皮很容易与颞浅筋膜分离,可以看见颞浅动脉和静脉,偶尔还可见面神经的额支。然后沿上缘和下缘切开颞浅筋膜,通过切开颞深筋膜层分离颞浅脂肪垫和颞浅筋膜[10]。面神经额支在脂肪垫的浅表或其中走行,因此在颞浅筋膜中保留它可以保护神经,并在一定程度上减轻切取颞肌瓣导致的颞部凹陷。颞肌可以通过松解与其附着的颞肌嵴将其全部取下。通常情况下,皮瓣上留有 1~2cm 的骨膜边缘是有用的,既扩

大皮瓣功能长度,也能很好地控制缝合。在分离颞窝处的肌肉时要用骨膜分离器,避免造成肌肉深部走行的颞深血管的烧灼伤。当不需要整块肌肉时,保留肌肉前束可最大限度减轻正位观时的畸形。

　　进行尾部解剖以分离颞肌直至到达颧弓下方。然后将皮瓣旋转至缺损处。如果需要更大的活动性,可以移除颧弓,这样肌肉可以在更靠近尾部被分离。颧弓可用微型钛板修复。当皮瓣用于口内缺损的修复时,移除下颌骨冠突有助于为肌肉创造足够宽的通道而不增加发病率。将颞肌瓣旋转放入缺损处并妥善固定后,颞浅筋膜可以被替换或用来填充颞间隙前部供区,头皮在引流后逐层愈合。有些外科医生会根据具体情况利用脱细胞真皮基质、多孔聚乙烯植入物或者自体脂肪移植来进一步修复供区的一期或二期凹陷。

典型病例

　　该患者因外耳道深部浸润性鳞状细胞癌行颞外侧骨切除术。手术切除了硬脑膜,结果引起了脑脊液漏。用一块真皮脂肪移植物来修补硬脑膜,再用颞肌瓣加固修复(图 31.6)。颞肌瓣消除了无效腔,恢复了乳突区的轮廓。

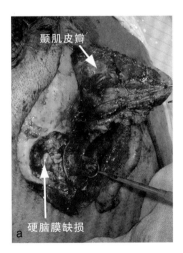
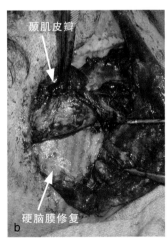
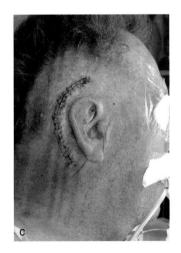

图 31.6　(a)颞骨病变切除术造成的硬脑膜缺损。(b)用真皮脂肪移植物修补硬脑膜,再用颞肌瓣加固修复。(c)修复后显示的乳突区轮廓恢复,颞肌瓣消除了无效腔,肌肉前束保留以减少供皮区凹陷。(Photos courtesy of Melissa A. Crosby, MD.)

要点

- FAMM 皮瓣可用于各种小型口腔缺损，尤其是唇部、牙龈、腭部和鼻底缺损。
- 设计 FAMM 皮瓣时必须要用到手持式多普勒超声仪。
- 切取 FAMM 皮瓣时要求保留面动脉附着于黏膜肌组织。
- 颏下皮瓣特别适用于中小型缺损的修复，特别是颈部皮肤松弛的老年患者。
- 皮瓣上保留二腹肌前腹面可以减少剥离的复杂性，并有助于保证这块区域颏下动脉在浅表肌肉和深部肌肉中细小分支的完整性。
- 颏下皮瓣可通过先剥离颏下血管和移动血管以分开或剥离面动脉和静脉的方法来扩大。
- 颞顶筋膜血供来自颞浅动脉，颞肌的血供来自其深面的源自上颌内动脉的颞深动脉前、后支。
- 颞肌瓣的缺点是在颞窝会留下明显凹陷。这可以通过保留颞浅脂肪垫得到部分修正，用颞顶筋膜填补凹陷，仅使用颞肌瓣的后部并保留前部在原位。
- 切取颞肌瓣时，要注意避开走行于颞浅脂肪垫表面或内部的面神经额支。
- 切取颞肌瓣时临时移除颧弓可以增加皮瓣的延伸；术后颧骨放回原位并用微型钛板固定。

（迟云飞　陈帅　陶然　译）

参考文献

1. Pribaz J, Stephens W, Crespo L, Gifford G. A new intraoral flap: facial artery musculomucosal (FAMM) flap. Plast Reconstr Surg 1992;90(3):421–429
2. Pribaz JJ, Meara JG, Wright S, Smith JD, Stephens W, Breuing KH. Lip and vermilion reconstruction with the facial artery musculomucosal flap. Plast Reconstr Surg 2000;105(3):864–872
3. Martin D, Pascal JF, Baudet J, et al. The submental island flap: a new donor site. Anatomy and clinical applications as a free or pedicled flap. Plast Reconstr Surg 1993;92(5):867–873
4. Coleman JJ III, Jurkiewicz MJ, Nahai F, Mathes SJ. The platysma musculocutaneous flap: experience with 24 cases. Plast Reconstr Surg 1983;72(3):315–323
5. Uppin SB, Ahmad QG, Yadav P, Shetty K. Use of the submental island flap in orofacial reconstruction— a review of 20 cases. J Plast Reconstr Aesthet Surg 2009;62(4):514–519
6. Magden O, Edizer M, Tayfur V, Atabey A. Anatomic study of the vasculature of the submental artery flap. Plast Reconstr Surg 2004;114(7):1719–1723
7. Bakamjian VY, Souther SG. Use of temporal muscle flap for reconstruction after orbito-maxillary resections for cancer. Plast Reconstr Surg 1975;56(2):171–177
8. Abul-Hassan HS, von Drasek Ascher G, Acland RD. Surgical anatomy and blood supply of the fascial layers of the temporal region. Plast Reconstr Surg 1986;77(1):17–28
9. Cordeiro PG, Wolfe SA. The temporalis muscle flap revisited on its centennial: advantages, newer uses, and disadvantages. Plast Reconstr Surg 1996;98(6):980–987
10. Hanasono MM, Utley DS, Goode RL. The temporalis muscle flap for reconstruction after head and neck oncologic surgery. Laryngoscope 2001;111(10):1719–1725

索 引